神仙太公

——楼英：学术思想与临证应用

刘一震　郑红斌　主编

中国中医药出版社

·北　京·

图书在版编目（CIP）数据

神仙太公——楼英：学术思想与临证应用/刘一震，
郑红斌主编 . —北京：中国中医药出版社，2020. 8
ISBN 978-7-5132-5994-1

Ⅰ. ①神… Ⅱ. ①刘… ②郑… Ⅲ. ①楼英（1332-
1400）—中医学—医学思想—研究 Ⅳ. ①R2-092

中国版本图书馆 CIP 数据核字（2019）第 289963 号

中国中医药出版社出版

北京经济技术开发区科创十三街 31 号院二区 8 号楼
邮政编码　100176
传真　010-64405750
山东临沂新华印刷物流集团有限责任公司印刷
各地新华书店经销

开本 710×1000　1/16　印张 25.75　字数 444 千字
2020 年 8 月第 1 版　2020 年 8 月第 1 次印刷
书号　ISBN 978-7-5132-5994-1

定价　118.00 元
网址　www.cptcm.com

社 长 热 线　010-64405720
购 书 热 线　010-89535836
维 权 打 假　010-64405753

微信服务号　zgzyycbs
微商城网址　https：//kdt. im/LIdUGr
官 方 微 博　http：//e. weibo. com/cptcm
天猫旗舰店网址　https：//zgzyycbs. tmall. com

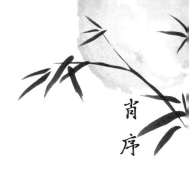

上有天堂，下有苏杭，杭州声名之大可见于此。但是知道杭州版图中有萧山的人就少了不少。"少小离家老大回，乡音无改鬓毛衰。儿童相见不相识，笑问客从何处来。"相信这首唐诗，脍炙人口，老少皆知。但是能说出这首诗出自贺知章的就不多了，而知道贺知章出生于杭州萧山的更是少之又少。

萧山有个千年古镇仙岩，传说是东晋名士许询在此羽化成仙而得名。登高俯瞰古镇，民居鳞次栉比、错落有致，粉墙青瓦、风格古朴，洲口溪溪水清澈见底，潺潺流动着沿镇北蜿蜒东去，四周山脉层峦叠嶂，吞云喷雾把小镇紧紧拥抱。

千年之前，有个叫楼晋的人驻守在仙岩，见此地"虽蓁莽之中，而有葱郁之气"，于是在此定居发族，绵延至今已传至四十代。因为古镇以楼姓为主，仙岩也就更名为楼塔。

楼塔镇位于萧山最南端，是杭州的南大门，被称为萧山最有魅力、最有文化底蕴的古村落之一。其中最显赫的历史名人当属"德尚儒而术近仙"的明代大医家楼英，人称"神仙太公"。

楼英传世不仅在于其医术，更在于其所著的《医学纲目》。提到《医学纲目》，就不能不提到世人皆知的《本草纲目》。神仙太公楼英与伟大药学家"药圣"李时珍处于同一时代。《医学纲目》成书时间早于《本草纲目》。史传《本草纲目》将《医学纲目》作为重要参考文献。

李时珍鉴于历代本草良莠不齐、注解缪误，误人甚多，于是下决心，以一己之力，修正本草而使其不贻害天下。此后他走出家门，深入田间山林，实地辨认草木，并绘图留真，跋山涉水，足迹遍及大江南北，行程达两万余里，从30多岁动笔，"岁历三十稔，书考八百余家，稿凡三易"，直至56岁时方才完稿。《本草纲目》共52卷，192万字，收载药物1892种，附药图1000余幅，阐发药物的性味、主治、用药法则、产地、形态、采集、炮制、方剂配伍等，并载附方10000余首。10年后，明代文豪王世贞为其作序，谓是书"性理之精微，格物之《通典》，帝王之秘，臣民之重宝也"。李时珍作古后3年《本草纲目》才刊登面世，其艰辛可见。

楼英编著《医学纲目》，挈其宏纲，撷其要旨，类编集注，间附己意，其成书之艰难曲折，堪比《本草纲目》。楼英在《医学纲目》自序中说"英爰自髫年，潜心斯道，上自《内经》，下至历代圣贤书传，及诸家名方，昼读夜思，废餐忘寝者三十余载"，《医学纲目》才得以封笔，前后历时35年。《医学纲目》集明代以前医学典籍精华之大成，全书170余万字，包括总论、脏腑疾病、伤寒、妇人、小儿、运气等，记载病证治法、方药。其中医籍被引频数超过100次的医家有13位，直接引用他医著述达140余种，引用他者文献6247处，收录历代名方验方2919条。创立了医书编撰的纲目体，以五脏六腑为纲，各脏腑所属病证为目，议病"列六经正病于前而次合病、并病、汗吐下后诸坏病于后；又次之以四时感异气而变者与妇、婴终焉。而每条之中备列仲景法，然后以后贤续法附之。既概括百家，又不相淆杂"。论证必先以历代先贤所论为引导，凡治法皆以正门为主，支门旁考之。门分上下者，其上皆《内经》之元法，其下皆后贤之续法，如是会众妙于一心，熔百家于一炉，取各家所长，加以自己临证之感悟，对一些疾病的辨证认识和治疗经验，条分缕析，次序井然，体用并重。楼英不同于李时珍之处在于其终年不离楼塔排翠楼，数十年潜心著书，守住寂寞，夜以继日。楼英自言："吾之居楼焉，考方册于斯，治药石于斯，以奉吾兄，以飨吾宗，以会吾友，以训吾子，终吾天年而已尔。"挚友名医戴原礼曾经赠楼英一联"闭户著书多岁月，挥毫落纸如云烟"，这是对其著书境况的真实写照。近代《中国医学大成》丛书主编曹炳章盛赞此书为"医学类书中之最有法度者"。

如果说《本草纲目》是药学之大成，称《医学纲目》为医学之圭臬也不为过。两部纲目，龙光宝气，是一代二巨擘焚膏继晷、宵衣旰食而写就的鸿篇巨著。

明代大文豪王世贞为《本草纲目》所写的序中盛赞李时珍："长耽典籍，若啖蔗饴，遂渔猎群书搜罗百氏……复杂茇之，阙者缉之，讹者绳之……博而不繁琐，详而有要。"用于楼英所著《医学纲目》一样贴切。但是由于时事多舛，《医学纲目》在完稿百二十年后才得以付梓面世，导致知《本草纲目》者众，知《医学纲目》者少，对楼英医学理论和临床价值的研究显得有些清冷，不失为一件憾事。

为此，萧山区名医文化研究会刘一震会长和浙江中医药大学郑红斌教授灵犀相通，不约而同地提出弘扬浙派中医，应该加强对《医学纲目》的研究，挖掘其传统精华，拓展其科学内涵，确立其在浙派中医学术体系形成过程中举足轻重的地位和对中医药学发展所做的突出贡献。两位一拍即合地将研究目光聚焦于楼英学术思想与临证应用，并自告奋勇担任《神仙太公——楼英：学术思想与临证应用》一书的主编。

历时两年，两位主编身体力行，全体编委不懈努力，《医学纲目》研究成果《神仙太公——楼英：学术思想与临证应用》书稿终于完成。两位主编都是我的好友，很幸运，我能够先人一步目睹书稿。通读三遍后，我为编写者付出的辛勤劳动而感动。洋洋120万字的巨篇大作《医学纲目》，经过编写者的精心梳理，采撷精华，浓缩要旨，构成了约44万字的《医学纲目》简略本，虽简略但仍不失原著一丝一毫的本意。言简意赅的简略本为读者深入学习《医学纲目》提供了捷径。

《神仙太公——楼英：学术思想与临证应用》对楼英的学术思想进行了凝练。将其学术思想归纳为：①本之阴阳，以定其准；②综合辨证，尤重脏腑；③分病为门，析法为标；④参之运气，以稽其变；⑤丹道释医，融会贯通。在"证治举要""医案评析"及编者按中更是体现了编者对楼英疾病治疗和方药选择的新视角。曹灼在楼英去世160年后，为刻本《医学纲目》写了一段话：谓"其道自轩岐而下，仲景详外感于表里阴阳，丹溪独内伤于血气虚实，东垣扶护中气，河间推陈致新，钱氏分明五脏，戴人熟施三法，凡历代方书甚众，皆各有所长"。导出了中医药发展之灵魂为兼收并蓄、博采众长。

当前科技进步日新月异，生命科学发展为揭示中医药的科学内涵，为中医药的继承创新发展提供了极好的营养和土壤。我认为这就是编著《神仙太公——楼英：学术思想与临证应用》的真实意义。

为此有感而发，谨将此文作为《神仙太公——楼英：学术思想与临证应用》付梓刊发的祝贺。

浙江省中医药学会会长　肖鲁伟

庚子年季春　于杭州

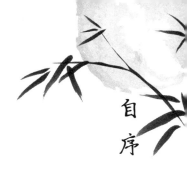

自序

　　萧山位于钱塘江南岸，钟灵毓秀，名医辈出，古有明初大医家楼英，今有京城四大名医之一施今墨，杏林文化源远流长。10年前，我寻访了地处萧山最南端的楼塔镇"楼英纪念堂""楼英下祠堂""楼英墓"等古迹，阅览了介绍楼英事迹的书籍和医书，聆听了楼英后裔对楼英生平事迹的介绍。在古巷老街和青砖黛瓦中的"楼英纪念堂"里，看到了神态慈祥的"神仙太公"楼英塑像，还有许多名家对大医家楼英高度评价的楹联。纪念堂里庄严肃穆，国家级非物质文化遗产"细十番"古乐声清润入耳，参拜人群络绎不绝……

　　寻访活动虽然时间不长，但所见所闻在我心里烙下了深深的印记。楼英作为中国历史上横跨元、明两代的伟大医学家，医术高明，医德高尚，妙手回春，济世救人，以其高超的医术被誉称江南名医。楼英所著《医学纲目》四十卷，更是明清以来医家必读之书。暨《医学纲目》以后，楼英又编写了《仙岩文集》《内经运气类注》等著作。后人把楼英的《医学纲目》与李时珍的《本草纲目》称为"双双巨星，辉映杏林，光裕后世，树中华医药之丰碑"。

　　楼英的名医文化资源非常丰富，传承和弘扬的意义十分重要。但令人遗憾的是对这样一位杰出的大医家，现存可见的研究文献却少之又少，特别是从思想高度和理论深度去系统研究的尚为空白。随着时间的流逝，对楼英传统名医文化的发掘和继承将变得愈加艰难。由此，我萌发出一种前所未有的使命感和紧迫感。几年后，经同道和友人的指导与鼓励，我发起成立了旨在继承、弘扬和研究保护优秀传统名医文化的萧山区名医文化研究会，研究会成立后锁定的第一个研究课题，便是对楼英学术思想和临证经验的研究。

　　楼英医学思想与《医学纲目》一样，是中医学文化的宝藏，具有十分重要的理论研究和临床应用价值，值得我们细心研究和临床借鉴。负责《神仙太公——楼英：学术思想与临证应用》一书编著的专家学者们，他们不辞辛劳，潜心研究，从编目设纲到纂集统稿，从实地采访到专题研讨，集思广益，精益求精，历时两年，终成其稿。这不仅是萧山区名医文化研究会的一大成果，更为多姿多彩的中医学文化增添了绚丽的一笔。在此，谨向热情参与本书编写的中医医史文献、中医基础理论、中医临床各学科的专家学者们表示衷心的感谢！

《神仙太公——楼英：学术思想与临证应用》是一部集楼英生平事略、学术思想、临证应用于一体的著作。传承精华，守正创新，为继承中医学遗产，弘扬名医文化，振兴中医事业，我们将不懈努力。

杭州市萧山区名医文化研究会会长　刘一震

2020 年 2 月

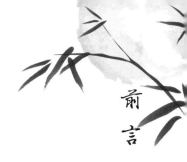

在中华五千年的历史长河中，中医学积累了丰富的临证经验，并在此基础上形成了独特的理论体系与辨证论治方法，为中华民族的繁衍昌盛做出了巨大贡献。在中医药的漫长发展历程中，涌现出众多出类拔萃的医家。他们熟读经典，勤于临床，善于思考，悉心总结，提出诸多独树一帜的见解和观点，不断充实和完善中医药学的知识体系、理论内涵、临床诊治方法与手段等，成为中华传统文化瑰宝的重要组成部分，并为中医学走向世界做出了不懈努力。因此，通过对历代优秀医家的学术思想与临证应用经验开展专题研究，总结、提炼其蕴藏的学术精华和中医原创元素，对于中医药的传承与创新具有重要的现实意义。

楼英是跨元、明两代的伟大医学家，字全善，号全斋，一名公爽，生于元至顺三年（1332），卒于明建文二年（1400），浙江萧山楼塔人。因受家学熏陶，自髫年之时，便潜心医道，诵读《黄帝内经》等医学经典，奠定了坚实的医学基础；青壮年时期，他博览古今医书，领悟医理本源与各家治病特色，并从20岁开始行医实践，接诊乡里患者，印证、总结临证经验。因而其医名鹊起，不但影响萧山本地，更是波及江南地区，登门求诊者络绎不绝。楼英逝世后，乡人为了缅怀其精湛的医术和高尚的医德，尊称其为"神仙太公"。楼英成为浙派中医中具有重大医学贡献的著名医家。

楼英学术思想体现在理论上重在以阴阳五行平衡协调为本，而临证识病之机则在于先明血气、表里、上下、脏腑之分野，次察虚实、寒热、邪正之偏重，主张临证治病以掌握阴阳五行变化规律为主，灵活应用脏腑八纲以辨证施治，则"医之能事毕矣"。同时，有感于历代医书多由杂乱的医案和验方简单机械地辑录而成，不利于归类整理、比较研究，于是独辟蹊径，创制以脏腑为纲、纲下设目的人体脏腑分类法，著成恢弘巨著《医学纲目》。该书直接引用文献达140余种，收录历代名方验方2919条，集明代以前医学典籍精华之大成。近代曹炳章盛赞此书为"医学类书中之最有法度者"。

当前，对于医学流派的研究方兴未艾，浙派中医历代医家学术思想的挖掘研究也正在不断引向深入，既往针对楼英的研究，总体上处于起步阶段，有关其生平事迹、从医经历、学术传承等资料较为零散，而基于《医学纲目》为主，针对楼英学术思想与临证应用的研究总体上呈现空白状态。因此，有必要在较全面研究楼英生平纪略、从医经历的基础上，重点对以《医学纲目》为主所呈现的楼英学术思想与临证应用进行更深入、系统地挖掘，采撷其精华，光大其应用，以丰富浙派中医研究内涵，促进中医学的传承和创新。

有鉴于此，在发掘中医学宝库，弘扬浙派中医，更好继承优秀医家学术思想的背景下，我们组织浙江中医界的诸多专家学者，开展对楼英学术思想与临证应用较深入的研究，并将研究成果编写成《神仙太公——楼英：学术思想与临证应用》一书，冀望通过此书，能够概要梳理楼英的生平概略、从医经历、师承情况、学术影响及其临证各科应用经验等，便利后人学习研究其成长成才经验，汲取其学术思想精华，以期对提高中医药学术水平和临证能力提供有益帮助。

本书内容分为上下两篇，上篇为总论，从楼英的时代背景、生平事略和学术思想三个方面进行梳理和总结，从医学史角度对其医学思想的形成渊源与学术思想形成进行较全面的剖析研究；下篇为各论，立足楼英《医学纲目》等主要著作，深入探讨其在内科病、妇科病、儿科病、伤寒病和针灸五个方面的临证应用，旨在从理论和临床两个方向对楼英学术思想、临证应用等医学贡献进行全方位的介绍，为今后深入研究其医学思想做好基础工作，为指导临床应用和开展临床科研等提供重要的参考。

本书的编写成立了专门的编委会，汇集了中医医史文献、中医基础理论、中医临床各科等方向的研究专家，聘请肖鲁伟、李俊伟、王晓鸣为顾问，由刘一震、郑红斌担任主编，负责全书的提纲确立、体例制定及全书统稿等工作，其余各位编写人员分别负责上、下篇各个章节的撰稿工作，在此对所有参与编写的专家、学者表示感谢。同时，本书的编写也得到中国中医药出版社肖晓琳编辑的悉心指导与大力支持，在此一并表示衷心感谢。

由于时间和水平所限，本书难免有疏漏与不妥之处，敬请读者们提出宝贵意见，以便再版时修订提高！

编者

2020 年 2 月

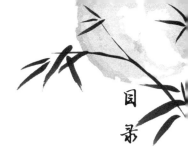

目录

上
篇

总　论

第一章 时代背景

第一节 元明之际社会概况

在浙江省杭州市萧山区楼塔镇下祠堂里供奉着一位名叫楼英（1332—1401）的医家，每年三月十五楼英生辰与十一月十九楼英忌日，下祠祠人都会自发从各地回到楼塔下祠和楼英墓地来祭祀楼英，规模盛大，热闹非凡。楼英生活在距今 600 多年即元末明初的江浙行省，其祖上楼晋于唐末驻守此地，见楼塔之地"虽蓁莽之中，而有葱郁之气"，于是在此定居发族，至今已传至四十代，楼英为第十五世。

元代为蒙古族政权，自建立以来其政策就存在民族歧视，最常见的说法为"民分四等"，即一等蒙古人、二等色目人、三等汉人、四等南人。这里的南人是指原南宋境内各族，楼氏在元代即属于南人这一等。虽然元代间或有重视儒学、重用汉人的情况出现，但总体而言，元代科举的废弛使汉族士子在此朝施展抱负的机会远不及两宋时期。因此，大批儒生不得不放弃仕途，另谋生路。经过两宋皇室对医学的重视与推崇，人们对医学的观念已经产生了一些变化，"不为良相，则为良医"一语的流传使得原本被视为"小道"的医技不再是一门单纯的技术，而是可以济世活人的仁术，也使行医成为儒生改行的首选。如朱丹溪少时"从乡先生治经，为举子业"，后从许谦治理学，又在许公影响下转而从医。大量儒生入医，对于医学理论的发展十分有益，也使唐宋以来以经验积累为主的医学传承模式得到了提炼与升华，故《四库全书总目提要·医家类》言："儒之门户分于宋，医之门户分于金元。"

元代末年，皇室内部斗争不断，吏治腐败，天灾人祸并起，民不聊生，黄河泛滥，使沿河人民破产流亡，无以为生。至正十一年（1351），元代征发了汴梁、大名等 13 路总计 15 万民工到黄陵冈开河。韩山童、刘福通等白莲教众决定利用此民怨滔天之机发动起义，他们在黄河沿岸散播"莫道石人一只眼，挑动黄河天下反"的民谣，并在河道中埋设了一单眼石人，背刻上述民谣为其起义造势，石人出世之日即为起义之时。由于白莲教义军以头裹红巾为标志，故人们又称之为"红巾军"。然而事机泄露，韩山童被捕死去，其子韩林儿逃亡；刘福通冲出包围后重新组织起义力量，开仓赈济灾民，一时间从者数十万，不到数月，黄淮江南到处举起了起义的大旗。

红巾军除了起于颍州的韩山童、刘福通这一支外，另有起于蕲、黄的徐寿辉、彭莹玉这一支。徐、彭领导的红巾军于至正十二年（1352）攻占了杭州。他们纪律严明，不淫不杀，只是把归附他们的人登名于户籍，受到了广大人民的拥护。浙东方国珍与泰州张士诚则是当时江浙行省中的另外两支起义势力，对元代政府的行动有所牵制，后被元代政府收买，转而与红巾军为敌。

至正十二年（1352），朱元璋正在濠州郭子兴领导的红巾军中效命，经过一系列的战役逐渐发展起了自己的势力。至正十六年至二十年间（1356~1360），朱元璋以金陵为根据地向南方进一步扩大势力范围，并按朱升"高筑墙，广积粮，缓称王"的建议，对地区统治进行巩固，重视农业生产的恢复和堤防水利的修建，使江浙皖地区的人民生活较为安定。至正二十四年（1364），朱元璋称吴王，在随后几年中打败了其他江南势力，于至正二十七年（1367）决意北伐，次年成功进占大都，结束了元代的统治。同年（1368）建立明代，改元洪武。

辽金元这三个由北方少数民族建立的政权对于医疗卫生事业都十分重视，在医药管理的政策和组织设置上比两宋更为完善。

元代太宗十三年（1241）正式建立太医院，掌管天下医政。终元之世，元代统治者先后几次对太医院的名称、官职设置、品级等内容予以变更，其中大德五年（1301）是太医院发展的分水岭。此前，元代太医院基本沿用金代制度，归属于宣徽院，太医院提点、使、副使、判官是太医院的主要行政管理人员。大德五年，升太医院品级为正二品，地位高于六部，不受任何部门管辖，取消提点一职。

元代在太医院之下大致设立了三个系统的管理机构，负责具体的医疗卫生工作，地方上也依照这样的体系进行了设置。御用医疗机构包括广惠司、御药院、御药局、行御药院、御香局等，广惠司提举最初多由回回医生担任。在广惠司设立之前，由于元初大批回回人进入中国，元代设立"回回药物院"专门负责伊斯兰医药的研究与推广，后并入广惠司。御药院专门负责储存和制造药物，御药局负责大都和上都御用药物的管理，行御药院负责掌管皇帝的随行药物，御香局则掌修合御用诸香。只有"医术精良、性行醇谨者"才有资格在上述机构中任职，这些医者被称为"尚医"或"御医"，为皇帝及亲贵王臣的医疗保健负责。

医政官吏机构包括官医提举司和医学提举司。官医提举司是负责管理地方医政的机构。元代行省制度将全国分为岭北、辽阳、河南江北、陕西、四川、甘肃、云南、江浙、江西、湖广等十个行省，而山东、山西、河北、内蒙古等地为"腹里"，由中书省直辖。行省之下又分路、府、州、县，各行省均设置有提举司或提领所，并可根据路的大小及所辖人口的多寡等配备不同数量的提举和副提举等医官，还可依工作需要增添医正、医司等官职，属太医院直接管辖。其中河南、江浙、江西、湖广、陕西等五省提举司均属本省直接管辖，并由于医户的增多和医政事务的繁杂增加了更多的提领官职。

中央的医学提举司设置于至元九年（1272），是全国医学教育专门机构，主要负责管理各地医生的学习内容、对太医教学人员的测评、校对医学文献、辨识检视药材培养和教育医学生等医学事业发展的相关内容。各地同样设立了医学提举司，负责地方医学校的管理和医学教授的选任。《大元圣政国朝典章》（简称《元典章》）中提到太医院医学教授从全国选拔时要由各地逐级考试报送，最后到太医院后还需要由诸路医学提举司复试，经试合格方能录用。而太医院对医学提举司同样有管理职责，各地医学教授是由太医院提点拟定名单。

惠民药局系统则沿用金代的制度，在各路、州、县均有设置，直接受太医院统领，地方上的惠民药局在行政上隶属地方政府，而药局行政长官由太医院委派，业务也由太医院指导和监督，资金由国家拨款。惠民药局建立的初衷虽然是解决贫民与囚犯的医疗问题，但由于管理不善、吏治腐败，贫民从中获得的实惠十分有限。

医学提举司则是负责全国医学教育的机构，在各地都有设置。元代对于医学生的入学条件设定较为宽松，在籍的医户和开药铺或行医人家的后代中考试合格者，以及民间普通人家子弟愿意从医者均有机会被录用。医户是元代诸色户计中的一种户，其他还有如军、站、匠、盐、僧、儒、道等户，每种户都需要承担特定的义务，其征发赋役的情况也各不相同。医学生的选任是由各路医官提举司或提领所与医学教授一起决定的，通过考核后方具有医学生的资格进行学习，毕业时则根据考试成绩和科别择优录取至尚医监（即太医院）。元代的医学分科在初期与晚期有所差异，元代初期分为十三科，而到至元二十二年（1285）则合并为大方脉杂医科、小方脉科、风科、产科兼妇人杂病、眼科、口齿兼咽喉科、正骨兼金疮科、疮肿科、针灸科、祝由兼书禁科等十科。

由于元代统治者在统治过程中比较注重吸收儒家文化，因此，有儒生提议将精通儒家经典四书（《大学》《中庸》《论语》《孟子》）作为元代各科医学生的基本要求，甚至还要求医学生学习并精通小学、经史、典章案式算术之类的内容。然而这些要求在当时即遭到太医院的反对，太医院认为医学教育的关键在于让学生们掌握专业知识，考核应以本科医经为主，提出"不精本科经书，禁治不得行医"的观点，重新颁布了"程试科目各习经书"目录。《素问》和《难经》是每科学生的必修课程，《神农本草经》是除祝由书禁科外其余九科学生的基础课，然后医学生们会根据不同科目的需求选用《伤寒论》《圣济总录》《千金翼方》等相关章节作为医学教材进行学习。元代医学生的考核非常严格，学生的考核与教师的考核互相联系，医学生只有在所学科目全部合格之后才有资格参加正式的医官录用考试。政府每3年从医学生中选试一次医生，各路府一般8月进行府试，取前10名参加次年2月大都省试，省试一般取30名，按成绩优劣分为三甲，经过朝廷审查同意后，一甲充任太医，二甲充任副提举，三甲可任教授，对于在京的医官如太医、教谕、学录、学正、教授等同样每3年设立一次科举，考验他们所掌握的医学知识，不在京的提领和提举则在上任时必须进行考试，不及格者只能从事医疗管理工作而不能从事治疗。上述即所谓的"医学科举"，虽然存在时间不长（1316~1333），但也可以反映出当时医生地位大大提高，几乎可以与传统儒家相提并论。

除了各种考核制度外，元代还制定了定期进行医学经验交流的制度，如至元二十二年（1285）规定每月初一和十五，医学生及在籍医户都要到三皇庙内聚会，三皇是指伏羲、神农和黄帝，三皇之祭古来有之，但到了元代，三皇才被作为"先医"的身份加以祭祀。医者们需要先焚香礼拜先医，然后开始介绍个人情况和行医经历，交流临床经验并形成文字，交于本路医学教授，作为年终评判优劣等第的材料，并呈报上级以备录用。元代这种严格的医学监察制度极大地促进了医学教育的发展，提高了医学教育水平。由于元代对于医药行业的重视与鼓励，从医人员数量较多，医疗水平也发展迅速。此外，元代各民族的医药交流也异常丰富，因知识领域"正统观念"的淡化，不同体系的医药文化可以其本来面目登场，在官方医学体系中各占一席之地，从而使得医学知识发生某种更深层次的融合。

元代是在国家分裂数百年后的又一次统一，对于南北经济文化交流有十分重大的意义。诞生于北宋的新儒学随着宋室南渡而传至南方，由南宋朱熹、陆九渊等承其余绪，在北方却少有传人。而在医学方面，在南宋大部分医家仍以"局方"为规之际，北方金代已涌现了一大批勇于创新中医理论的医家，如刘完素、张元素、李东垣、张子和等。进入元代，运河与海道的开通为元代南北经济文化交流提供了条件，南方的朱子理学逐渐取得了意识形态上的统治地位，而北方医学也随着南北经济文化的交流逐渐南传，启发了大量南方医家，元代经济文化中心南移使江南地区成为全国的经济中心与文化中心，王祯创制的木活字及转轮排字架进一步提高了印刷效率，使书籍的出版与流通更为便利，学术上的争鸣也更为活跃。元代这种文化上碰撞性的交流与融合是新思潮、新思想萌发的特定条件，新的医学思想也在这样的碰撞中诞生，其中又以丹溪医学最具有代表性。

元代实施对外开放、发展海外贸易的政策，使海陆交通发达，贸易规模庞大，各国各民族的医学知识与药物也伴随着贸易往来不断被本土传统医药领域吸收与融合，上文中提到的回回药物院的设立即可反映回族医学知识在元代社会中的重要地位。元末明初的江浙地区与日本朝鲜的交流也尤其频繁，元廷与高丽国为姻亲之好，双方关系密切，就海上贸易而言，庆元港（今浙江宁波港）仍是浙江与高丽接触的最主要港口，从高丽输入的物品主要有人参、松子、榛子、松花、杏仁等土产，而从浙江输出的货物则以瓷器和丝织为大宗，随货物一起流入高丽与日本的还有江浙地区的书籍，流通书籍中又以医学书籍最为常见。元末江浙行省为张士诚与方国珍割据，两人对发展海上贸易也十分重视，并多次遣使高丽。朱元璋在平定江浙势力之后，建立明代，急于得到周边国家的认可，故在洪武元年（1368）即遣使高丽，与高丽建立了稳定的朝贡关系，而随后的海禁政策颁行后，浙江与朝鲜半岛正常合法的海上联系就此中断。

相较于元代而言，明代医政日趋保守，地方医学的发展更为活跃。明代初期仍设太医院，与元代太医院的独立行政权不同，明代太医院隶属于礼部，至洪武十四年，太医院升格为正五品衙门，其中央医药行政管理机构的性质被正式确立起来。与医药有关的事宜均由太医院统一协调处理，其职能主要包括为皇室提供医疗服务、负责医生的考核与派遣、对药材进行储存、对其他医药机构管理与制约。其他医疗管理机构除了有与元代一脉相承的御药房、生药库、惠民药局等，还有社会福利组织，如以收养由于丧偶、生病、无后等原因造成生活困苦之人的养济院、对经济贫困无处可葬者设立的义冢等。

元代的户籍制度也被明代所参照，并制定了更为严格的实施细则，如"国初核实天下户口，具有定籍，令各务所业""凡天文、地理、医药、卜筮、师巫、音乐等项艺术之人，本部务要备知，以凭取用""凡军、民、医、匠、阴阳诸色户，许各以原报抄籍为定，不得妄行变乱，违者治罪，仍从原籍""凡天文生、医生有缺，各尽世业代补""以籍为定，若诈冒脱免、避重就轻者，杖八十；其官司妄准脱免及变乱叛籍者，罪同"等。这些规定在一定程度上促进了医学经验的传承与提高及学术门派、世家的出现与壮大，但从另一角度而言也制约了医药的创新与发展。

明代医学教育的特点在于地方医学教育的规模大于中央医学教育。明代医学分为十三科：大方脉、小方脉、妇人、疮疡、针灸、眼、口齿、接骨、伤寒、咽喉、金镞、按摩、祝由等。各科共同的课程为《素问》《难经》《神农本草经》《脉诀》，《医经小学》之类的启蒙式读物也被用于教学之中，此外各科再根据专业特点开设不同的课程。医学考试分为太医院考试与地方医学考试。明代太医院培养选聘的医学生主要为本院服务，每年分四季考试，3年大考一次，医学生同太医院的医生、医士一起参加大考，考试合格者根据成绩分别对待，若考试不合格则被发回原籍。地方上，洪武十七年（1384）规定：府、州、县均应设医学，府设正科一人（从九品），州设典科一人，县设训科一人，负责监管行政与地方医学教育。地方医学考试的主要内容分为背诵医书、讲论医理、查验医案、临证治疗等方面，若有医术不通的则禁止行医，已经获批行医的医生还有定期的考试。虽然明代对于医学教育政策做了翔实的规划，但又有诸如官民精通医术的可以通过捐纳银两或马匹送吏部免考，甚至可以获得吏目等名色，补官也有特别优待等规定，使得明代医政的落实情况不太理想。

事实上，据现有文献记载，生活在元末明初江浙行省的楼英属于儒户而非医户，也没有参与过元代或明代官方的科举及医学教育，而他做出以医为业的选择却也与这一时期政府对医学的鼓励及儒生仕进之途的多舛密不可分。

第二节　金元时期的医学传承

金元时期是传统医学发展的高峰期，在两宋政府对医学事业的大力推动和文化事业的繁荣发展下，儒士对医学的兴趣与日俱增，儒学理学化为传统医学领域输送了新鲜的哲学养分，医家们开始运用更为精准和形象的语言对医学理论进行分析与总结，谢观在《中国医学源流论》中言："唐以前之医家，所重者术而已，虽亦言理，理实非其所重也。宋以后之医家，乃以为术不可恃，而必推求其理，此自宋以后医家之常。"至金元时期，世道纷乱，政局动荡，在异族政权统治之下儒生地位的下降和医者地位的抬升使儒生转行为医的现象更为普遍，各族文化的交流与碰撞也促使传统医学的发展进入了一个全新阶段。楼英在《医学纲目》中就大量引用了金元时期医家的论述。

对后世产生重要影响的金元时期医学传承主要分为两支，一支为刘完素的河间学派，一支为张元素的易水学派。

河间学派创始人刘完素，字守真，大约生活在北宋末年至金代建立初期，他居住在河间（今河北河间）地区，人称"刘河间"。刘完素承北宋运气学说之兴，对此颇有研究，在精研《内经》与《伤寒论》的基础上对《素问·至真要大论》的病机十九条进行了创新性阐释，提出"六气皆从火化""五志过极皆为热甚""玄府气液"等观点，并创造了诸如凉膈散、防风通圣散、天水散、双解散等传世名方，总结了治疗热性病的完整理论，为温病学的发展打下了基础，他的著作主要有《黄帝素问宣明论方》《素问玄机原病式》《伤寒直格》等，因刘完素用药主张寒凉攻邪，故世称其为"寒凉派"，刘完素也被称为"金元四大家"之首。刘完素弟子众多，如荆山浮屠、葛雍、穆子昭、马宗素等，私淑者如张从正、程辉、刘吉甫等，他们继承了刘完素的学术观点，并在医学活动中将其发扬光大。

张从正为刘完素私淑弟子中的佼佼者，字子和，号戴人，睢州考城县郜城（今河南民权）人。张氏在其《儒门事亲》中对刘完素推崇备至，言"千古之下得仲景之旨者，刘河间一人而已"，故《金史》言张氏"贯穿《素》《难》之学，其法宗刘守真，用药多寒凉，然其疾救死多取效"。张从正在刘完素的"火热论"基础上，将火邪泛化为实邪，提倡运用汗、吐、下三法以攻邪并扩大了三法的运用范围，丰富了传统医学的治法理论，因其旨在于攻，故后世称之为"攻下派"，代表作为《儒门事亲》。

在当时的北方地区还活跃着易水学派，其创始人为张元素，字洁古，易州（今河北易县）人，幼习举子业，因犯"庙讳"而落榜，故放弃仕途转而为医，其代表作有《医学启源》《脏腑标本寒热虚实用药式》《珍珠囊》等。张元素主要以《内经》的藏象理论为基础，结合临床经验对脏腑辨证理论进行了总结。张氏以寒热虚实为纲，对每一脏腑的生理、病理、演变、治疗、预后等都进行了详细阐述，建立了相对严密的脏腑辨证体系。张氏对本草理论的发展也有巨大贡献，他强调药物的四气五味与升降沉浮，重视药物归经，用传统语言阐释了药物作用机理，推动了本草理论的发展，并拟定了"风、湿、暑、燥、寒"五种制方原则。张元素弟子众多，其中最著名的为李杲与王好古。

李杲，字明之，真定（今河北正定）人，因真定汉初称为东垣国，故晚年自号东垣老人，人称"李东垣"。李氏因母亲被庸医误治去世而立志学医，同在北方的张元素当时已医名大振，李杲捐千金拜其为师，尽得其学，著述甚丰，主要有《内外伤辨惑论》《脾胃论》《兰室秘藏》等。李杲在张元素注重脏腑辨证的基础上，更为强调脾胃的地位与作用，认为脾胃是人体气机升降的枢纽，脾胃的升降失常为内伤病的主要病机之一，即"脾胃内伤，百病由生"，故在治疗上尤为注重补益脾胃，被后人称为"补土派"，对后世影响深远。

王好古，字进之，号海藏，赵州（今河北赵县）人。王好古早年博通经史，以进士官本州教授兼提举管内医学，先从张元素学医，后复从学于李杲，深得其学。王好古有感于"伤寒古今为一大病，阴证一节，害人尤速""阳证则易辨而易治，阴证则难辨而难治"，因此在张元素重视脏腑辨证与李杲强调补益脾胃的基础上，王氏对阴证的病因病机和诊断治疗等方面进行了较为全面的论述，他对张元素、李杲的药物理论也进行了阐发，代表作主要有《阴证略例》《医垒元戎》《此事难知》《汤液本草》等。

罗天益为李杲门人，字谦甫，真定（今河北定州）人，元太医，曾随元军南下征战。罗氏深入探讨了李杲的脾胃学说，将脾胃内伤之因进一步细节化，如将饮食所伤分作食伤与饮伤，将劳倦所伤分作虚中有寒和虚中有热等，重视三焦分治，指出"《内经》曰：肝生于左，肺藏于右，心位在上，肾处在下，左右上下，四脏居焉。脾者，土也，应中为中央，处四脏之中州。治中焦，生育营卫，通行津液，一有不调，则营卫失所育，津液失所行"。罗氏继承了易水学派重视脏腑辨证、以脾胃为枢纽、灵活运用药性药理的特色，是该学派承前启后的一位重要医家，撰有《卫生宝鉴》，对后世医学发展产生了较大影响。明代以张景岳、孙一奎、赵献可等为主的温补学派即承易水之余绪，倡温养补虚之法。

刘完素的门人荆山浮屠将其学传与罗知悌，罗知悌为钱塘（今浙江杭州）人，是宋末元初的著名医家，南宋末入宫为寺人，宋亡后闭门绝客，专研医术。罗氏学宗刘完素而旁通张从正与李东垣之说，北方的河间与易水之学主要经由罗知悌传至江南，在学术上可谓集金元时期南北医家之大成，后收朱震亨为徒。罗知悌乐于济世，藏书甚多，朱氏拜于其门下，因而得见刘完素、张子和、李杲、王好古等医家之书。

朱震亨早年习儒，求学于朱熹四传弟子许谦门下，奠定了坚实的理学基础，后由于自身对医学的兴趣与母亲和许公的病痛转而致力于医学。后至武林（今浙江杭州）拜罗知悌为师，罗氏学宗河间，旁通张从正与李东垣之学，用药灵活，以《素问》《难经》为本，不拘泥于一家之言，他的教导使朱震亨医术大增，尽得诸家之妙。此时的江南医家仍多以《太平惠民和剂局方》为临床指南，用药多温燥，常常无法获得理想的疗效。朱氏将儒家格物致知精神运用到医学理论的钻研中，基于多年临床经验与扎实的理学功底，创立了"阳常有余，阴常不足"和"相火论"等经典理论，认为"人身诸病多生于郁"，提出了气郁、血郁、湿郁、痰郁、火郁、食郁等六郁辨证框架，以越鞠丸通治之。朱氏门人众多，如赵道震、赵良本、赵良仁、戴士垚、戴思恭（戴原礼）、戴思温、戴思乐等，私淑弟子更是遍布全国，因丹溪之学与理学关系之密切，在日本与韩国也备受推崇。

楼英即为"私淑丹溪之学者"，楼英之父楼友贤晚年精研医学，常去义乌与朱氏讲论医理，丹溪的弟子戴士垚和戴思恭父子与楼氏父子有姻亲之好，双方交流密切，楼英在其父楼友贤与戴思恭的影响之下对医学产生了浓厚兴趣，他博采众长，上至《内经》《难经》之理，下至金元诸家之论，凡有可取者皆为楼氏所用，又创立了医书编撰的纲目体，以脏腑为纲，病证为目，条分缕析，体用并重。

第三节 浙江地域丹溪学派的形成与发展

朱震亨，字彦修，世居于婺州义乌（今浙江金华义乌），其居住之地有一溪名"丹溪"，故世称朱氏为"丹溪先生"或"丹溪翁"。其"阳常有余，阴常不足""相火论"及"人身诸病多生于郁"等理论对后世影响深远，朱氏门人弟子众多，其中又以浙籍医家为主，因浙江地区与日韩海上交流频繁，故其说对日韩医学也产生了较大影响，后世将主张丹溪学说的医家归为"丹溪学派"。

一个学派的诞生与发展和其地域文化密不可分。浙江地区人杰地灵，名家辈出，隋唐京杭大运河的开凿给浙江的经济文化发展创造了优越的环境，随着水利工程的建设，水患减少，人民安居乐业，人口得以迅速增长。浙江的绍兴、宁波、杭州等成为江南繁华城市。唐代时浙江首次出现了医官和医生的设置，开启了设官建制管理医药行业的先河。同时出现了陈藏器、陆赞、杜光庭、陈仕良等精通医药的名家。这一时期，浙江与日本的医药交流也较为频繁。五代十国时期，浙江地区的吴越国采取保境安民的政策，使此地的各行各业有了长足的发展，到了北宋时期，浙江的经济、文化、教育、科技、文学和艺术水平都居于全国前列，有"两浙之富，国用所恃"之论。人口的进一步增长与社会经济的繁荣极大地促进了科技文化的发展，沈括、毕昇、喻皓等科学巨匠均出于浙江，医药行业也随之发展壮大。北宋末年，浙江各州县已设立了医学官制，习医者亦可通过医学考试入朝为官，又设惠民药局掌管药物，为民服务。儒生入医现象更为常见，浙江地区在儒学与医学的交融中涌现了许多杰出的医家，如日华子、陈衍、朱肱、王执中、闻人耆年等，他们留下了大批医药文献。南宋时期，赵宋以临安为都，偏安一隅，使浙江成为当时全国的政治经济文化中心，带动了各行业的发展。高素质人才的流入，重视文士的政府，鼓励医药事业的风气，发达的印刷业等条件使浙江地区的中医药发展进入高峰期。南宋时期的医政设置基本沿用北宋，由于政府经费的紧张，太医局规模与医学教育相较于北宋则呈现缩水状态，比如乾道三年（1167）孝宗在削减太医局名额不久决定废除太医局，认为此举可以节省政府开支，直到光宗绍熙二年（1191）才依旧制重新设置太医局。又如医学考试命题本来为分科进行，而南宋时期则改为各科通考，考试内容以通用的内科为主，通过减少出题官的人数而达到减少支出的目的。南宋时期的浙江地区用药也以《太平惠民和剂局方》为准，在医学上较少创新。不过杭州作为当时的全国四大刻书中心，通过刻印大量的医学书籍，极大地促进了医学知识在当地及周边区域的传播与发展。1275年，元军攻入临安，1279年，南宋灭亡。浙江地区所受战火兵燹相对较少，战后的复苏与发展也较为迅速，由于元代对外开放的政策，其海外贸易的规模已超南宋。国家在300余年的分裂对峙时期中，南北两地的社会文化都产生了各自的特性，元代的统一使两者发生碰撞与交流，由于北方战乱频繁，天灾肆虐，国家的经济文化重心逐渐南移，浙江地区成为南北交流的核心区域，丹溪学派就是在这种南北文化剧烈碰撞的背景下酝酿而生。

朱震亨世代居住的金华位于浙江中部，地处金衢盆地东段，地貌特征可用"三面环山夹一川，盆地错落涵三江"来概括。此处山地丘陵众多，药材资源丰富，是浙八味中白术、元胡、贝母、白芍、元参这五味道地药材的主产地。水系发达，交通便利，又与中原以山川相隔，不易受战乱影响，是许多文人雅士归隐避乱的理想之地。元代的金华地区属浙东宣慰司婺州路，有名的理学之乡，金华人何基师从朱熹嫡传弟子黄干学习理学后回乡教授，居于金华北山，人称北山先生，其传源远流长。何基之徒王柏、金履祥承其衣钵，金履祥传于许谦，人称白云先生，朱震亨 36 岁时拜于白云先生门下，学业大进。朱氏深厚扎实的理学功底为他日后在医学理论上的融会贯通、独辟蹊径打下了基础。

促使朱氏从儒学转向医学道路的原因主要是他的母亲和老师许谦的疾病，在朱震亨确定以医为志业后，他四处寻访良师，于武林（今浙江杭州）得拜当世名医罗知悌门下，罗知悌受学于刘完素弟子荆山浮屠，又旁通张从正与李杲二家之说，得北方两大医学流派之精华，进而结合南方生活环境与人群体质特点灵活运用，复将经验悉传于丹溪，丹溪因此具备了援儒入医、会通南北之说的条件。

丹溪学成归乡后，施药不拘于成方，在当时局方流行的南方显得颇为另类，然动手辄效，吴之器言："（丹溪）学成而归，每至往往以意为之，巧发奇中，按之书，无有也。诸医皆惊，已而讪且排者，卒乃大服，愿为弟子。"丹溪弟子众多，以浙籍人士为主，他们多出身于世家大族，具有极高的文化素养，朱氏本人被《宋元学案》列入"北山四先生学案"中，其母家妻族为当时以儒闻名的"戚氏家学"；其弟子如戴氏与赵氏为诗礼世家，与浙西学派多有往来，并从学于大儒，与宋濂、方孝孺有通家之好，戴良与戴士垚则为同胞兄弟，与赵良本为姻亲，戴思恭、戴思温、戴思乐为其子侄。楼英之父楼友贤晚年留心医学，因其与丹溪弟子戴氏父子戴士垚、戴思恭有"姻亲之好"，故得与丹溪交游，后常赴义乌与丹溪先生讲论医道，书信往来不绝，楼英在其父与戴思恭的熏陶下立志从医，受丹溪之学影响甚深。

关于楼英是否曾经拜于朱丹溪门下学习医术这一问题学术界有所争议，有学者将楼英直接归为朱丹溪的嫡传弟子，也有学者认为楼英是朱丹溪的门人戴思恭的弟子，在楼塔镇本地流传的楼英传说中有一则讲述了楼英在医学有成后又隐姓埋名去朱丹溪身边学习，并治好了朱丹溪女儿的不治之症，让丹溪佩服不已。事实上，通过查阅流传至今的《仙岩楼氏宗谱》，我们可以清晰了解楼英、朱丹溪与戴思恭三者的关系，在《宗望先生状》中记有楼英对其子楼宗望说过："浦阳戴公原礼，吾友也，今为太医院使，受学丹溪朱公彦修，吾私淑丹溪之学者也，其道同。"另外，在戴思恭于楼英逝世后写给楼宗望的《慰答宗望书》中戴氏言："且不肖与先大夫道谊之交，姻亲之好，一旦已矣，岂胜伤哉！"这两段原文解决了上述三种争议，即楼英为私淑丹溪之学者而非朱丹溪的嫡传弟子，戴思恭与楼英为道谊之交、姻亲之好而非师徒关系，传说也显然与事实不符。

丹溪学说对后世产生了极大影响除了与其学说本身的精妙有关外，还与朱氏门人当时的社会地位较高有关，如戴思恭曾任太医院院判，蒋氏父子、盛寅、韩叔旸、赵友同等也先后执掌太医院，刘毓、李懋为御医，王履、王经先后为秦王府良医正等。这些弟子多具有较高的文化素养，著述甚丰，学术价值颇高，推动了丹溪学说发扬光大。

参 考 文 献

[1] 姜越. 元末明初大变局 [M]. 沈阳：辽宁人民出版社，2018.

[2] 屈广燕. 文化传输与海上交往：元明清时期浙江与朝鲜半岛的历史联系 [M]. 北京：海洋出版社，2017.

[3] 廖育群. 繁露下的岐黄春秋：宫廷医学与生生之政 [M]. 上海：上海交通大学出版社，2012.

[4] 杜石然，范楚玉，陈美东，等. 中国科学技术史稿（修订本）[M]. 北京：北京大学出版社，2012.

[5] 汪剑，和中浚. 元代南北文化交流对丹溪医学的影响 [J]. 南京中医药大学学报（社会科学版），2007（3）：147-150.

[6] 张兰兰. 元代民族因素对汉族儒生习医的促进作用 [J]. 内蒙古农业大学学报（社会科学版），2009，11（5）：307-308、318.

[7] 武香兰. 元代医政研究 [D]. 暨南大学，2008.

[8] 张宇. 中国医政史研究 [D]. 黑龙江中医药大学，2014.

[9] 周鸿艳. 中国古代医学教育简史 [D]. 黑龙江中医药大学，2007.

[10] 楼氏家族. 仙岩楼氏宗谱（续修）[M]. 浙江萧山，2011.

[11] 常存库. 理学的思想争鸣与中医学派的形成发展 [J]. 中医药学报，1990（5）：11-14.

[12] 薛益明，周晓虹. 论金元时期学风的转变 [J]. 中国中医基础医学杂志，2002（5）：20-21.

[13] 焦振廉. 试论河间学派发生及其嬗变的相关因素 [J]. 江西中医学院学报，2009，21（6）：29-31、35.

[14] 盛增秀. 朱丹溪医药文化研究 [M]. 北京：中国中医药出版社，2016.

[15] 张平. 浙江中医药文化博览 [M]. 北京：中国中医药出版社，2009.

第二章　生平事略

第一节　家传影响

楼英在医学上取得的成就与其家庭的熏陶密不可分。

浙江萧山楼塔楼氏一族自唐末定居于此。楼塔古称"仙岩"，传说东晋名士许询在此地隐居，后羽化成仙，故名。楼英的祖先楼晋在唐末时遵钱镠之令驻守于黄岭，见州口溪沿岸山明水秀，有田可耕，有薪可樵，便在州口溪南的沙丘上肇基发族，形成村落，发展成了如今的楼家塔镇，简称楼塔。

楼英是楼塔始祖楼晋的十五代孙。最早的 10 代直系为：楼晋——楼鄩——光祖——国用——世廷——绍回——楼赟——楼沼——国光——允武。

允武的幼子楼玑为楼英的高祖，字孟玉，南宋醇熙至淳祐间人（1175—1244），于绍熙辛亥（1191）登进士，授萧山县儒学教谕。儒学教谕即县学的教授，负责教诲县学生员，相当于如今的教委主任或县学校长。17 岁即获此官职，可见孟玉公才华之盛。孟玉公一生三妻，育有四子二女，其原配高都谢氏为南宋孝宗皇后的内侄女，两个女儿都嫁给了进士，可见门第高贵，第二妻安氏所生的第三子文隽即楼英之曾祖。

文隽字元英，号澄斋、普一，南宋嘉定至元代元贞年间人（1221—1296）。其妻孟氏乃朝廷宫巡之女。文隽公并不热衷于考取功名，而喜欢博采并蓄，凡经传、子史、天文、历律、阴阳、地理、医药等无所不精，最终成为南宋末年的大学者，在浙东享有盛名。南宋开庆元年（1259），经秘书少监洪公举荐，授登仕郎行在院检阅。在其因父病请辞回楼塔后，人们仍尊称他"检阅公"。文隽公育有二子三女，长子寿高为楼英的祖父。

寿高字齐行，号云斋、南山，南宋宝祐至元代延祐间人（1256—1319），至元己卯（1279）赴绍兴书经试，春选黄茂孙榜、秋选董元吉榜两中科目，至元癸巳（1293）授萧山县儒学直学。而寿高公言："嗟乎，人之生于世也，孰不欲达而行其所学以荣亲也？今既不及行所学矣，而又反从事于冷官何哉！"辞而不就，选择隐居楼塔，筑排翠楼，白日则会揖于堂，晚上则与子弟们登楼，讲书，抚琴，讨论时事，朔望则会拜于祠。寿高公还将当时的浙东名儒如胡思梅、张平溪、陆茂陵等延聘至家教授儿孙，为其子弟打下了良好的儒学基础。公育五子，幼子友贤为楼英之父。

友贤，后更名泳，字信可，号信斋、仙岩耕耘叟，元大德至至正年间人（1298—1359）。生而俊爽，美须髯，长身如玉立，少年时与杨维桢、胡一中、郭性存一起在胡思梅先生门下学习，其父所立的排翠楼在当时已成为绍兴路的著名学府，吸引了许多青年才俊前来求学。友贤与杨维桢、胡一中、郭性存四人被称为"浙东四俊"，随着杨维桢、胡一中登丁卯（1327）科李黼榜进士，郭性存登庚午（1330）科进士，排翠楼名声大振，成为时人心中的"状元楼"。友贤则时运不济，屡试不中，于是决定隐居教授，以道自娱。江浙行省听闻他的贤明发下檄文授其富阳校官，友贤言："士君子达则思有以及天下，穷则独善其身，何以校官为？"遂辞而不就。后来，他的三位同窗及第后均遭遇不幸，这使他更坚定了隐遁不仕的决心。友贤公对《春秋》和《易》颇有研究，闲暇时常常与金华的黄文献公晋卿、柳侍制公道传讲学论理，又工于诗文，晚年则常与丹溪先生谈论《内经》旨意，精研医学。朱丹溪暮年因思念友贤，曾给其写信赋诗："一卧丹溪相见稀，小园日日掩荆扉。晚来不惜尘双屐，扫榻殷勤话夕晖。"友贤公的姻亲戴士垚与其子戴思恭（戴原礼）都在丹溪门下习医，戴原礼后来与楼英关系密切，两人亦常讲论医学。友贤公心仁意慈，乐善好施，喜与人交游。他常教育孩子们："人或汝亏福之基也，汝或侮人祸之府也，好善而贫，惟授徒可以养身，乐施而贫，惟学医可以济人。"楼英正是在其父的影响下走上了医学的道路。吴淞地区有位朱姓人家听说了友贤的为人，不远百里送来书信与聘金希望请他作为家庭教师教导其子弟。友贤公应邀前往教育朱氏子弟，严而无倦，和而不流，十数年间师生相得，主宾相敬如初。己亥年（1359）因病逝于馆所，当时天下大乱，兵戈四起，友贤公的子女都不在身旁，只有他的姻亲赵士瞻为他主办丧礼，朱氏的子侄兄弟均为其服丧，悲哀痛哭就像去世的是自己的父兄一样，可见友贤公之德盛。楼英为友贤公的季子，友贤公的夫人赵氏是宋皇室缵恭宪王的第五世孙女，赵匡胤的后代，友贤公晚年离开楼塔客居吴淞教书，很少在家长居，对楼英进行启蒙教育的任务便落到了赵氏身上。赵氏知书达理，贤淑善良，对楼英更是"严于训饬，虽祁寒暑雨不废"，在这样的家庭氛围中，楼英迅速地成长起来。

从上文论述可知，楼氏一族在当地声名显赫，家境优渥，楼英祖上皆为饱读诗书之士而不汲汲于功名利禄，比起入朝为官更愿意选择隐居不仕，在研习儒家经典的基础上也广泛涉猎其他学科，尤其是楼英之父友贤公与朱丹溪和戴氏父子的交游及其价值取向成为楼英日后选择以医为业的主要原因。友贤公对《春秋》与《易》的研究颇有心得，这一点被楼英继承并反映在了他的医学思想中，其父在史学上的造诣使楼英在处理不同时期的医学观点时更具有历史的批判性眼光，善于博采众长，易学的内容贯穿于整本《医学纲目》之中，此外楼英还撰有《周易参同契药物火候图说》一文，对基于易理的丹经做了较为深入的阐释。另外，由于友贤公与丹溪先生交游密切，与戴氏又有姻亲关系，所以楼英在医学思想的形成上与丹溪学派也颇有渊源，其《医学纲目》之中引用丹溪之语多达 843 处，可见丹溪对楼英的影响之大。

第二节　从医之路

楼英，一名公爽，字全善，号全斋，生于元至顺壬申（1332）三月十五，卒于明建文辛巳（1401）十一月十九，世居于浙江萧山楼塔。楼英业医与其父楼友贤的引导关系密切。友贤公在年轻时为"浙东四俊"之一，后因屡试不中而隐居家乡治学论道，他在家时常教育孩子们："人或汝亏福之基也，汝或侮人祸之府也，好善而贫，惟授徒可以养身，乐施而贫，惟学医可以济人。"又作"贫欲资身，莫如为师；贱欲救人，莫如行医"。这在楼英心中种下了习医的种子，为其长大后选择以医为业奠定了良好基础。

从元代户籍制度而言，楼英为儒家子，并非医户，他年少时便嗜好读书，胸怀大志，将其书斋命名为"真实心地"，能闻道且行道，对于经史、天文、地理都有涉猎，尤其精通医学，只是不喜佛老之书。楼英在《医学纲目·自序》中提到他幼年时就开始对医学产生了兴趣，上自《内经》，下至历代圣贤的书传和诸家名方都是他学习的素材，昼读夜思，废寝忘食地钻研了 30 多年，终于悟出了"千变万化之病态，皆不出乎阴阳五行"。

这 30 多年，楼英的活动范围基本在仙岩即楼塔镇及其周边，著书地点为其祖父寿高公所建的排翠楼，楼英言："吾之居楼焉，考方册于斯，治药石于斯，以奉吾兄，以飨吾宗，以会吾友，以训吾子，终吾天年而已尔。"楼英晚年请其友人申屠澄为排翠楼取一个更适当的名字，申屠先生建议改为"清燕楼"并撰《清燕楼记》以记之，楼英欣然采纳。清燕楼如今的地理位置已无从考证，根据楼英之子师儒建"水南楼"分析，大致在如今楼塔镇的直埠一带。

从目前已有的资料来看，楼英并没有拜过师，但因其父的关系与朱丹溪和戴原礼二人皆有交流往来，在其著作中也较多地引用了丹溪的观点，他曾经对自己的儿子宗望说："浦阳戴公原礼，吾友也，今为太医院使，受学丹溪朱公彦修，吾私淑丹溪之学者也，其道同。"并建议宗望去拜访戴原礼，可见楼英与戴原礼的关系为友人，而私淑丹溪之学。不过楼英在自序中并没有将丹溪与其他医家区分开来，而是一视同仁地予以评价，他认为"其道自轩岐而下，仲景详外感于表里阴阳，丹溪独内伤于血气虚实，东垣扶护中气，河间推陈致新，钱氏分明五脏，戴人熟施三法，凡历代方书甚众，皆各有所长"。这段对于历代医家的评价既反映了楼氏兼收并蓄、博采众长的治学态度，也表明他并非师事一家。

楼英约从 20 岁开始在楼塔行医，接诊病患，两三年后声名远播，每日上门求诊者络绎不绝，楼英在临床中注重对医案的记录与分析，并参考其他医书总结心得，久而久之积累了大量的临床笔记资料，其医术也愈发精湛，有许多关于楼英治病救人的传说至今仍为楼塔人口口相传，人们亲切地称他为"神仙太公"。

楼英不仅技艺高超，品德亦高，其墓志铭中记载了这样两则事例，其一为元末兵荒马乱，楼英带着母亲避难，晚上行走在外，路上遇见一位颇有姿色的女子，询问她的来处却没有得到回答，楼英担心此女会为强人所掠，因此派婢女陪着该女子直到天亮。另外一则是楼英在逃难路上遇到了一家酒楼的伙计将两位生病的老人扶出店门，任凭两位老人如何祈求都不允许他们再待在店中，楼英对伙计说："稍微等一等，让我治疗试试，万一出现了不测，我来负责。"随即施药为两位治疗，一个多月后老人痊愈，万分感谢地离开了。

德才兼备的楼英名声很快传到了当时的金陵朝廷之中，据《仙岩楼氏宗谱·全善公列传》记载，楼英在遨游金陵时，受明太祖高皇帝召见，为太祖调治身体，太祖很是满意，想要将楼英留在太医院，而楼氏请辞而归。没过多久，临淮丞孟恪又以"名医"之号向朝廷举荐楼英，被楼英义正词严地拒绝了，楼氏言："吾之医得于天授，将以济。吾欲乃今不俾于行，是违于天也。"又言："世人得一秘方，往往靳而不以示人，盖欲为子孙计也。吾今反之，将以惠天下，非求阴骘也。"正是这种心怀天下的志向促使他闭门著书，撰写了《医学纲目》《内经运气类注》《参同契药物火候论释》《仙岩日录杂效》等诸多论著，将其平生所思所学毫无保留地展现在人们眼前。襄阳知府方晖称赞楼英："于义有所不闻，闻之必行；有所不学，学之必成，为浙东奇才。"可谓是对其一生的中肯评价。

第三节　著书立说

《楼英年表》提及元至正四年（1344），楼英13岁，母病，戴原礼奉父命在3个月内3次往返浦江至仙岩诊治，得痊愈，因此，楼英和戴原礼就有了密切的交往，戴原礼年长楼英9岁，在医学上已有很高的造诣，少年的楼英天资聪慧，家学深厚，《仙岩楼氏宗谱》载"初年习举子业，于易道、阴阳尤深切，精明文词则辩论多方，沛然莫之御""先生颖悟出于天性"，所以戴原礼称赞楼英"敏而好学，后必有成"。但是楼英的性格却是"素厌寰尘，轻财帛，隐居元度岩，读书采药""隐仙岩洞，勘李东垣、朱丹溪不传之秘"。元至正十七年（1357），楼英26岁，戴原礼自嘉兴归浦江，顺道仙岩探亲，与楼英在切磋儒学医道，相洽相得，在戴原礼的影响下，楼英有了著书立说的想法，戴原礼曾赠予楼英一联："闭户著书多岁月，挥毫落纸如云烟"，以表示对楼英的称赞与勉励。

据《全善公列传》和《全善先生楼府君墓铭》记载，楼英曾于青年时期隐居仙岩洞，以读书、采药度日，精研李东垣、朱丹溪的学说，后医名远播朝廷而却官不就。但从楼英同郡好友申屠澄受楼英之邀撰写的《清燕楼记》来看，楼英研医治学、考订方药的场所是其祖父寿高公所筑的排翠楼，经申屠氏建议更名为"清燕楼"。楼英在清燕楼研习《周易》《素问》《难经》等经典，编写书稿，同时行医救人，绝口不谈声利之事，历经30余年，终达大成。楼氏著作甚丰，据记载，有《医学纲目》《内经运气类注》《参同契药物火候论释》（一名《周易参同契药物火候图说》）《江潮论》《仙岩日录杂效》《仙岩文集》等多部作品，除了《仙岩日录杂效》与《仙岩文集》未见通行本外，《医学纲目》《内经运气类注》《周易参同契药物火候图说》及《江潮论》仍流传于世，其中又以《医学纲目》最能代表其学术思想。

《医学纲目》具体成书年代已不可考，据周氏《楼英年表》所记为"明洪武二十九年（1396），65岁。《医学纲目》修成，作《自序》"。首刻本为明嘉靖四十四年（1565）曹灼本。是书最初以抄本相传，明代进士曹灼留心医学，其友人邵伟元便将40卷的《医学纲目》送给了他，言此书"简而知要，繁而有条"，曹君考虑到此书在传抄过程中错漏颇多，便与邵伟元和刘化卿分帙校雠，正其讹误，补其缺漏，历经两年方付梓于世，此时距离《医学纲目》成书已经过去 100 多年了。

《医学纲目》是一部综合性医学类书，全书约 120 万字，楼氏"昼读夜思，废食忘寝"30 余年，悟出了"千变万化之病态皆不出阴阳五行"，以阴阳统血气、表里、上下、虚实、寒热，以五行统五脏、六腑、十二经、五运六气，他认为"医之为道，其道博，其义深，其书浩瀚，其要不过阴阳五行而已"。通过"掇拾经传方书"，将他能接触到的医籍内容"以阴阳脏腑分病析法而类聚之"。分病为门，各门以阴阳脏腑之部为纲，有同门异病者则设支门附于后，析法为标，各法根据阴阳脏腑要旨列出为目，有同病异治者则设细标附于后。所论皆以《内经》为本，若经文有衍文错简脱漏，则将对其进行考释订正，各家论述有矛盾之处的，就将其列出依经旨辨明，这样诸家的异同得失便一目了然，医生在临床时也能有所法度，不至于胡乱投药危害苍生。

《内经运气类注》是楼氏将《素问》七篇大论的内容逐段注解之书，因楼氏善《易》，所以对运气条文的解读颇为独到，除了文字叙述外还绘制了若干图像帮助读者理解。曹氏在刊刻《医学纲目》时将《内经运气类注序文》和《五运六气占候》置于首卷之上，又将《内经运气类注》全文置于第四十卷，此后便成定式，未见有《内经运气类注》单行本流通于世。

《周易参同契药物火候图说》《江潮论》及《守分说》为三篇独立文章，是楼氏易学思想在三个不同角度的表达。《周易参同契》为东汉魏伯阳所撰，被誉为"万古丹经王"，系统阐述了炼丹理论，奠定了道教丹鼎学说的理论基础，自古以来注者不绝。楼氏根据《周易参同契》的内容绘制了药物图与火候图来论述他所理解的修炼之法，言简意赅。《江潮论》则为楼氏由易理悟得江潮往来有大有小是水与月"同气相求"之因，并参历家之法对潮汐迟疾与月之朔望进行论证。《守分说》则是楼氏以精炼的语言论述的易理在为人处世方面的应用。这三篇文章体现了楼氏对《周易》的掌握已达融会贯通之境，三者均载于《仙岩楼氏宗谱》，后为周明道先生收入《楼英研究》一书。

《仙岩楼氏宗谱·卷一》载："全善公讳公爽，行公十六，初年习举子业，于易道、阴阳尤深切，精明文词则辩论多方，沛然莫之御父信可公一言，贫欲资身，莫如为师；贱欲救世，莫如行医。遂究心于岐黄之术，未几行而辄效，效而若神。素厌寰尘，轻财帛，隐居元度岩，读书采药，以适志济弱扶危，虽庐医扁鹊不能过也。遨游金陵，明太祖高皇帝闻名召见，调治俱合上意，命官医院，固辞还山，其于经行羁旅之间，所遇危急存亡之疾，苏者百数十人，厚款重酬，飘然弗视，复归旧庐，炼丹著书，有《医学纲目》《内经运气》《江潮论》《参同契》《仙岩日录》诸集，为世所珍，以公襟期功候蝉蜕鹤羽必然之品，究不上升者，岂名不在丹台同钱若水，未能羽化，而但云山烧药，流水种桃，以永天年耶，七十岁而卒。"《康熙萧山县志·人物志》载："楼英，一名公爽，字全善。性孝，嗜学博览，尤精于医。居元度岩，有《仙岩文集》四卷，《气运类注》四卷，《医学纲目》三十卷行世。"楼英著有《医学纲目》《内经运气补注》《周易参同契药物火候图说》《江潮论》等著作行于世，其中《医学纲目》为代表作。明洪武十三年（1380），楼英所编的《医学纲目》已粗具规模，医界争相传抄，作为学医必修课本。洪武二十九年（1396），《医学纲目》重修完成，前后历时 35 年。这个时期，比同类以病为纲的方药类书著作《医方类聚》（约成书于 1443 年）早了半个多世纪。

《医学纲目》采集《内经》《难经》《针灸甲乙经》《伤寒论》《金匮要略》等，参以历代方书、文献，尤其汇集了宋金元诸名家的论述。全书收录了 110 多种历代医学著述，结合个人见解分部论述，其中卷一至卷九为阴阳脏腑部；卷十至卷十五为肝胆部，载有中风、癫痫、痉厥等病；卷十六至卷二十为心小肠部，载有心痛、胸痛、烦躁、谵妄等病；卷二十一至卷二十五为脾胃部，载有内伤饮食、诸痰、诸痞等病；卷二十六、二十七为肺大肠部，载有咳嗽、喘急、善悲等病；卷二十八、二十九为肾膀胱部，载有耳鸣、耳聋、骨病、牙痛等病；卷三十至卷三十三为伤寒部，载六经诸证、阳毒、阴毒等病；卷三十四至卷三十五为妇人部；卷三十六至卷三十九为小儿部；卷四十为运气部。各部病证的归入，是依据中医对人体生理和病理的认识，诸如将诸风、眩、破伤风、疠风归入肝部，是由于"诸风掉眩，皆属于肝"；将诸痹归入肝部，是由于"肝主筋"；将"惊悸、怔忡、怒、善太息、目疾"归入肝部，是因为"肝气虚则恐，实则怒""在志为怒""肝开窍于目"；"胁痛、诸疝、闭癃、遗溺、前阴诸疾归入是由于肝之经脉"过阴器……布胁肋"；"头痛"是因为肝经与督脉会于颠；"多卧、不得卧"等是"人卧则血归于肝"。

《医学纲目》的归类自有其生理病理的合理性，但也存在与现代中医内科学分类不相符的地方，学者可以根据实际情况具体分析。前代医书编写多以病为纲，只作一次划分，至楼氏始以五脏六腑为纲，各脏腑所属疾病为目，一二级类目依次排列，条理井然。体例上先论一证，先引历代有关论述，治法区别正门与枝门，取各家所长，体现了中医同病异治的原则。楼氏重视阴阳五行学说，善于燮理阴阳，调和脏腑，广泛阐发《内经》及历代医学理论，采集资料丰富，分类纲举目张，这种分纲列目编排病证的方法实为楼氏首创，对后世医学著作的编撰体例有很大影响。曹炳章评价《医学纲目》"为医学类书中之最有法度者"。

此外，楼氏在引用前代文献时也十分认真严谨，收录历代名方、验方，务求实效；凡所引医论医方中有衍文、错简时，都详作考订以正之；对所引文献方论不合或互有矛盾之处，则尽可能予以辨明。

经整理，《医学纲目》共征引明以前文献100余种，广泛分布于除卷四十"运气类注"之外的各卷中，然而因为楼氏在征引文献时并没有统一体例，对于各种文献的简称亦没有做标准化处理，这使征引文献的考察工作难度大大提高，以致目前仍有一部分文献名目未能确定。未能确定的文献名目的对应简称有："补遗""产书""撮要""怪穴""古金录""经验方""类要""乔町""石""桑君""胜金""图经""汤""田""选""溪""验""杨""张炳""集成"等20个，这些名称所对应的文献或医家在笔者所能接触到的传世文献中尚没有找到与之吻合的对象，有待今后进一步深入挖掘相关信息。

《医学纲目》征引的文献年代跨度很大，上至秦汉，下至金元，文献类型不仅涵盖医学领域的医经、医论、本草、方剂等，还有文学领域的笔记等内容。

其中，隋唐以前的文献有《素问》《灵枢》《难经》《伤寒论》《金匮玉函经》《中藏经》《玄珠经》《脉经》《脉诀》《范汪方》《葛氏方》《肘后方》《小品方》《刘涓子鬼遗方》《针灸甲乙经》《药对》《秦承祖灸鬼法》等，其中又以张仲景的《伤寒论》（289处）、《素问》（249处）、《灵枢》（184处）、皇甫谧的《针灸甲乙经》（142处）及王叔和的《脉经》（95处）等医经类文献引用频数更高。

隋唐五代时期的文献有《梅师方（梅师集验方）》《山居方》《崔氏方》《兵部手集方》《必效方》《食疗本草》《经效产宝》《食医心镜》《本草拾遗》《古今录验方》《广济方》《素问六气玄珠密语》《黄帝明堂灸经》《千金要方》《千金翼方》《银海精微》《日华本草（日华子诸家本草）》《救三死方（救死方）》《外台秘要》《集验独行方》《四声本草》《本草类略》《张文仲灸经》《子母秘录》《传信方》《刘禹锡方》《食性本草》等。这一时期文献有许多已经散佚，楼氏《医学纲目》对其的征引在一定程度上保存了这些文献的内容。

两宋时期的文献有《斗门方》《塞上方》《初虞世方（古今录验养生必用方）》《伤寒微旨论》《全生指迷方（全生指迷论）》《经史证类备急本草》

《重广保生信效方》《铜人针灸经》《普济本事方》《是斋百一选方》《博济方》《三因极一病证方论》《伤寒明理论》《小儿痘疹方论》《本草图经》《妇人大全良方》《外科精要》《杜壬医准》《类证活人书》《太平惠民和剂局方》《太平圣惠方》《严氏济生方》《集验方》《秘传眼科龙木论》《仇池笔记》《梦溪笔谈》《灵苑方》《太平广记》《本草衍义》《易简方》《杨氏家藏方》《仁斋直指方论》《（乘闲）集效方》及北宋医家孙兆的医案等。

金元时期的文献有《病机气宜保命集》《黄帝素问宣明论方》《儒门事亲》《兰室秘藏》《脾胃论》《内外伤辨惑论》《子午流注针经》《医垒元戎》《汤液本草》《卫生宝鉴》《针经指南·标幽赋》《格致余论》《局方发挥》《外科精要发挥》《丹溪心法》《泰定养生主论》《澹寮集验秘方》《瑞竹堂经验方》《世医得效方》《御院药方》《心印绀珠经》《云岐子保命集论类要》《扁鹊神应针灸玉龙经》《针灸摘英集》《永类钤方·水丘道人紫庭治瘵秘方》《增广和剂局方药性总论》等。

总而言之，楼氏在撰写《医学纲目》的过程中征引了上至秦汉、下至宋元的百余种古典文献，这在元末明初的动荡社会是十分不容易的，除了得益于宋以后书籍流通的便利，也可想象楼氏家族家学渊源之深厚，楼英本人对于各类文献的收集与整合能力也毋庸置疑。

在明嘉靖四十四年曹灼首刻本中，《医学纲目》所征引的文献名或医家名被以黑底白字或黑框黑字的形式突显出来。而在现代出版物如中国医药科技出版社 2011 年版中，则统一更换成了文献名或医家名的简称外加"〔〕"的格式。

经统计，楼氏《医学纲目》中共引用他者文献 6247 处，其中医籍被引频数超过 100 次的医家（包括《黄帝内经》）有 13 位，分别为朱震亨（843处）、《黄帝内经》（433 处）、危亦林（389 处）、许叔微（380 处）、李杲（356 处）、张仲景（291 处）、王好古（277 处）、罗天益（271 处）、陈无择（172 处）、皇甫谧（142 处）、陈自明（133 处）、孙思邈（131 处）、张元素（100 处），以上这些医家的文献被引频数约占总数的 63%。

从上述统计数据可以清晰地看到，楼英对朱丹溪的学术观点最为青睐，《浙江通志》记载丹溪"其名籍甚遍浙东西，以至吴中罕不知有丹溪生者"。楼英所在的萧山楼塔镇与义乌相近，其姻亲、好友戴原礼又为丹溪先生的得意弟子，楼氏受丹溪学说影响之深可以想见，在《仙岩楼氏宗谱》中录有一篇"宗望先生状"，宗望为楼英之子楼师儒之字，其中记录了楼英对宗望说过的话："浦阳戴公原礼，吾友也，今为太医院使，受学丹溪朱公彦修，吾私淑丹溪之学者也，其道同。他日往质之。"此段表明了楼英与戴原礼和朱丹溪二人的关系。丹溪受业于刘完素的再传弟子罗知悌，而罗知悌学宗刘完素，旁通张从正、李东垣之说，丹溪之学本是融三家之长，又在此基础上提出了"阳常有余，阴常不足"的医学观点作为对前人的补充，在治疗杂病方面也有独到的见解。因此，楼氏对丹溪言论的大量引用也在情理之中。

此外，楼英对于易水学派的医家之论亦多有引用，如张元素、李杲、王好古、罗天益等。张元素为易水学派创始人，对脏腑辨证理论和药物归经理论方面有十分深刻的阐述。李东垣提出的"内伤脾胃，百病由生"等一系列以脾胃为本的理论对后世影响颇深，在《医学纲目》中楼氏就引用了《内外伤辨惑论》《脾胃论》《兰室秘藏》等多部李氏医著。王好古作为李东垣的同门师弟，后又从学于东垣，其《医垒元戎》与《汤液本草》等内容也颇受楼氏青睐。罗天益受业于李东垣，其《卫生宝鉴》为综合性医书，在阐发洁古与东垣相关理论的基础上记录了自己的临床诊治经验，其中的医案和方论有不少被《医学纲目》所收载。

《医学纲目》中引用《黄帝内经》条文多达 433 处，其中引用《素问》249 处，《灵枢》184 处。楼英在此书的凡例部分中提到"凡门分上下者，其上皆《内经》之元法，其下皆后贤之续法"。所谓"元法"即根本大法，楼英在研读医籍的过程中悟出"医之为学，其道博，其义深，其书浩瀚，其要不过阴阳五行而已"，这与《内经》的基本纲领是一致的。阴阳五行化生万物，阴阳之气以成血气表里上下之体，五行之气以为五脏六腑之质。人因阴阳五行厚薄多少之殊而有禀赋之别，加之若恣情纵欲、不适寒温，则正损邪克，百病由生。

在论述病因病机方面，楼氏大量引用仲景《伤寒论》《金匮要略》及陈无择《三因极一病证方论》中的内容，并书以按语。又针药并重，在针灸方面，多次引用皇甫谧《针灸甲乙经》中的条文，同时收录了许多现已少见的针灸专著如南北朝刘宋时期太医令秦承祖的《秦承祖灸鬼法》、唐代的《黄帝明堂灸经》《张文仲灸经》、宋代的《铜人针灸经》、金代何若愚的《子午流注针经》、元代王国瑞的《扁鹊神应针灸玉龙经》等。在方药部分，除了大量引用孙思邈《千金要方》与《千金翼方》、危亦林《世医得效方》、许叔微《普济本事方》、陈自明《妇人大全良方》等方书的内容外，对于一些明以前流传较广而现已散佚的方书内容亦有征引，如《范汪方》《小品方》《梅师方》《山居方》《崔氏方》《兵部手集方》《必效方》《救三死方》《集验独行方》《传信方》《斗门方》《塞上方》《初虞世方》《博济方》《易简方》《灵苑方》《（乘闲）集效方》《永类钤方》《御院药方》等。这些医籍的引入大大丰富了《医学纲目》作为一部类书的内涵。

两宋以来，随着政府对医学的倡导及医家地位的提高，学儒而业医者逐渐增多，楼英也是其中一员，故《医学纲目》除了征引丰富的医学文献外，也引用了不少文史笔记中的相关内容。

如楼氏在《医学纲目·卷之二十》中收录了沈括《梦溪笔谈》里关于天蛇毒的记载："秦皮一味，治天蛇毒。此疮似癞而非癞也。天蛇，即草间黄花蜘蛛。人被其螫，仍为露所濡，乃成此疾。以秦皮煮汁一斗，饮之瘥。"

又《医学纲目·卷之十八》收录有苏轼《仇池笔记》中关于敛疮方的记载："乱发、蜂房、蛇蜕皮，各烧灰存性，每味取一钱匕，酒调服，治疮久不合，神验。"

又《医学纲目·卷之二十三》收录了宋代类书《太平广记》中的一则医案："贞观中，太宗苦于气痢，众医不效，诏问群臣中有能治者，当重赏之。有术士进以乳汁煎荜茇服之，立瘥。"

上述文献征引之例不仅体现了楼英于医学之外涉猎颇广，也从另一角度表明在文史笔记中也有许多与医学相关的内容可供有意者研究。

第四节　衣钵相承

楼英自身没有正式的拜师记录，也没有收徒的记录，跟从他学习医术的主要是楼氏本族后生，其中最出色的当属楼英的幼子楼师儒。

楼师儒，字宗望，生于元至正乙未年，卒于明宣德丙午年，他在老屋前建造了一幢楼，名"水南楼"，字号水南先生。师儒跟随楼英学医，楼英常常对他谈起好友戴原礼，并让师儒去南京向戴原礼请教医学，戴氏对师儒十分欣赏，悉心教授，师儒的医名与日俱增。楼英患病临终之际，对师儒嘱咐："吾疾不复起矣，践吾迹者汝也。汝二兄虽长，其何能为！"对师儒抱以厚望。楼英去世后，师儒前往南京告知戴原礼，戴原礼便请他的同僚，时任翰林学士奉议大夫的王景为楼英撰写墓志铭。

师儒继承其父之志，终生致力于医，德艺双馨，闻名乡里。永乐癸未年，朝廷于民间采求立国之初的忠孝事迹，当地邑丞熊以渊寻访了许多人都没有什么收获，听说师儒的大名，便叫其来作答，师儒历数往事，无一缺漏，熊以渊由是尊师儒为师。府判朱彤下乡考察，询问熊以渊是否找到了合适的人选，熊以渊为其推荐了师儒，言："其人如兰。"朱彤于是召见先生，两人交谈数日，彼此欣赏，后来朱彤想举荐师儒出任府医正，被师儒拒绝后才打消了念头。

永乐丙申年，明太宗朱棣身体有恙，遍求天下医者，有人推荐师儒去为其治病，朝廷便派官员、车辆和钱财亲去当地迎接，虽然到南京时太宗之疾已愈，太宗仍然又派遣内史将师儒送回了家乡。

师儒著述甚丰，撰有《水南文集》《丙申吟稿》《医学正传》《正草辑要》《稽源备考》若干集，传于后人，惜均散佚。更为可惜的是师儒子孙无人从医。

师儒之弟，楼英之侄楼维观也自幼跟随楼英学习，学问渊博，名扬浙东，后与师儒共同编纂了楼氏宗谱。

其余楼氏后人如楼元锜、楼万明、楼光枢、楼兆政、楼逢栋、楼克明、楼岩、楼洪达、楼启元、楼启仁、楼邦源、楼忠显、楼镕璋、楼延臣等均以医为业，大多是根据楼英的《医学纲目》自学成才。楼塔镇自楼英后一直到民国间，医药氛围浓郁，小小一条街上就同时存在着五家药铺即天元堂、回春堂、万裕堂、同仁堂、义信堂，他们在每年端午都会向村民分送雄黄、藿香、衣香、艾绒、乌药等夏令解毒之药，疫病流行时则会赠发预防药剂。虽然这些药铺今已不存，但走在楼塔古街上，参观药铺遗址，仍能感受到楼英的济生精神在当地的延续。

除了楼氏后人对楼英衣钵的传承，后世医家也从楼英的《医学纲目》之中得到了启发，如明代医家王肯堂的《证治准绳》基本按照《医学纲目》的体例编撰，王氏在《伤寒证治准绳·凡例》中言："楼英《纲目》，列六经正病于前而次合病、并病、汗吐下后诸坏病于后；又次之以四时感异气而变者与妇、婴终焉。而每条之中备列仲景法，然后以后贤续法附之。既概括百家，又不相淆杂，义例之善无出其右。此书篇目大抵因之。"又有李时珍的《本草纲目》将《医学纲目》列为重要参考书之一，朝鲜医家许浚的《东医宝鉴》对《医学纲目》有较多引用，日本丹波家族的医籍中亦频繁提及《医学纲目》的内容等，可见楼英的《医学纲目》在中外医学领域的影响之广大。

参 考 文 献

[1] 楼氏家族. 仙岩楼氏宗谱（续修）[M]. 浙江萧山，2011.

［2］楼岳中，俞永飞．明代医学家楼英［M］．政协杭州市萧山区文史和教文卫体委员会，2015.

［3］杭州市萧山区人民政府地方志办公室编．明清萧山县志［M］．上海：上海远东出版社，2012.

［4］丁立维．《医学纲目》征引文献考论［J］．中华医史杂志，2019，49（2）：100-105.

［5］楼英．医学纲目［M］．北京：中国医药科技出版社，2011.

［6］楼英．医学纲目［M］．北京：中国中医药出版社，1996.

第三章 学术思想

第一节 本之阴阳，以定其准

楼英在《医学纲目·序》中的论述："英爱自髫年，潜心斯道，上自《内经》，下至历代圣贤书传，及诸家名方，昼读夜思，废餐忘寝者三十余载，始悟千变万化之病态，皆不出乎阴阳五行。"他认为疾病的发生不出于阴阳五行，阴阳"盖血气也，表里也，上下也，虚实也，寒热也，皆一阴阳也""五脏也，六腑也，十二经也，五运六气也，皆一五行也"，阴阳五行就如"鳞集于鱼，辐辏于毂，医之能事毕矣"。所以《医学纲目》"是以不揣芜陋，掇拾经传方书，一以阴阳、脏腑，分病、析法而类聚之。分病为门，门各定阴阳、脏腑之部于其卷首，而大纲著矣。析法为标，标各撮阴阳、脏腑之要于其条上，而众目彰矣。病有同其门者，立枝门以附之；法有同其标者，立细标以次之"。其总纲就是阴阳和五脏六腑（五行），称之为"阴阳脏腑部"，共九卷，对阴阳、五脏、诊法、治法、虚实、寒热、传变、经络、穴位等进行了系统的论述。

第二节 综合辨证，尤重脏腑

中医的辨证方法有很多，产生较早的有八纲辨证（八纲辨证为诸多辨证方法的纲领）、六经辨证、脏腑辨证（适用于内伤杂病），形成较晚的有卫气营血辨证和三焦辨证。此外还有气血津液、经络辨证等，常结合脏腑、八纲辨证而施用。

楼英《医学纲目》提到的"诊病者必先分别气血、表里、上下、脏腑之分野，以知受病之所在，次察所病虚实、寒热之邪以治之。务在阴阳不偏颇，脏腑不胜负，补泻随宜，适其所病"。重视阴阳五行，主张以阴阳统领血气、表里、上下、虚实、寒热，以五行统领五脏、六腑、十二经、五运六气。如上"运气"所述，五运化生五脏，属内；六气化生六腑、十二经，属外。所以《医学纲目》说的也是综合辨证的过程。

其中脏腑辨证，起源于《内经》，《内经》脏腑学说虽有解剖学的基础，但主要是以脏腑生理、病理立论，比如《素问·玉机真脏论》诊断五脏虚实的病证，《素问·刺热》将热病以脏腑区分，《素问·至真要大论》"诸风掉眩，皆属于肝，诸寒收引，皆属于肾……"包括了五脏概属常见证候的病机。《金匮要略》是以杂病进行脏腑辨证的经典著作，对于方剂的运用，往往是一方治疗多病，充分体现了"异病同治"和"同病异治"的精神，楼英正是在《内经》《金匮要略》等经典著作的基础上，强调脏腑辨证的重要性，这点在《医学纲目》中得到充分体现：以脏腑分部系病的，每一脏腑下列若干病证，以肝脏部为例，病证包括了"诸风、中风、卒中之初、中分浅深、中浅半身偏痛舌能言、中深半身不收舌难言、产后中风、口噤、口眼㖞斜、瘖、眩、口噤、角弓反张、破伤风、诸痹、惊悸怔忡、怒、善太息、目疾门、胁痛、诸疝、闭癃遗溺、前阴诸疾、筋、头风痛、多卧、不得卧、咽喉"等，因其病证与肝胆脏腑或肝胆经络相关，一并纳入肝胆部。

第三节 分病为门，析法为标

《医学纲目·自序》表示："分病为门，门各定阴阳、脏腑之部于其卷首而大纲著矣。析法为标，标各撮阴阳、脏腑之要于其条上而众目彰矣。病有同其门者，立枝门以附之；法有同其标者，立细标以次之。"

如上所述，《医学纲目》卷十至卷十五为肝胆部，卷十六至卷二十为心小肠部，卷二十一至卷二十五为脾胃部，卷二十六、二十七为肺大肠部，卷二十八、二十九为肾膀胱部，卷三十至卷三十三为伤寒部，卷三十四至卷三十五为妇人部，卷三十六至卷三十九为小儿部，卷四十为运气部。

楼英引用诸多经典和先贤文字的论述，并将这些思想分类，按照不同的脏腑归属对疾病进行归类和阐述。本节我们以具体的病证来举例，以便更好地理解楼英的思维模式和医学思想。

以肝脏部为例：将"诸风、中风、眩、痉、破伤风、疬风、诸痹、惊悸怔忡、怒、善太息、目疾门、胁痛、诸疝、闭癃遗溺、前阴诸疾、筋、头风痛、多卧不得卧、咽喉"等病证列入正门；将"卒中之初、中分浅深、中浅半身偏痛舌能言、中深半身不收舌难言、产后中风、口噤、口眼㖞斜、痒"等病证则列入中风的枝门。诸如此类，均一并纳入肝胆部。

其中楼英对癫痫的认识："癫痫，即头眩也。痰在膈间，则眩微不仆。痰溢膈上，则眩甚仆倒于地，而不知人，名之曰癫痫。徐嗣伯云：大人曰癫，小儿曰痫，其实一疾也。然与中风、中寒、中暑、尸厥等仆倒不同。凡癫痫仆时，口中作声，将省时，吐涎沫，省后又复发，时作时止，而不休息。中风、中寒、中暑、尸厥之类，则仆时无声，省时无涎沫者，后不复再发，间有发者，亦如癫痫之常法也。"肝风作眩，所以癫痫归在肝胆部。

这样明确了癫痫之门类，门各定脏腑之部于其卷首，而大纲著矣，所以说"病必有门，门必揭其纲目，治必有法，法必详其目"，引用朱丹溪（丹）、王海藏（海）、张仲景（仲）、罗天益（罗）、刘完素（河）、张子和（子和）、张元素（洁）、李杲（垣）、桑、东等医家的论述和方药；引用《素问》（素）、《灵枢》（灵）、《太平惠民和剂局方》（局）、《世医得效方》（世）、《杨氏家藏方》（杨氏家藏、杨氏）、《病机气宜保命集》（保）、《千金要方》（千）等著作的论述和方药；针灸选录了《灵枢》《扁鹊神应针灸玉龙经》（玉）、《通》《集验方》（集）、《摘》《针灸甲乙经》（甲）、《脉经》（脉）等相关论述和针灸处方。如朱丹溪治痫大率行痰为主，黄芩、黄连、瓜蒌、半夏、南星等药治之，分痰和热，有热以凉药清其心，有痰必用吐药，吐后用东垣安神丸等。

如喉痹和目疾内障，楼英亦归入肝胆部。楼英引用《经》云："一阴一阳结，谓之喉痹。"又云："肝者，中之将也，取决于胆，咽为之使。故以喉咽入肝胆部。"至于目疾，楼英认为脏腑主目有二：一曰肝。《经》云："东方青色，入通于肝，开窍于目，藏精于肝。"又云："人卧血归于肝，肝受血而能视。"又云："肝气通于目，肝和则目能辨五色也。"二曰心。《经》云："心合脉，诸脉者，皆属于目是也。"

另外，楼英曰："诚哉，河间之言，目盲耳聋，鼻不闻臭，口不知味，手足不能运动者，皆由玄府闭塞，而神气出入升降之道路不通利也。"这里所说的目盲耳聋，主要是指"徇蒙招尤与目瞑耳聋等症状兼见，是下实上虚，过在足少阳、厥阴，甚则入肝"。徇蒙招尤指病人目眩而视物昏花不清，头部有振动不安定之感。常与目瞑、耳聋等兼见，所以也归入肝胆部。

楼英是对临证选方用药非常慎重，其在《医学纲目·序例》中指出："凡所类之方，独东垣、海藏、罗谦甫、丹溪以扶护元气为主，可纯依元方，其余诸方多是攻邪之剂，善用之者必详其人虚实，灼见其实者，可依元方。若兼虚者，气虚必以四君子相兼用之，或各半作复方用之；血虚必以四物汤兼用之，或各半作复方用之。"

然后是运气和刺灸疗法，完整地论述了历代医家治疗的理法方药（包括运气、针灸）。

在脾胃部的部分，楼英必先介绍疾病的相关病机和主要所苦的证候。或引经据典，或引用先贤的相关论述，详细解释阐发疾病形成的原因及其治疗方法，并将很多适合该疾病相关的方剂和药物列于下方。其次，脾胃部囊括的疾病很多，不仅纳入了与脾胃消化功能相关的疾病，如伤食、痞、腹痛、呕吐、膈气等；更纳入了因脾胃功能状态失常而引起的相关疾病，如消瘅、黄疸、水胀、关格、积块、癥瘕等疾病；还有一些奇病也列于最后。其内在的次序即按照脾胃疾病的相关疾病的特点，从表到里、从上到下、从气到血、从实到虚的八纲顺序介绍纳入脾胃部的相关疾病。尤其是其中涉及很多妇科的疾病，如胎前伤食、胎前渴、产后发黄、产后大小便不通，体现了楼英学术思想异病同治的特点。

此外，楼英也十分关注对相似疾病的鉴别。如对关格这个疾病，他首先就引用《难经》的说法："关者，不得小便，格者，吐逆，上下俱病者也。"叙述了关与格之间存在相似之处，但两者有病位浅深、病情不同的差别。"是关无出之由，故曰关也；格无入之理，故曰格也。""下微本大者，则为关格不通，不得尿。头无汗者可治，有汗者死。"从这些鉴别的描述中，可以看出，楼英对于疾病的相似和差别之处的认识清晰。

同时，对于同一疾病不同状态下的用药，楼英亦是引经据典，做了鉴别。如"呕家多服生姜，乃呕吐之圣药也。气逆者必散之，故以生姜为主。吐者太阳也，太阳多血少气，故有物无声，乃血病也。有食入则吐，有食已则吐，以陈皮去自主之"。

更难能可贵的是，书中提出的鉴别的内容，如"吐酸与吞酸不同，吐酸，是吐出酸水如醋，平时津液随上升之气郁积而成积，成积既久，湿中生热，故从木化，遂作酸味，非热而何……《素问》言热者，言其本也；东垣言寒者，言其末也"。书中又提及《内经》曰："诸逆冲上，皆属于火。东垣谓火与元气不两立，又谓火元气之贼也。古方悉以胃弱言之，而不及火……人之阴气依胃为养，胃土伤损，则木气侮之矣，此土败木贼也。阴为火所乘，不得内守，木夹相火乘之，故直冲清道而上。言胃弱者阴弱也，虚之甚也。"可以看到，经典的描述与后世不同医家对于同一概念或者病因病机的解读并不完全一致，甚至相反。但在楼英的书中，他可以从不同的视角和层面来看待一个疾病的两个层次，两者病因的差别之处因而可以被统一起来，足见其内在理论的圆融程度，也展现了他对疾病的认识是十分全面的。正因如此，才能够使《医学纲目》成为后世源流昭彰的医学书籍的纲目。

书中除了大量引用经典的内容，丹溪学说也是被楼英大篇幅地引用和借鉴。据不完全统计，楼英书中涉及引用丹溪书籍的内容近 1000 处，种种可以看出，楼英的学术思想受到丹溪学说的影响是十分深远的。楼英引用大量丹溪的学说思想，比如丹溪擅长利用五行生克的思维方式来辨治疾病，因此，在治疗时注重五行生克于疾病治疗中的意义。如在水肿一章，楼英就引用丹溪对水肿的认识。"水肿因脾虚不能制水，水积妄行，当以参、术补脾，使脾气得实，则能健运，自然升降，运动其枢机，则水自行，非若五苓之行水也，宜补中行湿利小便，切不可下……"土能制水，土肥沃，水自然能够正常输布而不溢出土外，这是来自大自然五行的生克的思维，运用于临证中，亦是如此。从中可看出，楼英在临证中很好吸收了这样的思维方式。

同时，引用的医案更是如此。"徐兄，年四十岁。口干，小便数。春末得之，夏来求治。诊其两手，左涩，右略数而不弦……此由饮食味厚生热，谓之痰热。禁其厚味，宜降火以清金，抑肝以补脾。用三消丸十粒；左金、阿魏丸各五粒，以姜汤吞下，一日六次。"丹溪认为口干是因为脾之津液不能上承，因其平日饮食滋味厚重，浓则易生痰热，热则一方面阻碍金质沉重之降的特性，一方面过度助长了木向上的温性，因而木生火，煎熬津液，加重了中焦的痰热，因此更阻碍了脾的功能状态导致脾之津液的输布障碍而出现口渴。丹溪嘱其禁厚味，给出了"降火清金，抑肝补脾"的治疗方法，以及左金、阿魏丸等的具体治疗方法。这是丹溪非常擅长的治疗疾病的一种思维模式，从书中可以看出楼英很大程度上吸收了丹溪这方面的思维方式，并将此运用于临床中加以验证，才能将丹溪思想总结出来。

此外，楼英引用了丹溪的另一个医案："一女子，二十余，许婚后夫远出，二年不归。女子病重不食，困卧如痴……予思之，此气结病也，药不能治，得怒可解。予往激其怒，掌其面三，且责以不得有外思。女果大怒而哭，待其哭一二时许，令其父母解之。进药二帖，即欲食矣……一月余其夫果归，病得全愈。"这是更典型的利用五行生克的方式来治疗疾病的医案，尤其是丹溪在情志上的治疗，更有其特色。以情胜情是中医学中一个非常有特色的治疗方法，这则病案就生动地体现出了这一点。用怒来胜思，用木克土的方式来治疗女子因思夫而不思饮食，日渐消瘦的状态，足见五行生克在临证中运用的灵活性，也看出了楼英对此思维方式有所运用和体会。

更值得注意的是，这几个病案的治疗中，丹溪用汤药的同时，与很多的丸药相结合。有时候更是先用丸药，后用汤药。丸者缓也，对于气血不胜的病患，或者长期受到疾病困扰的患者，丹溪并不猛攻，而是会更加固护其正气，也看出丹溪的注重气血辨证的能力，这些在楼英的书中有所体现。

对于很多疑难病证，尤其是脾胃部中涉及积块、瘕一类的病证，楼英更喜从痰的角度来切入谈对于此类疾病的辨治。如无论是痞证、久泻久痢还是大小便不通、水胀，还是什么样的疾病，辨证思维总是一致的，只不过在面对不同疾病病情浅深不同时，要有灵活的变通。尤其是仅在脾胃部，出现痰的论述就有260多处，足见楼英对于痰的理解的深入。

如在文中常常出现的这样的词句，"痰隔中焦，气聚上焦""治痰病化为水气传变，水谷不能食""此必太阴分有积痰，肺气壅郁，不能下降，大肠虚而作泄，当治上焦""积痰在肺，肺为大肠之脏，宜大肠之不固也，当与澄其源而流自清""余作体虚有痰，气为痰所隔不得降，当以补虚利痰为主。每早以二陈汤加参、术大剂与一帖，服后探令吐出药"等，并从这样的角度给出治法，可见其对此病机的思考是在临证中通过反复验证的。

其次，在痰病的辨治中，一定是首先顾及人体正气。因此，在痰病的治疗中或是以丸药，或是加入生姜和以砂糖，或是用一些芪术之类，或是服药吐后以清粥调。痰病的形成本身就是日积月累的过程，那么祛除这个病理产物也不能是一时的事，即使将痰吐出，也要及时固护因使气上而损伤的正气。所以楼英在"脾胃部"的开始就提到了《内经》的原文："大毒治病，十去其六；小毒治病，十去其七；常毒治病，十去其八；无毒治病，十去其九。不可过之。"可见楼英深得经典要旨。

此外，在正气的固护上面，脾胃中土这一环节显得尤为重要。如他提到"苍术性燥气烈，行湿解表，甚为有功……亦是决烈耗散之剂，实无补土之利。经谓土气太过曰敦阜，亦能为病。况胃为水谷之海，多气多血，故因其病也用之，以泻有余之气，使之平耳。又须察其夹寒气、得寒物者，而后投之。胃气和平，便须却药"这段话，已然揭示了很多脾胃的疾病，或本身不是脾胃疾病，但病因病机属于脾胃系统疾病的治疗原则和方法。第一，脾胃（土）并不是一味去补，土气太过，亦能为病。因此，苍术、陈皮这样的药物并不是补土之剂，只是疏土的药物，使脾胃之气平和即可，切勿太过。而真正补脾胃（土）的药物，在丹溪看来是参术一类，这一点楼英也有引述相关内容。第二，脾胃作为水谷之海，受纳饮食，一旦饮食自倍，肠胃便伤，因而在脾胃这方面更容易得一些有余的疾病，泻有余，使之平即可。第三，食物因胃而接触身体，尤其是吃一些寒凉的食物，寒气容易在这一系统堆积，那么用药投之使之和平。对细节这样的描述和观察，来自于辨证的把握、对相关疾病全面认识及临证的经验丰富度。

再如妇人部，以《医学纲目·卷之三十四》中的"血崩"一节为例，大致可分为三个方面，即崩漏实证的治疗、崩漏虚证的治疗及方药烧炭的应用。从这三方面所引用的文献中可探究出楼英对于崩漏治疗的倾向。

治崩漏实证，急则治标，实者行之，重视香附。《医学纲目》在治疗大法中便引用丹溪之言"急则治其标，白芷汤调百草霜。甚者棕榈灰……"根据书中所引用之话，可知对于血崩急者，应先固崩止血，再探求病因，随证治之。而对于血崩实邪，又不外乎气血痰瘀。丹溪阐明崩漏乃是因痰涎郁积胸中，堵塞气机以致清气不升，清气不升则血壅遏而降下。有邪宜先祛实邪，开胸膈浊涎则清气可升，清气升则血归隧道而不崩。楼英定是十分赞同的，接着其后书中才会分别收录了开痰方三个、行气方四个和消污血方四个。其中出现频率最多的一味药便是香附，共有四处提及。在行气方中有三处：一是备金散中"香附子（四两，炒）、当归尾（一两二钱）、五灵脂（一两，炒）治妇人血崩不止"。二是用香附子，春去皮毛，中断之，略炒为末，治下血不止，或成五色崩漏，并附上此法治愈的医案一则。三是方名便是"醋附丸"，用香附子不论多少，擦去皮毛，用好醋煮出，焙碾末，醋煮糊为丸，治崩漏带下，积聚癥瘕，脐腹痛之症。而在消污血方中，又有这样的记载"治血崩……或调醋炒香附末，尤妙"。关于香附的引用如此之多，可见在临床治疗崩漏尤其属气滞血瘀的患者，楼英是十分重视香附一药的。

关于香附，书中还有两处这样的记述："许学士云：治下血不止，或成五色崩漏，香附子是妇人仙药也。"以及"香附子……大是妇人仙药，常服益血调气"。据书中标注，可知前者出自《妇人大全良方》，后者出自《普济本事方》。虽都是引用他人之言论，可综合观之，却发现也是楼英的心声。古人言"宁医十男子，不治一妇人"，此处并非不医治妇人，而是相比较而言，医治妇人比医治男子更困难。盖因女子多郁，情志多有不舒。而香附既可行气，其解郁的效果也是相当好。月经病中实邪扰动者，也大都与一开始的情志抑郁不畅有关。故月经病中有实邪者，在辨证的基础上重视香附的运用，是很值得我们临床上借鉴学习的。

在崩漏虚证中，久则治本，脾胃虚者，尤重补益。《医学纲目》将此处分为七个部分，分别是：一脾胃虚者补之，二气陷者升举之，三脾胃虚宜补宜升，四心虚宜劾诫，五虚夹积滞者补中去积，六虚夹湿者伏龙肝燥之，七虚脱者涩之。此处前五部分所占篇幅均多，六、七部分较简略。而前五部分又以李东垣的医论方药所占的比例最大，共引用东垣方剂五首，占整个崩漏虚证所引方剂的三分之一之多。而引用的其他医家或医籍中的方药则较少，一一数来，每位医家或每本医籍仅引用了一首或两首。比如引用仲景方一首，王海藏方一首，《妇人大全良方》方两首等。再者，笔者细致阅读后，发现在篇幅上，这七部分所引用的医论医案中，除小字外，字数共达 2736 字。而在记述东垣的相关文字中，其字数就达 2224 字，可见楼英对东垣治疗崩漏虚证的医学思想是极为认同的。

东垣治病尤其重视补益脾胃，治崩漏也是如此。书中所引用的东垣五方：当归芍药汤、益胃升阳汤、调经升阳除湿汤、柴胡调经汤、黄芪当归人参汤。也皆是在辨证论治的基础上重视调和脾胃、补益气血。方中多是运用黄芪、人参、当归等补气养血之品，以达到调经止血的效果。关于经水漏下不止的病因，东垣指出原因有二：其一为素来脾胃虚损，下陷于肾，与相火相合，以致湿热下迫，经水于是漏下不止；其二为外在环境的变化导致情绪的低落，而成心病，加之后来恶性循环导致饮食不节，终使火乘其中，最终使得崩漏不止。对于后者，东垣主张在治疗上除了心理疗法外，还应当以大补血气之药来补养脾胃。在崩漏上，东垣主张"若经血气恶物下之不绝，尤宜救其根源，治其本经，只益脾胃，退心火之亢，乃治其根蒂也"。笔者认为，如此重笔墨地引用东垣医论，也正因为东垣治法代表了楼英的治疗思想。

辨证用方，烧炭存性，血见黑止 在《医学纲目》记述崩漏这一章节中，有相当一部分文字记载了前人用诸方烧炭来止血的治疗经验。如"气滞者行气灰止之""血污者行血灰止之""气陷者升气灰止之""血热者凉血灰止之""寒者热灰止之""脱者涩灰止之"及"灰杂方"。诸多方药在后文之中大都有"烧灰存性"的记载。既然"存性"，便可见此处所讲的"灰"，即是我们今天所说的"炭"。气滞者，此书记述了用香附或槟榔烧炭存性，用以行气止血；血瘀者，除五灵脂散、琥珀散外，还有用黄牛角䚡尖或鹿角烧炭存性以活血止血的记述；气陷者，可用夏枯草烧炭存性，或荆芥于麻油灯上烧焦，以此来升气止血；血热者，又有槐花蛾或槐耳烧炭以凉血止血；寒者，有神应散、如圣散等……共计二十一方。最后，楼英总结道"右二十一方，皆烧灰黑药。经云：北方黑色，入通于肾。皆通肾经之药也。夫血者心之色也，血见黑即止者，由肾水能制心火故也"。可见，楼英对于方药烧炭用以治崩漏的治疗思想，是深深赞同的。并指出这样的治疗依据，乃是因为炭乃黑色，血为红色；黑色通于肾，红色通于心；五行之中肾属水，心属火；血见黑止犹如肾水能克制心火也。

此外，关于治疗经血不止，《医学纲目》中还记有四句歌诀："妇人经血正淋漓，旧莚莲蓬烧作灰。热酒一杯调八字，自然安乐更无疑。"此处书中并未记载歌诀出自哪位医家或者哪本医籍。笔者查阅古代文献，也未查得相关的论述。倘若此歌诀是楼英根据自己的临床经验总结而来，那么则更加说明他对于崩漏治以烧炭方的深切认同。

综上可知，在崩漏的治疗上，对于实证，楼英极是认同丹溪的治法，亦重视香附一药的临床应用；对于虚证，楼英很是赞许东垣的思想，重视脾胃的补益；而在辨证的基础上将方药烧炭以止血，也是楼英所推崇的。《医学纲目》一书是楼英历时30多年，倾注无数心血所作。不仅对于文献研究有极高的价值，对于临床亦有丰富的指导意义。本节仅从崩漏一病探析楼英的治疗思路，其更多的学术思想及临床经验需要我们进一步去挖掘，造福更多患者。

凡此种种，《医学纲目》虽为一部类书，收录历代中医经典和历代医家临床经验，但书中仍不乏有大量楼英本人的独特的医学见解、对一些疾病的辨证认识和治疗。

比如狂，楼英认为"狂谓妄言妄走也，癫谓僵仆不省也，各自一症，今以狂入脾部，癫入肝部"。《医学纲目·卷之二十五》："狂之为病少卧，少卧则卫独行阳，不行阴，故阳盛阴虚，令昏其神。得睡则卫得入于阴，而阴得卫填不虚，阳无卫助不盛，故阴阳均平而愈矣。"对《内经》的狂病由阴阳失调有所发挥。

楼英对遗精和梦遗的不同治法：用五倍子治遗精固脱。谓他剂皆不及也。在梦遗治疗上，楼英曰：梦遗属郁滞者居大半，庸医不知其郁，但用龙骨、牡蛎等涩剂固脱，愈涩愈郁，其病反甚矣。

楼英对淋证和浊证的认识：溺与精所出之道不同，淋证在溺道，故《医学纲目》列之肝胆部；浊证在精道，故列之膀胱及肾部。

楼英对喉喑病证、病因的认识：《医学纲目·卷之二十七》"喑者，邪入阴部也。《经》云：邪搏阴则为喑。又云：邪入于阴，搏则为喑。然有二症：一曰舌喑，乃中风舌不转运之类是也；一曰喉喑，乃劳嗽失音之类是也。盖舌喑但舌本不能转运言语，而喉咽音声则如故也；喉喑但喉中声嘶，而舌本则能转运言语也"。

楼英诊治伤寒以太阳病、阳明病、少阳病、太阴病、少阴病、厥阴病等六经辨证。这里需要特别强调的是，楼英强调治伤寒不可以一味用泻法，在《医学纲目·卷之三十》提出："凡外伤风寒者，皆先因动作烦劳不已，致内伤体虚，然后外邪得入。故一家之中，有病者，有不病者，由体虚则邪入，而体不虚则邪无隙可入而不病也。故伤寒为病，属内伤者十居八九。"后人泥于伤寒无补法一语，但见寒热，不分虚实，一例汗下，必致夭伤者多矣。所以这一篇中用了补养兼发散之法，所以在仲景之法后附上治疗内伤的方药，并附了不少医案。《医学纲目·卷之三十一》载：楼英"尝治循衣摸床者数人，皆用大补气血之剂，惟一人兼瞤振、脉代，遂于补剂中加桂二分，亦振止脉和而愈"。提出对循衣摸床、谵语亦有因气虚阳脱而然者，当用参附大补之。

另外楼英也强调了运气理论在伤寒病治疗上的重要性，其中《医学纲目·卷之三十》另提到："按海藏此论，与戴人云'病如不是当年气，看与何年运气同，便向此中求妙法，方知皆在至真中'之歌相表里，实发前人之所未发也。盖海藏此论，所谓某气司天加某药者，治常气之法也，所谓随所应见加减者，治变气之法也。戴人所谓看与何年同气求治者，亦治变气之法也。能将二公之法扩充行之，则《内经》运气之本义灿然矣。"所以楼英"别述《运气类注》定之"，明确说明了为什么要在《医学纲目》的最后加上"运气类注"一卷。

第四节　参之运气，以稽其变

"内经运气补注"系《医学纲目》第四十卷。本卷取《素问》运气之说，挈其宏纲，撷其要旨，类编集注，对前贤注释未备者，间附己意，阐明运气学说的基本理论及主要内容。

楼英把运气学说运用于《医学纲目》的疾病认识和治疗中，认为五运属阴，守于地内；六气属阳，周于天外。其化生于人也，五运化生五脏，属内；六气化生六腑、十二经，属外。其变疾于人也，五运内变病于五脏，甚则兼外；六气外变病于六腑、十二经，甚则入内。内外变极，然后死也。五运有平气、太过、不及之殊，六气有常化、淫胜、反胜、相胜之异。五运平气者，其岁化生，皆当本位。楼英在《诊法通论》中即提出一岁病证相同者，五运六气所为之病也。五运六气之病，有常有变难诊。

楼英重视运气，"凡言运气，皆谓一岁之中长幼之病多相似者，俗谓之天行时气是也。"不同的病证，用运气来认识和治疗。比如子痫，楼英认为从运气来认识"痉"，"痉有三：一曰风。《经》云：厥阴在泉，客胜则大关节不利，内为痉强拘急，外为不便。又云：诸暴强直，皆属于风是也。二曰湿。《经》云：诸痉项强，皆属于湿。（王注：谓阳内郁，而阴行于外是也。）三曰寒包热。《经》云：火太过曰赫曦，赫曦之纪，上羽与正徵同，其病痉。盖司天之寒，束火于中，亦阴阳内郁，阴行于外之意也"，治疗用杂方和针灸。

比如瘛疭运气，云："瘛疭有二：其一曰火。《经》曰：火郁之发，民病呕逆着眼瘛疭。又曰：少阳所至，为暴注瞤瘛。又曰：少阳司天，客胜则为瘛疭是也。其二曰水。《经》曰：阳明司天，燥气下临，木气上从，民病胁痛目赤，掉振鼓栗。又曰：岁土太过，雨湿流行，民病足痿不收，行善瘛。又曰：太阴之复，头顶痛重而掉，瘛尤甚是也。"

又比如喉痹运气，云："乡村病皆相似者，属天行运气之邪，治必先表散之，亦大忌酸药点之，寒药下之。郁其邪于内，不得出也，其病有二。其一属火。《经》云：少阳所至为喉痹。又云：少阳司天之政，三之气，炎暑至，民病喉痹。治宜仲景桔梗汤，或面赤斑者，属阳毒，宜阳毒诸方汗之。其二属湿。《经》云：太阴之胜，火气内郁喉痹。又云：太阴在泉，湿淫所胜，病嗌肿喉痹。治宜活人半夏桂枝甘草汤，或面青黑者，属阴毒，宜阴毒诸方汗之。"

"善太息皆属燥邪伤胆。《经》云：阳明在泉，燥淫所胜，病善太息。又云：阳明之胜，太息呕苦。又云：少阴司天，地乃燥，凄怆数至，胁痛善太息是也。《内经》灸刺善太息，皆取心胆二经。《经》云：黄帝曰：人之太息者，何气使然？岐伯曰：思忧则心系急，心系急则气道约，约则不利，故太息以出之，补手少阴心主、足少阳留之也。又曰：胆病者，善太息，口苦呕宿汁，视足少阳脉之陷下者灸之。又云：胆足少阳之脉是动，则病口苦善太息，视盛虚实寒热，陷下取之是也。"

运气学说的内容在《医学纲目》中比比皆是。除了在《医学纲目》正文中插入五运六气的条文片段，楼氏还单独书写了《内经运气类注》作为对前面所引用条文的补充注解，在中国中医药出版社 1996 年出版的《医学纲目》中还收录了明代玄沙邵弁伟在整理楼英书稿后根据《内经》所补的《运气占候》，不过在中国医药科技出版社 2011 年出版的《医学纲目》中，校注者认为这一部分内容非本书之正文而被删去不做收录了。事实上，《运气占候》中也有许多值得探讨的说法，有助于读者进一步理解楼英是如何思考和应用运气学说的。本节将《医学纲目》中运气相关内容分为三个部分，第一部分为如何正确认识运气，这一部分是楼氏对整个运气学说的综述及对前人误读的纠正；第二部分为用疾病类分运气，楼氏在书中将运气条文按病证纲目进行了类分，使运气学说具有了直接的临床意义；第三部分为楼氏对运气七篇的注释，这部分内容集中于此书的第四十卷。

（一）正确认识运气

在《内经运气类注》序文中，楼氏以简洁直白的语言概述了运气学说的核心内容，气流行于天地之间，有化有变。其化表现在人身上则为生育，其变表现在人身上则为疾病死亡。而运气正是上古圣人"参天地赞化育"用以描述天地之气变化规律的一门学说。但因为《内经》文辞简奥，广大精微，难以广泛流传，长此以往，则使运气学说成为一门边缘化的学说，少有问津者。

五运就是通常所言的木、火、土、金、水，虽然以五为数，守于地内而属阴。六气为厥阴风木、少阳相火、少阴君火、太阴湿土、阳明燥金、太阳寒水，周行天外而属阳。依传统的阴阳配属则为五运化生五脏而六气化生六腑十二经。

五运六气的变化会影响到人的身体，按上述配属而言，五脏感五运而变病于内，太过严重之时则会影响于外，六腑十二经感六气而变病于外，太过则邪气入于内，甚至会造成死亡。

五运六气的变化有其规律可循，《素问》七篇大论即是古人通过观察总结而得出的根据干支推断五运六气变化的指南。五运有平气、太过、不及这三种状态，相应的六气也有常化、淫胜、反胜、相胜的不同。楼英对于五运三种状态的论述与其他医家并无差异，而在六气方面，楼英所言的四种状态则与我们今天所了解的运气名词有所差异。

常化犹如五运之平气，六位之化各守其常，变病也在本处，不会波及其他部位也不会夹杂其他邪气。

淫胜则类于五运太过，属于天地之气变化的常态，内淫而胜，便会使己所胜之脏遭受病邪，楼氏在此将淫胜分为了天气内淫和地气内淫两种情况，并用厥阴风木司天来说明了两者的不同之处。天气内淫即司天之气较为强盛，则上胜于下，风淫所胜，病在足太阴脾经；而地气内淫则外胜于内，其病在足阳明胃经。在此基础上，楼氏又进一步将淫胜分为了动与否（不动）的两种状态，并认为虽然按照前人所言，胜复有一定规律可行，甚至可以通过一系列的算法推断出来，但胜复之气是否能够展示出它的本身力量则尚无定数可循。

反胜、相胜是指六位左右变化而产生的状态，其中乘天地之虚而胜者为反胜，如诸侯僭乱伐上；左右自有相胜而乘虚胜者为相胜，如诸侯自相征伐。此类关系同样融合了五行生克之序，若所不胜之气胜极则虚气之子复而克之。

如太阴之气虚，则厥阴之气胜之，病在脾胃经，所复之气属阳明而病在肝胆经。

以动静而言，五运阴静有常，五运平气之常为常，化生为常之常，变病则为常之变；六气阳动多变，其化生为变之常，变病为变之变。其中，五运太过、六气淫胜为变之盛，五运不及、六气反胜、相胜为变之虚。

医家在掌握运气的常变虚实的基础上来判断疾病走向、制定治疗方案，才能万无一失。

楼英认为医家对运气的误读始于王冰，王冰虽然将七篇大论公诸于世并加以诠注，但对于有些地方的解释未为尽善。六气胜复之变本是"无定纪之变"，而王冰却将其释作"有定纪之常"，又未分盛虚，将左右乘虚之相胜释为"司天之淫胜"，自此以下诸多医家虽有所考订诠释，"然皆不能出王氏之右而救其失"。河间注"病机十九条"以火热为多，发前人未发之妙，但在运气方面则认为"运气之所属皆为盛"，而没有注意到"其所属各有盛虚"，有认为"盛虚所兼非位之化皆为似"，却"不察其所兼之盛者似虚者为重失"。后人以王冰与河间之言为学，则既不通运气之常变，又不明运气之盛虚，在临床运用之际不见效用，则转而不信运气之学，弃而不用。楼氏认为张子和所言："病如不是当年气，看与何年气运同，便向某年求活法，方知都在至真中。"才是对于运气学说的正解。运气学说不仅包括有定纪的年辰之常变，还包括无定纪的胜复相错，两者相合，方能得运气之真。理解了运气的常变盛虚之道，才能将古今南北一以贯之。

楼氏在伤寒部太阳病篇中引用了海藏老人对神术汤的六气加减例对上述观点做了进一步说明。神术汤由制苍术、防风、甘草加葱白、生姜同煎组成，用以治疗内伤冷饮，外感寒邪无汗者。根据六气司天不同，神术汤也有不同的加减法则，如"太阳寒水司天，加羌活、桂枝，余岁非时变寒亦加，冬亦加""少阴君火司天，加细辛、独活，余岁非时变热亦加，春末夏初亦加"等。楼氏引此加减法的重点在于说明这种依照运气加减的体例并非只考虑司天之气，而是"当随所见依上例加减之"，即和上述张子和所言同理。运气的常气与变气都需要纳入医家的考虑范围，万不可仅恃依年岁所占之运气情况做出决策。

（二）用疾病类分运气

楼英《医学纲目》区别于此前医书的一大特点就在于它的纲目体系，以脏腑为纲，疾病为目，条分缕析，结构十分清晰，在查阅时也非常方便，具有很高的文献学价值。在大部分疾病条目下，楼英都加入了运气一栏用以提示天行何气时会出现此病，而且楼氏对于运气学说的运用并非单纯引用七篇大论的原文，而是将其中的致病因素归纳了出来，以助医家在临床之际更为精确地分析病情。这种简短而贴切的运气说明模式使得运气学说不再是令人望而生畏的七篇大论和各种难以理解的专业名词的集合体，而是诸如天气预报提示下雨要带伞之类的平实内容。笔者通过对《医学纲目》的研读，发现其中有许多值得进一步与现代中医内科学对比探讨的内容，或可以运气病理学为称，但这并非本节的讨论方向，故此次从略。

身体之寒热是最易被观察到的临床症状之一，楼英归纳了发热、恶寒、往来寒热和疟疾等四种常见症状的运气病理。

发热主要有三个原因，一为火热助心，属实热，主要是岁火太过、少阳所至和少阴司天而致；二为寒邪攻心，属虚热，这种情况主要出现在岁水太过、岁金不及、少阳在泉等时节；三为风扇火起与寒湿郁火而热，与太阳司天初之气大温风起、四之气风湿交争及少阳司天二之气火反郁有关。恶寒也有三个原因：火热、风与寒湿包热。火热责之少阳相火，风与厥阴在泉有关，寒湿包热则与阳明司天之政四之气寒雨降而包热有所联系。此处，楼氏将《内经》的"病机十九条"与运气同列，言"诸禁鼓栗，如丧神守，皆属于火"，观此条与相关运气条文同符合契，这是对刘完素运用运气阐释"病机十九条"的学术路线的一种继承与发展。

往来寒热的成因有二，一为火热攻肺，与少阴司天、少阳司天与岁木不及有关；一为寒热相错，与阳明司天和少阴司天寒热互至有关。而疟疾的寒热症状则可能由火热与寒湿这两种截然不同的运气表现引起。

以运气条文释脏腑病变在楼英之前多是以注释《素问》七篇大论的形式零散出现，而楼英创造性地将运气条文按脏腑疾病的纲目分门别类，使七篇大论之中冗长难解的条文被分割成短小精悍的片段，与临床直接关联，使得读者对于运气学说在临床中的应用有了更为直观的了解。然而这种处理文献的方式也有一定的门槛，即读者须具备一定的运气学知识方能从精炼的条文中获取诊治的灵感。

在肝胆部，楼氏将运气条文运用到了口眼喎斜、眩、痉、瘕疝、痛痹、惊悸怔忡、心中憺憺大动、怒、善太息、目赤肿痛、内障、目泪不止、胁痛、小腹痛、癫疝、小便不通、小便数、溺赤、阴痿、头风痛、大头痛、多卧、喉痹、咽嗌痛等病证条目下。以目赤肿痛为例，从运气条文来看其成因有三，一为风助火郁于上，二为火盛，三为燥邪伤肝。其中风与火是我们较为熟悉的病因，而燥邪伤肝这一因素在临床上却较少被提及，"岁金太过，燥气流行，民病目赤""阳明司天，燥气下临，肝气上从，胁痛目赤是也"等条文都提示目赤或与燥邪有关，这为目赤肿痛这一病证的治疗提供了另外一种思路。

在心小肠部，运气条文被用在了心痛、胸痛胸满、烦躁、虚烦、瞀闷、谵妄、健忘、诸痛、厥逆、噫、上下出血、衄血、吐血、咳唾血、诸痿、盗汗、卒中暴厥（郁冒）、暴死暴病、肿疡（痈疽）、溃疡、目眦疡、丹熛疹疹、疹、疥、口疮、妇人阴疮等病证条目下。如虚烦的运气病理就有热助心实而烦、心从制而烦、金攻肝虚而烦、土攻肾虚而烦、木攻脾虚而烦等诸多说法。

在脾胃部，运气条文见于痰饮、痞、饥不欲食、消渴、口燥舌干、黄疸、腹痛、肠鸣、呕吐、呕苦、吐酸吞酸、呕吐清水、吐利、翻胃（膈食）、噫、哕、泄泻、飧泄、滞下（下血、下白、下赤白、里急后重）、大便不通、水肿、小腹胀、积块癥瘕、面青面尘、面赤、狂、口糜、四肢不举、身重等条目之下。其中，身重的运气病理除了包括常见的湿滞肾虚而重、湿热、寒湿、木制脾虚而重之外，还有燥制肝虚而重，"岁金太过，燥气流行，民病体重烦冤是也"。

在肺大肠部，运气条文见于咳嗽、喘、少气、善悲、鼻渊、鼻衄、肩背痛、皮肤痛、皮肤索泽、喉喑、痔等条目下。七情之悲属肺，在运气病理中，善悲多由于寒水攻心，在火运不及的伏明之纪、太阳司天和太阳之复等情况下常会出现民善悲的情况。

在肾膀胱部，运气条文见于腰痛、寒厥、痿厥、耳聋、耳鸣、耳痛、齿痛、欠嚏、欠伸、嚏、身体拘急、恐等条文之下。在妇人部，血崩也有相关运气条文与之对应。

从上述对楼氏以脏腑为纲目类分运气条文的整理可知，运气学说对于临床的用途远不止是预测疾病的发生发展这样单一，在诊治疾病的过程中，运气学说同样可以为医家们提供更为宽泛的思路。笔者认为从运气病理学的角度来看，还可以在"疾病-运气"这一体例之后添入"药物"一项，虽然楼氏在某些条文中已经附了方剂，如肾膀胱部身体拘急条下，"运气拘急属寒，及寒湿风湿……太阴司天之政，民病寒厥拘急。初之气，风湿相搏，民病经络拘强，关节不利，治法盖小续命汤、仲景三黄汤之类是也"，但药物与方剂仍有所区别，药物之性味归经与运气学说的联系更为紧密。

（三）对运气七篇的注释

《医学纲目》的第四十卷为"内经运气类注"，楼氏在这一卷中对《素问》七篇大论集中进行了注释，这七篇大论分别为《天元纪大论》《五运行大论》《六微旨大论》《气交变大论》《五常政大论》《六元正纪大论》和《至真要大论》，这七篇大论由唐代王冰在整理《素问》时补入，约占全书篇幅的三分之一。

在释"五运行大论"一篇时，楼氏痛斥了当时将五运与六气分离，妄撰正化对化之异说的现象。楼氏认为干与支犹如根本与枝叶，言干则支在其中，根本与枝叶同化。在释"亢害承制"之际则运用了许多理学词汇如"至诚无息之体""与道为体"等表明阴阳五行在天地间流行是"一极一生而更互相承，循环无端"的状态，正化之常则为和，而兼化胜复之变则为乖。在所极所承之间便有"常变和乖之不齐"，这样就会出现"变化、兼化、胜复及微甚灾祥之各异"，楼氏的这一观点与王氏、林氏及河间都有不同。在对"升降出入，无器不有"的理解上，楼氏认为化有大小，期有远近，贵在如常，反常则灾害纷至，升降息而出入废。"病机十九条"出自"至真要大论"，楼氏认为"有者求之，无者求之，盛者责之，虚者责之"这十六字才是"要旨中之要旨"，河间便是损此十六字，单重"病机十九条"，对病的真假盛虚未做深究，所以其说有所缺憾。以下为楼氏对各篇注释的大致内容。

《素问·天元纪大论》主要论述了五运六气的基本概念及运气相合的盛虚损益变化。五运为地之金木水火土，治政令于内，甲己之岁土运主之，乙庚之岁金运主之，丙辛之岁水运主之，丁壬之岁木运主之，戊癸之岁火运主之。六气为天之风热湿燥寒，治政令于外，子午之岁上见少阴，丑未之岁上见太阴，寅申之岁上见少阳，卯酉之岁上见阳明，辰戌之岁上见太阳，巳亥之岁上见厥阴。其中在地之火分为君火与相火，在天之热分为暑火二气，皆为六数，应一岁之六步，由于君火以明，相火以位，即君火不列于地之五运盛衰变化，所以天之六气为六期一备，地之五运为五岁一周，五六相合，三十年为一纪，六十岁为一周，变化尽矣。楼氏因天地之气中火热占多，推断出天地间热多于寒，火倍于水，人之病化也以火热为主，与刘河间和朱丹溪的观点类似。

在天三阴三阳之气与在地五运之形相感相合，以育万物。左右为阴阳流行之道路，天之六气右旋于外，加之于地，动而不息；地之五行左转于内，以临于天，静而守位。由于天之气有多少之别，地之形有盛衰之分，天地阴阳相合则有变化盛虚的不同，楼氏认为，整个运气部分基本都是在反复阐释五运六气变化盛虚的道理，天地之气变化盛虚的规律正是学者需要潜心研究之处。六气之中，阴从少至多为厥阴风木、少阴君火和太阴湿土，阳从少至多为少阳相火、阳明燥金和太阳寒水；五运之中，盛衰以太少分，太角、太徵、太宫、太商、太羽为五运之盛，为太过，少角、少徵、少宫、少商、少羽为五运之衰，为不及。天地间的常气在五运中称作"平气"，在六气中称作"常化"，是万物生化的正常环境，而天地气形盛衰多少的相召则生损益之变，在五运中为太过、不及，在六气中为淫胜、反胜、相胜。气之多与形之盛相召则益，益是变之盛，即五运之太过，六气之淫胜；气之少与形之衰相召则损，损是变之虚，即五运之不及，六气之反胜、相胜。

《素问·五运行大论》主要论述了五运之气的由来及其运动变化的规律，并阐释了五运六气的变化对万物生长化收藏的影响。岐伯引用上古文献《太始天元册》之文描述了丹、黅、苍、素、玄五色云气在不同方位的现象，五运规律正是古人根据这些自然现象进行归纳与推演的结果。楼氏认为五天之象所经星宿是运气之化，为干与支同属者及连位者齐化。在释《天元纪大论》篇中已经提到了十天干与十二地支对应的地之五运与天之六气的情况，以土为例，土主甲己，丑未之上太阴湿土主之，黅天之气经过心宿尾宿和己分，心宿尾宿属甲地，己分为中宫，所以甲丑为连位者，己未为同属者，齐化湿土。以方位来看，天干之中甲乙属木位东，丙丁属火位南，庚辛属金位西，壬癸属水位北，戊己属土位中宫；地支之中寅卯配甲乙，巳午配丙丁，申酉配庚辛，亥子配壬癸；辰位东南，未位西南，戌位西北，丑位东北，居四维，属戊己即土。戊己位于木火金水中间，为天地之门户，在四时属长夏，南连午，西连申，戊己午申为连位，所以戊己没有具体的方位。按照上文所述运气之化为干支同属者及连位者齐化，则戊火连申，将未土夹于中，癸火连寅，将丑土夹于中，从排序上看，湿土在中而火游行其间，在天之六气则火居于土前，在地之五运则火居于土后，土与火常相混，所以土旺长夏火热之内。丹溪领悟了这个道理，因此提出了湿热相火为病十居八九，湿郁生热、热久生湿等理论。当时有人将五运与六气分离，妄撰正化对化之异说，楼氏对此提出了异议，他认为干与支犹如根本与枝叶，岐伯在回答黄帝之问时也是以五天之象所经星宿一并答了五运之干与六气之支，言干则支在其中，根本与枝叶同化。

下段论天右旋于外，地左旋于内，化生人物于中的具体情况。天地者，万物之上下，左右者，阴阳之道路，上下则是指在上之司天之位与在下之在泉之位，左右是指司天在泉的左间与右间之位，合成六步。天地之气上下相遘，若天右旋之气与地方位气为同类即五行相生或一致，则为相得之气，为和，若不同类，则为相制之气，为病。又有气虽同类相得也为病的情况，是相火临于君火，君火与相火为君臣关系，君位臣为顺，臣位君为逆，所以同样为病。楼氏又进一步解释了天地上下的关系，是因为视角的不同而会有上下关系的差异，以其所属言之，那么司天在泉之气属天者为上，五行之属地者为夏；以其所在言之，那么司天者为上，在泉者为下，地之五行居中。地居于太虚之中，大气举之得以不坠，风寒暑湿燥火六节大气旋转于外，使地发生干、蒸、动、润、坚、湿等变化。

下文论诊法尤以脉法为主，岐伯言："天地之气，胜复之作，不形于诊。"意思是六气胜复变化较难从诊候上判断，只有间气可以随气之所在，于尺寸左右实时观察。楼氏在此处援引《素问·至真要大论》脉诊之法并结合南北政脉图对如何从脉象上观察间气做了较为详细的解释。观察间气的基本方法为"阳之所在，其脉应，阴之所在，其脉不应"。脉象因岁气的南北不同而有所差异，对于南北政的解释历代有所不同，楼氏此处是以五行之中土运为南政，金、木、火、水为北政，南政为君，北政为臣，即年的天干为甲己者为南政之岁，年的天干为乙丙丁戊庚辛壬癸者为北政之岁。南政之岁，人气面南而寸南尺北，司天左间之气在右寸，右间之气在左寸，在泉左间之气在左尺，右间之气在右尺，所以少阴司天，则左间太阴，右间厥阴，而两寸俱不应；厥阴司天，则左间少阴，而右寸不应；太阴司天，则右间少阴，而左寸不应。少阴在泉，则左间太阴，右间厥阴，而两尺俱不应。厥阴在泉，则左间少阴，而左尺不应；太阴在泉，则右间少阴，而右尺不应也。北政之岁，人气面北而寸北尺南，在泉左间之气在右寸，右间之气在左寸，司天左间之气在左尺，右间之气在右尺，所以少阴在泉，则左间太阴，右间厥阴，而两寸俱不应。厥阴在泉，则左间少阴，而右寸不应。太阴在泉，则右间少阴，而左寸不应。少阴司天，则左间太阴，右间厥阴，而两尺俱不应。厥阴司天，则左间少阴，而左尺不应。太阴司天，则右间少阴，而右尺不应也。上述为与运气相合的脉象表现，若脉象与运气相合，阴阳各居本位，则无病；若脉象与运气相违，出现阴阳不当其位，或迁移其位，或失守其位，或尺寸反，或阴阳交，则为病象。

后又论天之六气旋而作用于地，生化人物，与人脏腑形体和万物生化状态的对应关系。此段阐释了传统医学领域最为经典的取象比类思维模式，楼氏在这一部分更为深入地解释了物象与六气内在的对应之理。如风气为"东方生风者，天六入之风，居东方地体中，为生生之始也，自风而生木、酸、肝、筋、心矣。凡东方性用德化政令之类，皆本乎风，而内合人之肝气者也。故肝居左，象风之生于东，筋为屈伸，象风之动也"。热气为"南方生热者，天六入之热，居南方地体中，为生长之始也，自热而生火、苦、心、血、脾矣。凡南方性用德化政令之类，皆本乎热，而内合人之心气者也。故心居前，象热之生于南，血为人之神，象火之明曜也"。湿气为"中央生土者，天六入之湿，居中央地体中，为生化之始也，自湿而生土、甘、脾、肉、肺矣。凡中央性用德化政令之类，皆本乎湿，而内合人之脾气者也。故脾居腹，象湿之生于中央，肉充一身，象土之充实大地也"。燥气为"西方生燥者，天六入之燥居西方地体中，为生收之始也，自燥而生金、辛、肺、皮毛、肾矣。凡西方性用德化政令之类，皆本乎燥，而内合人之肺气者也。故肺居右，象燥之生于西，皮毛干于身表，象气之燥也"。寒气为"北方生寒者，天六入之寒，居北方地体中，为生藏之始也，自寒而生水、咸、肾、骨、肝矣。凡北方性用德化政令之类，皆本乎寒，而内合人之肾气者也。故肾居后，象寒之生于北，骨为百骸，象寒之坚也"。五气流行有其自身规律，在不恰当的时间出现在不恰当的位置则为邪，当位则正，比如风之立非春令，则为非其位之立，是胜复之邪，而风当春令立则为当其位之立，是本气之正。胜复之邪与人交感则生病，若是邪与治令之气相得则病情较轻，若其邪与治令之气不相得则病情较重。主气即岁气的有余不足也会影响天地之气的流行，岁气的有余不足主要看该年的天干情况，在《素问·天元纪大论》中已说明如果岁气有余，则制所胜而侮所不胜，比如天干为壬者为太角，"岁木治政之气有余，则制土气而湿化减少，侮金气而风化大行也"。如果岁气不及，则己所不胜侮而乘之，比如天干为丁者为少角，"岁木治政之气不及，则金气胜，侮而乘之，燥化乃行，土气轻而侮之，湿气反布也。侮反受邪，侮而受邪，寡于畏者，金侮木不及，从而乘之，则木之子火报复其胜，而侮金反受邪也；侮金受邪，则其不及之木寡于畏，而气复疏伸也"。运气的胜复之变可以影响人之脏腑经络的理论基础在于"人气一皆本乎天也"。

《素问·六微旨大论》主要对六气的标本中气、太过不及、亢害承制、阴阳升降出入等问题做了详细深入的阐释，为论述六气的专篇。楼英对此节的诠释主要围绕天之阴阳右旋之道、地之阴阳左运之常、天地阴阳相错之理、天地阴阳之变等四个方面进行。

天之三阴三阳右旋天外，每岁的六气盛衰情况都不相同，六岁为一轮，上下是指司天与在泉，左右是指司天的左间和右间及在泉的左间和右间之位，也称作"四纪"。一岁之中的天之六气分为六节，临司天之位者，其天之政盛，到三之气始布，而临在泉之位者，其地之气盛，到终之气始布。临司天之左间者，其气至四之气盛；右间者，其气至二之气盛。临在泉之左间者，其气至初之气盛；右间者，其气至五之气盛。上下之气两节，左右之气四节，合而为六节，也称为六步，每步为六十日八十七刻半，每岁天地之气各治三百六十五日二十五刻，积二十四步即四岁盈余百刻而成一日，也就是现在通常而言的四年一闰，在《素问》中以四岁为一纪。天气六六之节有盛衰，在其右旋之际又分标、本、中，三阴三阳为标，风暑湿火燥寒为本，中见之气为中气，如"少阳之上，火气治之，中见厥阴；阳明之上，燥气治之，中见太阴；太阳之上，寒气治之，中见少阴；厥阴之上，风气治之，中见少阳；少阴之上，热气治之，中见太阳；太阴之上，湿气治之，中见阳明者，其火、燥、风、寒、热、湿为治之气，皆所谓六气之本也。其中见之气，乃六气之中气也"。以少阳司天为例，则少阳为标，火气为本，厥阴为中，余皆可推。由于三阴三阳与人之脏腑经络也有对应关系，所以人身脏腑经络应天之六气也各有标本，以五脏六腑为本，十二经脉为标，本标之间所络者为中气。脏腑之本居于里，中气居于表里之间，经脉之标居于表。

天气有六步，地之四方亦分六步以应之，东南位君火，在时属春分，治二之气，君火之右为相火，位南方，治夏至前后三之气，西南位湿土，治秋分前四之气，西北位金气，治秋分后五之气，北方位水气，治冬至前后终之气，东北位木气，治春分前初之气。六步治令之时，本方之气入于中国，六气之下各有所制之气承之，一极则一生，循环相承而无间断。如果岁气有太过不及以致所化无序，则变为兼化或胜复之邪，使人患病。楼氏在此处指出王冰、林亿及刘完素以旦夕暴作非位之邪来解释当位之正的情况是不对的，他们只看到了五气变盛之兼化，而没有考虑五气不及的情况。气有盛虚，气盛之兼化固然当泻，但气虚之兼化在治疗上则当补本气之虚。金元明时期的医家受理学影响较大，楼氏以理学道体的概念来解释了阴阳五行的流行变化，他言："至诚无息者，道体也。阴阳五行，在天地间流行，一极一生，而更互相承，循环无端者，与道为体也。"阴阳五行本质相同，合则为阴阳，分则为五行。"以其相承之体言之，则至诚无息，随极而承，无常变和乖之殊。以其流行之用言之，则极于平气之纪，而当其位承之者，为正化之常而为和；极于太过不及之纪，而非其位承之者，为兼化胜复之变而为乖。"王氏和林氏不分变化，将变化解释为变气，河间不分虚实，将兼化通认为盛，都是相对片面的理解。

天之阴阳与地之阴阳动静相召，上下相临，则产生一系列变化。前文提及一岁分六步，四岁为一纪，以一甲子六十岁而言，天气始于甲，地气始于子，则甲子之岁，始于水下一刻，少阴司天，而左间太阴，右间厥阴，阳明在泉，而左间太阳，右间少阳，六气在其所位之步更盛，而相应的地气同治其令。比如初之气为在泉左间的太阳寒水，寒气盛，相应的地气东北为木气治令，而同主春分前六十日八十七刻半。二之气始于八十七刻六分，终于七十五刻，为司天右间厥阴风木，风气盛，相应的地气为东南君火治令，而同主春分后六十日八十七刻半。三之气始于七十六刻，终于六十二刻半者，为司天之气少阴君火，热政布，相应的地气为南方相火治令，而同主夏至前后六十日八十七刻半。四之气始于六十二刻六分，终于五十刻，为司天左间的太阴湿土，湿气盛，相应的地气为西南土气治令，而同主秋分前六十日八十七刻半。五之气始于五十一刻，终于三十七刻半，为在泉右间的少阳相火，火气盛，相应的地气为西北金气治令，而同主秋分后六十日八十七刻半。终之气始于三十七刻六分，终于二十五刻，为在泉阳明燥金，燥气盛，相应的地气为北方水气治令，而同主冬至前后六十日八十七刻半。这是甲子岁六步的情况，其余可同例推之。初纪的终始之候为第一年甲子岁，气始于一刻，司天少阴热气，在泉阳明燥气，中运大宫土气之候始，同治其岁；第二年乙丑岁，气始于二十六刻，司天太阴湿气，在泉太阳寒气，中运少商金气之候始，同治其岁；第三年丙寅岁，气始于五十一刻，司天少阳火气，在泉厥阴风气，中运大羽水气之候始，同治其岁；第四年丁卯岁，气始于七十六刻，司天阳明燥气，在泉少阴热气，中运少角木气之候始，同治其岁，其余同理可推。

这种推步法的应用之处主要在于分析天地人当下的状态。想了解天之阴阳则求之于风寒暑湿燥火之本气，想了解地之阴阳则求之于应位之气，想了解人之阴阳变化则求之于气交之中所应见之气。气交是指天地二气之交接，在人身则为天枢，天枢是位于肚脐旁两寸处的穴位，为人身之中，天枢之上为司天之位，属天气主之；天枢之下为在泉之位，属地气主之；天地二气交接之界为天枢，属人气之所从，万物之所由，所以名为气交。天地之气高下相召，升降相随，常于气交处发生胜复之变。天地之气各皆均平，守其界分，则为常化；若有盈虚之别，则盈而同类多者为胜，胜则越出本位，虚而同类少者为侮，侮则他气来乘，所以常化变而胜复作，人在此间则感而生疾。

湿土一气在天居于火前，在地居于火后是因为天地之气排序方法不同，天气风、暑、湿、火、燥、寒是以三阴三阳气之多少为序，从少到多，为厥阴，少阴，太阴，少阳，阳明，太阳，故湿居于火前，地气以五行之形相生为序，生生不已，始于木，木生火，火生土，土生金，金生水，火又分为君相二火，故土居于火后。

天地阴阳变化胜复之作，有往复迟速之别，犹有倚伏于中的情况，成败倚伏游于中是因人之所动而生。天地万物均处于气的升降出入之中，人也不例外，人之起居有规律则自养而气和，所感之气也化作气之和者，成为成身之生气倚伏游于中，若人之起居无节而烦劳，则气乖，所感之气则化作气之乖者，成为败身之病根倚伏游于中，继续不加节制，烦劳无休，在重感变气之时则旧有倚伏之病根便会发作，楼氏认为朱丹溪能提出伤寒属内伤者十之八九的理论正是基于对伏邪的深刻理解。

《素问·六元正纪大论》主要论述一甲子即六十年的运气规律，即五运六气的应见之候。其候有六，为化、变、胜、复、用、病。其中化为六化之正应见，分为时化、司化、气化、德化之常及布政行令之常。时化之常为六部生气之常化，司化之常为司天在泉六位之常化，气化之常为五运之常化，德化之常为德生万物之常化。变候分为十二变，是德化政令病变十二节之候，如果不是当岁步主客正位而至之气，则属于变气而为胜复。胜复之候，随其胜气所在产生影响，即"变德则报复以德，变化则报复以化，变政令则报复以政令，而其气之往复不能相移也。所变之气，居高则报复亦高，居下则报复亦下，居后则报复亦后，居前则报复亦前，居中则报复亦中，居外则报复亦外，而其位之高下，亦不能相移也"。但如果从客观地理的角度来看，则天下六气之变常都不相同，地理有高下，情势有大小，则错杂纷生。王冰认为高下前后中外都应当作人身生病的部位来看，而不是地理分野，"风胜则动，热胜则肿，燥胜则干，寒胜则浮，湿胜则濡泄，甚则水闭肿"，随其气所在以言变是指胜复作用的病位，如"风于高处胜，则人身亦于高处病，头重而掉眩；风于下处胜，则人身亦于下处病，足动而战栗。又如热于高处胜，则人身亦于腰上分野病肿热；热于下处胜，则人亦于腰下分野病肿热"。六气之用候则归于其不胜而为化者，也就是在不胜之方月表现出来。比如厥阴司天之岁，则阳明为东北初之气，太阳为东南二之气，厥阴为正南三之气，少阴为西南四之气，太阴为西北五之气，少阳为正北终之气。其岁施用太阴雨化，施于东南太阳二之气之位，太阳寒化施于西南少阴四之气之位，少阴热化施于东北阳明初之气之位，阳明燥化施于正南厥阴三之气之位，厥阴风化施于西北太阴五之气之位，余岁可同理推之。如果自得其位，则在本位之方月施化，还是以厥阴司天之岁为例，则太阴自得于西北五之气本位施雨化，太阳自得于东南二之气本位施寒化，少阴自得于西南四之气本位施热化，少阳自得于正北终之气本位施火化，阳明自得于东北初之气本位施燥化，厥阴自得于正南三之气本位施风化。病之候则应注意病势的状态，六气之盈者为病，其势反而徐而微，则应当选用逆治之法；六气之虚者为病，其势反而暴且甚，则应当选用从治之法。如果只是见到其气暴烈便施用峻猛之药攻邪，则会发生"热病未已，寒病复始"的情况。

《素问·至真要大论》主要论述了五运六气之为病的病机及治法，著名的"病机十九条"就出于此篇。楼氏诠释此段亦以"病机十九条"入手，言此乃"察病之要旨"。而"有者求之，无者求之，盛者责之，虚者责之"这十六字更是"要旨中之要旨"。楼氏认为，刘完素在《素问玄机原病式》中只以病机十九条立论而未及此十六字为他的一大失误。

诸风病皆属于肝，是因为风木盛则肝太过而病化风，比如木太过为发生之纪，会出现诸如掉眩即俗谓之阳急惊等病，这种情况宜用凉剂治疗；燥金盛则肝被邪攻而病亦化风，比如阳明司天之岁，燥金下临，易出现掉振之类即俗谓之阴慢惊等病，这种情况宜用温剂治疗。诸火热病皆属于心，是指火热甚则心太过而病化火热，比如岁火太过，会出现诸如谵妄狂越之类即俗谓之阳躁谵语等病，这种情况宜用攻剂治疗；寒水胜则心被邪攻而病亦化火热，比如岁水太过，则易病躁悸烦心谵妄之类即俗谓之阴躁郑声等病，这种情况宜用补剂治疗。诸湿病皆属于脾，是指湿土甚则脾太过而病化湿，如湿胜则会出现濡泄之类的症状，治疗则可参照仲景用五苓散等剂祛湿；风木胜则脾被邪攻而病亦化湿，比如岁木太过，易患飧泄之类的病，治疗可参照钱氏用宣风等剂祛风。诸气郁皆属于肺，是指燥金甚则肺太过而病化郁，比如岁金太过，甚则出现咳喘之类，东垣将这种病证称为寒喘，用热剂治疗；火热胜则肺被邪攻而病亦化郁，比如岁火太过，也会出现咳喘，东垣将这种情况称为热喘，用寒剂治疗。诸寒病皆属于肾，是指寒水甚则肾太过而病化寒，比如太阳所至为屈伸不利之类，可参照仲景用乌头汤等剂温之；湿土胜则肾被邪攻而病亦化寒，比如湿气变物，致筋脉不利之类，可参照东垣用复煎、健步等剂。上述情况，前者为太过所化则为盛，后者为不及而受攻则为虚，所表现之症有真有假，需要详加分辨，所以应重视"有者求之，无者求之，盛者责之，虚者责之"。

就具体治法而言，岐伯确立了方之大小之制，又提出了"寒者热之，热者寒之，微者逆之，甚者从之，坚者削之，客者除之，劳者温之，结者散之，留者攻之，燥者濡之，急者缓之，散者收之，损者益之，逸者行之，惊者平之，上之下之，摩之浴之，薄之劫之，开之发之，适事为故"的具体方法。楼氏着重举例解释了逆治与从治，若内气本调因外邪得病，则不用分寒热之微甚，逆治从治皆可，正固而邪自退；若内气不调而得病，则应分别其气之微甚，气微者可以逆治，气甚者则不可，若逆治则会出现正邪格拒之局，危及性命，气甚时应从其寒热之邪于外，伏其所主之剂于中，也就是东垣所说的姜附大温之剂冷饮，而承气大寒之剂热服，又如仲景在白通汤中加人尿、猪胆汁治疗少阴病，丹溪治疗妇人恶寒，用八物汤去芎加炒柏治之病反剧，则将前药炒熟反佐与之而愈等都是从治之法在临床的应用。

后又附《六微旨大论》《五常政大论》等经文原文论五味各有所属、岁味岁谷逆从法、反佐法、内调法、外治法、治先岁气及约方等方面内容。

综上所述，楼氏在《内经运气类注》部分通过图文结合对相关经文进行了更为深入的诠释，一方面指出了前人对运气理论的误读，提出了自己的独到见解，另一方面也使运气学说的内容更为简洁易知。

第五节　丹道释医，融会贯通

楼英对于《周易》的深入研究使他善于用易学思维看待人体、分析人体，这一部分内容集中体现于他的《周易参同契药物火候图说》中。《周易参同契》是东汉时期魏伯阳所作的一部道教经典，主要内容为借助易象，参同"大易""黄老""炉火"三家之理对炼丹的原理和方法进行阐释。楼英似与道教也有些渊源，在《仙岩楼氏宗谱·全善公列传》中有他拒绝明太祖朱元璋赐官后"复归旧庐，炼丹著书"的记载，并评价楼英"以公襟期功侯，蝉蜕鹤羽，必然之品。究不上升者，岂名不在丹台，同钱若水，未能羽化而。但云山烧药，流水种桃，以永天年耶"，可见道教炼丹与隐逸思想对楼英的影响。

楼英根据《周易参同契》分别绘制了药物图（图1）与火候图（图2）来阐释人体阴阳气血随自然变化的升降沉浮之理。

楼氏以乾坤坎离四卦为基建立了形体精气模型，乾为天，坤为地，在人的形体上则乾为表而坤为里。坎为月，离为日，在人的精气上则坎为气而离为精。药物图的乾坤在外而坎离居中，合而为易，则人的形体也与之类似，精气周流升降于表里之间，阴阳变化由此而生。正常状态下这种变化是此消彼长圆成具足的，但是人的情绪与欲望会对精气升降产生影响，阳升太过则顿浮出表而为孤阳，阴降太过则顿沉入里而为寡阴，阴阳离决则生百病甚至死亡。对此，楼氏给出了相应的修炼方法："神内守，默意定气，使其升也，必浸徐顺轨而如月之生明，而阳中存阴，变乾象为震兑；其降也，亦必浸徐顺轨而如月至亏明，而阴中存阳，变坤象为巽艮。故阳交阴炉，混融为一，而精气凝结为丹，长生久视。"简而言之就是通过意念徐徐引导气之升降，使水火交济，阴阳混融，如此才能延年益寿。楼英认为乾坤变易本于精气（坎离）的升降周流，变易则生震兑巽艮（即牝牡四卦），卦中阴爻阳爻皆有，以示阴阳匹配不孤寡之象，也即人身阴阳交通之象。

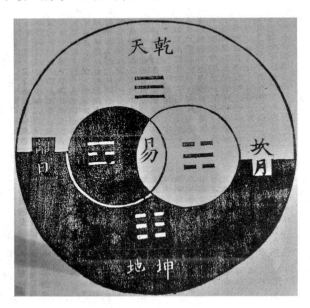

图 1　药物图

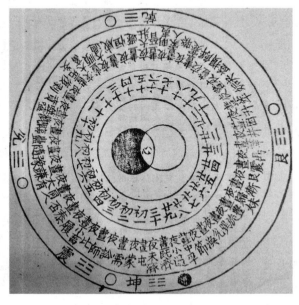

图 2　火候图

在利用药物图构建的形体精气周流模型的基础上，楼氏绘制了火候图并结合性情论的部分内容进一步阐释了阴阳随时间升降的变化规律。性情论作为中国哲学领域的核心命题之一，一直被儒释道三家广泛讨论，楼氏此处以一月之昼夜为人之性情，认为"昼性夜情而统之于心"，又提出昼三十，卦所直者为性，制阳之动驰，夜三十，卦所直者为情，御阴之静昏，这种将性情与修炼相合的做法具有鲜明的道教特色。

以一月为期，根据月相的变化，朔日至望日（一般指初一至十五）为昼夜三十卦制御气升之候，使阴抱阳，如日光之守月于望前；望日至晦日（一般指十五至三十，小月晦日为二十九）为昼夜三十卦制御气降之候，使阳抱阴，如月质之守光于望后。详推于一日之间，则昼子夜午之时为动驰静昏之初萌，此时需用工制御，为火候之枢要。到了昼卯夜酉之时，则已是阴阳混融无所制御，为自然之规中气。自然升降之候的不同导致了人体阴阳胜负的变化，制御的主体和难易也随之改变。气升之时，阳胜阴负，所以制御常昼难夜易，偏于性体；气降之候，阴胜阳负，所以制御常昼易夜难而偏于情。

《周易参同契》将易象与月相类比，形象地描绘了一月之中阴阳变易的状态，楼英对其进行了更为通俗的解释。

将升之初，阴阳媾精，身心混沌，意守关元，此为产药川源，也即"冬至一阳生"之处，久而渐于阴里微显阳光，象震卦。《契》谓："三日出为爽，震受庚西方"，即阴历初三为震卦之象。

久而渐升，阳出至半表，与阴相等，象兑卦。《契》谓："八日兑受丁，上弦平如绳"，即阴历初八为兑卦之象。

至升候已，阳渐全出显，象乾卦。《契》谓："十五乾体就盛，满甲东方"，即阴历十五为乾卦之象。

升已而降，则阴于阳表微隐，象巽卦。《契》谓："十六转受统巽辛，见平明及平叔，谓之癸生"，即阴历十六为巽卦之象。

久而渐降，入至半里，阴之隐与阳相等，象艮卦。《契》谓："艮直于丙南，下弦二十三"，即阴历二十三为艮卦之象。

至降候已，阴渐全入隐，象坤卦。《契》谓："坤乙三十日，东北丧其朋"，即阴历三十（小月二十九）为坤卦之象。

以此六卦之象描述一月之月相，降已复升，循环无端，阴阳常相抱，人之形体精气亦如之。如果制御有间断，精气脱离轨道，则会导致火候差殊，阴阳隔绝之果。

综上所述，楼氏据《周易参同契》绘制的药物图及火候图并对其进行的详细阐释借助了道教的丹道理论为人们达成的长生久视提供了一条可行的方法路径，也使人们能在认识形体精气周流规律的基础上更深入地理解"心守规中，气循易象，升降顺轨，火候无差"的养生方法。

参 考 文 献

[1] 汪珊. 试述《医学纲目》的编辑方法和学术特色 [J]. 实用中医药杂志，2002，18（11）：50-51.

[2] 张登本. 运气学说沿革及评价 [J]. 河南中医，2004（9）：4-5.

[3] 李敏. 明代医学家楼英的学术渊源与治学方法 [J]. 广州中医学院学报，1995（4）：54-56.

[4] 谢仲墨，楼延丞. 明代医学家楼英事略 [J]. 中医杂志，1962（9）：30.

[5] 楼氏家族. 仙岩楼氏宗谱（续修）[M]. 浙江萧山，2011.

[6] 楼英. 医学纲目（上、下）[M]. 北京：人民卫生出版社，1987.

[7] 丁立维.《医学纲目》征引文献考论 [J]. 中华医史杂志，2019，49（2）：100-105.

（上篇：丁立维，江凌圳，吴侃妮，黄红艳）

下篇

各 论

第一章　内科病临证应用

楼英所著《医学纲目》四十卷中涉及内科疾病的集中于卷十至卷二十九，介绍各脏腑有关病证治，占全书的近一半篇幅。卷十至卷十五为肝胆部，卷十六至卷二十为心小肠部，卷二十一至卷二十五为脾胃部，卷二十六至卷二十七为肺大肠部，卷二十八至卷二十九为肾膀胱部，分别介绍各脏腑有关病证治。

楼英以五脏六腑为纲，各脏腑所属疾病为目，一二级类目依次排列，条理井然。这种分纲列目编排病证的方法为首创，对后世医学著作的编辑体例有很大影响。根据病证的证候特点，分别归属脏腑，并分门论述，如将"诸风""中风""卒中之初""中分浅深""中浅半身偏痛舌能言""中深半身不收舌难言""产后中风""口噤""口眼㖞斜""痒"；"眩""口噤，角弓反张""破伤风"；"诸痹"；"惊悸怔忡""怒善太息""目疾门"；"胁痛""诸疝""闭癃遗溺""前阴诸疾""筋"；"头风痛""多卧、不得卧""咽喉"等归入肝胆部。所述病证多属常见病，以内科杂病为主，兼及外科、妇科、五官科等病证。"心小肠部""脾胃部""肺大肠部""肾膀胱部"也都类似。针对每种病证，都引录历代有关记述。在治法上区分正门和支门，吸取诸家之长，充分体现了同病异治的特点，也有利于后世医家查找比较、吸收运用。

对病证的论述泛引《内经》及历代名著之理论，于阐析病因病机和确立治疗原则上，均理明词畅，语出有据，且有纠正错误，查遗补漏。收录历代名验方甚富，且讲求实效。其中以李东垣、王海藏、罗天益、朱丹溪等医家补益方为多，也部分择选诸家攻邪之剂。

第一节　肝胆病

一、概述

肝胆病是指在感受外邪、内伤饮食、劳倦失度、情志不遂等病因的作用下，发生肝胆功能失调的一类内科病证。楼英所著《医学纲目》一书，涉及肝胆病者，共六卷，起自十卷，终于十五卷。论及中风、眩、痉、破伤风、诸痹、怒、太息、目疾、胁痛、诸疝、前阴诸疾、筋、头风痛、多卧、不得卧、咽喉等 19 种相关疾病，共计 76 种病证，分别收集了《素问》《灵枢》《神农本草经》《针灸甲乙经》《圣济总录》《备急千金要方》，以及张仲景、李东垣、刘河间、朱丹溪、罗谦甫、孙思邈、张洁古等有关肝胆病因病机、病证分型及证治方药等论述，并加以分类点评，内容全面丰富，论述较为详尽，对后世认识治疗肝胆病具有较好的参考指导意义。

二、病因病机

楼英在《医学纲目》中对肝胆病发生的病因病机做了较为详尽的论述，其内容不但包括内外风邪所致之诸风、眩、痉、破伤风等，也包括与情志相关的惊悸怔忡、怒、善太息等，亦有论及与肝胆病密切相关的目、胁、前阴、头、咽喉等部位，论及的肝胆病病因内容甚多，除外邪侵袭、饮食失宜、七情过极及素体虚弱以外，还涉及酒食、痰饮、瘀血、气郁等；肝胆之病证，病机则有虚实之分，实证多见于气郁、火盛，或寒邪、湿热等侵袭，虚证多以血亏及阴伤为主。

（一）外邪侵袭，风病为长

外邪包括风、寒、暑、湿、燥、火六淫外感病邪及蛊毒疫疠病邪等，是肝胆病的主要致病因素之一，楼英认为肝胆脏腑、经络等若受到外邪的侵袭，可致经络气血不畅，不通则痛，并致肝胆功能失调。楼英言："疝痛，属厥阴肝经也。"疝痛乃因经络得寒收引所致，《医学纲目·卷之十四》云："经络得寒收引不行，所以作痛，理固然也。"楼英引《内经》之论："东方生于春，病在肝，俞在颈项，故春气者病在头。"头痛病位在肝，又引："人有病头痛数岁不已，此安得之？名为何病？岐伯曰：当有所犯大寒，内至骨髓，髓以脑为主，脑逆故令头痛，齿亦痛，病名曰厥逆。"外寒侵袭入脑，可致头痛连齿痛。《医学纲目·卷之十三》指出："善太息皆属燥邪伤胆。"

楼英认为风邪是导致外感病极为重要的因素，风邪伤人，无处不在，侵害不同的脏腑组织，可发生多种病证，称为"百病之长"；外感风邪，可导致中风、痹症。《医学纲目·卷之十》："夫风之为病，当半身不遂，或但当臂不遂者，此为痹。"产后痉乃是产后血虚遇风邪侵袭所致，如《医学纲目·卷之十一》曰："产后汗出多而变痉者何？答曰：产后血虚，腠理不密，因遇风邪搏之，故变症也。"风邪易夹杂他邪致病，若寒、湿、暑、燥、热等邪依附于风邪侵犯人体,有风寒湿三气杂至而形成的痹证,楼氏在《医学纲目·卷之十二》中引《素问》"风寒湿三气杂至,合而为痹也"等。

(二)七情过极,情绪伤肝

七情是指喜、怒、忧、思、悲、恐、惊七种正常的情志活动,是人体的生理和心理活动对外界环境刺激的不同反应,一般情况下不会导致或诱发疾病。当强烈持久的情志刺激,超越了人体的生理和心理适应能力,引起脏腑气机失调,损伤机体脏腑精气,导致功能失调,就会诱发并导致疾病发生,从而出现七情内伤的病因刺激。

《灵枢·平人绝谷》云:"血脉和利,精神乃居。"肝气升发,胆气以下降为顺,二者协同,同司疏泄,调畅气机,和调气血,对情志活动的发挥重要作用。

因此,七情内伤,特别是过度的忧思郁怒非常容易引起肝胆气机的郁滞,导致肝胆病的发生。楼英在《医学纲目·卷之十三》云:"怒在脏腑所属经,在脏为肝,在志为怒。又云:肝藏血,血有余则怒。又云:胆为怒是也。"怒与肝胆病密切相关,相互影响。《医学纲目·卷之十三》引子和案例云:"卫德新之妻,旅宿楼上,夜值盗劫人烧舍,惊坠床下。自后每闻有响,则惊倒不知人,家人辈蹑足而行,莫敢冒触有声……"究其缘由,因足少阳胆经,属肝木,胆者敢也,惊怕则胆伤之故。指出情志可伤胆,胆主决断,胆气虚者易出现善惊易恐、胆怯等情志异常。其他如太息、胁痛、咽中梗塞等病证也都与七情过极的气机失常密切相关。

(三)饮食失宜,肝胆失调

饮食失宜包括饮食不节、饮食不洁和饮食偏嗜等,饮食是人体后天生命活动所需精微物质的重要来源,饮食主要依靠脾胃的运化功能进行消化吸收,若长期饮酒,或过食肥甘厚腻,或饮食偏嗜等,可致脾胃损伤,运化失常,痰湿内生,郁而化热,湿热熏蒸,壅塞肝胆,引起诸多肝胆疾病。楼英在《医学纲目·卷之十》引《素问·通评虚实论》云:"凡治消瘅仆击,偏枯痿厥,气满发逆,肥贵人,则膏粱之疾也。"引河间言:"所谓肥人多中风者,肥则腠理致密,而多郁滞,气血难以通利,若阳热又甚而郁结甚,故多卒中也。"认为过食肥甘厚腻的肥胖富贵之人气血易郁滞,易出现消瘅仆击等中风之疾。

另外,楼英认为饮食者,当五味均衡,若五味偏嗜,会导致脏气偏盛,致人体阴阳失衡而发生多种病变。经云:"东方青色,入通于肝,其病发惊骇。肝脉惊暴，有所惊骇。"楼英亦言因惊成悸者病在心胆，将惊悸归属肝胆也有一定道理，《医学纲目》中载过食海味可致惊悸，并引案例以证："林学士本南人，历内地为官，有一子甚端严而聪敏，父母爱之，居常喜食海蛤，饮食之顷，未尝不设，至十八年，忽面色顿青，形体瘦削，夜多惊悸……"肝主筋，长期饮酒，湿流于筋骨关节，导致痹证，如《医学纲目·卷之十二》引罗天益案："真定府张大，素好嗜酒，五月间病手指节肿痛，屈伸不利，膝髌亦然……"足厥阴肝经之脉……循股阴，入毛中，环阴器，前阴诸疾可属于肝，连日饮酒亦可导致阴痿阴汗臊臭。楼英《医学纲目·卷之十四》引东垣一医案："一富者前阴间尝闻臊臭，又因连日饮酒，腹中不和，求予治之……连日饮酒，夫酒者，气味俱阳能生湿热，是风湿热合于下焦为邪"等。

（四）素体虚弱，易为侵害

素体虚弱，正气不足，机体防御能力及调节能力低下，易受邪气侵害而致病。《素问遗篇·刺法论》云："正气存内，邪不可干。"从一定意义上来说，疾病的过程是邪正斗争及盛衰变化的过程。楼英认为中风一病，其主要的一个因素源于内虚。并在《医学纲目·卷之十》引《灵枢》语："人之善病风厥漉汗者，何以候之？少俞答曰：肉不坚，腠理疏，则善病风。"《医学纲目·卷之十》中认为："凡人年逾五旬，气衰者多有此疾，壮岁之际无有也。若肥盛则间有之，亦形盛气衰如此。"

除此之外，《素问》中有不荣则痛之说，楼英认为头痛、胁痛、诸痹痛等诸多痛症与素体虚弱导致防御功能减退，外邪易侵犯密切相关。《医学纲目·卷之十五》中有血虚、气虚、血气俱虚等虚证头痛之分，并认为"凡治头痛，皆用芎、芷、羌、防、辛等温气药升散者，由风木虚，不能升散，而土寡于畏，得以壅塞而痛，故用此助肝木，散其壅塞也"。楼氏在《医学纲目·卷之十四》中有肝虚胁痛之说，指出"肝虚胁痛，经所谓木不及，病中清，胁痛是也。中清，谓中有寒也。并可酌情予以桂枝散及枳壳煮散服之"。并在《医学纲目·卷之十二》引《灵枢》："何以候人之善病痹者？少俞答曰：粗理而肉不坚者，善病痹。"指出善病痹的一个主要原因是腠理不固，不能抵御外邪，说明素体虚弱是惊悸怔忡、目疾、破伤风等肝胆疾病常见的致病因素。

三、治则治法

肝胆病是内科疾病的一部分，除内科疾病的基本治则治法外，亦有其特殊的治则治法。

楼英认为，风邪是导致肝胆疾病的重要因素，其中包括外风和内风。譬如《医学纲目·卷之二》云"夫诸风病者，皆属于肝也"，亦载"东方生风，风生木……""风木盛，则肝太过，而病化风，如木太过，发生之纪，病掉眩之类，俗谓之阳急惊等病，治以凉剂是也。燥金胜，则肝为邪攻而病亦化风，如阳明司天，燥气下临，病掉振之类，俗谓之阴慢惊等病，治以温剂是也"。肝主疏泄，分泌胆汁，胆附于肝，藏泄胆汁，肝胆共主勇怯，肝胆相合，情志活动正常，处事果决，肝胆主勇怯是以二者同司疏泄为生理基础的，故调畅肝胆之性和治风之法是肝胆病的重要治则。

对于肝胆病的治法，楼英在《医学纲目》一书中采各家之长，论述详尽，依据肝胆诸病证发生的病因病机不同，具体又有祛风散寒法、平肝息风法、滋阴息风法、清热息风法、养血息风法、疏肝利胆法、清胆利湿法、清肝泻火法、祛风除湿法、暖肝散寒法、祛风化痰法之类。

（一）祛风散寒法

祛风散寒法是指疏散外风、散寒通络的一种治法，适用于风寒侵袭肌表、经络、筋骨、关节、肺卫所致的恶寒恶风、肢体麻木、筋骨痉挛、关节屈伸不利或口眼㖞斜等症。楼英引《素问》言："风之伤人也，或为寒热，或为热中，或为寒中，或为疠风，或为偏枯，或为风也，其病各异，其名不同。"亦有言"风者善行而数变"。楼英认为："肉不坚腠理疏，则善病风，寒性凝滞收引，风寒侵袭，腠理开则洒然寒，其卫气有所凝而不行，故肉有所不仁，邪之中人，邪气反缓，正气即急，正气引邪，歪僻不遂也。四肢拘挛者，以中风冷，邪气入肝脏，使诸经挛急，屈而不伸也。"

楼英《医学纲目》所列肝胆病证中，详述风病之论治，楼英认为中风有浅深，中风浅者，言不变，志不乱，治风之法，辛温上通天气，以发生为体，是元气始出地之根蒂也，治宜和脏腑，通经络，祛风寒于外。《医学纲目·卷之十》中用含麻黄、杏仁、升麻、甘草、益智仁的疏风汤治"半身不遂，或肢体麻痹，筋骨疼痛"。亦有言"治中风，外有六经之形症，先以加减续命汤随证治之"以和其表里，祛风通络。《医学纲目·卷之十五》有言，"凡太阳经头痛，恶风寒，脉浮紧，川芎、独活之类为主""川芎散，治头风，偏正头痛，昏眩""治风寒客于头中，无时疼痛，牵引两目，遂至失明，宜白附散"，皆为祛风散寒法的临证活法。

（二）平肝息风法

平肝息风法是指平抑肝阳、息风止痉的一种治法，适用于眩晕欲仆、语言謇涩、手足麻木、行步不正、口眼㖞斜、半身不遂等虚实夹杂之证。楼英在《医学纲目·卷之十五》中认为"肝经风盛，木自而摇"，肝肾亏虚，阴不制阳，肝阳上亢，阳亢化风，故眩晕欲仆；肝风夹痰，流窜经络，经气不利，见口眼㖞斜，半身不遂；足厥阴肝经连舌本，肝风夹痰上窜，则语言謇涩；阳亢于上，上盛下虚，故见行步不正。

楼英认为，平肝息风法临床可用于癫痫，中风、中寒、中暑、中湿、气厥、尸厥而昏眩倒仆之证，《医学纲目·卷之十一》有言："《内经》论眩，皆属肝木，属上虚。丹溪论眩，主于补虚，治痰降火。仲景治眩，亦以痰饮为先也。"即补虚泻实，兼以治痰。《医学纲目·卷之十》中"如治一切诸风，口眼㖞斜，手足瘈疭，言语謇涩，四肢麻木的犀角防风汤""治风在肝脾，语涩謇，脚弱，大便多秘的地黄酒""用治中风内虚，脚弱语謇的防风汤"，皆为平肝息风法的圆机活法。

（三）滋阴息风法

滋阴息风法是指滋补肝肾、息风止痉的一种治法，适用于手足蠕动、耳鸣眩晕、颧红盗汗、舌红少苔等阴虚风动之证。肝阴不足，筋脉失养，虚风内动见手足蠕动，肝肾亏虚，脑髓失充则眩晕耳鸣，虚热内扰则颧红盗汗。

《素问·生气通天论》有云："汗出偏沮，使人偏枯。"楼英在《医学纲目·卷之十一》中认为劳风乃"盖因劳汗遇风，内夹太阳寒湿之邪""产后汗出多而变痉""太阳病，发汗太多，因致痉"。楼氏在《医学纲目·卷之十》中善用冷补方，治热盛伤阴，阴虚风动之证，诸如"地黄煎""荆沥汤""竹沥汤"等，在临床中皆有一定的参考价值。

（四）清热息风法

清热息风法是指清热柔肝、息风止痉的一种治法，适用于高热神昏，四肢抽搐，颈项僵直，甚者角弓反张，两目上视等实热之证。邪热亢盛，热入心包故高热神昏；热灼肝经，筋脉挛急，故四肢抽搐，颈项僵直，甚者角弓反张，两目上视。

楼英引《内经》：诸热瞀瘈，皆属于火。如治瘛疭，《医学纲目·卷之十一》有言："热胜风搏，并于经络，风主动而不宁，风火相乘，是以热瘛疭生矣。治法祛风涤热之剂，折其火热，瘛疭可立愈。"同时云："若妄加灼艾，或饮以发表之剂，则死不旋踵矣。"亦可用"治心虚风，筋脉挛搐，神昏语涩的牛黄散""泻心火凉惊丸治心火实热之瘛疭筋挛"，临证当活用之。诸如挛，"热挛者，经所谓肝气热则筋膜干，筋膜干则筋急而挛"。《医学纲目·卷之十二》同时又指出："大筋受热，热则缩而短，故挛急不伸，则可用薏苡仁。"

主张用薏苡仁散治热挛。

（五）养血息风法

养血息风法是指补血柔肝、息风止痉的一种治法，适用于手足震颤、肌肉眴动、肢体麻木、关节拘急等血虚生风之证。肝主筋，爪甲为筋之余，肝血不足，筋脉失养，肝风内动，则见手足震颤，肌肉眴动，肢体麻木、关节拘急等证。

楼英在《医学纲目》中言："血虚则筋急。此皆血脉弗荣于筋，而筋成挛，故丹溪治挛用四物加减，《本事》治筋急极，用养血地黄丸，盖本乎此也。"《医学纲目·卷之十一》中痉的生成"多由亡血，筋无所营，故邪袭之"，又言产后血虚，腠理不密，易受风邪，可用"举卿古拜散治新产血虚"，亦可用"防风当归散"治之。楼氏在《医学纲目·卷之十》认为"血弱不能养筋，故手足不能运动，舌强不能言语"，可用"养血而筋自荣之秦艽汤主之"。另有"血风汤治产后诸风，痿挛无力"亦是血虚生风的代表方剂之一，正合"治风先治血，血行风自灭"之意。

（六）疏肝利胆法

疏肝利胆法是指疏泄肝胆、理气止痛的一种治法，适用于肝郁气滞、易怒、善太息、胸胁胀痛、疝气等症。按五行而论，肝属木而性喜条达，主疏泄，为藏血之脏。若情志不遂，肝木失于条达，肝体失于柔和，以致肝气横逆、郁结，气机不畅，经脉不利，胸胁等肝经循行部位出现胀满疼痛，情志不畅见抑郁太息、易怒。

楼英在《医学纲目·卷之十四》中所用疏肝利胆法颇多，并认为"肝木气实""肝气实则怒""肝痛者，两胁下痛引少腹，善怒"，有"治悲哀烦恼伤肝气，至两胁骨疼，筋脉紧，腰脚重滞，两股筋急，两胁牵痛，四肢不能举，渐至脊膂挛急的枳壳煮散"，亦有诸如"沉香导气散""枳实散"之类。关于诸疝，楼氏认为"疝痛，属足厥阴肝经也"，其中"川楝散""木香楝子散""丁香疝气丸"等皆为肝郁疝气的方药妙用。

（七）清胆利湿法

清胆利湿法是指清胆热、利湿邪的一种治法，适用于黄疸、口苦、淋浊带下、阴痒阴臭、转筋、小便赤溺等症。湿热蕴结肝胆，肝之经脉绕阴器，湿热循经下注，男子可见阴肿阴痒，转筋，女子可见淋浊带下、阴痒阴臭，湿热熏蒸，胆汁上溢，可见口苦；胆汁外溢，可见黄疸；湿热下注，可见小便赤溺等。

经云："足厥阴肝经之脉……循股阴，入毛中，环阴器。"前阴诸疾可归属于肝胆。关于淋证，湿和热是导致淋证的重要因素，在《医学纲目·卷之十四》中楼英指出"诸淋皆属于热""诸病水液浑浊，皆属于热"，并列举了多种治淋证的有效方剂，其中有"八正散治小便赤涩，或淋闭不通及热淋""葵花散为治小便淋涩的经验方"等，在《医学纲目·卷之十四》中有言："酒是湿热之水，阴汗臊臭属酒湿热"，其中"龙胆泻肝汤善治阴部时复痒作，有臊臭"为清胆利湿法的经典用方。

（八）清肝泻火法

清肝泻火法是指清泄肝经邪热偏盛的一种治法，适用于肝火循经侵犯所致头目胀痛、两胁作痛、口苦易怒、目赤肿痛、阴痒阴痛、筋痿等症。情志不遂，郁而化火，可见两胁作痛；气火上攻，故头目胀痛，目赤肿痛；火热下行，可见阴痒、阴痛、筋痿；肝失条达，情志不遂则易怒，胆汁上溢则口苦。

楼英在《医学纲目·卷之十四》有言："肝火盛而胁痛者，当归龙荟丸，为泻肝火要药。胁痛甚者，用生姜自然汁，吞下龙荟丸，以肝火盛也。"诸如头风痛，《医学纲目·卷之十五》中"有痛甚者火多"之说，并制"清上泻火汤及彻清膏"等。论及目赤肿痛，《医学纲目·卷之十三》中有四物龙胆汤治目赤暴作云翳，疼痛不可忍，其他诸如散热饮子、拨云散皆有良效。

（九）祛风除湿法

祛风除湿法是指疏散外风、通络除湿的一种治法，适用于风湿在表所致头痛头重，或风湿痹阻经络所致肢节不利、腰膝顽麻痹痛等症。风者，轻扬开泄，湿者，重浊黏滞，二者相合，伤人致病，痹证为多。

《素问·痹论》曰："风寒湿三气杂至，合而为痹也。其风胜者为行痹，寒气胜者为痛痹，湿气胜者为着痹。"痹之一病，有诸多治法，其中祛风除湿法用之良多。如定痛方"可治一切风湿痹痛"，羌活汤可治"湿气风症不退，眩晕麻木不已"，其他有五加皮酒、拈痛汤皆为名医验方。《医学纲目·卷之十二》云："治头重如山，此湿气在头也"，楼英在《医学纲目·卷之十五》中主张用李东垣的红豆散。

（十）暖肝散寒法

暖肝散寒法是温煦肝脉、散寒止痛的一种治法，适用于寒凝肝脉所致少腹冷痛或阴囊收缩掣痛，寒疝疼痛，形寒肢冷等症。足厥阴肝经绕阴器，抵小腹，寒凝肝脉，阳气被遏，故可见肝经循行部位冷痛及实寒诸证。

楼英之于诸疝，认为"疝痛之甚者，皆以为寒，经络得寒收引不行，所以作痛，理固然也"，故暖肝散寒法应用较广。《医学纲目·卷之十四》中记载"寒疝腹中痛，逆冷，手足不仁，若身疼痛，灸刺诸药不能治，抵当乌头桂枝汤主之""寒疝绕脐痛，若发则自汗出，手足厥冷，其脉沉弦者，大乌头煎主之""寒疝腹中痛，及胁痛里急者，当归生姜羊肉汤主之"。在《医学纲目·卷之十四》谓"阴缩，谓前阴受寒，入腹内也"，并引《内经》云"足厥阴之筋，伤于寒，则阴缩入"，皆可用暖肝散寒法为治。

（十一）祛风化痰法

祛风化痰法是指疏散外风、通络化痰的一种治法，适用于风痰痹阻头目、咽嗌、经络所致癫痫、头痛、半身不遂、口眼㖞斜、语言謇涩、咽中如梗等症。痰饮致病，流窜全身，内而五脏六腑，外而四肢百骸，有"百病多因痰作祟"之说，痰饮内停可夹风邪致病，变幻多端，病证复杂。

楼英的《医学纲目·卷之十五》中有"头痛多主于痰"之说，并有"头痛连眼痛，此风痰上攻，须用白芷开之"，亦可用芎辛丸、茯苓半夏汤治之。楼氏认为癫痫，即头眩也。痰在膈间，则眩微不仆；痰溢膈上，则眩甚仆倒于地，而不知人。有参朱丸，珠子辰砂丹，厚朴丸等皆可用。若痰结于咽喉，咽中如有炙脔，以半夏厚朴汤主之。诸如中风，《医学纲目·卷之十》中有独圣散"治诸风隔痰，诸痫，痰涎，津液涌溢"之论，其余犀角防风汤、正舌散、解语丸等皆可临证斟酌而用之。

四、证治举要

楼英的《医学纲目》将肝胆病分述于内科病证类，共六卷，其中中风、眩、痉、破伤风、诸痹多属内外风病，归属于肝胆毋庸置疑，惊悸怔忡、怒、善太息都属于情志病变，与肝胆密切相关，肝开窍于目，肝主筋，并且《灵枢·经脉》中有言："足厥阴肝经之脉……循股阴，入毛中，环阴器……布胁肋，循喉咙之后……连目系，上出额……"故目疾、胁痛、诸疝、前阴诸疾、头风痛、咽喉、筋与肝胆之病息息相关；闭癃遗溺之类病机常由于肝气失调，多卧、不得卧的病机多由于肝之气血失和，阴阳失调，皆归属于肝有一定道理，可以说楼英对于肝胆病的分类研究是下了很大一番功夫，并且对于其病证的分型论治、方药选用做出了相当大的贡献。今举数例，以观其要：

（一）中风

楼英认为《内经》所论中风之浅深也，其偏枯身偏痛，而言不变，志不乱者，邪在分腠之间，即仲景、东垣所谓邪中腑是也；痱病无痛，手足不收而言暗志乱者，邪入于里，即仲景、东垣所谓邪中脏是也。《医学纲目·卷之十》曰："偏枯邪浅者，宜泻外感为主，补内伤佐之；痱病邪深者，宜补内伤为主，泻外感佐之也。"就是病机纲要和诊治法则，临证时可区分进行辨证论治。

1. 中风邪浅

（1）风邪侵袭，郁于肌腠

治法：疏风养血，清热除湿。

方药：消风散，其他诸如何首乌散、澡洗药等。

茯苓 川芎 羌活 人参 荆芥穗 防风 藿香 蝉蜕 白僵蚕炒，去丝 甘草炒，各二两 浓朴 陈皮各半两

上为末。每服二钱，茶酒调下。

按：楼英认为："风气客于皮肤，则瘙痒不已。"本方荆芥穗、防风、羌活三味药辛温，善祛风胜湿，蝉蜕散风热透疹，白僵蚕善祛内外之风，通络止痛，川芎辛温，入肝、胆经，善活血祛风行气，《经云》："诸湿肿满，皆属于脾。"用人参、茯苓、陈皮、藿香、浓朴，健脾益气，行气祛湿，甘草既清热解毒，又可调和诸药，用为佐使。诸药合用，祛风药为主，于祛风之中伍以除湿、清热、养血之品，使风邪去，湿热除，血脉和，则瘙痒自止。

（2）风寒侵袭，经络不利

治法：疏风散寒，益气扶正。

方药：秦艽升麻汤，其他诸如疏风汤、服桑枝法等。

升麻 干根 甘草炙 芍药 人参各半两 秦艽 白芷 防风 桂枝各三钱

上㕮咀，每服一两，水二盏，连须葱根白三茎，煎至一盏，去渣，稍热服，食后服。药毕，避风寒，卧得微汗出则止。

按：方中秦艽善祛风活血，舒经活络，《别录》云："疗风，无问久新；通身挛急。"防风、白芷祛风散寒，燥湿止痛，桂枝温经散寒，祛风止痛，干根即葛根，升麻、干根升阳明之津气，人参扶助正气，白芍敛阴和营，甘草缓急止痛，葱白通一身之阳。燥润合宜，补散有法，使邪从外解而经络得通，共奏疏风散寒、益气扶正之效。

（3）风中经络，郁而化热

治法：散寒清热，补益卫虚。

方药：三黄汤。

黄芪二钱 独活四钱 细辛二钱 麻黄五钱 黄芩三钱

上五味，以水六升，煮取二升。分温作三服。一服小汗，二服大汗。心热加大黄二钱；腹满加枳实一枚；气逆加人参三钱；悸加牡蛎三钱；渴加瓜蒌根三钱；先有寒加附子一枚。

按： 方中麻黄、独活、细辛三药辛温，既散风寒湿邪，又有温通经络之功，黄芩苦寒，善清热燥湿，黄芪甘温，补卫固表，诸药合用，共奏散寒清热、补益卫虚之效。方后注有心热、腹满、气逆、悸、渴等证的治法。由于湿热内郁，胃肠内有实热积滞，所以常见腹满、便秘，可加大黄泄实热，加枳实行气消满。脾胃气虚所致胃气上逆者，可加人参补脾胃之气，健运中焦化湿浊而降逆气。心悸者加牡蛎以安神，热伤气阴，加瓜蒌根养阴清热，若素体阳虚不温者，可加附子温肾通阳。

（4）血虚生风

治法：养血祛风。

方药：血风汤。

秦艽 羌活 防风 白芷 川芎 芍药 当归 白术 茯苓 熟地各等分

上为末。一半蜜丸，一半散。酒调下五七十丸妙。

按： 李中梓言："治风先治血，血行风自灭。"故方中以熟地黄、白芍阴柔补血之品（血中血药）与川芎、当归（血中气药）相配，动静相宜，重在滋补阴血，补中有行，组成四物汤大补阴血以祛风，秦艽、羌活、防风、白芷祛风散寒通络，茯苓健脾和胃，诸药合用，血虚得养，风邪得散，风证自除。

2. 中风邪深

（1）实证

邪气内实，腑气不通

治法：行气通腑。

方药：三化汤，其他诸如润肠丸等。

浓朴姜制 大黄 枳实 羌活各等分

上锉，如麻豆大。每服三两，水三升，煎至一升半，服之以微利则已。

按： 方中大黄、厚朴、枳实组成小承气汤，大黄泄热通便，厚朴、枳实行气消痞除满，佐以羌活祛风通络止痛。服后二便微利，乃邪气去、腑气通畅的表现。《医方考》云："三焦之气无所阻塞，而复其传化之职矣，故曰三化。"

（2）虚证

治法：疏通经络，调和营卫，解表祛邪。

方药：续命汤，其他诸如秦艽汤、天麻丸等。

麻黄六两 桂枝二两 当归 人参各一两 石膏四两 干姜 甘草 川芎 各一两 杏仁三十枚

上九味，以水一斗，煮取四升，温服一升当小汗。薄覆脊，凭几坐，汗出则愈。不汗，更服。无所禁，勿当风。并治肺风，但服不得卧，咳逆上气，面目浮肿。

按： 方中麻黄、桂枝二药辛温，解表祛风散寒，干姜辛热，温中散寒，杏仁苦，微温，温肺化痰下气，石膏甘寒，清郁热，甘草调和诸药，又以人参、当归、川芎补血调气，气血充足则祛邪有方。诸方药配伍，寒温相济，补卫和营，共奏疏通经络、调和营卫、解表祛邪之效。

（3）虚实夹杂

下元虚衰，痰浊阻窍证

治法：滋肾阴，补肾阳，化痰开窍。

方药：地黄饮子。

熟地 巴戟 山茱萸 肉苁蓉酒浸，焙 石斛 附子炮 五味子 白茯苓 菖蒲 远志去心 官桂 麦冬去心各等分

上为末。水一盏半，每服三钱，生姜五片，枣一枚，薄荷同煎，至八分，不拘时服。

按： 方中熟地黄、山茱萸补肾填精，肉苁蓉、巴戟天温壮肾阳，四药合用治下元虚衰以固本，共为君药。附子、官桂温养下元，摄纳浮阳，引火归原，石斛、麦冬滋阴益胃，益胃滋肾，五味子合山茱萸可固肾涩精，五药合用，助君药滋阴温阳补肾，共为臣药。菖蒲、远志、白茯苓开窍化痰，以治痰浊阻窍之标，又可交通心肾，是为佐药。生姜、大枣和中调药，薄荷轻清上行解郁，清利开窍，功兼佐使之用。诸药合用，标本兼顾，阴阳并补，水火相济，痰浊可化，共奏滋肾阴、补肾阳、化痰开窍之功。

（二）诸痹

楼英引《素问·痹论》云："风寒湿三气杂至，合而为痹也。"痹证的基本病机为风、寒、湿、热等邪气滞留于肢体筋脉、关节、肌肉等部位，使经脉痹阻，影响气血运行。外邪侵袭机体，可根据禀赋素质不同有寒热转化。故临证可分寒、热、虚、实辨证施治。

1. 风寒湿痹

（1）行痹

治法：祛风通络，散寒除湿。

方药：防风汤。

防风 甘草 当归 赤茯苓去皮 杏仁去皮, 炒熟 桂以上各一两 黄芩 秦艽 葛根各三钱 升麻去节, 半两

上为末。服五钱, 水酒各二盏, 枣三枚, 姜五片, 煎至一盏, 去渣, 温服。

按:《素问》有云"风气盛者为行痹", 风者, 行而不定也, 防风、秦艽散祛风除湿, 麻黄、杏仁宣肺散寒, 肉桂温阳散寒, 当归、葛根活血通络, 解肌止痛, 茯苓健脾渗湿, 黄芩反佐, 防辛温太过, 甘草以为佐使, 诸药合用, 共奏祛风通络、散寒除湿之功,《医学纲目》言此方可治"行痹走注无定"。

（2）痛痹

治法: 温经散寒, 除湿止痛。

方药: 乌头汤, 其他诸如附子八物汤之类。

麻黄 芍药 黄芪各三两 甘草炙 川乌五枚㕮咀。以蜜二升, 煎取一升, 即去乌头。

上五味㕮咀。以水三升, 煮取一升, 去渣, 纳蜜再煎, 服七合, 不时尽服之。

按: 方中麻黄辛温, 善发汗宣痹, 川乌辛热, 有大毒, 善祛寒解痛, 两药配合以散寒止痛除痹, 为方中主药, 芍药甘草酸甘化阴, 缓急止痛, 并有防止乌头辛香燥烈伤阴之弊, 麻黄过于辛散之害, 黄芪益气固卫, 白蜜甘缓, 能解乌头毒。诸药配伍能使寒湿之邪而解, 共奏温经散寒、除湿止痛之效。

（3）着痹

治法: 祛风胜湿, 舒筋止痛。

方药: 薏苡仁散, 其他诸如羌活汤、苍术复煎汤等。

薏苡仁一两 当归 小川芎 干姜 茵芋 甘草 官桂 川乌 防风 人参 羌活 白术 麻黄 独活各半两

上为细末。每服二钱, 空心临卧酒调下, 日三服。

按: 方中薏苡仁甘平淡渗, 利水渗湿, 除痹止痛为君药,《本经》谓其:"主筋急拘挛, 不可屈伸, 风湿痹, 下气。"羌活、麻黄、独活、防风、茵芋皆辛散之品, 善行肌表、通络止痛, 干姜、官桂、川乌皆苦温燥热, 温则水湿易化, 兼有止痛之效, 当归、小川芎辛温活血补血, 行气止痛, 人参、白术甘缓辛温之补药健运中焦, 渗利水湿, 酒有活血通络之功, 温酒调送, 共奏祛风胜湿、舒筋止痛之效。

2. 风湿热痹

治法: 清热通络, 祛风除湿。

方药：二妙散，其他诸如茵芋丸等。

黄柏_炒 苍术_{炒制，去皮}

上为粗末。生姜研入，汤煎沸，调服。

按： 方中黄柏为君，取其苦寒清热燥湿，其性沉降，善趋下焦。臣以苍术，辛散苦燥，长于健脾燥湿，研入生姜，取其辛散以助药力，增强通络止痛之功。诸药相伍，标本兼顾，共奏清热通络、祛风除湿之功。楼英谓其"治筋骨疼痛因湿热者"。

3. 寒热错杂

治法：祛风行湿，清化郁热。

方药：桂枝芍药知母汤。

桂枝_{四两} 芍药_{三两} 甘草_{二两} 麻黄_{二两} 生姜_{五两} 白术_{五两} 知母_{四两} 防风_{四两} 附子_{二两，炮}

上以水七升，煮取二升，温服七合，日三服。

按： 本方中麻黄、桂枝、防风解表祛风，散寒除湿，芍药、知母和营除痹，清郁热，附子、白术助阳化湿，甘草、生姜调和脾胃，顾护中焦，合而用之，表里兼顾，气血同治，共奏祛风行湿、清化郁热之功。

4. 瘀血痹阻

治法：活血化瘀，通痹止痛。

方药：定痛方，其他诸如和血止痛汤、活血应痛汤等。

乳香 没药 地龙_{去土} 木鳖_{去皮} 金星石 五灵脂

上等分蜜丸，如弹子大。每服一丸，临卧酒下。

按： 方中乳香辛苦温，善活血定通，没药辛苦平，善散瘀止痛，二者常相须为用，用于多种瘀滞重症，《医学衷中参西录》曰："乳香、没药，二药并用，为宣通脏腑、流通经络之要药，故凡心胃胁腹肢体关节诸疼痛皆能治之。"地龙（去土）咸寒，性善走窜，通行经络，金星石，甘寒，善止血，使散中有收，木鳖（去皮）苦、微甘、性寒，入肝、脾经，具有消肿、散结作用，五灵脂苦咸温，功入肝经血分，功善活血化瘀止痛，六药合用，共奏活血化瘀、通痹止痛之效。

5. 气血不足

治法：益气温经，和血通痹。

方药：黄芪桂枝五物汤，其他诸如人参益气汤、除湿补气汤等。

黄芪 芍药 桂枝_{各三两} 生姜_{六两} 大枣_{十二枚}

上五味，以水六升，煮取二升，温服七合，日三服。一方有人参。

按：方中黄芪甘温益气，补在表之卫气，李时珍谓"黄芪为补者之长"桂枝善风寒而温经通痹，《本经疏证》谓："桂枝能利关节，温经通脉，此其体也。"二者配伍，桂枝得黄芪而振奋卫阳，黄芪得桂枝而固表不留邪，芍药养血和营，合桂枝调营卫，伍生姜和营卫，调诸药，大枣甘温，益气养血，兼以调和，五药相合，配伍精当，共奏益气温经、和血通痹之功。

（三）头风痛

头为"诸阳之会""清阳之府"，五脏六腑之精气皆上注于头，手足三阳经亦上循头面。头痛有内伤、外感之分，外感头痛多以风邪为主，内伤头痛中气虚、血虚、肾虚者属虚证，风痰、寒厥所致多属实证。

1. 外感头痛

（1）风寒头痛

治法：疏风散寒止痛。

方药：神圣散，其他诸如川芎散、头风方等。

麻黄去节 细辛去苗 干葛生一半，炒一半 藿香叶各等分

上为末，每服二钱，煮荆芥、薄荷，酒调下，茶亦得。并治血风证。

按：《医学纲目》有言："风气循风府而上，则为脑风，项背怯寒，脑户极冷，神圣散主之。"方中麻黄辛温，善宣肺气，开腠理，透毛窍，发汗解表散寒之力强；细辛辛温，解表祛风，散寒止痛，若风寒内侵，易留饮不散，细辛兼能温肺化饮；干葛味辛行散，能通经活络，可治外风头痛，然其性凉，恐其伤胃，助寒之弊，故生炒各半，有"去性取用"之意；藿香叶辛微温，浮而升，气味芬芳，祛风解表。以上诸药为末，可配荆芥、薄荷或酒茶助其辛散之力，诸药合用，共奏祛风散寒止痛之效。

（2）风热头痛

治法：疏风清热止痛。

方药：彻清膏，其他诸如川芎神功散、清空膏之类。

川芎三钱 蔓荆子一钱 细辛一分 藁本一钱 薄荷三分 生甘草半钱 炙甘草梢半钱
上为细末，食后，茶清调下一钱，或半钱。

按：川芎辛温，秉性升散，《本草汇言》谓其能"上行头目"，既能活血化瘀，又能祛风止痛，为治头痛之要药，是为君药。蔓荆子辛微寒，疏散风热，清利头目，藁本辛温，性味俱升，善达颠顶，善于祛风止痛，共为臣药，方中甘草生、炙两用，《珍珠囊》："生甘，平；炙甘，温。"其功效也有异，

生甘草清热解毒，炙甘草佐以调和，细辛长于祛风止痛，薄荷辛凉，清热凉散，兼为佐使，引药入头目，诸药相合，疏风清热，头痛自除。

2. 风痰头痛

治法：化痰息风，健脾祛湿。

方药：半夏白术天麻汤。

按：本方中半夏辛温而燥，燥湿化痰，降逆止呕，天麻甘平润，平肝风止眩晕头痛。二者配伍，为治风痰眩晕头痛之要药，是为君药。白术、茯苓健脾燥湿，以治生痰之本，共为臣药。橘红理气化痰，使气顺痰消，为佐药。使以甘草调药和中。本方风痰并治，标本兼顾，共奏化痰息风、健脾祛湿之效。

3. 寒厥头痛

治法：温中补虚，散寒止痛。

方药：吴茱萸汤，其他诸如麻黄吴茱萸汤、羌活附子汤等。

按：本方中吴茱萸辛苦热，入肝、肾、脾、胃经，《金镜内台方义》谓"吴茱萸能下三阴之逆气"，重用辛温之生姜为臣，温胃散寒，降逆止呕，二者相须为用，温降并行，针对阴寒、气逆之病机颇为恰当。《医考方》云："吴茱萸辛烈善降，得姜之辛温，用以破阴气有余。"佐以甘草、大枣补益中气之虚，实乃补虚降逆之最佳配伍。

4. 气虚头痛

治法：补气止痛。

方药：顺气和中汤。

黄芪钱半 人参一钱 白术五分 陈皮三分 当归五分 芍药五分 甘草炙，三分 升麻三分 蔓荆子二分 柴胡三分 川芎二分 细辛二分

上㕮咀，作一服，水二盏，煎至一盏，去渣温服，食后。服之减半，再服而愈。

按：《内经》曰："阳气者，卫外而为固也。"方中黄芪甘温，补卫实表为君。人参甘温，当归辛温，补气补血，芍药味酸，收卫气为臣。白术、陈皮、炙甘草苦甘，温养卫气，生发阳气，上实皮毛腠理为佐。柴胡、升麻苦辛，引少阳阳明之气上升，通百脉，灌溉周身者也。川芎、蔓荆子、细辛辛温，体轻浮，清利空窍为使，诸药合用，共奏补气止痛之功。

5. 血虚头痛

治法：养血止痛。

方药：一奇散，其他诸如川芎当归散。

用当归、川芎为细末，每服二钱，水一盏，煎七分，温服。

按：方中当归甘温质润，长于补血，为补血圣药，川芎辛温，活血行气，为"血中气药"，秉性升散，能上行头目，为治头痛之要药。二药配伍，使补血而不滞，血荣而痛止。

6. 肾虚头痛

治法：益肾止痛。

方药：玉真丸。

硫黄二两 石膏煅通赤，研 半夏汤洗 硝石研。各一两

上为细末，研匀，生姜汁糊为丸，如桐子大，阴干。每服二十丸，姜汤或米饮下，更灸关元百壮。良方中黄丸子亦佳。虚寒甚者，去石膏，用钟乳粉一两。

按：《医学纲目》有言："肾气不足，气逆上行，头痛不可忍，谓之肾厥。"《金匮翼》论："玉真丸中硫黄、半夏，温降之力弥大，石膏、硝石，寒下之能甚长，夫阴气上逆，其来甚暴，治以纯阳，必多格拒。故须膏、硝为之佐使，令其相入而不觉其相倾耳。"方中硫黄补火助阳通便，半夏燥湿化痰降逆，石膏清热泻火，硝石泄热通便，寒温并用，以降肾气不足之气逆头痛，共奏益肾止痛之功。

（四）胁痛

胁痛的基本病机为肝络失和，其病理变化有"不痛则痛"和"不荣则痛"两类，故临证当重辨气血虚实，一般以实证多见。

1. 肝火实热证

治法：清肝泻火。

方药：当归龙荟丸。

按：《医学纲目》引朱丹溪言：肝木气实，肝火盛而胁痛者，当归龙荟丸，为泻肝火要药。方中龙胆大苦大寒，清肝泻火，芦荟清肝泻火、攻逐通便，共为君药。大黄泄热通便，当归补血柔肝、润肠通便，为臣药。黄连、黄芩、黄柏、栀子、青黛清热泻火，木香、麝香芳香开窍、行气止痛，为佐药。诸药合用，共奏清肝泻火之效。

2. 肝气郁滞证

治法：疏肝解郁。

方药：枳壳煮散，其他诸如匀气散、枳实散等。

枳壳四两，先煎 细辛 桔梗 防风 川芎各二两 葛根一两半 甘草

上为粗末，每服四钱，水一盏半，姜枣同煎至七分，去渣，空心食前温服。

按：方中枳壳、桔梗理气宽中，葛根生津止渴以养阴，防风、细辛归肝经，止痛以缓解胁肋部疼痛，气滞易血瘀，川芎活血行气止痛，与枳壳、桔梗合用，气行则血行以助活血化瘀之功，方中多用苦降升散之药，故佐以甘缓之姜枣和营护卫，使升降不致偏胜也。

3. 肝虚中寒证

治法：补肝散寒。

方药：桂枝散。

枳壳一两，小者 桂枝半两

上为细末，每服二钱，姜枣汤调下。

按：方中枳壳苦辛微寒，功擅理气宽中，行气消胀，桂枝辛甘温，温通经脉，助阳化气，散肝之寒，疏通肝络，《长沙药解》谓："桂枝，入肝家而行血分，走经络而达荣郁。善解风邪，最调木气。"兼以姜枣补肝之虚，共奏补肝散寒之功。楼英谓其可治"肝虚胁痛中清"。

4. 阳虚寒结证

治法：温下攻积。

方药：大黄附子汤。

大黄三钱 附子二枚，炮 细辛二两

上三味，以水五升，煮取二升，分温三服。若强人煮取二升半，分温三服。服后如人行四五里，更进一服。

按：方中附子大辛大热，温里助阳，散寒止痛为君药，大黄通导大便，泻下通积，大黄与附子相伍，去寒性而走泄之性存，为"去性存用"之制，佐以细辛，辛温宣通，既散在经之寒，又助附子温里散寒，三药合用，共奏温里散寒、攻下寒积之效。

5. 寒滞肠腑证

治法：散寒消积。

方药：神保丸。

木香二钱半 胡椒二钱半 巴豆十枚，去皮心膜，研 干蝎七枚

上四味共为末，汤浸蒸饼为丸如麻子大，亦用朱砂为衣。每服五丸。心膈痛，柿蒂灯心汤下。腹痛，柿蒂煨姜汤下。血痛，炒姜醋汤下。肾气胁下

痛，茴香酒下。大便不通，蜜汤调槟榔末一钱下。气噎，木香汤下。宿食不消，茶酒任下。

按：方中巴豆大辛大热，峻下冷积，开通闭塞，胡椒辛热，温中下气消痰，木香辛苦温，行气止痛，健脾消食，干蝎辛温，活血通络止痛。诸药合用，共奏散寒消积之功。

五、医案评析

（一）胁痛

寿四郎右胁痛，小便赤少，脉少弦不数。此内有久积痰饮，因外感风寒所遏，不能宣散，所以作痛。与龙荟丸三十五粒，保和丸三十粒，细嚼姜片，以热汤下，服后胁痛已安，小便尚赤少。再与：白术三钱 陈皮 白芍各二钱 木通一钱半 条芩一钱 甘草五分 上姜三片，煎热饮之。（《医学纲目·卷十四》）

按：本证之胁痛为肝脾素虚，气机郁滞，痰湿积滞，加之风寒时气外遏，郁而化火，结于胁下，"不通则痛"，故胁下作痛。丹溪有言"肝木气实，肝火盛而胁痛者，当归龙荟丸，为泻肝火要药，胁痛甚者，以生姜自然汁，吞下龙荟丸，以肝火盛也"。清代李用粹《证治汇补》有"脾为生痰之源"之说，脾虚可致运化失常，水液失于布散而生湿酿痰。故以龙荟丸清肝泻火，保和丸健脾化痰消积，配以生姜片嚼服，其用有二：①祛风散寒解表。②《内经》云："风木淫胜，治以辛凉"是也。生姜辛通，龙荟丸寒凉，合而用之，可通其肝郁，泻其肝火。痰火郁热稍化，肝脾气机得通，胁痛自然消减，但此后小便尚赤少，说明痰热湿邪尚未完全清化，三焦气机尚未完全通畅，虑其龙荟丸苦寒伤胃之弊，故于健脾和中的基础上加以清热祛湿之法，白术燥湿健脾，陈皮醒脾行气，甘草益气和中，木通、条芩清化湿热，通利小便，白芍养阴柔肝，生姜温中和胃，如此，则三焦之气通畅，痰热湿邪得清，诸症皆愈。

（二）头痛

参谋柏仲实，年六十一岁，二月间患头痛不可忍，昼夜不得眠，邀往视之。其人云：近在燕京，患头昏闷微痛，医作伤寒解之，汗出后痛转加，复汗解，病转加而头愈痛，遂归，每召医用药雷同，到今痛甚，不得安卧，恶风寒而不喜饮食。诊其脉弦细而微，气短而促，懒言语。《内经》曰："春气者，病在头"，今年高气弱，清气不能上升，头面故昏闷，此病本无表邪，因发汗数四清阳之气愈亏损，不能上荣，亦不能外固，所以头苦痛而恶风寒，不喜饮食，气短弱。宜升阳补气，头痛自愈，名之曰顺气和中汤。黄芪钱半 人参一钱 白术五分 陈皮三分 当归五分 芍药五分 甘草炙，三分 升麻三分 蔓荆子二分 柴胡三分 川芎二分 细辛二分，上件㕮咀，作一服，水二盏，煎至一盏，去渣温服，食后。服之减半，再服而愈。（《医学纲目·卷十四》引罗天益案）

按： 此案亦载于《卫生宝鉴》，乃罗天益治疗头痛的经典案例。头痛多因六淫外邪上犯清窍或情志不畅，劳倦体虚，饮食不节，跌仆损伤等导致肝阳上亢，痰瘀痹阻于脑络，或精气亏虚，经脉失养。《内经》曰："阳气者，卫外而为固也。"今年高气弱，又加发汗，卫外之气愈损，清阳之气不能上荣，不能外固，故头苦痛而恶风寒。不喜饮食，气短促，懒言语皆气虚之象。此乃气虚头痛，宜升阳补气。李东垣有言："头痛分三阴三阳，诸气虚头痛者，人参、黄芪主之。"故黄芪甘温，补卫实表为君。人参甘温，当归辛温，补气补血，芍药味酸，收卫气为臣。东垣云："头痛耳鸣，九窍不利，肠胃之所生也。"用白术、陈皮、炙甘草苦甘，健脾益气，生发阳气，上实皮毛腠理为佐。柴胡、升麻苦辛，引少阳阳明之气上升，通百脉，灌溉周身者也。川芎、蔓荆子、细辛辛温，体轻浮，清利空窍为使，诸药合用，则升阳补气，头痛自愈也。全方重视补益脾胃之气，复气血生化之源，方名顺气和中汤，乃东垣弟子天益所创，楼英类编于此，此乃宗东垣"补中升阳"之大法。

（三）惊悸

林学士本南人，历内地为官，有一子甚端严而聪敏，父母爱之，居常喜食海蛤，饮食之顷，未尝不设，至十八年，忽面色顿青，形体瘦削，夜多惊悸。皆谓劳瘵之疾，百疗不瘳。遂召杜脉之，杜曰：非病。何以知之？盖虽瘦削面青，精神不减。问学院子，秀才好食甚物？曰：多食南海中味。杜曰：但多服生津液药，病当自愈。如是经两月，面色渐有红润意，夜亦无惊悸。林学士延杜而问曰：医师之验，久闻世名，愿闻此病所以？杜曰：王冰《素问》曰，盐发渴，乃胜血之证。海味皆咸物，既多食海味，使心血渐衰，则夜惊悸。今既去咸，用生津液之药，人且少壮，血液易生，面色渐有红润，此疾去乃安矣。众医以为劳瘵，非其治也。（《医学纲目·卷之十三》）

按： 惊者，心卒动而不宁也，悸者，心跳动而怕惊也。南人林学士之子喜食海蛤十余年，忽面色顿青，形体瘦削，乃发惊悸。《灵枢·五味》云："咸走血，多食之……血与咸相得则凝。"《素问·异法方宜论》云："东方之域，天地之所始生也。鱼盐之地……其民食鱼而嗜咸……盐者胜血，故其民皆黑色疏理。"认为咸走肾，肾属水，心属火，肾水太过则水旺乘火，心火被水乘掣，不能正常发挥心主血脉之能，心血渐衰，故发惊悸，如杨上善有言：

"盐，水也。血者，火也。水以克火，故胜血而人色黑也。"《素问·宝命全形论》又言："夫盐之味咸者，其气令器津泄。"故有面色顿青之感，形体瘦削之貌。今悉病因，乃去其咸，用生津液之品补津益血，因其少壮，津血易生。面色渐润，乃疾去而安之兆也。

（四）眩

妇人患头风者，十居其半，每发必掉眩，如在车上。盖因血虚，肝有风邪热故耳。《素问》云：徇蒙招摇，目眩耳聋，下实上虚，过在足少阳、厥阴，甚则归肝。盖谓此也。余常取此方以授人，比他药捷而效速。川芎散。

川芎一两 当归三分 羌活 旋覆花 蔓荆子 细辛 石膏 藁本 荆芥穗 半夏曲炙 防风 熟地 甘草各半两

上为末，每服二钱，水一大钟，生姜三片，同煎至七分，去渣温服，不拘时服。（《医学纲目·卷之十一》）

按：此案亦载于《妇人大全良方》，乃许叔微治妇人头风案。掉，摇也；眩，昏乱旋运也，风主动故也。《内经》云："诸风掉眩，皆属于肝。"又云："徇蒙招摇，目眩耳聋，下实上虚过在足少阳、厥阴，甚则归肝……上虚者肝虚也，故肝虚则头晕。"《内经》论眩，皆属肝木，属上虚，即肝虚之故。若妇人患头风之病，大多有掉眩之候，盖因肝经血虚，而风邪袭之，当治以祛风清热，行血止痛。头风即头痛也，东垣认为："头痛总其大体而言之，皆以风药治之，诸血虚头痛者，当归，川芎主之。"故以川芎散治之。方中川芎活血行气，祛风止痛为君，当归养血扶正止痛以求本，是为臣药，蔓荆子疏散风热，清利头目，羌活、荆芥穗、细辛、防风辛温升散，疏风解表，助肝木祛风邪于外，藁本性味俱升，善达颠顶，祛风而止头痛，熟地助当归以养血，半夏曲化痰行气，防熟地滋腻之弊，旋覆花降气消痰，防诸温气药升散太过，石膏甘寒清热，乃甘寒泻风木之意，生姜辛散，甘草调和以为佐使，诸药合用，使头风定而眩止。楼英在《医学纲目》中编引此案，大有阐发内经之旨，遵古不泥。

第二节 心小肠病

一、概述

心与小肠病是指在感受外邪、内生五邪、劳倦失度、痰饮瘀血等病因的作用下，发生心与小肠功能失调的一类内科病证。楼英所著《医学纲目》一书，涉及心与小肠病者，共五卷，起自十六卷，终于二十卷。论及心痛、胸痛胸满、胸痹短气缓急、烦躁、谵妄、健忘、诸痛、诸逆冲上、噫、诸血、诸痿、舌、汗、痈疽、丹熛瘰疬、跌仆伤损、诸般恶虫咬等 19 种相关疾病，共计 100 种病证，分别收集了《素问》《灵枢》《神农本草经》《针灸甲乙经》，以及张仲景、李东垣、刘河间、朱丹溪、罗谦甫、孙思邈、张洁古等有关心与小肠的病因病机、病证分型及证治方药等论述，并加以分类点评，内容全面丰富，论述较为详尽，对后世认识治疗心与小肠病具有较好的参考指导意义。

二、病因病机

楼英在《医学纲目》中对心小肠病发生的病因病机做了较为详尽的论述，其内容不但包括心、小肠等脏腑，也包括与心相关的烦躁、谵妄、健忘等神志失常表现，也涵盖血、汗等津液，舌、皮肤等相关组织器官，论及的心小肠病病因内容甚多，除外邪侵袭、内生五邪、痰饮瘀血及劳倦所伤以外，还涉及酒食、情志、外伤、蛊毒等；病机则有痰饮瘀血、邪盛正虚等致使气血阴阳失调，津液代谢障碍，脏腑失和等。

（一）外邪侵袭，内舍于心

外邪包括风寒暑湿燥火六淫邪气及蛊毒疫疠病邪等，是心小肠病的主要致病因素之一，楼英认为若外邪侵袭机体，内舍于心，影响其相关脏腑功能，就可能失去正常的心主血脉、藏神等功能，从而致生相关病证。如寒气客于背俞之脉，使血涩血虚而痛，注于心，则心痛，故《医学纲目·卷之十六》云："寒气客于背俞之脉，则血脉涩，血脉涩则血虚，血虚则痛。其俞注于心，故相引而痛。按之则热气至，热气至则痛止矣。此亦寒气客心背而痛也。"痈疽多因寒邪客之而发，《医学纲目·卷之十八》中指出："寒邪客之则血泣，血泣则不通，不通则卫气归之，不得复反，故痈肿。寒气化为热，热胜则腐肉，腐肉则为脓……阳气者，开阖不得，寒气从之，乃生大偻。荣气不从，逆于肉理，乃生痈肿。是亦寒邪从劳汗之隙，及阳气开阖不得其理之隙，久客之为痈肿也。"

此外，楼英认为热风湿寒燥五气皆能犯心而痛，《医学纲目·卷之十六》云："心痛凡热风湿寒燥五气之初，皆能干心而痛，盖心为五脏之主故也。"

（二）内生"五邪"，心火为著

内生"五邪"因病起于内，又与风、寒、湿、燥、火外邪所致病证的临床征象相似，故称为"内风""内寒""内湿""内燥""内火"，是由于脏腑经络及精气血津液功能失调所致的综合性变化。若妇人血风，失血而枯，其热不除，循衣摸床，此乃燥热之极。如《医学纲目·卷之十六》云："治妇人血风症，因大脱血崩漏，或前后失血，因而枯燥，其热不除，循衣撮空摸床，闭目不省，掷手扬视，摇动不宁，错语失神，脉弦浮而虚，内燥热之极也。"

楼英认为，内火在心小肠病的病因病机中占有重要地位，诸多疾病，包括烦躁、喜笑、诸痛、疮疡、丹熛等皆因火盛，如烦躁，楼氏认为皆心火为病，于《医学纲目·卷之十六》中云："大抵烦躁者，皆心火为病。心者，君火也，火旺则金烁水亏，惟火独存，故肺肾合而为烦躁。"如经云：心藏神，神有余则笑不休。又云：在藏为心，在声为笑，在志为喜。认为喜笑皆属心火，《医学纲目·卷之十六》有云："精气并于心则喜。又云：火太过为赫曦，赫曦之纪，其病笑狂妄。"又载："笑，蕃茂鲜淑，舒荣彰显，火之化也，故喜为心火之志也。喜极而笑者，犹燔烁太甚，而鸣笑之象也，故病笑者，心火之盛也。"

（三）痰饮瘀血，困扰心主

痰饮是人体水液代谢障碍所形成的病理产物，较稠浊者为痰，清稀者为饮。瘀血是体内血行滞缓或停积所形成的病理产物。二者既是病理产物，又是致病因素，可干扰机体正常生理功能，使相关脏腑功能失调，引起新的病变。

痰饮为浊物，而心神性清净，故痰浊为病，尤易蒙蔽清窍，扰乱心神，使心神活动失常。故楼英在《医学纲目·卷之十六》一节中引丹溪之论，曰："虚病痰病，有似鬼祟论……痰客中焦，妨碍升降，不得运用……视听言动皆有虚妄。"并引一案例云："外弟戚，一日醉饱后，乱言妄见。询之，系伊亡兄附体，言出前事甚的，乃叔在边叱之曰：非邪，乃食鱼生与酒太过，痰所为耳。灌盐汤一大碗，吐痰一二升，汗因大作，历一宵而安。"《医学纲目·卷之十六》中亦有言："健忘精神短少者多，亦有痰者。"以上指出痰饮为谵妄、健忘的重要致病因素。另外瘀血致病，症状繁多，致病广泛，楼英认为心痛、胸痹、诸痛、谵妄、诸血证、痈疽等病皆与瘀血的形成密切相关。如《医学纲目·卷之十六》指出："产后血晕入心经，语言颠倒，健忘失志""心主身之血脉，因产耗伤血脉，心气虚则败血得积，上干于心，心不受触，遂致心中烦躁，卧起不安，乍见鬼神，言语颠倒"等。

（四）劳倦所伤，气血失和

过度劳倦，包括劳力过度、劳神过度、房劳过度三个方面，即形劳、心劳、肾劳，可导致脏腑经络气血及精气血津液神的失常而引起疾病的发生。《素问·生气通天论》云："劳汗当风，寒薄为皶，郁乃痤。"若调摄不慎，劳力过度，汗出当风，使毛窍闭塞，营卫郁于内，不得发越，郁而为痤。《医学纲目·卷之十八》中亦载："是亦寒邪从劳汗之隙，及阳气开阖不得其理之隙，久客之为痛肿也。"

此外，肾藏精，肾精不宜过度耗竭，房劳过度，损肾伤精，其所生疮病为大疔之最重者，如《医学纲目·卷之十八》云："热湿既盛，必来克肾，若不慎房事，损其真水，则水乏而湿热之化上行，其疮必出背上及脑，此为大疔之最重者。"淫而夺精耗肾，所得下血之证必重，《医学纲目·卷之十七》曰："淫而夺精，身热色夭然，及酒后下血，血笃重是逆也。"心藏神，脾主思，常思久虑，忧郁成疾，易耗伤心血，劳伤心神。楼英在《医学纲目·卷之十六》中引丹溪一医案："金氏妇，壮年暑月赴筵归，乃姑询其坐次失序，遂赧然自愧，因此成疾，言语失伦，其中多间一句，曰奴奴不是，脉大率皆数而弦……"即说明了忧思久虑、劳伤心神的病机变化。

三、治则治法

心小肠病是内科疾病的一部分，除内科疾病的基本治则外，亦有其特殊的治则。楼英认为心小肠病的治法当注重通降心火，安定神志。譬如《医学纲目·卷之二》云："诸火热病，皆属于心也，热甚，则心太过，而病化火热，如岁火太过，病谵妄狂越之类，俗谓之阳躁谵语等病，治以攻剂是也。寒水胜，则心为邪攻，而病亦化火热，如岁水太过，病躁悸烦心谵妄之类，俗谓之阴躁郑声等病，治以补剂是也。"另外，心主血脉，心阳之温煦，心血之濡养，有助于小肠化物等机能，小肠化物，泌别清浊，清者上输心肺，化赤为血，以养心脉，即《素问·经脉别论》所谓"浊气归心，淫精于脉"。所以调节心之气血阴阳亦是心小肠病的重要治则。

对于心小肠病的治法，楼英在《医学纲目》一书中采各家之长，论述详尽，依据心小肠病各病证发生的病因病机不同，具体又有补益心气法、温煦心阳法、回阳固脱法、滋养心阴法、濡养心血法、温通心脉法、清降心火法、养心安神法、清热凉血法、活血化瘀法、行气祛痰法之类。

（一）补益心气法

补益心气法是指采用补气养心的一种治法，适用于心气不足，鼓动乏力所致的心痛、虚烦、胸痹短气、汗出等心气虚证。心气由心精、心血化生，也是一身之气分布于心、脉的部分，是推动和调控心脏搏动，脉管舒缩及精神活动的一类极细微的物质。心居胸中，心气亏虚，胸中宗气无力运转，气机不畅，故心痛、胸痹短气；心气虚，失之濡养，则虚烦，动则气耗，故活动后诸症加重，汗为心液，心气虚，则心液不固而外泄，故汗出。

楼英认为心痛一病，按之痛止者为虚。关于其治法，可采用丹溪的草豆蔻丸"治气馁弱人心痛"。在《医学纲目》烦躁一文中，楼氏认为"凡心虚则烦心，肝肾脾虚亦烦心。经云：夏脉者心也，其不及者，令人烦心。又云：肝虚、肾虚、脾虚，皆令人体重烦冤者，是知烦多生于虚也"。他又认为"虚烦身不觉热，头目昏疼，口干咽燥不渴，清清不寐，皆虚烦也"，并可用淡竹茹汤治"治心虚闷，头疼短气，内热不解，心中闷乱，及妇人产后心虚，惊悸烦闷欲绝"（《医学纲目·卷之十六》）。

（二）温煦心阳法

温煦心阳法是指温暖、补益心之阳气的一种治法，适用于心阳虚衰，温运无力，虚寒内生所致的心痛、胸痹短气、汗证等心气虚证。心阳是心气中具有温煦、推动、兴奋作用的部分。心阳不振，阳虚则寒凝，寒凝则经脉气血不通，可致心痛，胸痹气短，心阳虚，卫外不固，则汗出。

楼氏在《医学纲目》中论及"寒气客于背俞之脉，则血脉涩，血脉涩则血虚，血虚则痛。其俞注于心，故相引而痛。按之则热气至，热气至则痛止矣。此亦寒气客心背而痛也"。引丹溪言："凡心痛，必用温药。"可采用温散或温利的方法温心阳，止心痛。有桂心二两，捣罗为散，热酒调下治寒疝心痛，有附子、草果、良姜等份酒煎服治寒气心痛。并认为寒饮心痛，则"其人病心中如啖蒜状，剧者心痛彻背，背痛彻心，譬如蛊注"，《医学纲目·卷之十六》也用桂枝生姜枳实汤温阳化饮，以上皆为温煦心阳之临证活法。

（三）回阳固脱法

回阳固脱法适用于心阳极虚、阳气暴脱的所致的亡阳证候，即在心阳虚证的表现上，突然出现冷汗淋漓，四肢厥冷，面唇青灰，或神志不清，昏迷不醒等卒中暴厥表现。阳衰不能摄津，故冷汗淋漓；气随津脱，肢体得不到阳气温煦，则四肢厥冷；心阳虚衰，寒凝经脉，心脉痹阻不痛，则胸痛剧烈，面唇青灰；阳气外脱，心神失养，神散不收，则神志不清或昏迷不醒。

回阳固脱法所治皆为危急重症，楼英认为其非久病也，朝发暮死，宜急救。并在《医学纲目·卷之十六》中用仲景术附汤，即用附子、白术、甘草三味药，治"寒厥暴心痛，脉微气弱"。又如卒中暴卒一病，猝然不知人事，但气不绝，脉动如故或脉乱而无序，或乍大乍小；尸厥一病，脉动而无气，气闭不通，故静而死也。《医学纲目·卷之十七》有用还魂汤、苏合香丸、附子理中之类救之。

（四）滋养心阴法

滋养心阴法是指滋润、补养心之阴气的一种治法，适用于心阴亏虚、虚热内扰所致的心痛、烦躁、谵妄等心阴虚证。心阴是心气中具有凉润、宁静、抑制作用的部分。心阴虚则心神失养，虚热扰心而心神不安，故出现心痛、烦躁、谵妄等心阴虚之象。

楼英在《医学纲目·卷之十六》中用白术、赤芍药、黄芩组成白术散治虚热所致"妊娠卒心痛欲死，不可忍者"。同卷又有益母丸"治子烦似虚不得卧者"，且楼英认为妇人血风症，出现难治之象，"气粗鼻干不润，上下通燥"，宜生地黄黄连汤。以上皆为滋养心阴之临证活法。

（五）濡养心血法

濡养心血法是补益、濡养心之血脉的一种治法，适用于心血不足，心失濡养所致的心痛、烦躁、健忘、诸血等血虚之证。心血是具有濡养形体及其形体官窍和化生心神的生理作用。心血不足，心失所养，故心痛、心悸等；血不养心，心神不宁，则失眠多梦，烦躁；血虚不能上荣头目，故见头晕、健忘等。

《医学纲目·卷之十六》中列举心血虚所致"治虚劳虚烦不得眠"，可用酸枣仁汤治之。产后血虚气烦，可用生地黄汁、清酒各一盏相合，煎一沸。又如治诸血，楼英认为"六脉细弦而涩，按之空虚，其色必白而夭不泽者，脱血也"，并认为若有寒证，以辛温补血，甘温润之剂佐之，可用黄芪芍药汤，即可愈；若因气盛多而亡血，当以甘寒镇坠之剂，泻火与气，以坠浮气，以辛温微苦，峻补其血，用三黄补血汤。血虚之别，同中有异，楼氏辨证，可于斯见。

（六）温通心脉法

温通心脉法是指温养开通心脉、防止闭塞的一种治法，适用于心脉寒凝闭塞，不通则痛所致的心痛、胸痹等心脉痹阻证。《内经》云："心主身之血脉""诸血者皆属于心"。若血瘀心脉者，痛如针刺，舌色暗紫；寒凝心脉者，突发剧痛，遇寒加重，得温痛减。

楼英在《医学纲目》中引丹溪所论，曰："心痛脉涩者，有死血。又云：作时饮汤水下作吃者，有死血，桃仁承气汤下之。"瘀血阻滞心脉，不通则痛。《医学纲目·卷之十六》中有五灵脂、蒲黄组成失笑散"治妇人心痛，气刺不可忍及治心腹痛，百药不效"服之即愈，亦有手拈散治"心脾疼极"，亦有"大嵩蜜汤治产后血寒心痛"以通其脉，散其寒等。

（七）清降心火法

清降心火法是指清心火、安心神的一种治法，适用于心火炽盛、热扰心神所致的心痛、烦躁、吐血衄血、面赤、口舌生疮等心火亢盛之证。心火多因情志抑郁化火，或火热之邪内侵，或过食辛辣刺激、温补之品，久蕴化火，内炽于心所致。心主神明，火热炽盛，扰乱心神则失眠烦躁，甚则狂躁谵语；心之华在面，开窍于舌，火热循经炎上，则面赤、口舌生疮；热伤血络，迫血妄行，则见吐血衄血。

楼英认为心痛之病，"病得之稍久则成郁，久郁则蒸热，热久必生火"，故多可以山栀为热药之向导，姜汁佐之，台芎开之，使邪伏病退。《医学纲目·卷之十六》中有金铃子散用治"治热厥心痛，或作或止，久不愈者"。楼氏认为"气乱于心，则烦心密默……大抵烦躁者，皆心火为病。心者，君火也，火旺则金烁水亏，惟火独存，故肺肾合而为烦躁……"故可用仲景栀子豉汤，"以栀子色赤而味苦，入心而治烦，盐豉色黑而味咸，入肾而治躁"（《医学纲目·卷之十六》）等。

（八）养心安神法

养心安神法是补益心之气血阴阳以安定神志的一种治法，适用于心之气血阴阳亏虚，心神失养所致的谵妄、健忘等心神散乱证。《素问·灵兰秘典论》："心者，君主之官。神明出焉。"张景岳注："心为一身之君主……脏腑百骸，惟所是命，聪明智慧，莫不由之。"王冰注："任治于物，故为君主之官。"心主神明，统帅人体生命活动和主宰意识、思维等精神活动的机能，若心之气血阴阳亏虚，心神失明，则可出现谵妄、健忘等神志失常表现。

《医学纲目·卷之十六》一文中，楼英引仲景之论："邪哭使魂魄不安者，血气少也。血气少者，属于心，心气虚者，其人多畏，合目欲眠，梦远行而精神离散，魂魄妄行，阴气衰者为癫，阳气衰者为狂。"心之气血衰少，致使精神离散，魂魄不安，可用远志丸、茯神散安其神，定其魄。也有用大枣汤"治妇人悲伤欲哭，象如神灵"。早在《灵枢》一书中，就有论及健忘，认为人之善忘，为胃肠实而心气虚，即上实下虚，《医学纲目·卷之十六》中楼氏所列孔子大圣枕中方、定志丸等方皆为养心安神之良方。

（九）清热凉血法

清热凉血法是清热凉血、防止血热妄行的一种治法，适用于血热动血妄行为主的诸血证。血热，是指热入血中，血行加速而异常的病理状态，脏腑火热炽盛，热迫血分所表现的证候。心阳推动心脏搏动，温通全身血脉，使血行脉内，热甚则推动血液妄行，失其常道，出现各种出血症状。

楼英认为"热助心火甚而血涌沸"。在《医学纲目·卷之十六》一章中有文蛤散，即五倍子、白胶香、牡蛎粉三者等份磨粉掺患处"治热壅舌上出血如泉"，又有必胜散"治血妄流溢，或吐或衄"，五神汤"治妇人热毒上攻，吐血不止"。同时丹溪有言，"衄血，以凉血行血为主"。故楼氏以犀角地黄汤入郁金凉血行血治衄血，同时注意"犀角性走散，血虚者用之祸至"。以上诸方对血热证的治疗皆有一定的参考价值。

（十）活血化瘀法

活血化瘀法是通畅血脉，化其瘀滞，加快血液运行的一种治法，适用于脉管内血液运行迟缓，或血溢脉外而停蓄体内所引起的瘀血证。可有疼痛，肿块，出血，瘀血等色脉证等表现。瘀血乃有形之邪，停滞于内，不通则痛，故痛如针刺，疼痛拒按，夜间痛甚；瘀血凝聚，日久不散而形成肿块，并可见肿块色青紫；瘀血阻滞，气血运行不利，肌肤失养，可见肌肤甲错，面色黧黑等。

《本草》谓"发灰消瘀血，通关格，利水道，破癥血衄"。丹溪云："发，补阴甚捷。"故楼英在《医学纲目·卷之十七》中用血余散"治血淋，兼治内崩吐血，舌上出血，小便出血"。《医学纲目·卷之十六》中又有"治产后败血冲心，发热狂言奔走，脉虚大者"，楼英认为此为瘀血夹热，予以干荷叶、生地黄、牡丹皮等份浓煎，调蒲黄服，以化瘀清热。

（十一）行气祛痰法

行气祛痰法是通行气滞、祛痰散结的一种治法，适用于气滞痰阻，不通则痛所致心痛、胸痹、谵妄、健忘等痰气痹阻证。气血津液是脏腑功能活动的物质基础，脏腑的病理变化会导致气血津液的紊乱，同时气血津液的运行代谢障碍会影响脏腑的正常功能活动。气为无形之物，痰为有形实邪，气郁可生痰，痰阻影响气机调畅，二者相互影响，互为因果。痰气痹阻于心胸，可致心痛、胸痹；蒙蔽神窍，导致谵妄、健忘等。

楼英在《医学纲目》中采用瓜蒌薤白半夏汤通阳散结，祛痰宽胸，治"胸痹不得卧，心痛彻背"。楼英引仲景之言"胸痹之病，喘息咳唾，胸背痛，短气，寸口脉沉而迟，关上小紧数者"。宜以瓜蒌薤白白酒汤通阳散结，行气祛痰。其他如旋覆花汤可治胃虚痰气逆阻证，枳实薤白桂枝汤可治胸阳不振、痰气互结之胸痹等，皆为行气祛痰法的临床活用。

四、证治举要

楼英《医学纲目》将心小肠病分述于内科病证类，共五卷，其中心居胸腔之中，心痛、胸痛胸满、胸痹短气多属心部疾病；心主神志、烦躁、谵妄、健忘、卒中暴厥等神志病变皆属于心；心主血，心在液为汗，开窍为舌，故诸见血门、舌、汗亦归属于心部；诸痛痒疮，皆属于心，故痈疽、丹熛瘰疹、跌仆伤损、诸般恶虫咬等外科疾患归属于心也有一定道理；诸逆冲上，皆属于火，心象火，故诸逆可放于心部；经曰：心为噫，又云：太阴所谓上走心为噫，故心与噫密切相关。可以说楼英对于心小肠病的分类研究是下了一番很大的功夫，并且对于其病证的分型论治、方药选用做出了相当大的贡献。今举数例，以观其要：

（一）心痛

《医学纲目·卷之十六》中，朱丹溪认为"凡心痛，必用温药"。又有言"病得之稍久则成郁，久郁则蒸热，热久必生火"。故临证可根据寒热虚实为纲要，进行辨证论治。

1. 寒证

（1）外寒客心证

治法：助阳解表，理气止痛。

方药：麻黄桂枝汤。

麻黄_{去节，汤浸焙} 桂心 芍药 细辛_{去苗} 干姜 甘草_{炙。各七钱半} 半夏 香附_{各五钱}

上锉，每五钱，水盏半，生姜五片，煎七分去渣，食前服，大便秘入大黄，量虚实加减。

按：此方乃麻黄汤与桂枝汤合方去杏仁、大枣，加细辛、干姜、半夏、香附而成。素体心气不足或心阳不振，复因寒邪侵及，"两虚相得"，寒凝胸中，胸阳失展，心脉痹阻，而致心痛。方用麻黄配桂枝发汗解表，细辛配桂枝温经止痛，芍药配桂枝调和营卫，芍药配甘草缓急止痛，干姜温中散寒，香附调理气机，半夏祛痰开痞，诸药合用，共奏解表祛寒、通脉止痛之效。

（2）寒厥侵心证

治法：温阳散寒，通脉止痛。

方药：术附汤。

附子_{炮去皮脐，一两} 白术_{四两} 甘草_{炙，一两}

上粗末，附子令匀，每三钱，水一盏半，姜五片，枣一枚，煎至一盏去渣，温服食前。

按：附子辛甘大热，回阳救逆，散寒止痛之功著，白术甘温，健脾益气，顾护中焦阳气，佐以加甘草，以缓术、附之性。姜、枣同煎，以司开阖之机。诸药合用，使寒厥除，心痛缓。

（3）寒痰凝心证

治法：通阳散结，行气祛痰。

方药：瓜蒌薤白半夏汤。

瓜蒌实一枚　薤白三两　白酒一斗　半夏半升

上四味，同煮至四升，服一升，日三服。

按：瓜蒌实甘寒入肺，善涤痰散结，理气宽胸，薤白辛温，通阳散结，行气止痛，二药相配，化上焦痰浊，散胸中阴寒，宣胸中气滞，为治胸痹要药，半夏辛温，善祛痰散结，同时佐以白酒辛散温通，行气活血，以增强行气通阳之功，诸药配伍精当，共奏通阳散结、行气祛痰之用。

（4）寒饮凌心证

治法：通阳散结，降逆逐痰。

方药：桂枝生姜枳实汤。

桂枝　生姜各一两　枳实五个

上三味，以水六升，煮取三升，分温三服。

按：方中重用枳实降气消痞，桂枝通阳降逆，生姜散寒化饮，三药相合，使气行则痞消，阳盛则饮化，气畅饮消则诸逆痞痛自愈。

（5）寒气入心证

治法：温中散寒，理气止痛。

方药：果附汤。

附子　草果　良姜等分

以酒煎服，立效。

按：方中草果、附子、良姜均为温热之品，俱能温中散寒，三者配伍，盖取附子散寒救逆，草果芳香辟秽开窍，良姜温胃散寒也，共奏温中散寒、理气止痛之功效。

2. 热证

治法：疏肝泄热，行气止痛。

方药：金铃子散。

金铃子　玄胡索各一两

上为末，每服三钱，酒调下。痛止与枳术丸。

按：经言：诸痛皆属于心，而热厥属于肝逆，金铃子除湿热，清肝火，止痛，延胡索和一身上下诸痛，二药配伍，共奏疏肝泄热、行气止痛之功。时珍曰："用之中的，妙不可言。方虽小制，配合存神，却有应手取愈之功，勿以淡而忽之。"

3. 虚证

（1）血虚心痛证

治法：养血补虚止痛。

川芎 当归 茯苓 浓朴各等分

上水六升，煎二升，分二服。

按：方中当归补血活血，川芎行气活血，补血而不滞，茯苓健脾益气，使中焦气血生化有源，浓朴辛温，其气不但上行，又能上升外达，诸药合用，使补血而不滞，共奏养血补虚止痛之用。

（2）虚热心痛证

治法：滋阴清热止痛。

方药：白术散。

白术 赤芍药各二两 黄芩一两半

上水六升，煮取二升半，分三服，半日令尽，微下水，令易产。忌桃李雀肉。

按：白术甘温，健脾益气，赤芍味苦微寒，清热凉血，散瘀止痛，黄芩苦寒，清热泻火，三药合用，共奏滋阴清热止痛之效。

4. 实证

（1）食积证

治法：消食化积止痛。

方药：小胃丹。

芫花好醋拌匀，过一宿，于瓦器内不住手搅，炒令黑，不令焦 甘遂湿面裹，长流水浸半日，洗晒干。一云水浸，冬七日，春秋五日。或用水煮亦可 大戟水煮一时，洗晒干。各半两 大黄湿纸裹煨，勿焦，切，焙干，再以酒润，炒熟焙干，一两半 黄柏炒，三两

上为末，以白术膏丸，如萝卜子大。临卧津液吞下，或白汤送下。取其膈上湿痰热积，以意消息之。欲利，空心服。（一方加木香、槟榔各半两，蒸饼丸，每服七八十丸。）

按：甘遂、芫花、大戟三者善泻水逐饮，消肿散结，大黄苦寒，泻下攻积，黄柏苦寒，清热泻火滋阴，白术制膏为丸，甘温和缓，制其辛烈，诸药

合用，使膈上食积除而痛止。《医方考》云："小胃丹可治食积心痛，所谓小，消也；小胃者，消去胃中之痰物也。甘遂、芫花、大戟，能下十二经之湿痰，大黄佐之下行，黄柏制其辛烈。是方也，大毒之剂，攻杀击刺之兵也，善用则治，弗善用之则乱。"

（2）血瘀证

治法：活血化瘀止痛。

方药：失笑散。

五灵脂净好者、蒲黄等分为末，每二钱，用黄醋一杓，熬成膏，再入水一盏，煎至七分，热服效。

按：方中五灵脂、蒲黄相须合用，活血祛瘀，通利血脉，而止瘀痛。用黄醋煎熬，取其活血脉、行药力、加强活血祛瘀止痛之效。

（3）气滞证

治法：行气止痛。

方药：调气方。

香附四两 人参一两 乌药三两 砂仁一两 甘草炙, 二两

上为细末，熟汤调服。

按：香附辛、微苦、微甘、平，入、肝、脾、三焦经，功用疏肝解郁，理气宽中，调经止痛，为疏肝行气要药，是为君药。乌药温肾散寒，行气止痛，助香附行气止痛，是为臣药，佐以人参补气，砂仁温中行气，甘草调和诸药，以为佐使之用，诸药合用，则气行而痛消。

（4）饮逆证

治法：行气除满，荡热涤饮。

方药：枳朴大黄汤。

浓朴一两 大黄六两 枳实四枚

上三味，水五升，煮取二升，分温再服。

按：方中大黄六两，苦寒泻下，直决地道，俾饮邪得顺流而下，浓朴行气消饮，枳实消痞除满，诸药合用，胃肠气机得通，饮邪得除。

（5）寒湿证

治法：散寒除湿，宣痹止痛。

方药：薏苡仁附子散。

薏苡仁十五两 大附子十个, 炮

上二味，杵为散，服方寸匕，日三服。

按：薏苡仁，甘淡凉，善健脾利湿，《本草经疏》谓："薏苡仁，性燥能

除湿，味甘能入脾补脾，兼淡能渗泄。"附子，辛大热、有毒，能回阳补火，逐火寒湿。二者合用，共奏散寒除湿、宣痹止痛之功。《成方切用》曰："胸痹者，乃胸中之阳，痹而不舒，其经脉所过，非缓即急，失其常度，总由阳气不运，故致然也，用薏苡仁以舒其经脉，用附子以复其阳，则宗气大转，阴浊不留，胸际旷若太空，所谓化日舒长，曾何缓急之有哉。"

（二）血证

《医学纲目·卷之十七》中楼英引东垣之论："衄血出于肺，以犀角、升麻、栀子、黄芩、芍药、生地、紫参、丹参、阿胶之类主之。略唾血者出于肾，以天门、麦门、贝母、知母、桔梗、百部、黄柏、远志、熟地黄之类主之。如有寒者，干姜、肉桂之类主之。痰涎血者出于脾，葛根、黄芪、黄连、芍药、甘草、当归、沉香之类主之。呕血出于胃，实者犀角地黄汤主之，虚者小建中汤加黄连主之。"并参考其分类方法，临证可分为"衄血、吐血、咳唾血、溲血、下血"进行辨证论治。

1. 衄血

（1）气虚衄

治法：补气止血。

方药：止衄散。

黄芪六钱 赤茯苓 白芍药各三钱 当归 生地 阿胶炒。各三钱

上为细末，煎黄芪汤调下三钱，未止再服。

按：若其人素体虚，劳累而动火，可出现气虚发热，虚火可补，故用黄芪、当归甘温之品以补气养血；阿胶性甘、平，滋阴养血，润燥止血；赤茯苓利水渗湿，白芍药能收阴气，生地黄能凉血热，此三物，去血中之热，自是冲和，与芩、连苦寒之剂殊别，诸药合用，共奏补气止血之效。

（2）血虚衄

治法：养血止血。

方药：三黄补血汤，其他诸如黄芪芍药汤等。

熟地二钱 生地三钱 当归 柴胡各钱半 白芍药五钱 川芎二钱 牡丹皮 升麻 黄芪各一钱。补之，治血溢者上竭。

上为粗末，每服半两，水二盏，煎五沸，去渣温服，食前。

按：方中生地滋阴凉血，熟地滋肾补阴，当归养血归经，白芍敛阴以止衄，丹皮凉血止血，黄芪补气以摄血，补气以生血，川芎活血行气，使补而不滞，升麻、柴胡升阳，气旺则能生血，阳生则阴自长矣，俾血气完复，则

虚阳自敛，血衄自止。

（3）血热衄

治法：凉血止血。

方药：定命散，其他诸如犀角地黄汤、寸金散、黄药子末等。

朱砂 寒水石 麝香

上为末，每服半钱，新汲水调下，不计时候，看老幼虚实加减。

按：朱砂甘、微寒，清热解毒，清心安神；寒水石甘寒，却五脏伏热；麝香辛温，开窍醒神，活血通络，遏过于寒凉之弊，三药合用可除血热，止鼻衄。

（4）阴虚衄

治法：滋阴止血。

方药；麦门冬饮子，其他如地黄散、生地黄汤等。

麦门冬_{去心} 生地黄

上切，水煎服。

按：麦门冬味甘柔润，性苦寒，养阴润肺，益胃生津，养心凉血之佳品，生地黄甘寒，清热凉血养阴生津。衄血不止，阴伤之故，本方滋养阴血，则血自止。

2. 吐血

（1）血热妄行证

治法：凉血止血。

方药：四生丸。

生荷叶 生艾叶 生柏叶 生地黄_{各等分}

上研烂，丸如鸡子大。每服一丸，水三盏，煎一盏，滤过温服。（《经验》治吐血咯血，一味荷叶焙干为末，米汤下二钱匕，亦佳。又《山居》治吐血，一味侧柏叶研细，酒调服妙。）

按：方用生地黄甘寒入肝，清热滋阴凉血，使热除血凉则血止；侧柏叶性寒入肝归肺，能凉血止血可治鼻衄；荷叶清凉入肝归胃，轻清解热能治吐血；艾叶入肝，止血为长，配伍本方能加强止血，四药取生品，助其凉血之功，共成清热凉血止血之剂。

（2）虚损气逆证

治法：益气养血止血。

方药：鸡苏散。

鸡苏叶 黄芩 刺蓟 生地 阿胶 黄芪_{各一两} 当归 赤芍药_{各半两} 伏龙肝_{二两}

上为粗末，每服四钱，姜三片，竹茹弹子大，水同煎。

按：鸡苏叶理气和胃，黄芪、当归益气养血，伏龙肝温中燥湿，止呕止血，并以黄芩、阿胶、生地、赤芍、刺蓟凉血滋阴止血，寒温相济，诸药合用，共奏益气养血止血之功。

（3）阴血亏虚证

治法：滋阴养血止血。

方药：大补血丸。

当归一钱 生地一钱半

上以杜牛膝汁浸三日，取起，酒洗净，入臼内杵千杵，为丸桐子大，白汤下。

按：当归甘温质润，长于补血，为补血圣药，生地甘寒，入营血分，清热凉血，滋阴补血，杜牛膝汁浸三日，取其引血下行之势，遏其上行吐血，如此共奏滋阴补血之效。

（4）邪火内炽证

治法：清热泻火。

方药：泻心汤。

大黄二两 黄连 黄芩各一两

上三味，以水三升，煮取一升，顿服之。

按：心气有余，热盛也，热盛而伤阳络，迫血妄行，为吐、为衄。方中黄芩泻上焦火，黄连泻中焦火，大黄泻下焦火，三者大苦大寒直泄三焦之热，热去而吐自止矣。

（5）中焦虚寒证

治法：温补中焦。

方药：理中汤。

按：方中干姜温运中焦，以散寒邪为君；人参补气健脾，协助干姜以振奋脾阳为臣；佐以白术健脾燥湿，以促进脾阳健运；使以炙甘草调和诸药，而兼补脾和中，以蜜和丸，取其甘缓之气调补脾胃。诸药合用，理治中焦，分利阴阳，使中焦重振，脾胃健运，亦理衄之法也。

（6）湿郁经络证

治法：通络除湿。

方药：除湿汤。

茯苓 干姜各四钱 甘草炙 白术各二钱

上锉，每服四钱，水一大盏，煎八分，去滓服。头疼，加川芎二钱，最止浴室中发衄。

按：干姜辛热，温暖中焦，化湿通络，茯苓甘淡平，健脾渗湿，白术甘苦温，健脾益气，燥湿利水，甘草补脾胃而益中气，调和诸药之用，诸药配伍，湿邪得除，胃中溢血得净。

3. 咳唾血

（1）精血亏虚证

治法：补益精血，凉肺止咳。

方药：大阿胶丸。

阿胶微炒 卷柏 生地 熟地 大蓟独根者，晒干 鸡苏叶 五味子各一两 柏子仁另研 茯苓 百部 远志 人参 麦门冬 防风各半两 干山药一两

上为细末，炼蜜丸，如弹子大。煎小麦、麦门冬汤，嚼下一丸，食后。

按：方中阿胶、生地、熟地、干山药滋阴养血润肺，卷柏、大蓟凉血止血，百部止咳化痰，五味子、柏子仁、远志宁心安神，人参、茯苓健脾益气，补气生血，鸡苏叶理气和胃，防风为"风药之润剂"，解表发散，使补而不滞，诸药共奏补益精血、凉肺止咳之效。

（2）肺气阴虚证

治法：益气养阴，祛痰止咳。

方药：劫劳散，其他诸如五味子黄芪散、云岐子苓散等。

白芍药六两 黄芪 甘草 人参 当归 半夏 白茯苓 熟地 五味子 阿胶炒。各二两

上咬咀，每服三钱，水盏半，生姜二片，枣三枚，煎九分，无时温服，日三。

按：方中白芍苦酸微寒，养血和营，黄芪、人参、当归益气养血，半夏、白茯苓健脾燥湿，化痰。熟地、五味子、阿胶滋阴、润肺。诸药合用，共奏益气养阴、祛痰止咳之效。

（3）肺虚痰热证

治法：补脾益肺，清热化痰。

方药：人参蛤蚧散。

蛤蚧一对，全者河水浸五宿，逐日换水，洗去腥气，酥炙黄色 杏仁去皮尖，炒，五两 甘草炙三两 人参 茯苓 贝母 知母 桑白皮各二两

上为细末，瓷器内盛，每日如茶点服，神效。

按：本方证病位在于肺、脾，属虚，兼见有痰热。方中蛤蚧1对，在于补肺肾，补肾纳气而定喘；人参大补元气而益脾肺；茯苓健脾渗湿；北杏、

桑白皮利肺气而降逆、止咳定喘；川贝、知母清热化痰、润肺；炙甘草补中益气，调和诸药。诸药合用，共奏补脾益肺、清热化痰之效。

（4）肝火犯肺证

治法：清肝宁肺，凉血止血。

方药：咳血方。

青黛 瓜蒌实 诃子 海石 山栀

上为末，姜汁蜜调噙服。嗽甚，加杏仁。后以八物汤加减调理。

按：方中青黛咸寒，入肝、肺二经，清肝泻火，凉血止血；山栀子苦寒，入心、肝、肺经，清热凉血，泻火除烦，炒黑可入血分而止血，两药合用，澄本清源，共为君药。火热灼津成痰，痰不清则咳不止，咳不止则血难宁，故用瓜蒌仁甘寒入肺，清热化痰，润肺止咳；海石（即海浮石）清肺降火，软坚化痰，共为臣药。诃子苦涩性平入肺与大肠经，清降敛肺，化痰止咳，用以为佐。诸药合用，共奏清肝宁肺之功，使木不刑金，肺复宣降，痰化咳平，其血自止。

4. 溲血

（1）气虚不固证

治法：补气止血。

方药：玉屑膏。

黄芪 人参各等分

上为末，用萝卜大者，切一指厚，三指大四五片，蜜淹少时，蘸蜜炙干，复蘸复炙，尽蜜二两为度，勿令焦。至熟，蘸黄芪、人参末吃，不以时，仍以盐汤送下。

按：人参甘、微苦、微温，补气作用较强，被誉为补气第一要药，同时能补气生血、养血，黄芪甘微温，升阳补气，生津养血。并以蜜炙，加强补气之力，上二药相须为用，共奏补气止血之效。

（2）阳虚血瘀证

治法：温肾化瘀。

方药：鹿角胶丸。

鹿角胶半两 没药另研 油头发灰各三钱

上为末，用茅根汁打面糊丸，如桐子大。每服五十丸，盐汤下。

按：鹿角胶补精血以壮肾阳；没药活血散瘀，祛瘀生新；油头发灰止血溢，生新血也。胶丸，淡盐汤下，使阳旺阴充，则阴阳既济，而血自归经，何患溺血久不止哉。

（3）热结下焦证

治法：凉血止血，利水通淋。

方药：小蓟饮子。

生地四两 小蓟根 滑石 通草 蒲黄炒 藕节 淡竹叶 当归去芦，酒浸 山栀仁 甘草炙。各半两

上咬咀，每服四钱，水一盏，煎八分，空心温服。

按：方中小蓟甘凉入血分，功擅清热凉血止血，又可利尿通淋，尤宜于尿血、血淋之症，是为君药。生地黄甘苦性寒，凉血止血，养阴清热；蒲黄、藕节助君药凉血止血，并能消瘀，共为臣药。君臣相配，使血止而不留瘀。热在下焦，宜因势利导，故以滑石、竹叶、木通清热利水通淋；栀子清泻三焦之火，导热从下而出；当归养血和血，引血归经，尚有防诸药寒凉滞血之功，合而为佐。使以甘草缓急止痛，和中调药。诸药合用，共成凉血止血为主、利水通淋为辅之方。

5. 下血

（1）肠风

治法：清肠疏风，凉血止血。

方药：槐花散，其他诸如玉屑丸、乌荆丸、乌梅丸、冬荣散等。

槐花炒 柏叶捣烂，焙 荆芥 枳壳

上等分为末，每服二钱，米饮调，空心食前服。

按：方中槐花清大肠湿热，凉血止血，为君；侧柏叶助槐花凉血止血，炒荆芥祛风理血为臣；枳壳宽肠利气为佐、使。合用共奏清肠疏风、凉血止血之功。

（2）脏毒

1）湿毒下血

治法：祛湿清热，解毒止血。

方药：黄连汤。

黄连 当归各五钱 甘草炙，二钱半

上咬咀，每服五钱，水煎。

按：张洁古云："黄连汤治大便后下血，腹中不痛者，谓之湿毒下血。"黄连苦寒，清热燥湿，泻火解毒，当归活血和营，润肠通便，甘草为二药调和，三者共奏祛湿清热、解毒止血之效。

2）热毒下血

治法：清热燥湿，活血行气。

方药：芍药黄连汤。

芍药 黄连 当归各半两 大黄一钱 淡桂五分 甘草炙，二钱

上㕮咀，每服五钱，水煎。如痛甚者，调木香、槟榔末一钱服之。

按：张洁古云："治大便下血，腹中痛者，谓热毒下血。"方中重用芍药，配当归、肉桂活血和营，敛阴止痛；木香、槟榔导滞行气；大黄、黄连清热化湿；甘草调和诸药。配合成方，共奏和血调气、清热化湿之效。

（三）汗证

楼英引《内经》言："阳加于阴谓之汗。"引河间言："动而汗出，有虚者，有热者。"引成无己言："盗汗者，谓睡而汗出者也。"又考《景岳全书·汗证》之论："自汗盗汗亦各有阴阳之证，不得谓自汗必属阳虚，盗汗必属阴虚。"综上，自汗、盗汗均以腠理不固，津液外泄为共同病变，故临床可着重辨别阴阳虚实。

1. 自汗

（1）表虚不固证

治法：固表敛汗。

方药：牡蛎散。

黄芪 麻黄根 牡蛎煅研

上锉散，每服三钱，水一盏半，小麦一百粒，煎至八分，不拘时服。

按：方中牡蛎咸、涩、微寒，收敛止汗，敛阴潜阳，黄芪甘、微温，益气固表止汗，麻黄根甘、平，止汗固表，《谈野翁试验方》中用麻黄根、黄芪等分为末，治虚汗无度。佐以浮小麦养心阴，止汗。诸药合用，共奏益气固表、敛阴止汗之功。

（2）气虚阳弱证

治法：温阳益气。

方药：芪附汤。

黄芪去芦，蜜炙 附子炮去皮脐，各等分。

上㕮咀，每服四钱，水一盏，姜十片，煎八分，食前温服。

按：方中黄芪甘温，归脾、肺经，能补脾肺之气，且有升举阳气、固表止汗的作用，附子辛热，补火助阳，两者相配，芪附相配一以升阳固表，一以温阳助火，可治气虚阳弱之虚汗。

（3）卫虚湿盛证

治法：温阳化湿，固表止汗。

方药：周卫汤。

黄芪 麻黄根各一钱 生甘草五分 猪苓 羌活各七分 麦门冬三分 归梢五分 生地三分 生黄芩五分 五味子七粒 苏木 红花各一分 半夏汤洗七次，五分

上㕮咀，如麻豆大。作一服，水二盏，煎至一盏去渣，稍热服。中风症必自汗，汗多不得重发汗，故禁麻黄而用根节也。

按：脾主运化水湿，又主肌肉，如脾阳委顿，健运失司，湿气着滞，卫阳被遏，出现汗证，黄芪甘微温，固表止汗，利水祛湿，麻黄根甘涩平，行卫气，固腠理，为敛肺固表止汗之要药，二药为君。猪苓利水渗湿，半夏燥湿化痰，助黄芪温阳健脾，化湿通阳，五味子以酸为主，善敛肺止汗，助麻黄根止汗，用以为臣，佐以归梢、红花补血活血，羌活，苏木通经活络，缓解周身不适，生甘草、麦门冬、生地、生黄芩清热养阴，防温燥太过，诸药合用，共奏温阳化湿、固表止汗之功。

（4）正虚胃热证

治法：清胃泻火，固表止汗。

方药：安胃汤。

黄连去须 五味子 乌梅去核 生甘草各五分 熟甘草三分 升麻梢二分

上㕮咀，分作二服，每服水二盏，煎一盏去渣，温服食远。忌湿面酒五辛大料物之类。

按：楼英认为饮食之时出汗，是因此时正气尚虚，同时为饮食慓悍之气所乘导致。方中黄连辛苦寒，于脾胃中泻火之亢，清脾胃生化之源，五味子五味俱全，以酸为主，善敛肺止汗，乌梅味酸而涩，性收敛，善生津液，敛肺气，甘草两制，生甘草性微寒，清胃热，熟甘草性微温，补脾气兼调和诸药之用，升麻辛微寒，清胃中之热，兼升散发表，以为反佐，防止收敛太过，诸药合用，共奏清胃泻火、固表止汗之效。

2. 盗汗

（1）阴虚火旺证

治法：滋阴泻火，固表止汗。

方药：当归六黄汤。

当归 生地 熟地 黄柏 黄芩 黄芪 黄连各等分

上为粗末，每服二三钱，水一盏半，煎七分去渣，温服。小儿用半钱。

按：方中当归养血，生熟地黄滋阴，三味养血补阴，从本而治；再用黄芩清上焦火，黄连清中焦火，黄柏泻下焦火，使虚火得降，阴血安宁，不致外走为汗；又倍用黄芪，固已虚之表，安未定之阴。全方六味，以补阴为主，

佐以泻火之药，阴血安定，盗汗自止。故《兰室秘藏》称其为"盗汗之圣药"。本方荣卫兼顾，治疗阴虚火旺之盗汗证。

（2）阴虚血弱证

治法：养心安神，固表止汗。

方药：柏子仁丸。

柏子仁 半夏曲各二两 牡蛎坩锅子内火煅，用醋淬七次，焙干 人参 麻黄根慢火炙，拭去汗 白术 五味子各一两 净麸炒，半两

上八味为末，枣肉丸桐子大。空心米饮下三五十丸，日二服。得效减一服，将愈即住。作散调服亦可。

按：方中柏子仁养心安神，益血止汗，为方中主药；配以人参益气安神，半夏曲和胃化痰，白术健脾止汗，五味子、牡蛎、麻黄根收敛止汗，麦麸和脾胃，止虚汗，红枣补脾胃，养营安神。诸药合用，共奏安神止汗之功。

五、医案评析

（一）自汗

张芸夫，己酉四月，天寒阴雨，寒湿相杂，因官事饮食失节，劳役所伤。病解之后，汗出不止，沾濡数日，恶寒，重添厚衣，心胸闷躁，时躁热，头目昏愦，壅塞，食少减。此乃胃外阴火炽甚，与夫雨之湿气夹热，两气相合，令湿热大作，汗出不休，兼见风邪，以助东方甲乙。以风药去其湿，以甘药泄其热，羌活胜湿汤主之。

甘草炙，三钱 黄芪七分生甘草五分 生黄芩三分 防风三分 酒黄芩三分 人参三钱，以助气益胃。以上药泻胸中热 藁本三分 独活二分 升麻五分 川芎三分 柴胡五分。以上风药胜其湿 细辛 蔓荆子各三分 薄荷一分。以上清利头目

上作一服，水二盏，煎一盏半，后入细辛等四味，再熬至一盏，去渣热服。一服而止，诸症悉去。

按：此案亦载于《东垣十书》，乃东垣治疗自汗的医案，《素问》云："阳之汗，以天地之雨名之。""阳加于阴谓之汗。"本案中外伤寒湿，内伤官事、饮食、劳役，病解后，出现汗出不止，恶寒，心胸闷躁，时躁热，头目昏愦，壅塞，食少减等症状，此乃湿热兼有风邪，治以羌活胜湿汤。方中炙甘草、黄芪、人参甘温补脾益胃，补气升阳泻火，生黄芩、酒黄芩、生甘草，苦寒清热泻火，《本草经疏》亦称"甘寒除热润燥，除心胸烦热"。以上诸药合以甘寒之剂，泄心胸燥热，除阴火。《内经》曰："湿伤肉，风胜湿。"故以藁本、独活、升麻、防风、川芎、柴胡诸风药，祛风解表除湿，风药祛其

湿也，细辛、蔓荆子、薄荷以清利头目。如此以风药祛其湿，以甘药泄其热，则湿热除而汗解。实乃楼英宗东垣治"阴火"及擅用"风药"之法，值得后世学习。

（二）谵语

浦江郑兄年二十岁，九月间发热头痛，妄言见鬼，医与小柴胡汤数帖，热愈甚。予视之，形肥，面亦带白，却喜筋骨稍露，诊其脉弦大而数实，脉本不实，凉药所致。此因劳倦成病，与温补药自安。遂以参、术为君，苓、芍为臣，黄为佐，附子一片为使，与二帖而症不减。或曰：脉既数大，狂热而又大渴，用附子误矣。予曰：此虚症而误投寒凉之药，人肥而脉左大于右，事急矣，非加附子、参、术，焉能有急效。再与一帖，乃去附子，作大剂与服，至五十帖，得大汗而愈。自后又补养两月，气体方始平复。（《医学纲目·卷之三十一》）

按： 该案亦载于《证治准绳》，为朱丹溪治疗谵语的典型案例，楼英认为："阳明为病，胃家实是也，胃实则谵语，故谵语入阳明门。阳明病，谵语，发潮热，脉滑而疾者，小承气汤主之。"此里实谵语之治法，在此基础上，楼英又添"谵语续法"，提出虚而谵语论治。此案例之谵语乃因劳倦成病，当予温补药。楼英认为谵语属虚者，当以参、芪、归、术等剂治之。故以参、术为君补气，苓、芍为臣清热敛阴，黄芪为佐助君补气固本，附子一片为使，回阳固脱，振奋阳气，以求急效，三帖后阳气回复，故去附子，后以纯补之剂再服五十帖，《素问·阴阳别论》云："阳加于阴谓之汗。"大汗出，乃气足津盛之象，病乃愈，其病虽愈，然气未平，最后嘱其调养生息，补养两月，以平其气，可见楼英重视病后调养。以上案例可见楼英以补剂治疗谵语患者，乃是在仲景治谵语法基础上的发挥。

（三）喜笑不休

路经古宅，逢一妇病喜笑不止，已半年矣。众人皆无术，求治于戴人，戴人曰：此易治也。以沧盐成块者二两余，用火烧令通赤，放冷研细，以河水一大碗，同煎至三五沸放温，分三次啜之，以钗探于喉中，吐出热痰五升。次服降火剂，火主苦，解毒是也，不数日，而笑定矣。《内经》曰："神有余者，笑不休也。"所谓神者，心火是也。火得风而焰，故笑之象也。五行之中，惟火有笑。（《医学纲目·卷之十六》）

按： 该案亦载于《儒门事亲·六形三疗》等医籍，为张子和攻邪案。喜笑不休指喜笑过度、不能自制，又名喜伤，简称喜。《素问·阴阳应象大论》：

"心……在志为喜。"在正常情况下，喜则心气舒畅，血气通利，营卫调和。楼英认为喜笑不休乃属心火过亢，神之有余。本案例中妇人喜笑不止半年，乃是心火偏亢，同时过喜伤心，致使心气更伤，夹痰热壅盛于里所致，法宜逐痰、降火、清心，可用盐汤探吐法吐其胶痰，次以大剂泻火而愈。案中治法独特，疗效显著，案末议论，阐发大有新义，强调尊经，解玄发微，尊古不泥。

（四）吐血

治一贫士，病脾胃虚，与补剂药愈后，继而居旷室，卧热炕，咳而吐血数次。予谓此久虚弱，外有寒形，而有火热在内，上气不足，阳气外虚，当补表之阳气，泄里之虚热。盖冬居旷室，衣服单薄，是重虚其阳。表有大寒，壅遏里热，火邪不得舒伸，故血出于口。因思仲景治伤寒脉浮紧，当以麻黄汤发汗，而不与之，遂成衄血，却与麻黄汤立愈，与此甚同，因与麻黄人参芍药汤。

麻黄一钱，去外寒 桂枝半钱，补表虚 白芍药一钱 黄芪一钱，实表益卫 甘草炙，一钱，补脾 五味五粒，安肺气 门冬三分，保肺气 人参三分，益三焦元气不足而实其表 当归五分，和血养血

上㕮咀，作一服，水三盏，煎麻黄一味，令沸去沫，至二盏，入余药同煎，至一盏，去渣热服，临卧一服愈。观此一方，足以为万世模范也。盖取仲景麻黄汤与补剂各半服之，但凡虚人合用仲景方者，皆当以此为则也。（《医学纲目·卷之三十二》）

按：该案亦载于《证治准绳·吐血》，为东垣治疗吐血的典型案例。仲景于《伤寒论》中指出，伤寒脉浮紧为表实证，应以麻黄汤发汗。而本案乃久虚，外寒内热，脉浮紧，不能单用发汗，乃当补表之阳气，泄里之虚热，予麻黄人参芍药汤治之。方中麻黄、桂枝，解表以宣散外入之寒邪，参、芪、甘草补益脾肺，固卫实表，归芍养血敛阴止血，五味、麦冬养阴生津，收敛肺阴。全方组合，外能散表寒而固卫气，内能润肺生津、养阴而清虚热以止咳血。全方调和阴阳、气血，协调肺脾，尤妙在麻黄、桂枝之辛温宣散，入于补气血养阴液之品中，能起到散补兼施，又可使麻黄、桂枝不致宣散太过，既使寒邪有向外宣散之机，又固液敛阴而收止血之效。楼英盛赞李东垣用麻黄、参、芪治疗的原则，认为："观此一方，足以为万世模范也。"盖取仲景麻黄汤与补剂各半服之，"但凡虚人合用仲景方者，皆当以此为则也"，体现楼英在临床上推崇仲景之法，但不拘泥仲景之法而灵活变通的治疗原则。

（五）肠痈

王氏《余话》有妇人肠中痛不可忍，大便自小便出。李生诊之曰：芤脉见于阳部，此肠痈也。乃出云母膏，作百十丸，煎黄芪汤吞下，利脓血数升而安。李曰：寸芤积血在胸，关芤为肠生痈也。李乃杨吉老之婿，弃举业习医，官取医博士。内疽者，皆因饮食之火，夹七情之火，相郁而发。饮食者阴受之，七情者脏腑受之，宜其发在腔子而向里，非干肠胃肓膜也。谓之内者，以其视之不见故名焉。（《医学纲目·卷之十九》）

按：该案亦载于《挥尘录》卷二，为宋代王明清治肠痈案。肠痈属内痈范畴，是指发生于肠道的痈肿，按部位可分为大肠痈和小肠痈。李生所载："谓之内者，以其视之不见故名焉。"芤脉：芤为葱的别称，指浮大，按之中空，如按葱管的脉象。王叔和《脉诀》有载："关芤为肠生痈也。"芤脉在关脉，关候胃肠，以明确肠痈的诊断，以云母膏下之，云母膏，首载于宋代《太平惠民和剂局方》，善治一切疮肿伤折等病，医案中李生以百十云母膏做丸，煎黄芪汤吞服，利脓血数升而安。黄芪，始载《神农本草经》，列为上品，原名黄耆。李时珍谓："耆者长也，黄者色黄，为补者之长，故名。"性甘微温，入肺、脾经，功善补气固表，利尿托疮，此案中用黄芪煎汤，其用有二：①黄芪善补气，利下之后，邪气虽除，正气较弱，用之扶正固本；②黄芪可用于治疗"久败"痈疮，前人称黄芪为"疮家要药"，此案用之以助云母膏增强去痈之力。脓血利后，腐去新生，肠痈乃愈。案末，李生云："内疽者，皆因饮食之火，夹七情之火，相郁而发。饮食者阴受之，七情者脏腑受之，宜其发在腔子而向里，非干肠胃肓膜也。"道肠痈所生之由。楼英类编此案，可见其对脉诊的重视，以脉察病，见微知著。

第三节　脾胃病

一、概述

脾胃病是指在感受外邪、内伤饮食、劳倦失度、情志不遂等病因的作用下，发生脾胃功能失调的一类内科病证。楼英所著《医学纲目》一书，涉及脾胃病者，共五卷，起自二十一卷，终于二十五卷。论及内伤饮食、痞、消瘅、黄疸、腹痛、呕吐、膈气、噎、哕、泄泻、飧泄、遗尿、滞下、大便不通、水肿、小腹胀、积块癥瘕、狂、身重、蛊毒以及面、口、四肢、肉等29

种相关疾病，共计 78 种病证，分别收集了《素问》《灵枢》《神农本草经》《针灸甲乙经》，以及张仲景、李东垣、刘河间、朱丹溪、罗谦甫、孙思邈、张洁古等有关脾胃病因病机、病证分型及证治方药等论述，并加以分类点评，内容全面丰富，论述较为详尽，对后世认识治疗脾胃病具有较好参考指导意义。

二、病因病机

楼英在《医学纲目》中对脾胃病发生的病因病机做了较为详尽的论述，其内容不但包括脾、胃、大肠、小肠、胆等脏腑，也包括与脾相关的面、口、肌肉、四肢等组织，论及的脾胃病病因内容甚多，除外邪侵袭、饮食失宜、劳倦过度以及情志所伤以外，还涉及酒食、痰饮、瘀血、蛊毒等；病机则有气血阴阳失调、邪盛正虚、痰食积饮、升降失司和脏腑失和等。

（一）外邪侵袭，脾胃受伤

外邪包括风寒暑湿燥火六淫外感病邪及蛊毒疫疠病邪等，是脾胃病的主要致病因素之一，楼英认为脾胃大小肠等脏腑功能若受到外邪的侵袭，就可能失去正常的运化水谷、分清泌浊及传导水谷糟粕之功能，从而致生脾胃病证。如风邪入于阳明，风气不得外泄，是为热中而目黄，故《医学纲目·卷之二十一》云："风邪自阳明入胃，循脉而上到目眦，其人肥，风气不得外泄，则为热中而目黄。"若寒邪客脾则易致泄泻，《医学纲目·卷之二十三》云："今寒湿之气内客于脾，故不能裨助胃气，腐熟水谷，致清浊不分，水入肠间，虚莫能制，故洞泄如水，随气而下，谓之濡泄。"寒客中焦，气机阻滞易致腹痛、胃病，如《医学纲目·卷之二十二》指出："夫心胃痛及腹中诸痛，皆因劳力过甚，饮食失节，中气不足，寒邪乘虚而入客之，故卒然而作大痛。""客寒犯胃，心胃大痛不可忍。"若寒客肠胃，则易致胃失和降，肠不分清泌浊，则见胃气上逆而呕吐，清气不升而飧泄，如《医学纲目·卷之二十二》云："寒气客于肠胃，厥逆上出，故痛而呕者是也"，《医学纲目·卷之二十三》亦云："肠中寒则肠鸣飧泄"等。

又如感受暑热之邪，或热结于中，气机阻滞不通也可引起腹痛，胃中热积可引起消谷善饥，肠中邪热则大便溏而糜等。如《医学纲目·卷之二十二》载："火郁之发，民病腹中暴痛是也。"《医学纲目·卷之二十一》"胃中热则消谷，令人心悬善饥，脐以上皮热"，以及《医学纲目·卷之二十三》指出："大肠有寒者多鹜溏，有热者便肠垢"等。

（二）饮食失宜，升降失和

饮食失宜包括饮食不节、饮食不洁和饮食偏嗜等，脾胃为主运化水谷之脏腑，对于饮食物的消化、吸收和糟粕的传化起着直接的作用，因此饮食失宜可直接伤及脾胃，导致升降失和引起诸多脾胃疾病。如胃痛、腹痛可由饮食不节，食物停滞不化，胃肠气机阻滞所致，《医学纲目·卷之二十二》云："腹痛有寒、积热、死血、食积、湿痰。"心下痞满、不能食可由饮食伤脾或酒食饱满，以致脾胃受伤升降失和所致，如《医学纲目·卷之二十一》云："饮食伤脾痞闷""酒积杂病，下之太过，亦作痞伤"等。

由于饮食失宜所致脾胃损伤十分常见，楼英还在脾胃病卷首即列"内伤饮食"病证，提示其作为脾胃病因的重要性，并引《内经》、李东垣、朱丹溪有关饮食致病的论述作为阐述脾胃病的总纲，内容涉及饮食过饥过饱、水谷寒热、饮酒过度、伤于恶食、为人强食等。如《医学纲目·卷之二十》引《内经》云："饮食自倍，肠胃乃伤……因而大饮则气逆……因而饱食，筋脉横解，肠澼为痔。""酒者，大热有毒，气味俱阳，乃无形之物也。"在枳术丸条引用李东垣"治痞积，消食强胃……治老幼虚弱，饮食不化，或脏腑软弱者"后，并直接批语云"伤食"二字，说明了楼英对饮食失宜病因重要性的认识。

（三）劳倦过度，脾胃气虚

劳倦过度指劳力太过为主，因脾主运化、主四肢，为气血生化之源、后天之本，若劳力太过耗伤正气，疲劳筋骨肌肉，首先伤及中焦阳气，导致脾胃气虚致生脾胃病证。如劳倦太过，脾虚不能运化水湿，水气泛溢肌肤可致水肿；劳倦太过，脾胃气虚，中阳不运，气机阻滞可致腹痛等，故《医学纲目·卷之二十二》云："虚劳里急，腹中痛……"《医学纲目·卷之二十四》亦云："水肿因脾虚不能制水，水积妄行，当以参、术补脾，使脾气得实，则能健运，自然升降，运动其枢机，则水自行。"

劳力太过也可引起脾运失健，胃弱不化饮食，以致引起水谷消化吸收和饮食物糟粕传化功能障碍，从而出现胃纳不佳、食欲不振、不思饮食和肠鸣腹痛等表现，如《医学纲目·卷之二十一》云："胃弱不思饮食，肠鸣腹痛，食亦不化。"《医学纲目·卷之二十二》亦云："言胃弱者阴弱也，虚之甚也"等。

（四）七情内伤，气机郁滞

七情是指喜、怒、忧、思、悲、恐、惊七种正常的情志活动，是人体的生理和心理活动对外界环境刺激的不同反应，一般情况下不会导致或诱发疾病。当强烈持久的情志刺激，超越了人体的生理和心理适应能力，引起脏腑气机失调，损伤机体脏腑精气，导致功能失调，就可以诱发并导致疾病发生，从而出现七情内伤的病因刺激。

脾胃是气机升降的枢纽，又在情志活动中主思考，对脏腑活动起着十分重要的和调作用。因此，七情内伤，特别是过度的忧思郁怒非常容易引起脾胃气机的郁滞，导致脾胃病的发生。例如，过度思虑忧愁就容易损伤脾脏，导致气机结滞、运化失职的病机变化，从而出现精神萎靡、反应迟钝、不思饮食、腹胀纳呆、便溏等的痞病。《医学纲目·卷之二十一》引丹溪案例云："一女子在家，因事不如意，郁结在脾，半年不食""治一妇人，因有大不如意事，遂成膈满不食"等，即指出了这一病证产生的情志因素。其他如腹痛、呕吐、膈气、噎膈、哕噫、泄泻、腹胀、癫狂、积块癥瘕等病证也无不与七情过极的气机失常密切相关。

三、治则治法

脾胃病是内科疾病的一部分，除内科疾病的基本治则外，亦有其特殊的治则。楼英认为首当其冲者，便是保护胃气。譬如《医学纲目·卷之九》云："夫胃气者，清纯冲和之气，人之所赖以为生者也。"《医学纲目·卷之一》亦载："推其百病之源，皆因饮食劳倦，胃气元气散解，不能滋荣百脉，溉灌脏腑，卫护周身之所致也""真气又名元气，乃先身生之精气也，非胃气不能滋之。"另外，脾胃是机体气机升降出入的枢纽，脾胃的特性是脾主升而喜燥恶湿，胃主降而喜润恶燥，所以调节脾胃升降与调和脾胃之性亦是脾胃病的重要治则。

对于脾胃病的治法，楼英在《医学纲目》一书中采各家之长，论述详尽，依据脾胃病各病证发生的病因病机不同，具体又有健脾益气法、温补脾阳法、补脾行湿法、温胃散寒法、清胃泻火法、消食和胃法、滋养胃阴法、和胃降逆法、清胆和胃法、益火补土法、抑木扶土法之类。

（一）健脾益气法

健脾益气法是指健运脾气的一种治法，适用于脾气虚弱，运化无力所致的脘腹胀满、大便溏泄、食欲不振、肢倦乏力等脾胃虚弱的病证。楼英认为，脾胃病证大抵以脾胃气虚为其本，故健脾益气乃治疗脾胃病证的基本大法，贯穿于脾胃病治疗始终，在临证中具有极其重要的地位。

楼英《医学纲目》所列脾胃病证中，应用健脾益气法十分普遍，其用方也十分丰富, 除应用四君、六君以外, 也应用内含健脾益气人参、黄芪的黄芪补中汤, 用于"治痿独益中州脾土"(《医学纲目·卷之二十一》), 应用四君为底合桔红、木香的钱氏异功散, 用治"脾胃虚弱, 难任饮食者"(《医学纲目·卷之二十一》), 也有用八珍为底合陈皮、桂心、五味子的养荣汤, 用治"脚弱心忪, 口淡耳响, 微寒发热, 气急, 小便白浊"(《医学纲目·卷之二十一》) 的虚劳五疸者, 均是健脾益气法的临证活法。

(二)健脾升阳法

健脾升阳法是指健脾升清、升阳举陷的一种治法, 适用于脾胃升降失调所致中气下陷、清浊不分引起的头晕乏力、肠鸣飧泄、内脏下垂等病证。升清, 指上升的清阳之气, 是指脾将水谷精微等营养物质吸收和上输于心肺头目以充养机体, 以及清升浊降, 使水谷糟粕顺利下降, 以维持气机通畅, 水液代谢正常的作用, 也即《素问·阴阳应象大论》所说"清气在下, 则生飧泄, 浊气在上, 则生䐜胀"。

楼英认为, 在脾胃病治疗中要十分重视脾胃中焦的升降平衡, 尤其要重视健脾益气升阳法的应用, 如治泄泻无度和泄泻肠鸣, 他十分推崇应用李东垣的升阳除湿汤和人参升胃汤, 认为其能"升阳除湿", 其理即为"下者举之, 得阳气升腾而去矣"(《医学纲目·卷之二十一》)。又如治飧泄, 楼氏认为此乃"米谷不化而完出是也"之病, 属"脾气下陷"为患, 主张首用东垣之升阳除湿汤, 次用罗天益之加减木香散, 同时注意"治飧泄宜夺食, 禁大剂, 肌肉消者勿治"(《医学纲目·卷之二十一》) 等, 对于临证运用具有较好参考价值。

(三)温补脾阳法

温补脾阳法是指温煦补益脾阳的一种治法, 适用于脾阳虚衰, 失于温运, 阴寒内生引起的腹痛、肠鸣飧泄、水肿等病证。脾阳即脾的运化功能及在运化活动过程中起温煦作用的阳气, 是人体阳气在脾脏功能方面的反映。脾的运化水谷、运化水液、升运清阳、温煦四肢肌肉等功能, 都是脾的阳气完成的。脾阳虚, 阳虚生内寒, 寒凝气机, 则腹痛。脾阳不振, 不能助胃肠腐熟水谷, 水谷不化, 下注大肠, 可致肠鸣飧泄, 水湿溢于肌肤, 则肢体浮肿等。

楼英认为, 在脾胃病治疗中温补脾阳占有重要地位。如治腹痛, 他十分推崇应用张仲景的小建中汤和理中汤, 认为其能治"虚劳里急, 脾阳不足之腹中痛"(《医学纲目·卷之二十二》)。又如楼英认为气虚伤冷, 暴作水泻, 可用东垣的扶脾丸治"脾胃虚寒, 腹中痛, 溏泄无度, 饮食不化", 亦可用罗谦甫的止泄丸、附子温中汤或张洁古的浆水散治之等（《医学纲目·卷之二十三》）。以上诸方，皆为温补脾阳的临证常用方。

（四）健脾化湿法

健脾化湿法是指运脾化湿的一种治法，适用于湿困中焦，运化失职引起的腹痛、纳呆、呕吐、头身困重、肠鸣飧泄、水肿等病证。脾湿可分为寒湿和湿热，在五行中，脾属土，主运化水谷、水湿，若运化失职，水液代谢失调，可留湿为患。脾喜燥恶湿，运化失司，气机不畅，则纳呆，腹部痞满胀痛，胃失和降，则欲呕吐，脾主肌肉，湿性重着，湿邪困脾，则头身困重，湿注大肠，则大便稀溏，寒湿泛肌肤，则水肿等。

楼英认为湿邪是导致脾胃病的一个重要因素。如治寒湿所致身体沉重，胃脘痛，可用东垣所制术附汤（《医学纲目·卷之二十二》）。又如内经有云"湿盛则濡泻"，张洁古认为"有自太阴经脾受湿而为水泄，虚滑微满，身重，不知谷味"。若出现"脾湿太过，泄泻不止"，可用胃苓汤健脾利湿，胃苓汤又名"对金饮子"，即平胃散、五苓散各等分水煎服。同时可用升阳除湿汤治"脾胃虚弱，不思饮食，泄泻无度，小便黄，四肢困弱"，将湿邪"自下而上，引而去之"。若治湿热泄泻，可用益元散、参萸汤等。另外，呕吐、飧泄、滞下、水肿、小腹胀等病证皆可酌情采用健脾化湿法。

（五）温胃散寒法

温胃散寒法是指暖胃散寒止痛的一种治法，适用于寒邪犯胃，气机凝滞，胃失和降所引起的腹痛、恶心呕吐、不欲饮食等病证。寒邪犯胃，气机凝滞，寒主收引，故胃脘冷痛，得温痛减，寒凝胃气不舒，上逆则恶心呕吐，不欲饮食等。胃寒临床表现虽有急缓、虚实之不同，寒气客于肠胃所致，楼英认为治疗当以温中为法，兼以解表、化痰、温阳、健脾，辅以和胃降逆之品。

楼英在《医学纲目·卷之二十二》中引丹溪言："腹痛有寒、积热、死血、食积、湿痰。"认为寒邪是腹痛的重要致病因素。若客寒犯胃，心胃痛不可忍，可用麻黄草豆蔻丸，次用草豆蔻丸、温胃汤等。至于呕吐，经云："寒气客于肠胃，厥逆上出，故痛而呕者是也。"故楼氏认为痛而呕为寒，并可用东垣所制丁香吴茱萸汤胃寒所致呕吐哕，亦可用附子理中汤、吴茱萸汤等，对临床有较好的应用价值。

（六）清胃泻火法

清胃泻火法是指清泻胃中之火的一种治法，适用于胃中火热炽盛，胃失和降所致的胃灼热、消谷善饥、呕吐、口臭、大便秘结等病证。对于嗜酒、嗜食辛辣、过食膏粱厚味等饮食不当引起的火气，中医称之为胃火。胃火炽盛，胃腑气血凝滞，故胃脘灼痛；胃火炽盛，纳化亢进，故消谷善饥；胃热内蕴，浊气上犯则口臭，下行不利则大便秘结。

经云："诸呕吐酸，暴注下迫，皆属于火。"楼英在《医学纲目·卷之二十二》中认为治上焦气热所致暴吐可用荆黄汤，若胃热有火所致呕吐，可用竹茹汤。楼氏引丹溪之论："若呕吐之证，乃胃中有热，膈上有痰，可在二陈汤化痰的基础上加炒栀子、黄连、生姜。本草纲目有载。"又如楼英在（医学纲目·卷之二十三）中提出大便不通，不可一概而论，有实秘与虚秘之分，胃实而秘能饮食，小便赤，乃胃火所致热秘，可用仲景大、小承气汤，亦可用麻仁丸、七宣丸等。以上诸方药用于临床，累有良效。

（七）消食和胃法

消食和胃法是指消化胃中食积的一种治法，适用于饮食停滞胃脘，导致胃气逆滞所引起的胃脘胀满、嗳腐吞酸、纳呆厌食、腹痛等病证。胃主受纳、腐熟水谷，以通降为顺，食积胃脘，阻滞气机通畅，则胃脘胀满疼痛；食物不能充分腐熟，胃气夹积食，浊气上逆，则嗳腐吞酸；积食下移肠道，阻滞肠腑气机，则腹痛；"伤食必厌食"，故见纳呆厌食等。

楼英《医学纲目》所列脾胃病证中，内伤饮食是重要的致病因素，其中应用消食和胃法十分普遍，其用方也十分丰富。经云："饮食自倍，肠胃乃伤。"又云："阴之所生，本在五味。阴之五宫，伤在五味。"楼氏在《医学纲目·卷之二十一》中认为食物贵在有节，在于保冲和而遂颐养，若饮食不节，生冷毒物恣意食啖，致脾胃之疾，可用枳术丸、槟榔丸、保和丸、白术丸、和中丸等方治之。另外，楼氏认为腹痛当以丹溪所论之："腹痛有寒、积热、死血、食积、湿痰。"食积是导致腹痛的重要因素，可用温中丸或苍术丸治疗等。

（八）滋养胃阴法

滋养胃阴法是指滋润补益胃阴的一种治法，适用于胃阴亏虚，胃失和降，虚热内生所致的胃脘隐痛、嘈杂、消瘅、口燥咽干、大便干结、干呕等病证。胃阴即胃之阴液，与胃阳相对而言，指胃之柔和、滋润的一面，与胃阳相互协调，以维持胃的正常通降及纳食化谷功能。胃阴不足，虚热内生，热郁胃中，胃气失和，故胃脘隐痛、嘈杂；胃失和降，胃气上逆，故干呕；阴亏而津不上承，则口燥咽干；肠失濡润则大便干结等。

楼英在《医学纲目·卷之二十一》中认为若饮食、劳倦伤胃，致脾胃虚弱，口中津液不行而成口燥咽干，乃胃阴之伤也，可用黄芪汤治"心中烦躁，不生津液，不思饮食"，亦可用五味子桑枝煎治口干。如消瘅一证，分上消、中消、下消三种，有门冬饮子、止渴润燥汤等方养胃阴，止消渴，又有葛根散治胎前渴，竹叶汤治产后渴等。

（九）和胃降逆法

和胃降逆法是指调和胃腑、下降逆气的一种治法，适用于胃失和降，胃气上逆所致的恶心、呕吐、嗳气、呃逆等病证。胃气以下降为顺，若受邪气的影响或正气不足，皆可使胃气上逆而不降。楼英引东垣之论："夫呕、吐、哕者，俱属于胃。胃者，总司也。"（《医学纲目·卷之二十二》）

关于呕，《素问》云："太阴所谓食则呕者，物盛满而上溢，故呕。"楼英在《医学纲目·卷之二十二》中认为："诸呕吐，谷不得下者，小半夏汤主之。"若服前小半夏汤诸汤不愈者，服大半夏汤立愈。又认为胃虚有寒呕吐者，东垣丁香茱萸汤、仲景理中汤，皆益胃推扬谷气之剂也。又如哕，成无己、许学士谓之呃逆是也。可用张洁古所制的柿钱、丁香、人参各等分的柿钱散治呃逆，也可用罗谦甫所制的丁香、柿蒂、青皮、陈皮各一两的丁香柿蒂散治诸种呃噫、呕逆痰涎等。

（十）润肠通便法

润肠通便法是指润滑大肠、泻下通便的一种治法，适用于大肠阴津亏虚，肠失濡润，传导不利所致的口臭、大便难下等病证。其病因可由素体阴虚，津液不足，或热病之后，津液耗伤，或年老体虚，阴血不足，或女子经带胎产，损伤阴血，过食辛辣厚味、醇酒炙煿等，致津液不足，大肠干涩。肠道津液不足，失于濡润，则传导不利，故大便秘结；大便日久不解，腑气不通，秽浊之气上逆，见口出秽气，口臭。

楼英在《医学纲目·卷之二十三》中认为若津液充足则大便如常，便秘一病多由津液消耗而肠腑干燥所致，治疗上当以润肠通便，不可妄以峻利药逐之，如此则津液走，气血耗，虽暂通而即秘矣，必更生他病。可用罗谦甫润肠橘杏丸"降气润肠"，楼英认为其效显著，"服之，大肠自无涩滞"，也可用苁蓉润肠丸"治发汗过多，耗散津液，大腑秘结"。若治亡血而伤津，可用当归润肠汤、益血丹等治疗。

（十一）抑木扶土法

抑木扶土法是指疏肝健脾或平肝和胃的一种治法，适用于治疗肝脾不和或肝气犯胃所致的腹痛、泄泻等病证。木指肝，土指脾，五行之中木克土，肝失疏泄，肝阳上亢，强者故抑之，脾胃运化失职，虚弱者则扶之。肝气疏泄太过，气机上逆或横侮脾胃则出现腹痛、泄泻等证。

《内经》云："色青者肝也，肝属木。唇者脾也，脾属土。木克土，故色见于唇。"《难经》亦云："见肝之病，则知肝当传之于脾，故先实其脾气，令脾不受肝之邪也。"楼英在《医学纲目·卷之二十二》中引罗谦甫案："真定路总管刘仲美，年逾六旬，有脾胃虚热之证。至元辛巳闰八月初，天气阴寒，因官事劳役，渴而饮冷，夜半自利两行。平旦予诊视，其脉弦细而微，四肢冷，手心寒，唇舌皆青褐色，腹中微痛，气短而不思饮食……洁古先师云：假令五脏各行己胜，侮所不胜，当重实不胜，微泻其胜，以黄芪建中加芍药附子汤主之。"此乃抑木扶土法的典型应用。此外，暖中丸"治黄胖，杀肝邪，舒肝气"、金花丸"治吐食而脉弦者，由肝胜于脾而吐"皆为抑木扶土法的临证应用活法。

四、证治举要

楼英《医学纲目》将脾胃病分述于内科病证类，共五卷，其中内伤饮食、痞、消瘅、呕吐、膈气、噎、哕多属胃部疾病；腹痛、泄泻、飧泄、水肿、身重多属脾的病证；滞下、大便不通、小腹胀、积块癥瘕属肠病为主，而黄疸病位虽在肝胆，而其病机则属脾胃湿热为多，产后遗尿病在膀胱，而实由脾胃气虚所致，狂癫虽属心神失常，而二阳胃土邪盛，归属于脾胃病中也有一定道理，余如面、口、四肢、肌肉等疾病，也皆与脾胃主肌肉、四肢，开窍于口生理机能等密切相关，可以说楼英对于脾胃病的分类研究是下了很大一番功夫，并且对于其病证的分型论治、方药选用做出了相当大的研究。今举数例，以观其要：

（一）腹痛

楼英认为，腹痛当以丹溪所论之"腹痛有寒、积热、死血、食积、湿痰"（《丹溪心法·卷四》）为病机纲要和诊治法则，临证可区分寒热虚实进行辨证论治。

1. 寒证

治法：温中散寒。

方药：麻黄草豆蔻丸，其他诸如术桂汤、厚朴汤，以及葱熨法等。

麻黄去节，二钱 草豆蔻 炒曲各一钱 益智八分 升麻 大麦曲 砂仁 黄芪 半夏汤泡 白术 陈皮各五分，去白 柴胡 甘草炙 吴茱萸 当归身 青皮 木香 厚朴各二钱

荜澄茄 红花 苏木各五分

上药为末，汤浸蒸饼为丸，如桐子大。每服三五十丸，细嚼，温水送下。

按： 方中草豆蔻芳香温燥，益智仁辛温，砂仁辛散温通，吴茱萸辛散性热，荜澄茄辛散温通，共奏温中散寒止痛之功；麻黄味辛发散，性温散寒，使寒邪从外而解；寒邪客胃，脾胃纳运失司，遂以炒曲、大麦曲和胃消食；黄芪、白术健运脾胃；青皮、厚朴、木香行气除满；升麻、柴胡升举脾胃清阳之气，如李杲所云："胃中清气在下，必加升麻、柴胡以引之……二味苦平，味之薄者，阴中之阳，引清气上升也"；半夏、陈皮燥湿健脾和胃；寒凝血脉，气血运行不畅，故以当归养血和血，红花、苏木则助当归活血祛瘀以解寒凝血瘀之虞；炙甘草健脾益气兼能缓急止痛，调和诸药。诸药合用，共奏散寒止痛、行气燥湿、健脾和胃之功。

2. 热证

（1）腑实不通证

治法：清热攻下。

方药：厚朴三物汤。

厚朴一两 大黄四两 枳实五个

上三味，以水一斗二升，先煮二味，取五升，内大黄，煮取二升，温服一升，以利为度。

按： 方中厚朴下气除满，消积导滞；大黄苦寒沉降，善能攻积泄热；枳实破积除滞。三药相合，气滞得通，积滞得除，则诸症自解。

（2）湿热伤中证

治法：清热燥湿，缓急止痛。

方药：芍药黄芩汤。

黄芩 芍药各一两 甘草五钱

上药㕮咀，每服一两，水一盏半，煎至一盏，温服无时。如痛，加桂少许。

按： 方中黄芩苦寒，功能清热燥湿；芍药苦酸微寒，安中止痛，敛阴养血；甘草甘平，益气和中，与芍药相伍，功能缓急止痛，兼能调和诸药。诸药相合，共奏清热燥湿、和中止痛之功。

3. 虚证

（1）中焦虚寒证

治法：温中补虚，缓急止痛。

方药：小建中汤，其他诸如高良姜汤、附子粳米汤等。

按：方中饴糖味甘性温，既可温中补虚，又可缓急止痛；桂枝辛热，温助中阳；芍药酸寒，益阴养血；生姜助桂枝温中散寒；大枣甘温，补中益气，且生姜、大枣相合亦能鼓舞脾胃升发之气；甘草甘温益气，缓急止痛，兼能调和诸药。六味相合，使中焦气旺，化源充足，五脏六腑、四肢百骸皆得以温养，诸症自解。

（2）气血不足证

治法：养血活血和络。

方药：白芍药二钱 归身尾一钱半 陈皮二钱 川芎五分 调服六一散。

按：方中白芍药酸甘质柔，养血敛阴，兼能缓挛急而止腹痛；当归甘温质润，养血和血；川芎辛散温通，通达气血；陈皮理气健脾，与滋阴补血药配伍，使之补不碍胃，补而不滞；调服六一散以解痢后湿热疫毒未净之虞。临床应用过程中，若无湿热未净之候则无需调服六一散。

4. 实证

（1）饮食积滞证

治法：消食和胃。

方药：温中丸，其他诸如苍术丸。

白术 香附童便浸 针砂各四两，醋浸，炒红 山楂肉 神曲各八两 苦参一两 川芎半两，春用夏去之 吴茱萸半两，汤浸。冬用春去之 苍术米泔浸一宿，二两五钱

上为末，醋调面糊为丸，如桐子大。一方，去山楂、神曲、川芎，加半夏、青皮、黄连。

按：方中重用山楂，味酸而甘，能消一切饮食积滞，神曲消食和胃，善化酒食陈腐之积，两药相配，可消各种饮食积滞；食阻气滞，故用味辛能行的香附以行气宽中；食积内郁，易于生湿困脾，遂以白术、针砂、苍术祛湿浊，和脾胃；湿久化热，则以苦参清热燥湿；春属风木，易克脾土，遂稍佐川芎以祛风；冬季天寒，稍佐吴茱萸以温胃散寒，兼能降逆止呕。诸药相合，不仅能化积消食，还能顾护脾胃，以达邪去而正不伤的目的。

（2）瘀血内停证

治法：活血化瘀。

方药：枳实芍药散，其他诸如下瘀血汤、黑神散等。

枳实烧令黑，勿太过 芍药研末

上二味，杵为散。服方寸匕，日三服，并主痈脓，以麦粥下之。

按：方用芍药和血，枳实炒黑，以行血中之气，大麦粥送服，以和其胃气。如此，气血得以宣通，腹痛自除。

（3）气郁痰结证

治法：理气祛痰。

方药：七气汤。

半夏汤洗，五两 人参去芦 甘草炙 肉桂各一两

上为细末，入半夏令匀。每服二钱，水一大盏，生姜三片，煎七分，去渣稍热服，食前。

按：郁久则浊气闭塞，清气日薄，故用人参大补元气；久郁肝火必盛，用官桂以平肝；郁久则痰湿内生，遂用半夏驱逐痰湿；郁故不和，甘草为之调停，且官桂辛温，疏气甚捷，甘草可缓其性烈。四药合用，气畅痰消，正是丹溪所谓"善治痰者，不治痰而治气"者也。

（4）虫积

治法：驱虫止痛。

方药：化虫丸。

鹤虱 槟榔 胡粉炒 苦楝根去厚皮。各五十两 白矾飞，十二两

上为末，面糊为丸桐子大……一岁儿服五丸，温浆下，入香油一两点，打匀下之，米饮亦得，其虫自下。

按：方中鹤虱之苦辛、槟榔之苦降、胡粉之辛寒、苦楝根之苦寒、白矾之酸涩均能杀虫消积，且槟榔兼行肠胃之气，诸药合用类萃为丸，肠胃诸虫焉有不死者乎？

（二）呕吐

楼英认为呕吐当以张洁古所论之"吐有三，气、积、寒也，皆从三焦论之。上焦在胃口，上通天气，主内而不出；中焦在中脘，上通天气，下通地气，主腐熟水谷；下焦在脐下，下通地气，主出而不纳。是故上焦吐者，皆从于气"（《洁古家珍》）为病机纲要，并且《医学纲目·卷之二十二》指出其诊治法则为"降气和中"。有声有物谓之呕，有物无声谓之吐，无物有声谓之干呕，欲吐不吐谓之恶心。临床呕吐常多兼见，难以截然分开，临证可区分虚实进行辨证论治。

1. 实证

（1）上焦气热证

治法：清热解表，降气和中。

方药：荆黄汤，其他诸如桔梗汤等。

荆芥一两 人参五钱 甘草二钱半 大黄二钱

上粗末作一服，水二盏，煎至一盏，去渣，调槟榔散二钱，空心服之。

按： 方中荆芥辛散气香，微温不烈，发散上焦之表证；人参甘温补虚，补气建中，正气足得使得邪气去；大黄苦寒，清热解毒，使上焦之热从下焦下泄；甘草调和诸药。诸药相合，共奏清上焦火热、降逆和中之功。

（2）痰饮内阻证

治法：燥湿祛痰，和胃降逆。

方药：小半夏加茯苓汤，其他诸如加减二陈汤等。

半夏一升 生姜半斤 茯苓三两，一法四两

上三味，以水七升，煮取一升半，分温再服。

按： 方中半夏味辛性温，入脾、胃经，既善燥化中焦痰湿，以助脾胃运化；又能调中和胃，降逆止呕。重用生姜半斤，以其辛散温通之性，温中散寒，和中降逆，化痰止呕，又能抑制半夏之悍性，正如《医学纲目·卷之二十二》所言："孙真人云：呕家多服生姜，乃呕吐之圣药也。气逆者必散之，故以生姜为主。"茯苓味甘而淡，既可健脾扶正，又可渗湿祛邪，杜绝生痰之源，使湿无所聚，痰无由生。诸药合用，共奏燥湿化痰、和胃降逆之功。

（3）胃热不和证

治法：清热和胃，降逆止呕。

方药：二陈汤加炒栀子、黄连、生姜，其他诸如竹茹汤等。

按： 二陈汤标本兼顾，燥湿理气祛已生之痰，渗湿健脾杜生痰之源，且方中配伍理气之品，使气顺痰消。胃中有热，升降失调，以味苦性寒之炒栀子，清热凉血；以苦寒之黄连清泻胃火。再以生姜和中降逆，化痰止呕。诸药合用，使胃热得清，呕吐得解。

（4）肝气犯胃证

治法：疏肝和胃，降逆止呕。

方药：青镇丸。

柴胡一两 黄芩七钱半 甘草 半夏三钱 青黛二钱半 人参五钱

上细末，姜汁浸，蒸饼丸，桐子大。每服五十丸，姜汤食后下。

按： 情志抑郁，忧思恼怒，肝失条达，横逆犯胃，或气郁化火，气机上逆而致呕吐。方中柴胡辛行苦泄，条达肝气，疏肝解郁；黄芩苦寒，青黛咸寒，二药皆可清肝火；半夏味辛性温，燥湿化痰，降逆止呕；人参甘温，补脾益气；甘草既能补脾益气，配伍人参扶正祛邪，又可调和诸药。诸药相合，共奏疏肝和胃、降逆止呕之功。

2. 虚证

（1）脾胃虚寒证

治法：温中健脾，和胃降逆。

方药：仲景理中汤，其他诸如丁香吴茱萸汤等。

人参 干姜 炙甘草 白术各三两

上四味，捣筛，蜜和为丸，如鸡子黄许大。以沸汤数合，和一丸，研碎，温服之，日三四服，夜二服。

按：方中干姜大辛大热，温脾暖胃，助阳祛寒；阳虚则兼气弱，气旺亦可助阳，以甘温之人参，益气健脾，补虚助阳，与干姜相配，温中健脾。脾为中土，喜燥恶湿，虚则湿浊易生，反困脾胃，以甘温苦燥之白术，既健脾补虚以助阳，又可燥湿运脾以助生化。甘草与诸药等量，一配参、术以助益气健脾，补虚助阳；二可缓急止痛；三为调和诸药。四药相伍，可温中阳，补脾气，暖胃气，助运化，使中脾得健，胃寒得祛，诸症自解。

（2）胃弱不安证

治法：补中安胃，降逆止呕。

方药：藿香安胃散。

藿香一钱半 丁香二钱 人参二钱 橘红五钱

上件四味为细末。每服二钱，水二盏，生姜三片，同煎至一盏，去渣服，食前。

按：脾胃虚弱，中阳不振，纳运失常，胃气不降则发为呕吐，以人参益气健脾，大补脾气，正如《医学纲目·卷之二十二》云："若胃虚谷气不行，胸中闭塞而呕者，惟宜益胃，推扬谷气而已，勿作表实，用辛药泻之。"脾虚健运失常易湿气内生，以藿香芳香化湿，和中止呕；脾胃气虚，不免阳气不足，以辛温芳香之丁香暖脾温胃，降逆止呕，正如《本草正》谓其"温中快气，治上焦呃逆"；再以辛香之橘红理气宽中，燥湿化痰，散结降逆。诸药相合，共奏补气健脾、降逆止呕之功。

（三）泄泻

楼英认为泄泻当以张洁古所论之"脏腑泻利，其证亦多，大抵从风湿热论之。是知寒少热多，寒则不能久也。故曰暴泄非阴，久泄非阳"（《医学纲目·卷之二十三》）为病机纲要，以"大抵治病当求其所因，察何气之胜，取相克之药平之，随其所利而利之，以平为期"（《医学纲目·卷之二十三》）为治疗法则。临证可区分虚实进行辨证论治。

1. 实证

（1）寒湿困脾证

治法：散寒化湿，健脾止泻。

方药：对金饮子。

平胃散五钱　五苓散二钱半　草豆蔻面裹煨熟，半两

上相和作四服。水一盏半，生姜三片，枣二枚，煎至一盏，去渣温服，食前。

按：《医学纲目·卷之二十三》云："寒气客于下焦，传为濡泄。夫脾者，五脏之至阴，其性恶寒湿。令寒湿之气内客于脾，故不能禅助胃气，腐熟水谷，致清浊不分，水入肠间，虚莫能制，故洞泄如水，随气而下，谓之濡泄。"并提出治法为"当除湿利小便也"。平胃散苦辛芳香温燥，燥湿运脾，行气和胃；五苓散利水渗湿，温阳化气，使湿从小便中去；草豆蔻辛温，增强全方燥湿行气之功。诸药相合，共奏散寒健脾、渗湿止泻之功。

（2）湿热内壅证

治法：清热利湿，缓急止泻。

方药：参萸丸。

六一散七两，即益元散　吴茱萸二两，煮过

按：六一散由滑石、甘草组成，方中滑石甘淡性寒，质重而滑，入胃、膀胱经，寒能清热，淡能渗利，重能走下，滑能利窍，善清热泻火、通利水道，令水湿从小便而去；甘草甘平偏凉，清热泻火，益气和中，与滑石相配防寒凉伐胃；吴茱萸性味辛热，助阳止泻，亦防滑石寒凉伤中。诸药相合，共奏清热利湿、缓急止泻之功。

（3）水饮内留证

治法：逐饮祛湿，攻邪止泻。

方药：甘遂半夏汤。

甘遂大者，三枚　半夏十二枚，以水一升，煮取半升，去渣　芍药五枚　甘草指大一枚，炙

上四味，以水二升，煮取半升，去渣；以蜜半升和药汁煎。取八合，顿服之。

按：此方为治留饮欲去之证，《医学纲目·卷之二十三》中引《金匮要略》所论："病者脉伏，其人欲自利，利反快，虽利心下续坚满，此为留饮欲去故也，甘遂半夏汤主之。"水饮停留，阳气不通，脉道不利，所以脉伏。假如留饮未经攻下，忽然自欲下利，利后反觉得舒快，为正气祛邪外出，水饮下行，留饮欲去之势。虽有自利，但留饮病根未除，故下利后虽然稍感舒适，

但不久又感心下坚满如故，饮邪既有欲去之势，此时治疗必须借助药力，因势利导，使留饮攻而去之。方中半夏味辛性温，善除湿浊而化痰饮；甘遂攻逐心下留饮，祛水饮从大便而出，与甘草同用，取其相反相成之意，激发留饮得以尽去；芍药、白蜜酸收甘缓以安中，且能缓和甘遂之毒性，共奏开破利导而不伤正之功。甘遂与甘草属于中药配伍禁忌"十八反"之列，除认为两药相互作用、促进水饮排荡外，也有认为是甘草性缓，缓和甘遂之急，可供参考。

（4）食滞热积证

治法：消食导滞，泄热止泻。

方药：滑石 白术炒，各一两 茯苓 神曲炒 陈皮各五钱 黄连 黄芩 干姜各一钱

上为末，粥为丸。山楂汤食前下五十粒。

按：方中滑石性滑利窍，寒则清热，黄连大苦大寒，黄芩苦寒，三药共奏清热祛湿之功；干姜辛热以温中散寒，与滑石、黄连、黄芩配伍寒热平调，辛开苦降。白术甘温补虚，苦温燥湿，茯苓甘补淡渗，陈皮辛香走窜、温通苦燥，三药共奏健脾燥湿之功。神曲辛以行散消食，甘温健胃和中；山楂汤酸甘，微温不热，消食化积。诸药合用，使湿热得祛，食积得消，诸症得解。

2. 虚证

（1）脾胃虚弱证

治法：健脾益气，渗湿止泻。

方药：扶脾丸。

白术 茯苓 甘草炙 诃子皮 乌梅肉各二钱 红豆 干姜 肉桂各半钱 麦芽 神曲炒，各四钱 陈皮一钱 半夏二钱

上为末，荷叶裹烧饭为丸，如桐子大。每服五十丸，温水食前下。

按：脾胃虚弱，脾失健运，湿聚成痰饮，以半夏、陈皮、茯苓、炙甘草取二陈汤之意，兼加白术，健脾燥湿，理气和中。脾气久虚伤阳，不免中焦阳气不足，以辛甘大热之肉桂，辛热燥烈之干姜温中助阳。脾胃虚弱易运化失常，饮食内积不化，以麦芽、神曲行气消食，健脾开胃。脾虚久泻，以酸涩收敛之诃子皮、乌梅肉敛肠止泻，再以红豆利水渗湿。诸药相合，共奏健脾益气、消食和胃、渗湿止泻之功。

（2）肾阳虚衰证

治法：温肾健脾，涩肠止泻。

方药：桂香丸。

附子炮，去皮脐 肉豆蔻炮 白茯苓各一两 桂心 干姜炮 木香炮，各半两 丁香一分

上为末，糊丸，如桐子大。米汤下五十丸，空心服。

按：命门火衰，火不暖土，脾失健运，肠失固涩，泄泻日久不愈，正如《医方集解》所言："久泻皆由命门火衰，不能专责脾胃。"故须温肾暖阳，以治其本。方中炮附子辛甘温煦，既可温脾阳，又可补肾阳，《本草汇言》称其"乃命门主药"；干姜辛热燥烈，桂心辛甘大热，丁香辛温芳香，三药相伍补肾助阳，补火温中；肉豆蔻辛温而涩，温脾暖胃，涩肠止泻，与诸多补肾阳药配伍，肾脾兼治，命门火旺则可暖脾土，脾得健运，肠得固摄，则久泻可止。配以甘淡之白茯苓，健脾止泻，辛温芳香之丁香健脾理气，调畅气机。诸药相合，共奏温肾暖阳、涩肠止泻之功。

（四）水肿

楼英认为水肿当以《灵枢·五癃津液别》所论之"邪气内逆则气为之闭塞而不行，不行则为水胀……阴阳气道不通，四海塞闭，三焦不泻，津液不化，水谷并行肠胃之中，别于回肠，留于下焦，不得渗膀胱，则下焦胀，水溢则为水胀"为病因病机。并以《素问·汤液醪醴论》所论之"平治于权衡，去菀陈莝……开鬼门，洁净府"及《金匮要略》所论之"诸有水者，腰以下肿，当利小便；腰以上肿，当发汗乃愈"为诊治法则，开鬼门即为发汗也，洁净府即为利小便也。临证可区分虚实进行辨证论治。

1. 实证

（1）风水相搏证

治法：疏风解表，宣肺行水。

方药：越婢加术汤，其他诸如甘草麻黄汤等。

麻黄六两 石膏半两 生姜三两 大枣十五枚 甘草二两 白术四两

上五味，以水六升，先煮麻黄去上沫，内诸药煮取三升，分温三服。

按：此方出自《金匮要略》，为治疗"一身面目黄肿，小便不利之里水"，即"皮水"。风邪袭表，肺气闭塞，脾失健运，通调失职，风遏水阻。方中重用麻黄，配生姜以宣散发越，石膏辛凉以清内郁之里热，甘草、大枣和中以助药力。以越婢汤发汗散水，配以白术以加强除湿之力，麻黄、白术相配，并行表里之湿，加强利水消肿之效。

（2）水停气滞证

治法：行气宣痹，化湿利水。

方药：五皮散，其他诸如导滞通经汤等。

大腹皮 赤茯苓皮 生姜皮 陈皮 桑白皮炒，各等分

上件为粗末。每服五钱，水一大盏，同煎至八分，去渣温服，不拘时候，日进三服。

按：方中大腹皮行气消胀，利水消肿；陈皮理气和胃，醒脾化湿；茯苓皮甘淡性平，专行皮肤水湿，以奏健脾渗湿、利水消肿之功；生姜皮散皮间水气以消肿；桑白皮肃降肺气以通调水道，正如《成方便读》所言："肺气清肃，则水自下趋。"全方利水与行气同用，有气行湿化之功；健脾与肃肺并行，开水湿下行之路；辛散与淡渗合用，令水气内外分消。五药皆用其皮，借"以皮行皮"而除肌腠皮间水气。

（3）水湿浸渍证

治法：运脾化湿，逐水化饮。

方药：茯苓散，其他诸如海金沙散等。

郁李仁四钱 槟榔二钱 赤茯苓 白术 甘遂切片，炒。各一钱 陈皮一钱半

上细末。每服一钱，姜枣汤调下。

按：方中郁李仁辛苦甘平，利水消肿；甘遂苦寒性降，泻水逐饮；赤茯苓甘淡，清热祛湿，利水消肿；槟榔辛散苦泄，既能利水，又能行气，气行则助水运消肿；白术甘温补虚，苦温燥湿，既能补气以健脾，又能燥湿利尿，逐饮消肿；陈皮辛香走窜，温通苦燥，理气行滞，燥湿消肿，取"治痰先治气，气顺则痰消"之意。配以生姜、大枣，补脾和胃，化气生津。诸药相合，共奏运脾化湿、逐水消肿之功。

（4）湿热壅盛证

治法：分利湿热。

方药：滑石六钱 白术二钱 木通三钱 厚朴 干葛各二钱 苍术一钱

分四帖，加苏叶七片，每一帖煎至三之一，热下保和丸与点丸、温中丸各五十丸。

按：湿热内盛，三焦壅滞，气滞水停则发为水肿。方中滑石甘淡而寒，木通味苦气寒，两药配伍，通利水道，清热利湿，使湿热之邪下行从小便排出。白术甘温补虚，苦温燥湿，被前人誉为"脾脏补气健脾第一要药"，苍术苦温燥湿，辛香健脾，两药配伍，可健脾益气，利尿消肿，以杜绝生湿之源；厚朴苦燥辛散，既可燥湿利水，又可下气除满，痰湿得气则行；干葛甘辛性凉，清扬升散，发汗解表。诸药相和，共奏清热利湿、利水消肿之功。

2. 虚证

（1）脾阳虚衰证

治法：健脾温阳，利水消肿。

方药：实脾散。

大附子一枚 草果二两 甘草一两 干姜二两 大腹皮去皮，六两 木瓜一个，去穰，切片

上，用水于沙器内煮干一半，掰开看干姜不白心为度，亦不得令水干至焦，取出焙干为末，每日午时，空心沸汤点服。

按： 脾阳虚衰，阳不化水，土不能制水，令水邪妄行，泛溢于肌肤，则水气内停，肢体浮肿。方中大附子温补肾阳以助化气行水，干姜温运脾阳以助运化水湿，二者同用，温补脾肾，扶阳抑阴。木瓜酸温，除湿醒脾和中；草果温中燥湿；大腹皮行气导滞，化湿行水，使气化则湿化，气顺则胀消；甘草益脾和中，兼调和药性。诸药相伍，共奏温阳健脾、行气消肿之功。

（2）肾阳衰微证

治法：温肾助阳，化气行水。

方药：补药方，其他诸如复元丹等。

肉桂去粗皮 赤茯苓去皮 干姜 莪术醋煮 川芎 肉豆蔻 桔梗各等分

上等分为末。每服三钱，百沸汤点服，空心食前服。午晚各一服。

按： 方中肉桂辛甘大热，能补火助阳，益阳消阴，正如《本草求真》所云："大补命门相火，益阳治阴。"干姜辛热燥烈，既入肾经，温补元阳，又入脾、胃经，健运脾阳，与肉桂相伍，增强温补肾阳之功。肉豆蔻辛香温燥，入中焦，温脾暖胃，理脾行气；赤茯苓清热祛湿，利水消肿；莪术辛散苦泄温通，川芎辛香行散，两药相伍，行气活血，祛积消肿；桔梗辛散苦泄，开宣肺气，调畅气机。诸药合用，共奏温肾助阳、利水消肿之功。

（五）黄疸

楼英认为，黄疸最主要的病因病机为"湿热"，并引朱丹溪《金匮钩玄》中所论："五疸不要分，同是湿热，如盦曲相似。"为其论病依据。在《医学纲目·卷之二十一》中指出黄疸的诊治法则为"诸疸，小便不利为里实，宜利小便，或下之。无汗为表实，宜发汗，或吐之"。临证可区分阳黄、阴黄进行辨证论治。

1. 阳黄

（1）湿热并重证

治法：清热通腑，利湿退黄。

方药：茵陈栀子汤。

茵陈一钱 茯苓五分 山栀仁 苍术炒 白术各三钱 黄芩生，六分 黄连 枳实炒 猪苓去皮 泽泻 陈皮 防己各二分 青皮一分

上咬咀，作一服，长流水煎，食前温服。二服可愈。

按：《医学纲目·卷之二十一》给出了此方方义："山栀、茵陈能泄湿热而退黄，故以为君。枳实苦寒，泄心下痞满；肺主气，今热伤其气，故身体麻木，以黄芩苦寒泻火补气为臣。二术苦甘温；青皮苦辛温，能除胃中湿热，泄其壅滞，养其正气。防己苦寒，能去十二经滞湿。泽泻咸平；茯苓、猪苓甘平，导膀胱中湿热，利小便而去瘤闭。"全方清热祛湿并行，使湿热黄疸得祛。

（2）湿重于热证

治法：利湿化浊运脾，佐以清热。

方药：茵陈五苓散。

茵陈蒿末十分 五苓散五分

上二物和，先食饮方寸匕，日三服。

按：方中用淡渗性寒之泽泻利水渗湿，《医学启源》云其："去旧水，养新水，利小便，消水肿。"配以茯苓、猪苓助泽泻渗湿逐水。佐以白术补气健脾以运化水湿，合茯苓既可彰健脾制水之效，又可奏输津四布之功。《素问》云："膀胱者，州都之官，津液藏焉，气化则能出矣。"膀胱之气化有赖于阳气之蒸腾，故佐以桂枝温阳化气以助水运，并可辛温发散以祛表邪，一药而表里兼治。配以苦辛微寒之茵陈蒿末，清利湿热，利胆退黄。方中五苓散化气行水，茵陈清利湿热，此方适用于湿重于热之黄疸。

（3）热重于湿证

治法：泄热祛湿。

方药：栀子大黄汤。

山栀十四枚 大黄二两 枳实五枚 豆豉一升

上四味，以水三升，煎取二升，温作三服。

按：方中栀子、豆豉清心除烦；大黄、枳实除积泄热，行气祛湿。四药相合，使热得泄，湿得祛，诸证得解。

（4）热盛里实证

治法：清里理热，通腑去实。

方药：大黄硝石汤。

大黄 黄柏 硝石各四两 栀子十五枚

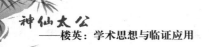

水煎将熟，纳硝石顿服。

按：里热已成实，治以攻下法通腑泄热。方中栀子、黄柏清里泄热；大黄硝石攻下瘀热，全方共奏清热通便、利湿退黄之功。

2. 阴黄

（1）寒湿阻遏证

治法：温阳行气，利湿退黄。

方药：茵陈附子干姜汤。

附子炮，去皮，三钱 干姜炮，二钱 茵陈一钱二分 白术四分 草蔻煨，一钱 白茯苓三分 枳实麸炒 半夏制 泽泻各半钱 橘红三分

上生姜五片，水煎，去渣凉服。

按：此方《医学纲目·卷之二十一》中给出了方义："寒淫于内，治以甘热，佐以苦辛。湿淫所胜，平以苦热，以淡渗之，以苦燥之。附子、干姜辛甘大热，散其中寒，故以为君。半夏、草蔻辛热，白术、陈皮苦甘温，健脾燥湿，故以为臣。生姜辛温以散之，泽泻甘平以渗之，枳实苦微寒泄其痞满，茵陈微苦寒，其气轻浮，佐以姜、附，能去肤腠间寒湿而退其黄，故为佐使也。"诸药相合，共奏温阳化气、利湿退黄之效。

（2）虚劳黄疸证

治法：补中益气，健脾利湿。

方药：养荣汤。

黄芪 当归 桂心 甘草炙 陈皮 白术 人参各一两 白芍药三两 熟地 五味子 茯苓各三钱 远志去心，半两

上每服四钱，姜枣煎，空心服。

按：方中人参、白术、茯苓、甘草即四君子汤，人参甘温益气，健补脾胃。脾胃气虚，运化失常，故以白术助人参补益脾胃之气，更以其苦温之性，健脾燥湿，助脾运化。脾主湿，脾胃既虚，运化失常，则湿浊易于停滞，故以甘淡之茯苓健运脾气，渗利湿浊，且使参、术补而不滞。甘草甘温益气，又兼调和诸药。四药健补脾胃之气，兼渗利湿浊。熟地甘温滋腻，滋补营血；当归味辛性温，力能补血又补中有行，《本草纲目》谓其"和血"，芍药味酸性寒，养血敛阴，柔肝和营；三药合用，补血调血。再以甘温之黄芪，补益脾气，配伍补血药，乃气血双补。桂心辛甘大热，补火助阳；陈皮理气健脾，调畅气机；五味子益气生津，补肾宁心，配伍远志加强安神益智之效；姜枣相配，补脾和胃，化气生津。诸药合力，共奏气血双补、健脾益气、利湿退黄之功。

五、医案评析

（一）泄泻

某官患泄，小便赤少，食少倦怠，脉弱。此受湿为病，当补脾凉肺。白术、滑石各一两，黄芩、人参、芍药各五钱，木通、陈皮各三钱，干姜一钱，甘草炙，一钱。分八帖煎服。（《医学纲目·卷二十三》）

按：《内经》云"湿盛则濡泻""诸湿肿满，皆属于脾""脾病者，虚则腹满肠鸣，飧泄，食不化"。故湿邪为病，多因脾虚，运化失司，水湿丛生，治法当以运脾利湿为要。故取白术，健运中州；滑石，甘淡利湿，两者共为君药。食少倦怠、脉弱乃气虚之象，遵"形不足者，温之以气"，故以人参补气。肺乃水之上源，主通调水道，输布水液，下输于膀胱，出而成溺。楼氏认为肺气不清，虚热伤津，循经下输膀胱，遂成溺赤且少。故以黄芩清肺热，芍药敛阴生津，与人参共奏凉肺清热、益气生津之效，共为臣药。佐以木通导诸热自小便而出，陈皮疏理中焦，调畅肺气。干姜、甘草，取甘草干姜汤之意，辛甘化阳，健运中焦，化生津液。楼氏认为泄泻因受湿致病，虚证治以"补脾"，若兼溺赤，则以"凉肺"治之，实为阐发前人所未发，值得后世学之。

（二）恶阻病吐

楼全善尝治一妇人恶阻病吐，前医愈治愈吐。因思仲景绝之之旨，以炒糯米汤代茶。止药月余，渐安。又一本，绝之，谓当断绝其病根，不必泥于安胎之说。（《金匮要略浅注·卷九》）

按：恶阻为妇人妊娠期间常见病证，以自觉常感犯恶，甚则呕吐，恶闻食气，食入即吐为证候表现，类似于现代医学中妊娠初期的早孕反应。此证以前三月多见，因妇人胞中初孕胎儿，致任冲二脉之气失其常道，遂致自感恶心欲呕。本证多为妊娠之初常见生理变化，无需服用药物，便可自行缓解。若呕吐明如显者，《金匮》以桂枝汤出入，健脾和胃，调和阴阳。楼氏认为妇人恶阻常有生理和病理之分，治法均以"绝之"。其意有二，其一，绝之服药。若无病证，或见病脉者，则无需服药，以糯米汤代茶饮，即可。糯米，味甘性温，可补脾养胃。其二，绝之邪气。若确有病证，当遵《内经》之训："有故无殒，亦无殒也。"不必一味拘泥于养胎之说。然而，勿忘"衰其大半而止，过者死"。

（三）反胃

台州一木匠，年二十七，勤于工作，而性巧慧，有一艾妻，且喜酒。病反胃者半载，其面白，其脉涩而不匀，重取则大而弱，大便八九日方通一次，粪皆燥结如羊屎，甚羸乏无力。予谓精血耗竭也，先与甘蔗汁煎六君子汤，加附子、大黄与之。伺大便稍润，令谢去任务，卧于牛家，取新温牛乳细饮之，每顿尽一杯，一昼夜可五六次，以渐而至七八次，其余菜果粥饭，皆不入口。半月而大便润，月余而安。然或口干，盖酒毒未解，间饮甘蔗汁少许，近两月而安矣。（六君子汤谓人参、茯苓、白术、枳壳、陈皮、半夏各等分，姜、枣煎也。）（《医学纲目·卷二十二》）

按： 反胃者，谓之中焦火弱，腐熟无权，气机凝滞，胃中之物夹气上返于口，甚则呕吐。酒为火毒之性，入中焦乃伤脾胃，耗伤津血。《内经》云："壮火之气衰""劳则气耗"。病家劳逸伤其形，嗜酒伤其内，故脾胃气衰，精血亏耗。反胃之久，中气渐损，气血匮乏，则见面白，血虚则脉道不充，涩而不均。"脉大为劳，极虚亦为劳"。久不更衣，燥如羊屎，羸弱无力，乃是"至虚有盛候"之象，治法当遵《内经》"塞因塞用""形不足者，温之以气"，取六君子汤健运中焦，升清降浊。合以甘蔗汁煎煮，养阴润燥，化生津液，润肠通便。加附子振奋阳气，以疗沉疴痼疾，合大黄降气通腑。待病家大便稍润，知其津液渐生，嘱其调养生息。《本草备要》云："胃槁者，当滋润，宜四物牛羊乳。"由此可见，楼氏在诊病之中，注重药食的重要性，以及病后调养。

（四）呃逆

楼全善治其兄，九月得滞下，每夜五十余行，呕逆食不下，五六日后加呃逆，与丁香一粒，嚼之立止。但少时又至，遂用黄连泻心汤加竹沥引之。此实中夹虚之证，得黄连泻心，实证除而虚证未已，故得补敛而安。若施之纯实之证则危矣。呃虽少止，滞下未安，若此十余日，（痢久故可用涩。）遂空心用御米壳些少涩其滑，日间用参、术、陈皮之类补其虚。自服御米壳之后，呃声渐轻，滞下亦收而安。（《续名医类案·卷十四》）

按： 呃逆一证，多因中气不和，胃气上逆动膈，气冲咽喉，令人无法自制。《内经》中称"哕"，如"胃为气逆为哕"。滞下病多因泻下无度，每致津伤。而气载于津，津伤必伴气耗，故泻下之余定无完气。《内经》云："清气在下，则生飧泄"，清阳不升则浊阴不降，胃气虚不受纳，故可见呕逆食不下，寒则气滞，遂加呃逆。故以丁香温中降逆。少时又至，余邪未尽，故以黄连清热燥湿止痢，以竹沥甘凉生津退热。由于病家几度泻下，中气已虚，余邪未尽，故云黄连可清实证，即余邪可清，但虚证未补。急则治标，缓则治本，故立收涩治法，且楼氏强调，虚证久痢者可用涩法，以避免过早收涩敛邪。取御米壳稍稍收涩，御米壳即罂粟壳之别称，本品，味酸、涩，性平。但长期或大量服用易致成瘾，仅短期服用。病家几度耗伤气津，当以"损者温之"，以人参、白术健脾益气，陈皮理气之类以复中州运化之职。

（五）水肿

朱秀才，因久坐受湿，能饮酒，下血，以苦涩药兜之，遂成肿疾，而肚足皆肿，口渴中满，无力少汗，脉涩而短，乃血为湿气所伤，法当行湿顺气，清热进食化积。滑石六钱　白术二钱　木通三钱　厚朴　干葛各二钱　苍术一钱分四帖，加苏叶七片，每一帖煎至三之一，热下保和丸与点丸、温中丸各五十丸。（《医学纲目·卷之二十四》）

按： 水肿因水液代谢障碍，潴留体内，泛滥肌肤。朱秀才久坐受湿，湿气内侵，又常饮酒，湿热内盛，三焦壅滞，气滞水停则致肚足皆肿。方中滑石甘淡而寒，木通味苦气寒，两药配伍，通利水道，清热利湿，使湿热之邪下行从小便排出。白术甘温补虚，苦温燥湿，被前人誉为"脾脏补气健脾第一要药"，苍术苦温燥湿，辛香健脾，两药配伍，可健脾益气，利尿消肿，以杜绝生湿之源；厚朴苦燥辛散，既可燥湿利水，又可下气除满，痰湿得气则行；干葛甘辛性凉，清扬升散，发汗解表。诸药相合，共奏清热利湿、利水消肿之功。

第四节　肺大肠病

一、概述

肺大肠病是指在感受外邪、饮食不调、情志不遂、劳欲久病等病因的作用下，发生肺大肠功能失调的一类内科病证。楼英所著《医学纲目》一书中涉及肺大肠病者，共二卷，起自二十六卷，终于二十七卷。论及咳嗽、喘、善悲、鼻塞、肩背痛、皮肤、瘖、脱肛、痔等9种相关疾病，共计23种病证，分别收录了《素问》《灵枢》《伤寒杂病论》《神农本草经》，以及张仲景、朱丹溪、刘完素、张元素、张从正、李杲、孙思邈、罗谦甫等有关肺大肠病病因病机、病证分型及证治方药等论述，并加以归类点评，内容丰富，论述详尽，对后世认识及治疗肺大肠病具有较好的参考指导意义。

二、病因病机

楼英在《医学纲目》中对肺大肠病发生的病因病机做了较为详细的论述，其内容不但包括肺、大肠本身，也涉及肝、肾、脾等脏腑，同时，也包括与肺相关的鼻、肩背、皮肤等组织。论及的病因内容有外感六淫、饮食失宜、情志不遂、劳欲久病等；病机则有邪实气壅、肺失宣降、痰浊壅肺、肝气郁结、脏腑虚衰等。

（一）外感六淫，肺系受伤

六淫为外感病因，当自然界气候异常变化，或人体抗病能力下降时，风、寒、暑、湿、燥、火成为六淫邪气而伤害人体，导致外感病的发生。六淫之邪从口鼻或皮毛而入，侵袭肺系，入客于肺，导致肺失宣降，从而致生肺大肠病证。六淫皆可致肺系病证，如《医学纲目·卷之二十六》云："寒燥湿风火皆能令人咳。"风为六淫之首，其他外邪多随风邪侵袭人体，所以外感的肺系病证常以风为先导，或夹寒，或夹热，或夹燥等，表现为风寒，风热、风燥等相合为病。楼英认为，尤以风邪夹寒者为先，如《医学纲目·卷之二十六》云："嗽非专主乎肺病，以肺主皮毛而司于外，故风寒先能伤之也。"若风寒之邪客于咽部，则舌强而喑，如《医学纲目·卷之二十七》云："风寒客之，则其脉缩急，故舌强舌卷而喑。"若寒邪客于头面部、鼻部，则鼻塞不知香臭，如《医学纲目·卷之二十七》云："因卫气失守，寒邪客于头面，鼻亦受之不能为用，是不闻香臭矣。"

若风热之邪侵袭体表肺系，导致筋脉弛纵，舌本不能灵活转动而喑，如《医学纲目·卷之二十七》云："风热中之，则其脉弛纵，故舌亦弛纵，不能转运而喑。"若风热之邪上攻头部阳明经络，易致酒齄鼻，如《医学纲目·卷之二十七》云："风热上攻阳明经络，面鼻紫赤，刺瘾疹，俗呼肺风，以肺病在皮肤也。"又如火邪侵袭于皮毛，则皮肤痛，如《医学纲目·卷之二十七》云："皮肤痛皆属火邪伤肺。"

（二）饮食失宜，内邪干肺

饮食失宜具体指饮食不节、饮食不洁、饮食偏嗜等。如果饮食失宜，即可成为肺大肠病的病因，影响人体生理功能，导致脏腑机能失调或正气损伤而发生疾病。若过食肥甘厚腻，食物积于中焦，脾运失健，水谷不归正化，聚湿生痰，痰浊上逆，损伤肺系，又可导致鼻息肉、鼻衄、咳嗽、喘等病证，如《医学纲目·卷之二十七》云："瘜肉因胃中有食积，热痰流注，治本当消食积。""肥人鼻流清涕，乃饮食痰积也。"若多食肥甘厚腻，湿热之邪积于大肠则易生痔疮，如《医学纲目·卷之二十七》中引丹溪之案例："许孺人产后痔作，疮有头如蒜头大，或下鲜血，或紫血，大便疼，与黑神散。又多食肉大饱，此湿热在大肠所为。"若过食生冷，寒饮内停，痰浊内生，上干于肺，壅塞气道，则易致咳嗽、哮喘等，《医学纲目·卷之二十六》中引《素问》所论："其寒饮食入胃，从肺脉上至于肺则肺寒，肺寒则外内合邪，因而客之，则为肺咳。"

若平素嗜酒太过，酒性偏热，酿湿化痰，易致咳嗽、喘、肺胀、肺痈等，如《医学纲目·卷之二十六》云："酒性大热，不宜大饮，盖酒味热而引饮，冷与热凝于胸中不散而成湿，故痰作矣。"饮食不慎亦可引起肺系病证，如因食醋刺激咽喉所致呛咳，《医学纲目·卷之二十六》云："吃醋呛喉，因成咳嗽不止，诸药无效。"

（三）情志不遂，气机郁滞

过于突然、强烈或持久的七情反应，超越了人体生理和心理的适应和调节能力，导致脏腑精气损伤，机能失调，或人体正气虚弱，脏腑精气虚衰，对情志刺激的适应和调节能力低下，引发或诱发疾病时，七情则成为病因，因病从内发而称之为"七情内伤"。忧郁恼怒、思虑过度等不良精神刺激，使肝失条达，肝气郁结，气机不畅，肝肺升降失序，肺气上逆；或肝气郁滞，疏泄失职，木乘脾土，脾失健运，酿液成痰，上贮于肺，如《医学纲目·卷之二十七》云："因忧怒，性理郁发而喘。"

忧、悲皆为人体正常的情绪变化或情感反应，由肺气化生，《素问·阴阳应象大论》云："在脏为肺……在志为悲。"悲忧过度，则可损伤肺精、肺气，出现呼吸气短等现象。反之，肺精气虚衰或肺气宣降失调，机体对外来刺激耐受能力下降，也易于产生悲忧的情绪变化。《医学纲目·卷之二十七》中有一案例："乡里有一妇人，数次无故悲泣不止，或谓之有祟，祈禳请祷备至，终不应。予忽忆《金匮》有一证，云：妇人脏躁悲伤欲哭，象如神灵，数欠伸者，宜甘麦大枣汤。予急令治药，尽剂而愈。"妇人善悲，其病在肺，善悲与肺精气虚或肺气失宣互为因果。

（四）劳欲久病，脏腑虚衰

劳欲太过易伤气耗精劳形，致脏腑经络及精气血津液神的失常而引起疾病发生。肺主一身之气，主司一身之气的生成和运行，由肺吸入的自然界清气与脾胃运化的水谷之精化生的水谷之气在肺中相结合而形成宗气。宗气作为一身之气的重要组成部分，在机体生命活动中占有非常重要的地位，关系着一身之气的盛衰。脾为生气之源，故劳欲太过尤易耗伤脾肺之气，易致少气懒言、久咳易喘、鼻窍不通等。如《医学纲目·卷之二十七》云："若因饥饱劳役，损脾胃生发之气，既弱其营运之气，不能上升，邪塞孔窍，故鼻不利而不闻香臭也。"《医学纲目·卷之二十七》中亦引朱丹溪案例云："一男子年三十五岁，因连日劳倦，发哕，发为疟疾。"

房劳过度则肾精、肾气耗伤，易致肺肾俱虚，如《医学纲目·卷之二十七》云："五劳虚极羸瘦，腹满，不能饮食，食伤、忧伤、饮伤、房室伤、饥伤、劳伤、经络荣卫伤，内有干血，肌肤甲错，两目黯黑。"其中的"房室伤"即指房劳过度，易致皮肤甲错、涩而不滑泽，双目发黑等。

三、治则治法

肺大肠病为内科疾病的一部分，因肺特殊的生理特性，故肺大肠病有其特殊的治则治法。肺为"娇脏"，其叶娇嫩，其性清虚而喜煦润，恶燥，不耐寒热，不容异物；肺外合皮毛，在窍为鼻，与外界相通，外感六淫之邪从皮毛或口鼻而入，常易犯肺而为病。诚如《医学三字经》所言："肺为脏腑之华盖，呼之则虚，吸之则满，只受得本脏之正气，受不得外来之客气，客气干之则呛而咳矣；只受得脏腑之清气，受不得脏腑之病气，病气干之，亦呛而咳矣。"故临床上治疗肺脏疾患，以轻清、宣散为贵，过热、过寒、过燥之剂皆所不宜，正是肺为娇脏生理特性所决定的。

肺气宣降，即肺气向上、向外宣发与向下、向内肃降的相反相成的运动。宣发与肃降协调，则呼吸均匀通畅，津液得以正常输布代谢，即所谓"水精四布，五经并行"。一般来说，外邪侵袭，多导致肺气不宣为主的病变；内伤及肺，多导致肺失肃降为主的病证，所以调节肺的宣降为肺大肠病的重要治则。同时肺为"贮痰之器"，"痰"易积聚于肺部，进一步影响肺的宣降，加重病情，故燥湿化痰法亦为肺大肠病的重要治则。对于肺大肠病的治法，楼英在《医学纲目》一书中采各家之长，论述详尽，依据肺大肠病各病证发生的病因病机不同，具体又有散寒宣肺法、温肺化饮法、清热化痰法、疏肝泻肺法、燥湿化痰法、培土生金法、养阴润肺法、补肾益肺法之类。

（一）散寒宣肺法

散寒宣肺法是指疏散风寒、宣发肺气的一种治法，适用于外感风寒，邪气内壅于肺、肺气不宣所致的恶寒发热、鼻塞流涕、咳嗽、咽痒、喘息气短等病证。楼英认为，"肺主皮毛而司于外，故风寒先能伤也"。肺易受外邪侵袭，故针对外感风寒所致的肺系病证，非散寒宣肺法不可。

如《医学纲目》中主张应用三拗汤或二陈汤加麻黄、杏仁、桔梗，来治疗"感冒风寒"，以及及应用紫苏散治疗"肺感风寒作嗽"（《医学纲目·卷之二十六》）。楼英亦应用御寒汤治疗"寒气风邪伤于皮毛，令人鼻塞，咳嗽上喘"（《医学纲目·卷之二十七》）。

（二）温肺化饮法

温肺化饮法是指温散肺中寒邪、化除肺中痰饮的一种治法，适用于寒饮伏肺所致的咳喘、痰多清稀等病证。楼英在《医学纲目》所列肺大肠病中，应用温肺化饮法十分丰富，代表方剂有小青龙汤。如"冬时嗽而发寒者，谓之寒嗽，小青龙汤加杏仁用之"及应用胡椒理中丸治疗"肺胃虚寒，咳嗽气急，逆气虚痞不能食，呕吐痰水"（《医学纲目·卷之二十六》）。冬季寒痰伏于肺，发为咳嗽，需用辛温化痰之药温化寒饮。又如"肺胀，咳而上气，烦躁而喘，脉浮者，心下有水，小青龙汤加石膏主之"（《医学纲目·卷之二十六》），此为外寒内饮而夹热之肺胀，治当解表化阴，清热除烦，内外皆治，寒热分治。方中所含的干姜、细辛、半夏，即为温肺化饮之代表。"心下有水"指水饮内停，需以温药和之。

（三）清热化痰法

清热化痰法是指清泄肺中热痰的一种治法，适用于痰热壅肺所致的咳嗽、哮病、喘证、肺胀等病证。其病机多为平素脾胃虚弱，加之嗜食肥甘辛辣，酿生痰热，壅遏于肺；或外邪犯肺，入里化热；或内有痰热，复感外邪，内外相合；或他脏之热上袭于肺，皆可导致痰热壅肺证。故楼英在《医学纲目·卷之二十七》中认为，针对痰热壅肺证，需清热与化痰并行，指出："有火炎上者，宜降心火，清肺金。有痰者，宜降痰下气为主。"临证上如应用白虎汤加瓜蒌仁、枳壳、黄芩治疗热痰壅肺之"火喘"。楼英在《医学纲目·卷之二十六》中应用"小陷胸汤、礞石丸之类清膈降痰"治疗"热痰在胸膈"。

（四）疏肝理肺法

疏肝理肺法是指疏肝理肺、调畅气机的一种治法，适用于肝郁气火上逆所致的咳嗽、喘证、哮病、喑等病证。肝主疏泄，其气以升发条达为顺；而肺为娇脏，主宣发肃降，其气以肃降通调为常，而人一身之气机，肝左升而肺右降，贵在条达，升降有常；若气机逆乱，肝不升，肺不降，影响气机升降，肺气上逆，则可出现咳嗽、咳声高亢等。肝又主藏血，调节血量，心血归藏于肝，肝的疏泄与藏血功能相反相成，肝血得藏，则疏泄正常；肺主气，治理一身之气，肺得肝血以养，则治节出焉；肝肺二脏，一气一血，对调畅气血至关重要。

楼英对《素问·咳论》认为之"两胁下痛，甚则不可以转，转则两胠下满"的"肝咳"需从疏肝理肺解决，他在《医学纲目·卷之二十六》中引丹溪之论："咳引胁痛宜疏肝气，用青皮、枳壳、香附子等，实者白芥子之属。"他指出因肝郁气火上逆所致的肺病辨证时侧重点虽各有不同，但总体不离肝郁气火，情志为病。临证时皆不离疏肝理肺法，并可应用四磨汤治疗"七情郁结，上气喘急"等病证（《医学纲目·卷之二十七》）。

（五）燥湿化痰法

燥湿化痰法是指燥湿理气、宣肺化痰的一种治法，适用于痰湿阻于肺所致的胸部胀满、张口抬肩，咳喘等病证。正所谓"脾为生痰之源""肺为贮痰之器""肾为成痰之本"，故痰湿阻肺与脾、肺、肾三脏关系密切。对于咳嗽病证，楼英认为"夫咳之为病，有一咳即出痰者，脾胜湿而痰滑也"。《医学纲目·卷之二十六》说对于脾湿痰多者，楼英在治疗用药上主张"宜南星、半夏、皂角灰之属燥其脾"；应用桔梗汤除痰下气，治疗"胸胁胀满，痰逆恶心，饮食不进"之痰饮壅肺证；《医学纲目·卷之二十七》应用玉粉丸治疗"冬月寒痰结，咽喉不利，语声不出"等。

（六）培土生金法

培土生金法是指健脾生气以补益肺气的一种治法，适用于脾气虚衰，生气无源，以致肺气虚弱之证。中医认为，脾胃五行属性为土，肺为金，两者为母子关系，由于脾土能生肺金，故补脾能够益肺。

楼英在《医学纲目·卷之二十七》中认为治肺气短促或不足者，"宜食滋味汤饮，令胃气调和"。因此，医生用药上他主张加人参、白芍药，以使"脾中阳升，使肝阳之邪不敢犯之"。木克土，故健脾升脾阳可防止肝阳之邪侵犯脾土，同时脾土为肺金之母，通过补益中焦脾土来治疗短气之肺系病证，因此，医生在临证上应灵活运用五行等中医理论，将理论与临床实际相结合。

（七）养阴润肺法

养阴润肺法是指滋阴清热、润肺养肺的一种治疗方法，适用于肺阴虚所致的干咳、咳血、痰少而黏、肺痿、潮热盗汗、口干咽燥、声音嘶哑等病证。

内伤杂病致久咳耗阴伤肺，宜养阴润肺法。楼英《医学纲目》所列肺大肠病中，应用养阴润肺法亦十分多见，如应用人参清肺汤治疗"咳嗽气急，咽嗌隐痛，肺胃劳嗽"之肺阴虚证（《医学纲目·卷之二十六》），又如《医学纲目·卷之二十七》载"有阴虚夹痰喘者，四物汤加枳壳、半夏，补阴降火"及应用天门冬丸治疗"妇人喘嗽，手足烦热，骨蒸寝汗，口干引饮，面目浮肿"之阴虚病证等。

（八）补肾益肺法

补肾益肺法是指滋补肾元、补肺益气的一种治疗方法，适用于肾不纳气的喘不得卧、咳嗽、短气、呼多吸少、腰疼脚软等病证。楼英认为，肾与肺大肠病关系密切，推崇《素问》所言："肾者水脏，主津液，主卧与喘也。"喘证虽以肺为主，但也与肾关系紧密，正所谓"肺为气之主，肾为气之根"（《类证治裁·喘证》），肾气摄纳肺所吸入的自然界清气，保持吸气的深度，防止呼吸表浅。若肾气衰弱，摄纳无力，肺吸入之清气不能下纳于肾，则会出现呼多吸少、动则气喘等病理表现。楼英《医学纲目·卷之二十六》载："肺虚嗽甚，此好色肾虚者有之，人参膏以陈皮、生姜佐之。"又如应用肾气丸治疗"短气有微饮"（《医学纲目·卷之二十七》）等。

四、证治举要

楼英《医学纲目》将肺大肠病分述于内科病证类，共二卷，其中咳嗽、喘、鼻塞、喑属肺的病证；脱肛、痔属大肠的病证；肩背痛属肺分野病，《医学纲目》云："西风生于秋，病在肺腧，在肩背，故秋气者病在肩背。"又云："秋肺太过为病，在外则令人逆气，背痛愠愠然是也。"肺在体合皮，肺主皮毛，故皮肤归属于肺系病证。善悲虽属神志失常，但《素问》云："精气并于肺则悲"，《医学纲目》亦云："在脏为肺，在志为悲。"故善悲属肺的病证。楼英对肺大肠病的分类详细清晰，今举数例，以观其要：

（一）咳嗽

楼英认为，咳嗽的病因病机纲要和诊治法则在《内经》所论的基础上，主张"五脏六腑，皆能使人咳，非独肺也，各以其时主之而受病焉，非其时传而与之也。所病不等，寒燥湿风火皆能令人咳。惟湿病痰饮入胃，留之而不行，上入于肺则为咳……所治不同，各宜随症而治之"（《医学纲目·卷之二十六》），临证可根据虚实来辨证论治。

1. 实证

（1）风寒袭肺证

治法：宣肺散寒。

方药：紫苏散，其他诸如厚朴麻黄汤、三拗汤等。

紫苏 桑白皮 五味子 杏仁 麻黄 甘草 青皮各等分

上为细末，每服二钱，水一盏，煎七分，温服。

按： 方中紫苏解表散寒，行气和胃；麻黄开宣肺气，宣散肺经风寒而止咳平喘，楼英曰："上利肺气药，紫苏、麻黄，表多者宜之"，两药共奏解表散寒之功；杏仁利肺止咳平喘，与麻黄相伍，一宣一降，既宣利肺气而止咳平喘，又复肺气宣降之权，使邪气去而肺气和；桑白皮泻肺平喘，利水消肿；五味子收敛止咳平喘；两药合用增强止咳之功；青皮疏肝行气，通调水道；甘草调和诸药。诸药相合，诸症自解。

（2）风痰上扰证

治法：祛风化痰。

方药：水煮金花丸，其他诸如化痰玉壶丸、天麻丸、玉粉丸等。

南星 半夏各一两，生用 天麻五钱 雄黄一钱 白面三两 寒水石一两，煅

上为末，水丸如桐子大。每服五七十丸至百丸，煎浆水沸，下药煮令浮为度，淡浆水浸之，以姜汤下。

按： 方中南星苦泄辛散温行，既入肺经，亦入肝经，既可化痰湿，更善祛风痰；半夏味辛性温，有燥湿化痰止咳之功；天麻平抑肝阳，息风止痉，与半夏相伍，善治风痰上扰之眩晕、咳嗽；寒水石清热泻火；雄黄解毒；白面糊丸。《本草经疏》云："半夏治湿痰多，南星主风痰多，是其异矣。"南星与半夏相配，善治各种痰嗽证，诸药相合，共奏化痰、息风止咳之功。

（3）痰热郁肺证

治法：清热肃肺，豁痰止咳。

方药：人参清金丸，其他诸如小黄丸、清金化痰丸、清化丸等。

柴胡 人参各一两 黄芩 炙甘草 半夏各七钱 麦门冬 青黛 陈皮各二钱 五味子二十一粒

上为细末，水面糊为丸，如桐子大。每服三十丸，温白汤下，食后。

按： 方中黄芩主入肺经，长于清肺热，为治肺热咳嗽之要药；青黛咸寒，亦能泄肺热；半夏、陈皮均为辛温之品，燥湿化痰，两药相配为治痰要药；麦门冬甘寒养阴，入肺经，善于养肺阴，清肺热；五味子味酸收敛，甘温而润，敛肺气止咳；柴胡疏肝解郁，人参补脾益肺，炙甘草调和诸药；诸药合

用，共奏清热泻肺、化痰止咳之功。

（4）痰湿蕴肺证

治法：燥湿化痰止咳。

方药：白术丸，其他诸如《局方》防己丸等。

天南星 半夏各一两 白术一两半

上为细末，汤浸蒸饼为丸，桐子大。每服五七十丸，姜汤下，食后。

按：方中天南星燥湿化痰，善治痰湿壅盛之咳嗽；半夏善燥除湿浊而化痰饮，并有止咳作用，尤善治脏腑湿痰；白术苦温燥湿。楼英曰："治湿痰滑而易出，洁古所谓南星、半夏胜其痰，而咳嗽自安者是也。"张元素云："半夏，痰痞佐以白术。"故三药相合，燥湿化痰止咳，诸症自解。

2. 虚证

（1）肺脾虚寒证

治法：补肺温脾，化痰止咳。

方药：人参款花散。

款冬花 人参 五味子 紫菀 桑白皮各一两 杏仁八钱 木香 槟榔 紫苏叶 半夏汤泡，各五钱

上为细末，炼蜜为丸，如鸡头仁大。每服一丸，食后细嚼，淡姜汤送下。

按：方中款冬花辛散而润，温而不燥，长于润肺下气止咳，《本经逢原》中记载款冬花可"润肺消痰，止嗽定喘"；紫菀润肺下气，化痰止咳，与款冬花相配善治寒痰且不伤肺；桑白皮泻肺平喘；五味子味酸性温，善敛肺气而止咳喘；杏仁苦降，长于降泄上逆之肺气，又兼宣发壅闭之肺气，以降为主，降中兼宣，为治咳喘要药；木香、槟榔、紫苏叶三药辛温能行，寒痰易留滞，可助行气化痰；半夏辛散温燥，《药性本草》载："半夏，气虚而有痰气，加而用之。"人参补脾益肺，为补虚补气要药。《黄帝针经》曰："从下上者，引而去之。上气不足，推而扬之。盖上气者，心肺上焦之气，阳病在阴，从阴引阳，宜以入肾肝下焦之药引甘多辛少之药，使升发脾胃之气，又从而去邪气于腠理皮毛也。"人参补中，使脾胃之气得以升调，助邪气去。诸药相合，共奏温补脾肺、祛湿化痰之功。

（2）肺阴亏损证

治法：滋阴润肺，化痰止咳。

方药：蛤蚧丸。

蛤蚧一两，炙去头足 诃子煨，取肉 细辛 甘草炙 阿胶蛤粉炒 熟地 麦门冬去心，各五钱

为末蜜丸，每两作十五丸，每一丸食后含化。

按：方中蛤蚧补肺益肾，纳气定喘；诃子酸涩收敛，入肺经，敛肺气止咳逆；麦门冬归肺、肾经，可清肺火、滋肾阴；阿胶补血滋阴、清肺润燥，阿胶由蛤蚧粉炒后，更添清肺之功，熟地补益肝肾、补血滋阴，两药共奏补阴之效；细辛温肺化饮；甘草既可润肺祛痰，又可调和诸药。久咳不愈易伤阴，阴虚则化虚热，楼英云："上蛤蚧丸，久嗽不愈者宜之。"

（二）喘证

喘证是以呼吸困难，甚至张口抬肩，鼻翼翕动，不能平稳为特征的病证。楼英认为喘证宜参朱丹溪所论之"凡治嗽，未发，以扶正气为要；已发，以攻邪气为主"为治疗大法。临证可分虚实进行辨证论治。

1. 实证

（1）表寒肺热证

治法：解表清里，化痰平喘。

方药：枳壳三钱,炒 麻黄 防风 黄芩 桔梗各二钱 陈皮 紫苏五叶 木通一钱半

上分四帖，煎取小半盏，热饮之。

按：方中麻黄味辛发散，性温散寒，紫苏叶辛散性温，防风辛温发散，三药共奏散寒解表之功，防风兼祛风之效；陈皮、枳壳行气化痰；木通清热利湿；桔梗辛散苦泄、宣肺祛痰；寒邪束表，热内郁于肺，故以黄芩清泄肺热。风寒外邪袭表，痰饮内郁化热，全方起解表清里、化痰平喘之功。

（2）风寒袭肺证

治法：散寒宣肺，止咳平喘。

方药：麻黄苍术汤，其他诸如麻黄定喘汤等。

柴胡根 羌活根 苍术各五分 麻黄一分 防风根 甘草根生 归梢 黄芩各四分 熟甘草三分 五味子九分 草豆蔻六分 黄芪一钱半

上分二帖，水煎，去渣稍热服，临卧。

按：方中麻黄味辛性温，羌活根辛温，气味雄烈，防风辛温发散，气味俱升，三药合用散寒解表；柴胡根辛散苦泄，祛邪解表退热；苍术辛香燥烈，长于祛肌表之风寒表邪；黄芩长于清肺热；五味子味酸收敛，甘温而润，善敛肺气止咳平喘；草豆蔻温中化湿行气；黄芪入肺经，补益肺气，止咳平喘；归梢补血活血；生甘草甘润平和，善祛痰止咳；熟甘草调和诸药。诸药合用，共奏解表散寒、宣肺平喘之功。

（3）寒饮壅肺证

治法：祛寒化痰，宣肺平喘。

方药：参苏温肺汤。

人参 肉桂 甘草 木香 五味子 陈皮 半夏制 桑白皮 白术 紫苏茎叶各二两 白茯苓一两

上吹咀，每服五钱，水一盏半，生姜三片，煎至七分，去渣，食后温服。如冬寒每服不去节麻黄半分，先煎去沫，下诸药。

按：《金匮要略》中云："病痰饮者，当以温药和之。"寒痰易聚难行，遇阳则行，得温则化，故治疗寒痰需借助"温药"以振奋阳气，开发腠理，通调水道。方中肉桂为"温药"，肉桂辛甘大热，助阳散寒阳化痰；木香辛温，芳香气烈，温里行气，助肉桂化痰。紫苏解表散寒；桑白皮清泻肺火，肃降肺气，通调水道，泻肺平喘；人参善补肺气，纳气平喘；白术甘温健脾，苦温燥湿，标本兼治。半夏辛温性燥，燥湿化痰，《本草从新》言其为"治湿痰之主药"；陈皮理气行滞，燥湿化痰，乃"治痰先治气，气顺则痰消"之意；白茯苓甘淡渗湿健脾，以杜绝生痰之源；甘草祛痰止咳平喘兼调和诸药；半夏、陈皮、茯苓、甘草四药相合即为二陈汤，燥湿化痰，理气和中。

（4）肺气郁结证

治法：解郁降气平喘。

方药：四磨汤。

人参 槟榔 沉香 天台乌药

上四味，各浓磨水，取七分，煎一二沸，放温服。加木香、枳壳，为六磨汤。有苦寒者，加丁香、桂亦可。

按：肝气郁结，横逆胸膈之间，则胸膈胀满；上犯于肺，肺气上逆，则上气喘急。方中乌药辛温香窜，疏通气机，疏肝解郁；槟榔辛苦降泄，破气导滞，下气降逆平喘；沉香味辛走散，下气降逆。《本草衍义》云："乌药、槟榔气少走泄多，但不甚刚猛，与沉香同磨作汤，治胸中气膈甚当。"然过于辛散易戕耗正气，故以人参益气扶正，使开郁行气而不伤正气。四药配伍，共奏行气解郁、降逆平喘之功。

（5）痰热郁肺证

治法：清热化痰，宣肺平喘。

方药：白虎汤加瓜蒌仁、枳壳、黄芩。

按：白虎汤以清热为主，方中石膏辛甘大寒，清热而不伤阴；知母苦寒质润，助石膏清肺热，又滋阴润燥；粳米、炙甘草益胃生津，亦可防大寒伤中之弊；炙甘草兼以调和诸药。瓜蒌仁润肺化痰；枳壳行气化痰；黄芩清泄肺热，燥湿化痰。诸药相合，达清热化痰、宣肺平喘之效。

2. 虚证

（1）阴虚血热证

治法：补血滋阴，凉血平喘。

方药：四物汤加青黛、竹沥、陈皮，入童便煎服。

按：四物汤补血活血，方中熟地甘温滋腻，滋补营血；当归味辛性温，力能补血，又补中有行，《本草纲目》谓其"和血"；芍药养血敛阴，柔肝和营；川芎辛温走窜，活血行气，使补而不滞。青黛清热凉血；竹沥清热豁痰，止咳平喘；陈皮理气健脾，燥湿化痰；童便滋阴降火。诸药相合，共成滋阴补血、凉血平喘之功。

（2）肺气虚耗证

治法：补肺益气平喘。

方药：调中益气汤。

黄芪一钱 甘草五分 人参半钱 柴胡二分 橘皮二分 苍术五分 升麻二分 木香一分

上锉如麻豆大，都作一服，水二盏，煎至一盏，去渣，带热服。

按：方中黄芪其性甘温，入肺、脾经，补中气，补肺气，固表气；甘草补脾和中，祛痰止咳；人参大补元气，补脾益肺。三药相伍，如《医宗金鉴》谓"黄芪补表气，人参补里气，炙草补中气"，可大补一身之气。柴胡、升麻与补气药相配，补气与升提并用，引气上行；木香亦为行气药，健脾行气；橘皮理气健脾，化痰平喘；苍术燥湿健脾，祛痰平喘，健脾可绝生痰之源。全方集补肺、健脾、行气、化痰于一方，使诸症自除。

（3）肾虚不纳证

治法：补肾纳气平喘。

方药：黄柏知母滋肾丸。

按：方中黄柏主入肾经，善泻相火，退虚热；知母既可清肺热、滋肺阴、润肺燥，又可滋肾阴、泻肾火、退骨蒸；肉桂大热入肝肾，能使因下元虚衰所致上浮之虚阳回归故里，故曰引火归原，善治肾虚作喘。三药相合，治病求本，补肾纳气，滋阴平喘。

（三）肺痿

肺痿是指肺叶痿弱不用，临床上以长期反复咳吐浊唾涎沫为主症。《医学纲目·卷之二十六》载："肺痿之病从何得之？师曰：或从汗出，或从呕吐，或从消渴，小便利数，或从便难，又被快药下利，重亡津液，故得之。"指出了肺痿的病因病机，楼英又指出："肺痿，专在养肺养气养血清金"这个治则治法。临证可区分虚寒、虚热进行辨证论治。

1. 虚寒证

治法：温肺益气。

方药：生姜甘草汤，其他诸如甘草干姜汤等。

生姜五两　人参二两　甘草四两　大枣十五枚

上四味，以水七升，煮取三升，分温三服。

按：生姜辛温，温中止呕、化痰止咳；人参归肺经，长于补肺气，可补脾益肺，生津养血；甘草甘润平和，能祛痰止咳；大枣补中益气，养血安神。四药合用，共奏补脾益肺、散寒化饮之功。

2. 虚热证

治法：滋阴清肺，润肺生津。

方药：炙甘草汤。

用甘草一味，以水三升，煮半升，分三温服。

按：热壅上焦，肺燥津枯，虚热内生或久咳伤阴，进而化热。方中独用且重用甘草一味，甘草味甘性平，归肺经，润肺，祛痰止咳。《名医别录》中记载甘草专治"伤脏咳嗽"，重用甘草润肺生津，使诸证自消。

（四）喑

楼英认为喑可分为舌喑和喉喑。《医学纲目》云："然有二症：一曰舌喑，乃中风舌不转运之类是也；一曰喉喑，乃劳嗽失音之类是也。盖舌喑但舌本不能转运言语，而喉咽音声则如故也；喉喑但喉中声嘶，而舌本则能转运言语也。"喑的病因则为"邪搏阴则为喑"。临证需区分舌喑与喉喑以辨证论治。

1. 舌喑

（1）气虚痰盛证

治法：补气化痰。

方药：人参五钱　黄芪　白术　当归　陈皮各一钱

煎汤入竹沥、姜汁饮之。

按：方中人参大补元气，补脾益肺；黄芪补益肺气；当归甘温质润，长于补血；白术健脾益气，燥湿化痰；四味补虚药合用改善体虚。痰涎闭塞舌本之脉，导致舌喑，以竹沥、陈皮、白术、姜汁化痰，本方专治体虚有痰之舌喑。

（2）血虚证

治法：补血化痰。

方药：归、芎、芍、地各一两 术、参各二两 陈皮一两半 甘草二钱

入竹沥、童便、姜汁，至二十余帖能言。

按：方中含四物汤，熟地性味甘温以滋补养血；当归性味辛甘，合白芍归入肝经，既可补肝养血，又可行血活血；川芎其气芬香辛温，辛散温通血液中的凝滞。四药配伍，成养血、补血之经典。人参补脾益肺；白术健脾益气，燥湿化痰；陈皮理气健脾，燥湿化痰；竹沥清肺豁痰；姜汁化痰；童便滋阴降火；甘草补气益脾兼调和诸药。诸药合用，共成补血养阴之方。

2. 喉喑

（1）肺气壅闭证

治法：宣肺行气，利咽开音。

方药：诃子汤，其他诸如发声散等。

诃子四个，半生半炮 桔梗一两，半生半炙 甘草二寸，半炙半生

上为细末，每服二钱，童便一盏，水一盏，煎五七沸，温服。甚者不过三服愈。

按：此方《医学纲目》云："桔梗通利肺气，诃子泄肺导气，童便降火甚速。"《医方集解》载："诃子敛肺清痰、散逆破结，桔梗利肺气，甘草和元气，童便降火润肺。"诸药相合，宣肺利咽开音。

（2）寒痰闭塞证

治法：散寒祛痰。

方药：玉粉丸。

半夏洗，五次 草乌一字炒 桂一字

上为细末，生姜汁浸饼为丸，如鸡豆大，每服一丸，至夜含化。

按：方中半夏味辛性温，燥湿化痰；草乌辛热苦燥，散寒祛湿；肉桂辛散温通，助散寒痰；生姜汁辛散祛痰。《针经》云："寒气客于会厌，卒然如哑，此寒气与痰涎凝结咽喉之间，宜以甘辛温药治之。切忌寒凉，邪郁不解，则疾成矣。"本方辛温化痰，使诸症自解。

（3）血虚肺燥证

治法：补血滋阴，润肺开音。

方药：蛤蚧丸。

蛤蚧一对，去嘴足，温水浸去膜，刮了血脉，用好醋炙 诃子煨，去核 阿胶炒 生地 麦门冬去心 北细辛去苗 甘草炙，各半两

上为末，炼蜜丸，如枣大。每服一丸，含化，食后。

按：方中蛤蚧补肺润肺，益精养血；阿胶滋阴养血，助蛤蚧以润肺；诃子养肺敛肺，利咽开音；生地、麦门冬养阴生津润肺；细辛辛以散肺，使收中有散，并防阿胶辈滋腻太过，甘草调和诸药。诸药合用，共奏活血祛瘀、润肺开音之功。

（4）肺阴虚证

治法：滋阴润肺，利咽开音。

方药：杏仁研如泥 姜汁 砂糖 白蜜各一升 五味 紫菀各三两 通草 贝母各四两 桑白皮五两

上哎咀，以水九升，煮五味、紫菀、通草、贝母、桑白皮，取三升，去渣，纳杏仁泥，姜汁、蜜糖和搅，微火煎取四升，初服三合，日再夜一，后稍加。

按：方中杏仁苦降化痰，宣发肺气；姜汁辛散化痰；砂糖益气养阴；白蜜补中润肺；五味子甘温而润，敛肺滋阴，益气生津；紫菀辛开肺郁，温润不燥，润肺化痰；古书中称为"通草"者，今为木通，清心除烦；贝母润肺化痰；桑白皮清泻肺火，与五味子、砂糖等滋阴之品合用，增强其清虚热之功。诸药相合，共奏滋阴润肺、利咽开音之效。

（五）痔

楼英认为，痔疾大多由"风热承食饱不通，气逼大肠而作也"（《医学纲目·卷之二十七》）。临证可区分虚实进行辨证论治。

1. 实证

（1）湿热下注证

治法：清热利湿。

方药：秦艽苍术汤。

秦艽一钱，去芦 泽泻三分 苍术七分，制 防风根五分 桃仁去皮，一钱，另研 归根三分，酒洗，第二服药用身 黄柏去皮，酒洗，五分 大黄少许，虽大便秘涩，亦不可多用 槟榔一钱，细末，调服之 皂角仁烧存性，去皮，一钱，捣细末，调下服之

上除槟榔、桃仁、皂角仁三味，候煎成药研匀调入外，余哎咀作一服，水三盏，煎至一盏二分，去渣，入前三味，再上火煎至一盏，空心热服，待少时以美膳压之，不犯胃气也。服药日忌生冷硬物及酒面大料物干姜之类，犯之则药无效。

按：方中秦艽辛散苦泄，黄柏苦寒，两药共奏清热燥湿之功；苍术苦温

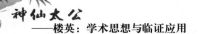

辛燥，燥湿健脾；泽泻淡渗性寒，利水渗湿；槟榔辛散苦泄，行气利水；防风根辛温发散，祛风解表，胜湿止痛；桃仁、归根活血止痛；大黄既可泻下通便，导湿热外出，又可活血化瘀止痛；皂角仁性味辛温，善消肿排脓。诸药相合，共奏清热利水、活血消肿之功。

（2）宿食内积证

治法：行气通便。

方药：当归郁李仁汤。

皂角仁另为细末调服 郁李仁 秦艽各一钱 麻子仁一钱半 当归梢 生地 苍术各五分 泽泻三分 枳实七分 大黄三钱，煨

上除皂角仁研细末，余药锉如麻豆大，水三大盏，煎一盏，去渣，入皂角末调在内，空心食前，候宿食消尽服之。忌风寒处大小便。

按：方中郁李仁、麻子仁、大黄三药合用，泻下通便；秦艽辛散苦泄、苍术苦温辛燥，两药合用，加强燥湿之功；皂角仁性味辛温，善消肿排脓；泽泻淡渗性寒，利水渗湿；当归辛行温通、甘温质润，既可活血化瘀，又可润肠通便；枳实性味辛苦，善行气导滞。诸药合用，共奏通便导滞之功。

（3）气滞不畅证

治法：行气通滞。

方药：七圣散丸。

羌活一两 槟榔 木香 川芎 桂枝去皮。各半两 大黄八分，煨 郁李仁去皮，另研，一两半

上除郁李仁另研外，为细末，炼蜜丸，桐子大。验虚实临时斟酌丸数，白汤下。

按：方中槟榔辛散苦泄、木香辛行温通、川芎辛香行散，三药合用，共奏行气通滞之效；羌活辛散祛风，味苦燥湿；桂枝辛散温通，助阳化气，通经行滞；大黄、郁李仁通便行滞。诸药合用，共奏行气通滞之功。

2. 虚证

血虚久痔证

治法：补脾益肾，滋阴补血。

方药：黑地黄丸。

苍术一斤，泔浸 熟地黄一斤 川姜冬一两，夏五钱，春七钱

上为细末，枣肉为丸，如梧桐子大。每服一百丸至二百丸，食前米饮汤或酒送下。

按：方中苍术苦温燥湿，能健脾和胃；熟地黄味甘性温，归肝、肾经，

具有滋阴养血、填精益髓之功，能大补五脏真阴，填阴壮水，为养血补虚之要药；二药相合补泻兼施、标本兼顾，刚柔相济。干姜味辛热，归脾、肾经，温运中焦，健壮脾气；大枣性味苦平，长于补中益气、扶脾安胃。熟地、大枣得苍术、干姜滋阴养血不碍湿；苍术、干姜得熟地、大枣温通不助热。四药相合补脾益肾，治疗血虚久痔效果神妙。

五、医案评析

（一）咳嗽

孙兆视雷道矩病吐痰，顷间已及一升，喘咳不已，面色郁黯，精神不快。兆与服仲景葶苈大枣汤。一服讫，已觉胸中快利，略无痰唾矣。（《医学纲目·卷之二十六》）

按：此为痰湿蕴肺证，邪犯于肺，肺气壅滞，故喘咳不已；肺失通调，水液输布失常，痰停贮于肺，水气停留，故顷刻吐痰一升，面色郁黯，精神不快。方中葶苈子辛苦寒，能开泄肺气，逐一切痰饮水湿之实邪。因恐其药猛而伤正气，故配以大枣甘温安中，并缓和药性。葶苈大枣泻肺汤出自于张仲景之《伤寒杂病论》，原方主治"肺痈胸满胀，一身面目浮肿，鼻塞清涕出，不闻香臭酸辛，咳逆上气，喘鸣迫塞"，肺为水上之源，肺气壅实则气机不畅，痰饮内生，膀胱气化不利则一身浮肿。本案患者因痰而咳喘，泻肺化痰则病自安。

（二）喘

予治一妇人五十余岁，素有痰嗽，忽一日大喘，痰出如泉，身汗如油，脉浮而洪，似命绝之状。予适在彼，速用麦门冬四钱，人参二钱，五味一钱五分，煎服，一帖喘定汗止，三帖后痰亦渐少。再与前方内加瓜蒌仁一钱五分，白术、当归、芍药、黄芩各一钱，服二十余帖而安。此实麦门冬、五味、人参之功也。（《医学纲目·卷之二十七》）

按：《金匮要略》云："夫病痼疾，加以卒病，当先治其卒病，后乃治其痼疾也。"患者宿有痰咳，病久不愈，一日突发喘脱危候，即痼疾加卒病，当先治卒病，后治痼疾。患者病危，似命绝之状，应当扶正救脱，以定喘脱为先。速用麦门冬、人参、五味子，取生脉散之意。人参大补元气；麦冬润肺止咳；五味子敛阴止咳。三药相合，一补一润一敛，补正气以鼓动血脉，滋阴津以充养血脉。《医方集解》赞其："人有将死脉绝者，服此能复生之，其功甚大。"喘定汗止后再治痰咳痼疾，痰浊内伏于肺，经久不愈。脾主运化，运化水液，若脾失健运，气化失调，则水湿内停，聚而成痰。诚如《医宗必读》云："脾为生痰之源，治痰不理脾胃，非其治也。"故凡治痰，不仅要宣肃肺气，助痰液排出体外，更需治脾，健脾补气，促其运化，以杜绝生痰之源。白术被前人誉为"脾脏补气健脾第一要药"，可健脾益气，燥湿化痰，标本兼治。瓜蒌仁润肺化痰，配白术增强化痰之力。当归甘温质润，补血健中；芍药养血敛阴生津；黄芩清热燥湿，防止痰久留肺中郁而化热。危急期与缓解期的治法用药不同，需区别治疗。

（三）善悲

乡里有一妇人，数次无故悲泣不止，或谓之有祟，祈禳请祷备至，终不应。予忽忆《金匮》有一证，云：妇人脏躁悲伤欲哭，象如神灵，数欠伸者，宜甘麦大枣汤。予急令治药，尽剂而愈。古人识病制方，种种绝妙如此。（《医学纲目·卷之二十七》）

按：妇人数次无故悲泣不止，此为脏躁。《素问》云："在脏为肺……在志为忧。"忧与悲同属肺志，悲忧过度损伤肺精、肺气，并且耗伤阴血，使气机失调，影响心与肝的脏腑功能，导致心神失养，神魂不安。方中小麦甘凉，养心补肝，益阴除烦，宁心安神；甘草甘平，补养心气，和中缓急；大枣甘温质润，益气和中，润燥缓急。三药相合，共奏养心安神、柔肝缓急之功。

（四）鼻渊

尝治一中年男子，右鼻管流浊涕，有秽气、脉弦小，右寸滑，左手寸涩。先灸上星、三里、合谷，次以酒芩二两，苍术、半夏各一两，辛夷、细辛、川芎、白芷、石膏、人参、葛根各半两，分七帖服之，全愈。此乃湿热痰积之疾也。（《医学纲目·卷之二十七》）

按：患者右鼻管流浊涕，即为鼻渊，《素问》明确记载了鼻渊的定义和病机："胆移热于脑，则辛頞鼻渊。鼻渊者，浊涕下不止也。"脉弦小，右寸滑，左寸涩，乃有痰湿内壅之象。鼻中所流之涕为浊涕即示体内有热。故先灸上星穴息风清热、清利头目，宁神通鼻；三里、合谷通经活络，镇静清热。再以中药清热祛痰，化浊通窍。以石膏清热泻火；酒芩清热燥湿；苍术、半夏燥湿化痰。湿热上蒸，蒙闭清窍，以辛夷、白芷、葛根、细辛解表通窍。湿热内困，壅阻脉络，故以川芎活血行气，疏通脉络。并以人参补脾益气，增强正气以祛邪气。

（五）喑

内侍曹都使，新造一宅落成，迁入经半月，饮酒大醉，卧起失音不能语。

召孙至，诊曰：因新宅故得此疾耳，半月当愈。但服补心气薯蓣丸，治湿用细辛、川芎。又十日其病渐减，二十日全愈。曹既安，见上问谁医。曰：孙兆郎中。上乃召问曰：曹，何疾也？对曰：凡新宅，壁土皆湿，地亦阴多，人乍来阴气未散，曹心气素虚，饮酒至醉，毛窍皆开，阴湿之气从而入乘心经，心经既虚，而湿气又乘之，所以不能语，臣先用薯蓣丸使心气壮，然后以川芎、细辛，又去湿气，所以能语也。（《医学纲目·卷之二十七》）

　　按：《医学纲目·卷之二十七》对舌喑与喉喑的鉴别有明确的记载："然有二症：一曰舌喑，乃中风舌不转运之类是也；一曰喉喑，乃劳嗽失音之类是也。盖舌喑但舌本不能转运言语，而喉咽音声则如故也；喉喑但喉中声嘶，而舌本则能转运言语也。"饮酒大醉后卧起失音不能语，此为"舌喑"。正如本案所言："凡新宅，壁土皆湿，地亦阴多，人乍来阴气未散，曹心气素虚，饮酒至醉，毛窍皆开，阴湿之气从而入乘心经，心经既虚，而湿气又乘之，所以不能语。"酒本水谷之精酝酿而成，体湿性热，其性剽悍，少饮能通行气血，内助消化，外御风寒。若恣饮无度，酒毒熏蒸，损伤脾胃，导致脾胃受伤，升降失常，痰湿内生，且痰湿之气入心经，致舌本不能转运言语。以薯蓣丸补气扶正，调补脾胃，因脾胃为后天之本，是气血营卫生化之源，气血阴阳诸不足者，非脾胃健运，饮食增加，则无由资生恢复。故方中重用薯蓣补脾胃，疗虚损；辅以四君，合干姜、大枣益气温中，四物汤合麦冬、阿胶养血滋阴，以助薯蓣补阴阳气血诸不足；桂枝、防风、柴胡疏散外邪，助薯蓣以祛邪；再以桔梗、杏仁、白蔹下气开郁，豆卷、神曲化湿调中。合而成方，补益心气，扶正祛邪，补中寓散。再以川芎、细辛加强祛湿之功。正气得扶，湿气得除，则病得愈。

第五节　肾膀胱病

一、概述

　　肾膀胱病是指因外感侵袭、饮食不节、久病劳倦、禀赋不足、情志不遂等因素，导致肾膀胱脏腑功能失调的一类内科病证。楼英所著《医学纲目》一书，涉及肾膀胱病者，共二卷，起自二十八卷，终于二十九卷。论及腰痛、厥、耳聋、骨、牙齿痛、发黄白、二阴、欠嚏、身体拘急、梦遗及恐 11 种相关疾病，共计 26 种病证，分别收集了《素问》《灵枢》《伤寒杂病论》《神农本草经》，以及张仲景、朱丹溪、刘完素、张元素、张从正、李杲、孙思邈、罗谦甫等有关肾膀胱病病因病机，病证分型、证治方药及针灸治法等论述，并加以分类评析，列举医案，内容丰富，条理井然，对后世认识治疗肾膀胱病具有很好的参考指导意义。

二、病因病机

楼英在《医学纲目》中对肾膀胱病发生的病因病机做了较为详细的论述，其内容不但包括肾、膀胱、心、脾等脏腑，也包括了与肾相关的牙齿、耳、骨、发、二阴等组织，肾膀胱病的病因主要有外邪侵袭、饮食不节、劳倦太过、房事不节、禀赋不足、情志失调、欲念不遂等；病机则有邪盛正虚、阴阳两虚、心肾不交、湿热下注、气滞血瘀等。

（一）外邪侵袭，脏腑失调

外邪指六淫之邪及疬气蛊毒病邪等，是肾膀胱病的主要致病之一。外邪侵袭人体，使肾、膀胱等脏腑功能失调，从而致生肾膀胱病证。外邪侵袭耳部，易致耳聋；湿、燥、火、风等均可对耳部致病，如《医学纲目·卷之二十九》指出："一曰湿邪伤肾三焦聋……湿淫所胜，民病耳聋，浑浑焞焞，治以苦热是也。二曰燥邪伤肝聋……燥气流行，肝木受邪，民病耳聋无所闻是也。三曰火邪伤肺聋……炎暑流行，肺金受邪，民病耳聋是也。四曰风火炎扰于上聋……风热参布，云物沸腾，民病聋瞑，三之气，炎暑至，民病热中聋瞑，治以寒剂是也。"若风湿之邪侵袭身体经络，则身体拘急，如《医学纲目·卷之二十九》云："风湿相搏，民病经络拘强，关节不利。"若湿邪侵袭四肢，则四肢不利，如《医学纲目·卷之二十九》云："若暑月久立湿冷之地者，则湿热之气，蒸人经络，病发必热，则四肢皆酸疼烦闷。若寒月久坐久立湿冷之地者，则湿冷之气，上入经络，病发则四肢皆酷冷转筋。"若腰腿部感受湿邪，则腰腿疼痛，如《医学纲目·卷之二十八》云："冷卧湿地，腰腿拘急，筋骨挛病，或当风取凉过度，风邪流入脚膝，为偏枯冷痹，缓弱疼痛，或腰痛牵引脚重，行步艰难。"

楼英认为对肾膀胱病影响最大的外邪为湿邪，正如《医学纲目·卷之二十八》所言："夫邪者，是风热湿燥寒皆能为病，大抵寒湿多而风热少。"湿为重浊之邪，具有重着、黏滞、趋下的特征。湿为阴邪，易伤阳气，且湿性趋下，易伤及人体下部，如腰部、腿部、脚等。如《医学纲目·卷之二十八》中记载一案例："有役人小翟宿于寒湿之地，腰痛不能转侧，两胁搐急作痛，月余不愈。"又《医学纲目·卷之二十九》云："脚气之疾，实水湿之所为也……惟南方地下水寒，其清湿之气中于人，必自足始。"

（二）饮食不节，升降失和

饮食不节是指饮食不能节制，导致过饥或过饱。长期摄食不足，营养缺乏，气血生化减少，一方面因气血亏虚而脏腑组织失养，功能活动衰退，全身虚弱；另一方面又因正气不足，抗病力弱，易招致外邪入侵，继发其他疾病。若过饱致脾胃难以消化排解，湿浊内生而致病。如梦遗可由常食膏粱厚味，痰湿内生所致，《医学纲目·卷之二十九》云："一妇人年近六十，形肥，奉养膏粱，饮食肥美，中焦不清，积为湿气，流入膀胱，下注白浊。"如发落不生可由饮食偏嗜，湿热熏蒸发根所致，《医学纲目·卷之二十九》云："胡氏年十七八岁，发脱不留一茎……此厚味成热，湿痰在膈间。又日多吃梅，酸味收湿热之痰，随上升之气至于头，蒸熏发根之血，渐成枯槁，遂一时尽脱。"如脚气可由饮酒过多，痰湿壅盛，自内而发所致，《医学纲目·卷之二十九》云："北方之人，常食滥乳，又饮酒无节，过伤而不厌。"如手足热厥可由饮酒不节，醉饱入房，热盛于内，并布散四肢所致，《医学纲目·卷之二十九》云："酒入于胃，则络脉满而经脉虚，脾主为胃行其津液者也，阴气虚则阳气入，阳气入则胃不和，胃不和则精气竭，精气竭则不荣其四肢也。此人必数醉若饱以入房，气聚于脾中不得散……酒气与谷气相搏，热盛于中，故热遍于身，内热而溺赤也。夫酒气盛而慓悍，肾气日衰，阳气独胜，故手足为之热也。"如牙齿松动出血可由过食肉类，湿热内积所致，《医学纲目·卷之二十九》云："平昔多食肉人，口臭，牙齿动摇欲落，或血出不止，乃内伤湿热膏粱之疾也。"如骨痛可由过食甘味所致，《医学纲目·卷之二十九》云："多食甘则骨痛而发落。"

（三）劳逸失度，久病体虚

劳逸失度主要指过劳为主，包括劳力过度、劳神过度及房劳过度。劳力太过主要伤气，耗伤脏腑精气，导致脏气虚少，功能减退。同时过度劳力易劳伤筋骨，致形体组织损伤，久而积劳成疾，如《医学纲目·卷之二十九》云："久立伤骨是也。"阴茎痛可由劳力过度，体倦力乏所致，如《医学纲目·卷之二十九》云："虚劳失精，阴缩，茎中痛。"耳聋可由劳伤气血，精脱所致，如《医学纲目·卷之二十九》云："精脱者则耳聋……若劳伤气血，兼受风邪，损于肾脏而精脱者，则耳聋也。"聤耳亦可由劳力过度，气血损伤所致，如《医学纲目·卷之二十九》云："若劳伤气血，热风乘虚入于其经，邪随血气至耳，热气聚则生脓汁，故谓之聤耳也。"

房劳过度对肾膀胱病的发病影响较大，房劳过度又称"肾劳"，指房事太过，或手淫恶习，或妇女早孕多育等，耗伤肾精、肾气而致病。由于肾藏精，为封藏之本，肾精不宜过度耗泄，如房劳过度可致腰痛，《医学纲目·卷之二十八》云："然有房室劳伤肾虚腰痛者，是阳气虚弱不能运动故也。"如房劳太过可致足软乏力，《医学纲目·卷之二十九》云："丈夫酒色过多，下焦虚惫，足膝软乏，小便滑数，外肾湿痒。"如房事太过可致筋痿、白淫等，《医学纲目·卷之二十九》云："思想无穷，所愿不得，意淫于外，入房太甚，宗筋弛纵，发为筋痿，及为白淫。"

（四）情志失调，欲念不遂

情志活动是由机体内外环境变化所引起，楼英认为七情中与肾膀胱病关系最为密切的是"恐"，《医学纲目·卷之二十九》云："在脏为肾，在志为恐。"又云："精气并于肾则恐是也。"并且将恐与惊作了区分："恐与惊悸相似，实非惊悸也。张子和云：惊者为自不知故也，恐者为自知也，盖惊者闻响即惊，恐者自知，如人将捕之状，及不能独自坐卧，必须人为伴侣，方不恐惧，或夜必用灯照，无灯烛亦恐惧者是也。"

脏腑精气是产生各种情志活动的内在生理学基础。《素问》云："人有五脏化五气，以生喜怒悲忧恐。"五脏精气的盛衰及藏泻运动的协调，气血运行的通畅，在情志的产生及变化中发挥着基础性作用。若五脏精气阴阳出现虚实变化及功能紊乱，气血运行失调，则可出现情志的异常变化。如《医学纲目·卷之二十九》云："胆虚常多畏恐，不能独卧，如人捕之状，头目不利。"

另一方面，外在环境的变化过于强烈，情志过激或持续不懈，又可导致脏腑精气阴阳失常，气血运行失常。如年少气盛，情动于中，或心有恋慕，所欲长期不遂，皆令心动神摇，君相火旺，扰动精室而遗精，《医学纲目·卷之二十九》云："思想无穷，所愿不得，意淫于外，入房太甚，宗筋弛纵，发为白淫梦遗等症。"又如长期思淫欲加房劳过盛，导致宗筋痿软，《医学纲目·卷之二十九》云："思想外淫，房室太甚，则固有淫泆不守，辄随溲溺而下也，然本于筋痿者，以宗筋弛纵也。"楼英认为，肾膀胱病的发病与意志关系密切，正如《医学纲目·卷之二十九》云："夫肾脏天一，以悭为事，志意内治，则精全而涩。"

（五）禀赋薄弱，精气不足

肾藏先天之精，主生殖，为人体生命之本，故称肾为"先天之本"。肾精是一身之精分布于肾的部分，由禀受于父母的先天之精为主体，加之部分后天之精相合而成。肾精的盛衰决定着人体的生长发育与生殖机能，若先天肾精不足，易致与肾相关的疾病。如耳鸣可由先天髓海不足引起，《医学纲目·卷之二十九》云："髓海不足，则脑转耳鸣。"如寒厥可由先天肾虚引起，《医学纲目·卷之二十九》云："皆属肾虚。经云：肾藏志，志不足则厥。又云：肾虚则清厥，意不乐。"又如脚肿痛可由先天元气不足，脾胃虚弱引起，《医学纲目·卷之二十九》云："元气不充，则胃气之本自弱，饮食既倍，则脾胃之气有伤，既不能蒸化所食之物，其气与味，亦不能宣畅旁通，其水湿之性流下而致之。其自外而入者，止于下胫肿而痛，自内而致者，乃或至于手节也。"

三、治则治法

肾膀胱病是内科疾病的一部分，除内科疾病的基本治则，亦有其特殊的治则。楼英认为，对于肾膀胱病，最重要的是补益肾精肾气。肾主藏精，肾贮存、封藏精以主司人体的生长发育、生殖和脏腑气化。正如《素问·六节藏象论》云："肾者，主蛰，封藏之本，精之处也。"精藏于肾而不无故流失，是其发挥正常生理效应的重要条件。肾藏精，精化气，肾精足则肾气充，肾精亏则肾气衰。随着年龄的增大，或过劳等因素，肾精及肾气会逐渐衰少或流失，故补肾精益肾气在预防或治疗肾膀胱病中尤为关键。

另外，肾主水，肾气具有主司和调节全身津液代谢的机能。《素问·逆调论》云："肾者水脏，主津液。"经脏腑形体官窍代谢后所产生的浊液，或通过肺气宣发化为汗液排泄，或通过肾、膀胱化为尿液排泄。肾气及肾阴肾阳通过对各脏腑之气及其阴阳的资助和调控，主司和调节着机体津液代谢的各个环节。尿液的排泄主要是膀胱的生理功能，但也依赖于肾阴的抑制与肾阳推动作用的平衡，肾气蒸化与固摄作用的协调。正如《素问·水热穴论》云："肾者，胃之关也，关门不利，故聚水而从其类也，上下溢于皮肤，故为胕肿。胕肿者，聚水而生病也。"因肾主司体内津液代谢，故化湿消肿利水法亦为肾膀胱病的重要治则。对于肾膀胱病的治法治则，楼英在《医学纲目》一书中采各家之长，论述详尽，根据肾膀胱病各病证发生的病因病机不同，具体又有散寒祛湿法、清热利湿法、滋阴益髓法、补肾壮阳法、交通心肾法之类。

（一）散寒祛湿法

散寒祛湿是辛温散寒、行气祛湿的一种治疗方法，适用于外感寒湿或寒湿内生所致的腰痛，身重，身体拘急，尿频、腰酸腿软等病证。《素问·至真要大论》云："诸寒收引，皆属于肾"，故楼英认为身体拘急主要属寒，由寒湿导致，以小续命汤、仲景三黄汤之类治疗"风湿相搏，民病经络拘强，关节不利"（《医学纲目·卷之二十九》）之肢体蜷缩拘急。楼英在腰痛治疗中，列举散寒祛湿法亦甚多，《医学纲目·卷之二十八》记载用独活寄生汤治疗"冷卧湿地，腰腿拘急，筋骨挛病"；用川芎肉桂汤治疗"宿于寒湿之地，腰痛不能转侧，两胁搐急作痛"；用五积散加桃仁治疗"寒湿腰痛"等。

（二）清热利湿法

清热利湿法是苦寒清热、祛湿利水的一种治疗方法，适用于湿热下注或湿热蕴结所致的小便浑赤、尿频涩痛、淋沥不畅，小腹胀满、耳聋耳鸣、腰酸腰痛等病证。楼英认为平日食膏粱浓味之人，腰痛发作皆是湿热所致，主张应用苍术汤治疗"湿热腰腿疼痛"（《医学纲目·卷之二十八》）。楼英亦认为肥胖之人所发梦遗多浊，"便浊大概皆是湿痰流注，宜燥中宫之湿，用二陈汤加苍术、白术，燥去其湿。肥白人必多湿痰，以二陈去其湿热"（《医学纲目·卷之二十九》）。耳聋也可因湿热所致，如"湿淫所胜，民病耳聋，浑浑焞焞，治以苦热是也"（《医学纲目·卷之二十九》）。再如应用凉膈散加酒炒大黄、黄芩、酒浸防风、荆芥、羌活治疗"耳湿肿痛"（《医学纲目·卷之二十九》）等。

（三）滋阴益髓法

滋阴益髓法是滋补肾阴、益精填髓的一种治疗方法，适用于肾阴不足，精髓缺少所致的腰痛、耳鸣耳聋、腰膝酸软、梦遗、经少、阳痿早泄等病证。肾阴为一身阴气之本，《景岳全书》云："五脏之阴气，非此不能滋"，能宁静和抑制脏腑的各种机能，凉润全身脏腑形体官窍。肾阴充足，脏腑形体官窍得以凉润，其机能健旺而不至于过亢，精神内守。若肾阴不足，则致脏腑机能失调，精神虚性躁动，发为虚热性病证。楼英《医学纲目》所列肾膀胱病中应用滋阴益髓法十分普遍，其选方也十分丰富。如主张以"羊肾为末"（《医学纲目·卷之二十八》）治疗阴虚髓亏之腰痛。正如《证类本草》云："羊肾补肾气，益精髓。"如楼英赞同张洁古之"珍珠粉丸用蛤粉、黄柏降火补阴"治疗阴虚之梦遗（《医学纲目·卷之二十九》）。如"液脱者脑髓消，胫酸，耳数鸣"之阴虚耳鸣，治疗"当补阴而镇坠之"（《医学纲目·卷之二十九》）等。

（四）补肾壮阳法

补肾壮阳法是补肾益气、温煦肾阳的一种治疗方法，适用于肾阳亏虚，机体失其温煦所致的腰膝酸冷，阳痿、遗精、夜尿多、耳鸣耳聋、宫寒不孕、白带清稀等病证。肾阳为一身阳气之本，《景岳全书》云："五脏之阳气，非此不能发"，能推动和激发脏腑的各种机能，温煦全身脏腑形体官窍。肾阳充盛，脏腑形体官窍得以温煦，各种机能旺盛，精神振奋。若肾阳虚衰，推动、温煦等作用减退，则脏腑机能减退，精神不振，发为虚寒性病证。楼英在梦遗、白浊治疗中应用补肾壮阳法较多，如《医学纲目·卷之二十九》中指出应用补真玉露丸治疗"阳虚阴盛，精脱淫泆胫酸"；应用内补鹿茸丸治肾阳虚之"白淫"；应用茯苓丸治疗肾经虚损，肾阳不固之"溺有余沥，小便白浊，梦寐频泄"；在用药方面主张应用鹿茸、苁蓉、菟丝子等补阳药治疗肾阳虚之梦遗、白浊。

楼英认为房劳过甚易伤肾阳，指出"有房室劳伤肾虚腰痛者，是阳气虚弱不能运动故也。经云：腰者肾之府，转摇不能，肾将惫矣。肾气丸、茴香丸之类，以补阳之不足也"（《医学纲目·卷之二十八》）。又如认为肾阳虚可导致耳聋，应用煨肾散、苁蓉丸治疗"肾虚寒"肾阳虚之耳聋（《医学纲目·卷之二十九》）。

（五）交通心肾法

交通心肾法是指滋阴潜阳、沟通心肾的一种治疗方法，适用于肾阴不足、心火亢盛所致心肾不交引起的健忘遗精、耳鸣耳聋、腰酸腿软，心悸心烦等病证。心属火而藏神，肾属水而藏精，此证多因久病虚劳，房室不节，肾阴耗伤，不能上奉于心，心火偏亢；或劳神太过，或情志忧郁化火伤阴，心火内炽，不能下交于肾；或心火独亢，不能下温肾水，肾水独寒，皆可导致水火共济失调。楼英在肾膀胱病中应用交通心肾法较为广泛，如应用大凤髓丹"固真元，降心火，益肾水"治疗"心火狂阳太盛，补肾水真阴虚损"之梦遗（《医学纲目·卷之二十九》）。又如应用地黄汤治疗心肾不交之"右耳听事不真"（《医学纲目·卷之二十九》）。

四、证治举要

楼英《医学纲目》将肾膀胱病分述于内科病证类，共二卷，其中包括腰痛、厥、耳聋、骨、牙齿痛、发黄白、二阴、欠嚏、身体拘急、梦遗、恐等。楼英对于肾膀胱病的分类研究具有独到的见解，并且对于其病证的分型论治、方药选用做出了相当大的贡献。今举数例，以观其要：

（一）腰痛

楼英认为，腰痛的发作与足太阳膀胱经及肾息息相关，《医学纲目·卷之二十八》云："太阳所至为腰痛……巨阳，即太阳也，虚则头项腰背痛。足太阳膀胱之脉所过，还出别下项，循肩膊内，挟脊抵腰中，故为病项如拔，挟脊痛，腰似折，髀不可以曲，是经气虚则邪客之，痛病生矣。"又云："腰者肾之府，转摇不能，肾将惫矣。"临证可区分寒湿、湿热、气滞、瘀血、肾虚等进行辨证论治。

1. 实证

（1）寒湿腰痛

治法：散寒行湿，温经通络。

方药：肾着汤。

甘草 白术各二两 干姜 茯苓各四两

上四味，以水五升，煮取三升，分温二服，腰中自温。

按：本方来源于《金匮要略》，主治"身体重，腰中冷，如坐水中，形如水状……衣里冷湿，久久得之，腰以下冷痛，腹中如带五千钱"。肾着由寒湿痹着腰部所致，因腰为肾之外府，故名肾着。其成因为劳动汗出，湿衣贴身，致使寒湿侵袭，阳气痹阻，水浊积于腰脐腠理之间，故其人可见身体重、腰中冷、如坐水中、形如水状、腰以下冷痛，腹中如带五千钱之寒湿证。方中干姜配甘草温中散寒，茯苓配白术活三焦水运，健脾祛湿。四药合用，共奏温中健脾、散寒除湿之功。

（2）湿热腰痛

治法：清热利湿，舒筋止痛。

方药：苍术汤。

苍术三钱，去湿止痛 柴胡二钱，行经 防风一钱 黄柏一钱，始得之时寒久不愈寒化为热，除湿止痛

上作一服，水煎，空心服。

按：方中苍术辛散苦燥，长于祛湿；防风祛风胜湿止痛，与苍术合用增强祛湿止痛之效。柴胡升举阳气，使气机条达；黄柏苦寒，清热燥湿，湿热证多因"寒久不愈寒化为热"，黄柏尤擅化湿热。四药合用，共奏清热祛湿、舒筋止痛之功。

（3）瘀血腰痛

治法：活血化瘀，通络止痛。

方药：川芎肉桂汤。

羌活一钱半 柴胡一钱 独活五分 肉桂 苍术各一钱 防风 汉防己各三分 桃仁五个，去皮，另研如泥 归梢 甘草炙，各一钱 炒曲五分 川芎一钱

上咬咀，水酒煎，去渣，食远热服。

按：方中羌活辛散祛风、味苦燥湿，有较强的祛风湿、止痛的作用；独活辛散苦燥，气香温通，祛风除湿，通痹止痛；苍术苦温燥烈，燥湿健脾；防风辛温祛风，胜湿止痛；汉防己辛散苦寒，除湿止痛，共奏祛湿散寒止痛之功。桃仁味苦通泻，善泄血滞，祛瘀力强；归梢甘温质润，辛行温通，既善补血，又长于活血散寒止痛；川芎辛香行散，温通经脉，活血祛瘀，行气止痛；肉桂辛散温通，能行气血，通经脉止痛，多味活血药合用，共行活血祛瘀止痛之效。柴胡升举阳气，调畅气机；炒曲行散消食，甘温健脾和中，以强中气；炙甘草调和诸药。诸药合用，病证自解。

（4）气滞腰痛

治法：行气舒经，通络止痛。

方药：橘核散。

山楂子一两 橘核五钱 破故纸二两 乳香五钱 玄胡索 没药 五加皮 红曲各一两

上为末，酒调下。

按：方中山楂子酸甘温通，入肝经，橘核辛苦温散，共奏行气、散结、止痛之功；破故纸苦辛温燥，补肾助阳；乳香辛香走窜，苦泄温通，可行气通滞、透达经络、散瘀止痛，《珍珠囊》谓其能"定诸经之痛"；延胡索辛散温通，行气活血，李时珍谓其"能行血中气滞，气中血滞，故专治一身上下诸痛"。五加皮苦辛温燥，除痹止痛，兼有补益之效，可补益肝肾，强筋壮骨；没药散瘀止痛；红曲健脾行气，化瘀止痛。用酒调服，增强此方行气活血之功。诸药合用，共奏行气活血、通络止痛之效。

2. 虚证

（1）肾阴虚证

治法：滋补肾阴。

方药：六味地黄丸，其他诸如滋肾丸、封髓丹、补阴丸等。

按：肾为先天之本，主骨生髓，肾阴精不足，骨髓不充，则腰膝酸软，腰痛肢硬。方中熟地黄填精益髓，滋补阴精；山茱萸补养肝肾；山药双补脾肾，既滋补肾阴，又补脾以助后天生化之源。三药共用，补肝脾肾，即所谓"三阴并补"。泽泻利湿泄浊，并防熟地之滋腻；牡丹皮清泻相火，并制山茱萸之温涩；茯苓健脾渗湿，配山药补脾而助健运。此三药合用，即所谓"三泻"。此方即王冰所谓："壮水之主，以制阳光"，通过补阴来平虚火，填精髓，除腰痛。

（2）肾阳虚证

治法：补肾壮阳。

方药：肾气丸，其他诸如茴香丸。

熟地补肾水真阴，八两 肉桂补肾水真火，一两 丹皮补神志不足，三两 附子能行诸经而不止兼益火，一两 白茯苓能伐肾邪湿滞，三两 泽泻去胞中留垢及遗溺，三两 山茱萸治精滑不禁，四两 干山药能治皮毛中干燥酸湿，四两

上八味为细末，炼蜜丸。皆君主之药也。

按：肾为先天之本，主骨藏精，肾中寄命门相火，腰为肾之外府，若肾精不足，肾阳虚衰，失于滋荣则腰痛。方中附子辛甘温煦，峻补元阳，《本草汇言》称其"乃命门主药"；肉桂辛甘大热，补火助阳，《本草求真》称其："大补命门相火，益阳治阴。"二药合用，温肾助阳，鼓舞肾气。熟地、山茱萸、干山药、丹皮、白茯苓、泽泻六药即六味地黄丸，填精滋阴补肾，取"阴中求阳"之意。诸药相合，共奏补肾助阳、填精壮腰之功。

（二）耳聋

耳聋是以听力减退为主要特征的病证。楼英认为，耳聋以肾虚及精脱为主要病因病机，《医学纲目·卷之二十九》云："肾气通于耳，肾和则耳能闻五音矣。"又云："耳以窍言之，肾水也。肾主耳。左脏为肾，左窍为耳。"故诊治法则以补肾益精为大法。临证上耳聋不仅有虚证，亦有实证。

1. 实证

（1）气滞耳聋

治法：行气通窍。

方药：复元通气散。

舶上茴香炒 穿山甲蛤粉炒. 去粉，各二两 南木香不见火，一两半 延胡索擦去皮 白牵牛炒. 取末 陈皮去白 甘草炒，各一两

上为细末。每服一大钱，热酒调。病在上，食后服；病在下，食前服。

按：方中舶上茴香辛温，南木香苦泄温通、芳香气烈，牵牛子苦寒、其性降泄，陈皮辛香走窜、温通苦燥，共奏行气通滞之功；穿山甲咸寒、性善走窜，延胡索辛散温通，共奏活血祛瘀、行气开窍之效；甘草调和诸药。诸药相合，使气得顺，耳窍得通，诸症自解。本方服用时需注意用酒调服，可增强其行气通滞之功。且需注意病在上，食后服；病在下，食前服。正如《神农本草经》所言："病在胸膈以上者，先食后服药。病在心腹以下者，先服药而后食。"故服药时不可忽略用药注意。

（2）风热耳聋

治法：疏散风热，宣肺通窍。

方药：茯神散。

茯神一两 羌活 柴胡 蔓荆子 薏苡仁 防风去芦 菖蒲 五味子 黄芪各半两 甘草一分，炙 麦门冬一两，去心 薄荷三钱

上十二味为末，每服三钱，入生姜三片，煎至五分，食后温服。

按：方中柴胡辛散苦泄，蔓荆子辛散苦寒，薄荷轻扬升浮、芳香通窍，共奏疏散风热，清利头目之功；羌活、防风辛温发散，祛风解表；菖蒲苦燥温通，芳香走窜，开窍醒神，化湿辟邪；茯神味淡甘平，宁心安神；薏苡仁淡渗甘补，健脾补中，利水渗湿；五味子、麦冬益气生津，安神宁心；黄芪、甘草补中扶正，且甘草调和诸药。诸药相合，共奏疏散风热、宣肺通窍之功。

（3）湿热耳聋

治法：清热化痰，祛湿通窍。

方药：槟榔神芎丸。

大黄 黄芩各二两 牵牛 滑石各四两 槟榔一两

滴水丸，每服十丸，每次加十丸，白汤下。

按：方中大黄苦降，清热泻火，泻下通便，能导湿热外出；黄芩苦寒，清热燥湿，泻火解毒；牵牛苦寒，消痰涤饮，其性降泄，能通利二便以排水湿；滑石性滑利窍，甘淡而寒，清热祛湿；槟榔辛散苦泄，利水行气；加滴水丸清热化痰，诸药合用，共奏清热祛湿、化痰通窍之功。

2. 虚证

（1）肾虚耳聋

治法：补肾填精，补虚通窍。

方药：苁蓉丸，其他诸如烧肾散等。

肉苁蓉酒浸切，焙 山茱萸去核 石菖蒲 菟丝子酒浸，蒸焙 羌活去芦 鹿茸去毛，酒蒸焙 石斛去根 磁石煅醋淬，水飞过 附子炮，去皮脐各一两 全蝎去毒，七个 麝香一字，旋入

上为末，炼蜜丸，桐子大。每服一百丸，空心盐酒、盐汤任下。

按：方中肉苁蓉甘温助阳，质润滋养，咸以入肾；山茱萸酸涩质润，其性温而不燥，补而不峻；菟丝子辛以润燥，甘以补虚；鹿茸甘咸性温，禀纯阳之性，具生发之气，合用共奏补肾阳、益精血之功。石斛甘而微寒、磁石质重沉降，共奏滋补肾阴、聪耳开窍之功。长期肾虚，头目不清，耳窍蒙蔽，以石菖蒲、麝香，芳香走窜，开窍醒神；羌活辛温发散，气味雄烈，解表开

窍；全蝎辛平，性善走窜，通络开窍。又以炮附子温肾助阳，鼓舞肾气。诸药合用，共奏补肾益精、开窍聪耳之功。

（2）气虚耳聋

治法：健脾益气，补中通窍。

方药：蜡弹丸。

白茯苓二两　山药炒，三两　杏仁炒，一两半去皮，尖

上三味，研为末，和匀，用黄蜡一两，熔和为丸，如弹子大。盐汤嚼下。有人止以黄蜡细嚼，点好建茶送下，亦效。

按：气虚则头目不清，易致耳聋等病证，方中白茯苓味甘而淡，甘则能补，淡则能渗，既可补益心脾，扶正健脾，又可祛湿化痰；山药甘平，可补脾、肺、肾三脏之气；杏仁苦降，既长于降泄上逆之肺气，又兼宣发壅闭之肺气，以降为主，降中兼宣，调畅气机。《医学纲目·卷之二十九》云："山药、茯苓、杏仁，皆入于太阳。山药大补阴气，惟杏仁利气，乃补中有通也。"三药相合，补气调气，使气虚之耳聋得愈。

（三）梦遗

梦遗为在入睡做梦时的遗精。《医学纲目》中指出："有情欲淫动，经谓：所愿不得，名曰白淫。"楼英认为，梦遗与肾的关系最为密切，诚如《素问》云："肾者作强之官，伎巧出焉。"同时，楼英认为："欲动心邪者，如瓶倾侧而出，惫虚不禁者，如瓶中有罅而漏，不可一概用药也。"临证可区分虚实进行辨证论治。

1. 实证

（1）君相火旺证

治法：清心泄热，安神止遗。

方药：清心丸。

用好黄柏皮一两，研为细末，生脑子一钱，同研匀，炼蜜为丸，如桐子大，每服十丸至十五丸，浓煎麦门冬汤吞下。

按：精之藏制虽在肾，但精之主宰在心，心为君主之官，主神明，性欲之萌动，精液之蓄泄，无不听从于心，神安才可精固。若心有妄想或劳心太过，情动于中，所欲不遂，心神不宁，君火偏亢，相火妄动，扰动精室，发为遗精。方中黄柏清热泻火；生脑子以形补形，补脑安神；麦门冬汤滋润养阴。《医学纲目·卷之二十九》云："梦遗不可全作虚冷，亦有经络热而得之也。"其因欲心太炽，思想无穷而致者，当从心治，心清则神宁，而火不妄

起。火热得除，心神得安，则诸症自解。

（2）痰饮迷心证

治法：化痰安神，摄精止遗。

方药：猪苓丸。

用半夏一两，破如豆大，猪苓末二两，先将一半炒半夏色黄，不令焦，出火毒，取半夏为末糊丸，桐子大，候干，更用前猪苓末一半同炒微裂，入砂瓶内养之，空心温酒盐汤下三四十丸，常服，于申未间温酒下。

按：方中半夏味辛性温，善燥除湿浊而化痰饮。张寿颐云："半夏味辛，辛能泻散，而多涎甚滑，则又速降……此物之长，全在于开宣滑降四字。"猪苓味甘性平，善利水渗湿，开腠理，利水道。《医学纲目·卷之二十九》云："半夏有利性，而猪苓导水，盖肾闭导气使通之意也。"半夏主攻痰饮，猪苓主攻水饮，两药相合，则痰去水除，心神自安，气机通畅，诸症自解。

2. 虚证

（1）心肾不交证

治法：泻相火，益肾水。

方药：大凤髓丹，其他诸如珍珠粉丸、秘真丸等。

黄柏炒, 二两 缩砂一两 甘草半两 半夏炒 木猪苓 茯苓 红莲心 益智仁各三钱五分

上为丸，每服五七十丸。若只用黄柏、甘草、缩砂三味，为正凤髓丹。只用黄柏、甘草二味，为凤髓丹。

按：方中黄柏苦寒沉降，善清热燥湿，其主入肾经，善泻下焦相火。《得配本草》云："以黄柏补水，以其能清自下犯上之阴火，火清则水得坚凝，不补而补也。"红莲心善清心火，敛液固精。两药相合，一清相火，一清心火，君相之火得灭。配伍益智仁补肾固精。半夏辛温，燥湿化痰；猪苓甘平，利水渗湿；茯苓甘平，健脾利水，宁心安神；砂仁辛散温通，芳香理气，配伍祛湿药，调畅气机，加强祛湿之效。此方"治心火狂阳太盛，补肾水真阴虚损"。《医学纲目·卷之二十九》云："此方固真元，降心火，益肾水，大有神效。"

（2）肾阳虚衰证

治法：补肾固精。

方药：金锁丹，其他诸如固真丹等。

舶上茴香 葫芦巴 破故纸 白龙骨各一两 木香一两半 胡桃三十个, 研 羊肾膏三对, 取开, 用盐半两擦炙熟, 研如膏

上五味为末，下二味同研成膏，和酒浸蒸饼杵熟丸，如桐子大。每服三

五十丸，空心盐汤下。

按：方中茴香、葫芦巴辛温，温肾补火，散寒助阳；白龙骨味涩能敛，收敛止遗；破故纸味苦性温，胡桃味甘性温，共起补肾助阳、固精止遗之效；木香辛温芳香，温则行气，调畅气机；羊肾膏补肾气，填精髓；诸药相合，共奏补肾助阳、固精止遗之功。

（3）阴阳两虚证

治法：滋阴补阳，固精止遗。

方药：巴戟丸。

五味子 川巴戟去心 肉苁蓉酒洗 菟丝子炒 人参 白术 熟地 骨碎补去毛 茴香 牡蛎 白龙骨 覆盆子 益智仁各等分

上为末，炼蜜丸，桐子大。每服三十丸，空心食前米饮下，日二三服。

按：方中五味子、川巴戟、肉苁蓉、菟丝子、益智仁皆入肾经，皆为补肾阳药。五味子甘温而涩，能补肾涩精止遗；川巴戟甘润不燥，能补肾助阳；肉苁蓉甘温助阳，质润滋养，能补肾阳，益精血；菟丝子辛以润燥，甘以补虚，能滋补肝肾，温阳益精；益智仁辛温，能暖肾固精；骨碎补苦温，能温肾暖脾。熟地甘温质润，补血滋阴，益精填髓；覆盆子甘酸温，能补益肝肾，固精止遗，两药以补阴为主。人参甘温补虚，能大补元气，补气生津，健脾益肾；白术甘温苦燥，能益气健脾；二药以补气为主。茴香辛温，温肾暖肝；牡蛎、龙骨相合，收敛固涩，固精止遗。《医学纲目·卷之二十九》谓此方："治肝肾俱虚，收敛精气，补元阳，充悦肌肤，进美饮食。"

（四）白浊

白浊，又称尿精，系指在排尿后或排尿时从尿道口滴出白色浊物，可伴小便涩痛的一种病证。治则治法以化浊为主，兼祛湿、清热、补肾、健脾等。临证可区分痰湿、湿热、肾虚、虚寒等进行辨证论治。

1. 痰湿下注证

治法：燥湿化痰，分清泻浊。

方药：二陈汤加苍术、白术。

按：二陈汤中半夏辛温而性燥，燥痰化湿，《本草从新》言其为："治湿痰之主药"；湿痰既成，阻滞气机，遂以辛苦温燥之橘红，理气行滞，燥湿化痰，乃"治痰先治气，气顺则痰消"之意；苍术辛苦，燥湿健脾；白术甘苦，健脾燥湿；茯苓甘淡渗湿健脾，以杜生痰之源，半夏与茯苓配伍，燥湿化痰与渗利水湿相结合，则湿化痰消，亦体现了朱丹溪"燥湿渗湿则不生痰"之理；生姜既助半夏、橘红以降逆化痰，又制半夏之毒；少许乌梅收敛精气，与半夏相伍，散中有收，使祛痰而不伤正，且有"欲劫之而先聚之"之意；炙甘草调和诸药。全方健脾燥湿，化痰泄浊，使诸症得愈。

2. 湿热伤血证

治法：清热祛湿，凉血化浊。

方药：二陈汤中加白芍药，仍用炒柏、蛤粉、椿皮、滑石、青黛，以神曲为丸。

按：《医学纲目·卷之二十九》言此方治"赤浊，湿热伤血"，方中二陈汤燥湿化痰，理气和中；炒黄柏苦寒，清热燥湿；滑石甘寒，清热祛湿；蛤粉咸平，质润不燥，养血益阴；白芍苦酸，养血敛阴；椿皮苦涩，清热燥湿，收敛止血；青黛咸寒，清热解毒，凉血化浊；神曲辛以行散消食，甘温健脾和中。诸药合用，共奏清热祛湿、凉血化浊之功。

3. 下焦虚寒证

治法：温阳利湿，分清化浊。

方药：萆薢分清饮。

益智仁 川萆薢 石菖蒲 乌药各等分

上㕮咀，每服四钱，水一盏，入盐一捻，煎七分，食前温服。

按：肾司开合，若肾阳亏虚，气化失权，膀胱失约，则小便频数；若元阳不足，下焦虚寒，封藏失司，清浊不分，败精垢物渗于溺道，则发为白浊。方中川萆薢味苦性平，可利湿祛浊，为治疗白浊之要药。益智仁温补肾阳，涩精缩尿；石菖蒲辛香苦温，化浊祛湿，兼祛膀胱之寒，以助萆薢分清化浊；乌药温肾散寒，行气止痛，能除膀胱冷气，祛下焦虚寒。加盐同煎，则取其咸以入肾，引药直达下焦。诸药合用，共奏温肾祛湿、分清化浊之功。

4. 脾肾两虚证

治法：补气健脾，益肾固精。

方药：茯苓丸。

菟丝子酒浸，五两 石莲去壳，三两 白茯苓去皮，二两

上为细末，酒糊为丸，如桐子大。每服三十丸，盐汤下。

按：方中菟丝子辛以润燥，甘以补虚，既入肾经，可补肾阳益肾精，又可入脾经，补脾益气，脾肾双补，收敛固精。石莲味甘性淡，可滋阴益气。白茯苓甘淡性平，补脾益气。三药合力，共奏健脾益气、补肾固精之效。此方《医学纲目·卷之二十九》云："常服镇益心神，补虚养血，清小便。"

5. 肾阳虚衰证

治法：补肾壮阳，益气化浊。

方药：内补鹿茸丸，其他诸如王瓜散等。

鹿茸酥炙 菟丝子酒浸 蒺藜炒 肉苁蓉 紫菀 蛇床子酒浸 黄芪 桑螵蛸 阳起石 附子炮 官桂各等分

上为细末，炼蜜为丸，如桐子大。每服二十丸，食前温酒送下。

按：方中鹿茸甘咸性温，入肾经，禀纯阳之性，具生发之气；菟丝子辛甘润燥；肉苁蓉甘温助阳，质润滋养。三药相伍，可补肾阳，益精血。蛇床子、阳起石温肾壮阳。附子、官桂加强补火壮阳之功。配以蒺藜、紫菀调畅气机；黄芪补气健脾；桑螵蛸补肾气，固精关，缩小便。诸药相合，共奏补肾壮阳、益气化浊之功。

五、医案评析

（一）腰痛

徐质夫年六十，因坠马，腰痛不可转侧，六脉散大，重取则弦小而长，稍坚。予以为恶血虽有，未可驱逐，且以补接为先。遂令煎苏木、人参、黄芪、川芎、当归、陈皮、甘草，服至半月后渐散大，饮食亦进，遂与前药调下自然铜等药，服一月而安。（《医学纲目·卷之二十八》）

按：患者年事已高，因外伤坠马而腰痛，六脉散大，此为元气耗散之危象，因患者外伤受惊，故重取脉象弦小而长。外伤后体内必有瘀血停滞，但患者气虚神散，不可妄用消散之药，应以补为先。予人参大补元气，复脉固脱；黄芪补气固表，健脾益气，养血行血；陈皮理气健脾；当归补血活血；川芎、苏木行气活血止痛；甘草健脾益气，调和诸药。全方以补气血为主，以活血为辅。临证时需区分急证与缓证，以固脉复脱为急，活血化瘀为缓，待患者元气恢复后再加自然铜等活血化瘀、续筋接骨药。

（二）梦遗

常治一壮年男子，梦遗白浊，少腹有气冲上，每日腰热，卯作酉凉，腰热作则手足冷，前阴无气，腰热退则前阴气耕，手足温。又旦多下气，暮多噫，时振，隔一旬二旬必遗，脉旦弦滑而大，午洪大。予知其有郁滞也，先用沉香和中丸大下之，次用加减八物汤吞滋肾丸百粒。若稍与蛤粉等涩药，则遗与浊反甚，或一夜二遗。遂改用导赤散大剂煎汤服之，遗浊皆止渐安。（《医学纲目·卷之二十九》）

按：梦遗不全为虚证，并非皆采补法。此案为热遗，热聚于少腹，感腰热，手足冷。脉旦弦滑而大，午洪大，此为痰热郁滞于内。医者知其有郁滞，先以沉香和中丸化痰泄热，后用加减八物汤吞滋肾丸滋补气血、补肾益精，若加蛤粉等收敛药，则病情恶化，梦遗与白浊更甚。因此为实热证，不可补益收敛，应导热化痰。针对梦遗的治疗，《证治准绳》云："治有多端，须当审察，不可偏作肾虚治也。"本案后改用导赤散则遗浊皆止渐安。导赤散中生地甘凉而润，入心、肾经，凉血滋阴以制心火；木通苦寒，入心与小肠经，上清心经之火，下导小肠之热；竹叶甘淡，清心除烦，淡渗利窍，导心火下行；生甘草调和诸药，且防木通、生地之寒凉伤胃。全方甘寒与苦寒相合，滋阴而不恋邪，利水而不伤阴。《医学纲目·卷之二十九》云："梦遗不可全作虚冷，亦有经络热而得之也。"故临证时需辨明证型，不可先入为主，全当肾虚治疗。

（三）牙齿痛

昔刘经历之内子，年三十余，病齿痛不可忍，须骑马外行，口吸凉风则痛止，至家则痛复作，家人以为祟，祈祷于巫师而不能愈。遂求治于先师，问其故，曰：此病乃湿热而邪也。足阳明贯于上齿，手阳明贯于下齿，阳明多血多气，又加以膏粱之味，助其湿热，故为此痛。因立一方，不须骑马，当令风寒之气常生于齿间，以黄连、梧桐律之苦寒，新薄荷叶、荆芥穗之辛凉，四味相合而作风寒之气，治其湿热。更以升麻之苦平，引入阳明经为使。牙齿，骨之余，以羊胫骨灰补之为佐。麝香少许入内为引。用为细末，擦之神妙。（《医学纲目·卷之二十九》）

按：患者因多食膏粱厚味，湿热于内，故口吸凉风得冷则痛止。阳明胃火旺，则上发于牙齿痛，以大苦大寒之黄连清泻胃火及中焦湿热；苦寒之梧桐律清热止痛；辛凉之新薄荷叶芳香通窍，疏散风热；质轻透散之荆芥穗祛风解表，透散邪气。《素问·六节藏象论》云："齿为骨之余"，牙齿为骨之延续，以羊胫骨灰补骨益精填髓。升麻为阳明经引经药，指引诸药泄阳明湿热。麝香亦为引药，引药入齿骨。诸药合力，使阳明湿热得祛，牙痛得消。

（四）恐

周本心年六十岁，形气俱实，因大恐，正月间染病，心不自安，如人将捕之状，夜卧亦不安，两耳后亦见火光炎上，食饮虽进而不知味，口干而不欲食。以人参、白术、当归身为君，陈皮为佐，加盐炒黄柏、炙玄参各少许，煎服自愈，月余而安。（《医学纲目·卷之二十九》）

按：《素问·阴阳应象大论》云："在脏为肾……在志为恐。"大恐伤肾，五脏机能皆与肾气、肾阴、肾阳密切相关。肾气得伤，心神则乱，故夜卧不安。脾失健运，则饮食虽进而不知味。方中黄柏、玄参皆主入肾经，黄柏虽为清热药，但可滋补肾水，《得配本草》云："以黄柏补水，以其能清自下犯上之阴火，火清则水得坚凝，不补而补也。"玄参甘寒质润，滋阴润燥，可滋补肾阴。气不足则心不自安，以人参甘温益气，白术甘温补虚，两药相伍，健补脾胃，以滋后天生气之源。当归甘温质润，长于补血，与补气药同用，气血双补，使气血互生。佐以陈皮理气健脾，调畅气机。诸药合用，使肾虚得补，元气得复，中气得固，则神安心定不恐。

第二章　妇科病临证应用

楼英所著《医学纲目》妇人部共二卷，起自三十四卷，至三十五卷，卷数不多，涵盖了"经、带、胎、产"诸疾。其内容博采众长，上至《素问》、仲景方，下至历代医家的医论用方均有涉及，不失为妇科临床上一部重要的参考书。

第一节　妇人治法通论

楼英在《医学纲目》"妇人部"论述的"妇人治法通论"，通篇基本以金元著名四大家之一刘完素所著《素问病机气宜保命集·妇人胎产论》中的一些论述为准绳，针对妇女不同年龄的生理特点分而治之，强调妇人以血为本，治疗需分清虚实，既提出治疗中的禁忌，又言明不可拘泥，遣方用药重视因时制宜。

一、妇科病三期分治法

楼英在妇人治法通论中以刘完素所著《素问病机气宜保命集·妇人胎产论》中的"妇人童幼，天癸未行之间，皆属少阴；天癸既行，皆属厥阴；天癸既绝，乃属太阴经也"为开篇，指出了妇人在一生中，由于不同年龄阶段的生理功能变化，用药应有所侧重。青少年着重补肾；生育年龄，侧重于肝；绝经之后，肾气渐衰，为正常生理现象，全靠后天脾胃以养之，故着重于脾。至今仍有重要的临床意义。

（一）青春期治肾

《素问·上古天真论》云："女子七岁，肾气盛，齿更发长。二七，而天癸至，任脉通，太冲脉盛，月事以时下，故有子。"天癸是肾中精气充盈到一定程度时产生的具有促进人体生殖器官成熟，并维持生殖功能的物质。"天"

是言其来源于先天，"癸"是言其本质属天干中的癸水，有阳中之阴的意思。"天癸未行之间"我们可以将其理解为已过二七，天癸未至，或天癸始泄后尚未形成规律的泌泄，即月事无法以时而下，此期的治疗应以补肾为主，后世有"少女重治肾"之说。

（二）育龄期治肝

"二七"后气化进入厥阴，由阴出阳，"天癸"至，具备了生殖功能，故能孕育。厥阴气化正常，"天癸"才能更好发挥生殖功能，若厥阴气化失常，会造成月经不调乃至不孕，故"天癸既行，皆从厥阴论之"。《金匮要略》温经汤主妇人"久不受胎"，临床治不孕症甚效，方中君药为吴茱萸，吴茱萸恰是厥阴经要药。厥阴在藏象中属于肝，所以叶天士在《临证指南医案》中提出"女子以肝为先天"的观点，"天癸既行，皆属厥阴"可谓是"女子以肝为先天"的雏形，后世有"中年治肝"之说。

（三）更年期治脾

《素问·上古天真论》指出："女子……七七任脉虚，太冲脉衰少，天癸竭，地道不通，故形坏而无子也"，妇女在绝经前后，肾气渐衰，天癸渐竭，冲任二脉虚衰，月经将断而致绝经，在此生理衰退变化过程中，由于体质、工作和生活习惯等影响，使阴阳失却平衡，脏腑气血不相协调，因而出现了一系列肾气渐衰的证候，如：五心烦热，情绪激动，多疑，失眠等临床表现。且天癸渐绝，临床以真阴亏损居多，治疗妇科疾病应该以滋阴生津清虚热为原则，中医学认为脾为后天之本，主运化，补脾乃培后天以养先天，可延缓肾气虚减的进程，以冀却病延年。后世有"老年治脾"之说。

二、强调妇人以血为本

楼英引朱丹溪言："妇人以血为主，血属阴，易于亏欠。若非善调摄者，不能保全也。"强调女子以血为本。

妇人一生经、孕、产、乳的生理活动，均以血为体，又需耗血，故妇人之病有气常有余、血常不足之特点。医家李时珍云："妇人，阴类也，以血为主，其血上应太阴，下应海潮，月有盈亏，潮有朝夕，月事一月一行，与之相符。"此说揭示了妇人以血为本之论。妇人血虚，常致冲任不足，而经、孕、产、乳诸疾生也。《景岳全书·妇人规》指出："妇人所重者在血，血能构精，胎孕乃成。欲察其病，惟以经候见之，欲治其病，惟以阴分调之。"强调妇科病，需时时顾护阴血。治疗之时常以血药为主，直接养血补血。上论道出了妇科病从生理、病理、诊断、治疗，都需重视妇人以血为本的原则。然妇人之血，宜盛不宜衰，宜活不宜瘀，宜通不宜塞，宜平和不宜寒热，宜调养不宜克伐。这一切均为诊治妇科疾病之总则。

四物汤药方最早记载于唐代的蔺道人著的《仙授理伤续断秘方》，目前应用较为广泛的药方则是取自《太平惠民和剂局方》的记载。四物汤是补血的常用方，也是调经的基本方。方用当归、川芎、芍药、熟地黄四味药组成，被后世医家称为"妇科第一方"。楼英在妇人治法通论中精选了刘完素所著《素问病机气宜保命集·妇人胎产论》中以四物汤为主加减应用的处方。

（一）四物汤加减治妇人杂病

妇人脐下虚冷腹痛，及腰脊间闷痛，宜玄胡六合汤：即四物汤四两，玄胡、苦楝各一两炒焦，养血理气止痛。若小腹痛，亦用玄胡六合。若气滞经脉，故月事频发，脐下痛，宜芍药六合汤：四物汤四两，更加芍药一两以柔肝缓急。若腹中刺痛，恶物不下，则重用当归、芍药。若妇人血虚，心痛腹痛不可忍者，去地黄，加干姜，名四神汤，养血散寒解痛。若血崩者，加生地黄、蒲黄，和血化瘀。若血虚崩中，去血过多，加胶艾温经止血。若赤白带下，宜香桂六合汤：四物汤四两，桂枝、香附各五钱。若以四物汤为末，炼蜜丸如桐子大，空心米饮下三四十丸，治高年妇人白带，良验。若以四物汤四两，加甘草半两，蜜丸，每两分作八丸，酒醋共半盏，用温汤化下，名当归煎，去败血，生好血。若妇人血积者，四物汤加广术、京三棱、桂心、干漆各一两。若妇人筋骨肢节痛，及头痛，脉弦，憎寒如疟，宜治风六合：四物汤四两，羌活、防风各一两养血祛风。若妇人或因伤酒，或因产亡血，或虚劳五心烦热者，宜四物二连汤：四物汤四两，生地黄、生黄连、胡黄连各一两。若妇人骨蒸，加地骨皮、牡丹皮。若妇人伤寒，汗下后饮食减少，虚者宜八物汤：四物汤四两，黄、甘草、茯苓、白术各一两。结合前后文，"黄"应该为黄芪。凡妇人百病，只四物汤加吴茱萸煎。吴茱萸煎治厥阴经病，若病邪侵厥阴，则肝失条达，气机不畅，阴阳失调，从阴化则为寒证，从阳化多为热证，故临床用药从阳吴茱萸减量，从阴则吴茱萸加量。

（二）四物汤治疗妊娠病

若保胎气，令人有子，四物与缩砂四君子汤各半，名八珍汤。若妊娠胎动不安，下血不止者，加艾叶、阿胶五钱、葱白、黄。

（三）四物汤治疗产后病

若产后一月内，恶物积滞，败血作病，或胀或痛，胸膈胀闷，或发寒热，四肢疼痛，加延胡索、没药、香白芷，与四物等分，为细末，淡醋汤或童便调下。若血风于产后乘虚发作，或产后伤风，头痛发热，百节疼痛，加荆芥穗、天麻、香附、石膏、藿香各二钱半，四物料共一两中加之，水煎服。若产后虚劳，日久而脉浮疾，宜柴胡四物汤。四物加柴胡、人参、黄芩、甘草、半夏曲（各三钱），上㕮咀，水煎服。

（四）芎归汤的应用

四物去芍药、地黄名芎归汤，当归、川芎各等分。可治一切去血过多，眩晕闷绝，伤胎去血，产后崩中去血，拔牙去血，金疮去血不止者，举头欲倒，悉能治之。

若产后眩晕，加芍药。产后腹痛不可忍，加官桂、童便，酒浸。妊娠子死，或不死胎动，酒水合煎即下，未死者即安。若虚损腹痛少气，头眩自汗，每服加羊肉一两，生姜十片，水煎，有当归生姜羊肉汤之意。若临月服之，则缩胎易生。若室女妇人心腹痛，经水不调，水煎服。若妊娠胎气不安，产后诸疾，酒煎服。若难生倒横，子死腹中，先用黑豆一大合，炒热，与小便合煎服。若难产，用百草霜、香白芷等分，童便、好醋各一，沸汤浸服。甚者再服，即分娩矣。若伤脏毒，每服加槐花末五分，三日取下血块即愈。若吐血，亦服此。若血气上喘下肿，空心，煎艾汤调下。若产后恶血注心，迷闷，喘急腹痛，根据前用黑豆加生姜自然汁，煎服。若产后头痛，加荆芥。若崩中漏下，失血不止，加炒香附，每两入甘草一钱，沸汤点服。若有白带者，加芍药半两，干姜等分，米饮调下。

三、治有禁忌，强调辨证

（一）胎产三禁

楼英引刘完素之言："治胎产之病，从厥阴者，是祖气生化之原也。厥阴与少阳相表里，故治法无犯胃气，及上二焦，为三禁，不可汗，不可下，不可利小便。若发汗者，同伤寒下早之症；利大便，则脉数而已动于脾；利小便，则内亡津液，胃中枯燥。制药之法，能不犯此三禁，则荣卫自和而寒热止矣。"论治胎产三禁至今仍有重要意义。如发渴需白虎，但产后发渴恐属血虚，用白虎宜慎。但临床不可拘泥，故引刘完素言"若产后暴病，又不可拘也。如产后热入血室者，用桃仁承气、抵当汤等药；胃坚燥者，大承气，不可以泄药言之"诠释了"有故无殒"的用药思路。

（二）辨证用药

楼英在妇人治法通论中引朱丹溪《局方发挥》论述了辨证的重要性，指出不能因为药物名贵而久用或不经辨证而使用。以"神仙聚宝丹"为例，此方出自宋代齐仲甫《女科百问·卷上》由木香、琥珀、当归、没药、乳香、麝香、辰砂等组成，主治妇人血海虚寒引起的诸症，言："此药不论胎前产后室女，并宜服之。常服安心神，去邪气，逐败血，养新血，令有子。亦能除诸病。"朱丹溪对此批评云："治血海虚寒，虚热盗汗，理宜补养，琥珀之燥，麝香之散，可以用乎？面色萎黄，肢体浮肿，理宜导湿，乳香、没药，固可治血，可以用乎？胎前、产后虚实不同，逐败养新，攻补难并，积块坚症，赤白漏崩，宜于彼者，必妨于此，而欲一方通治可乎？世人以其品贵名雅，又喜其常服，可以安神去邪，令人有子，殊不知久服者无不有祸，自非脏腑能言，医者终不知觉，及至变生他病，何曾归咎此丹？"并举例"予侄女形色俱实，迟于得子，久服此丹，痛发于背，症候甚危，脉散大而涩，急以四物汤加减百余帖而安"，强调了辨证用药的重要性。

四、临证用药，因时制宜

楼英引刘完素言："产后世人多用乌金四物汤，是不分四时之寒热，不分血气之虚实，盲然一概用药，如此而愈加增剧，是误也。大抵产病天行则增损柴胡，杂症则加减四物。又春夏从柴胡，秋冬从四物。"强调分四时用药，以四物汤为例，"春倍川芎（一曰春，二曰脉弦，三曰头痛。）夏倍芍药（一曰夏，二曰脉洪，三曰泄。）秋倍地黄（一曰秋，二曰脉涩，三曰血虚。）冬倍当归（一曰冬，二曰脉沉，三曰寒而不食。）"

在四物汤的运用中，春季（亦可理解为见弦脉、头痛之证）可重用川芎，因川芎味辛温，入肝经，其秉升散之性，能上行头目，为治头痛之要药，故"春倍川芎"可制春季肝木过旺之头痛脉弦；夏季（亦可理解为见洪脉、泄泻之证）可加重白芍用量，加重白芍用量能加强酸甘化阴、缓急止痛的作用，以顺夏时火旺木休之气，曰"夏倍白芍"；秋季（亦可理解为见涩脉和血虚证）可加重熟地黄的用量，因熟地黄味甘微温，为滋阴之主药，又为补血要药，加量能顺秋季火囚、木死之气，又加强四物汤的养阴补血之力，曰"秋倍地黄"；冬季（亦可理解为见沉脉、寒而不食之证）可加重当归的用量，因当归味甘辛温，入脾经，善止血虚血瘀之痛，且可散寒，故可顺冬季火死、土囚之气，治脾经虚寒之证，曰"冬倍当归"。四时用药亦一直为后世所沿用。

第二节　月经病

一、概述

月经，是指子宫有规律的、定期的出血现象。一般以一个阴历月为一个周期，经常不变，如同月相之盈亏，潮汐之涨落，故又称"月事""月讯""月水"。

月经病，是指月经的周期、经期或经量异常，或伴随月经周期或绝经前后出现一系列症候群的病证。楼英所著《医学纲目》一书，涉及月经病者为卷之三十四，其中论及经水过期、经不及期、经水先后不定期、经水过多、经水过少、经色异常、经行腹痛、绝经前后诸证、经闭、血崩、漏下等 14 种相关疾病，共 18 种病证，分别收集了张仲景、李东垣、刘河间、朱丹溪、罗谦甫、张洁古等医学大家及《素问病机气宜保命集》《脉经》《妇人大全良方》《针灸甲乙经》《太平惠民和剂局方》等医学著作中有关月经病病因病机、病证分型及证治方药的论述，并加以分类、评价、补充与总结，内容丰富全面，论述颇为详细，对后世认识及治疗月经病具有较好的参考价值。

二、病因病机

楼英在《医学纲目》中对月经病的发生、发展做了较为详尽的叙述，其病因病机内容多关乎脏腑阴阳、气血虚实等。所论及的月经病病因包括六淫邪气、七情内伤、摄生失度、先天禀赋不足及血瘀、痰湿等内生之病理产物；其病机统而概述即脏腑冲任气血损伤，胞宫失于定期藏泻。

（一）六淫邪气，与血相搏

在楼英所述的月经病之六淫病因中，风、寒、暑、湿、燥、火之"六淫邪气"除了外邪感受之外，人体脏腑气血阴阳等偏盛偏衰所内生之邪气亦可导致类似的证候，故亦在此论及。因丹溪有言"妇人以血为主"，故月经病之发生发展多与血相关，六淫邪气最易与血相搏结，继而致病。

纵观妇人部整卷，楼英在论及六淫邪气病因中，大多以寒、热、湿邪或两邪合而致病为主。如《医学纲目·卷之三十四》云："一妇人三十岁，每因浴后，必用冷水淋通身，又尝大惊，遂患经来时必先少腹大痛，口吐涎水，然后行经。"每浴后腠理大开之际，冷水淋身即外感寒湿之邪入侵，寒湿为阴邪，感之易伤阳气，其性收引凝滞，血脉凝涩不通，故见经前少腹大痛。寒邪亦可致胞寒宫冷，血涩气滞，故经水量涩少且月经后期，《医学纲目·卷之三十四》云："盖阴气乘阳，则胞寒气冷，血不运行，经所谓天寒地冻，水凝成冰，故令乍少而在月后。"

若机体自身阳气过盛或感受外淫暑热之邪，阳邪致病，多使血流散溢，热迫血行故见经水过多或先期，如《医学纲目·卷之三十四》云："若阳气乘阴，则血流散溢，经所谓天暑地热，经水沸溢，故令乍多而在月前。"或火热之邪趁机入于血脉，因《医学纲目》中有言："心主血，血主脉"且"心系者，胞络命门之脉也，主月事生孕"，故热邪与血相搏，心火亢盛，胞络命门之脉受损，可致"女子漏下恶血，月事不调，或暴崩不止，多下水浆之物"。

湿为阴邪，其性黏滞，易困阻气机，气机升降失常使得气血失其条达，致月事不行或闭经，《医学纲目·卷之三十四》中提及："一妇人月事不行……乃涌出痰一二升，下泄水五六行，湿水上下皆去，血气自然湍流，月事不为水湿所隔，自可依期而至矣。"因湿邪之性重浊趋下，易袭阴位，并常夹寒热二邪而致病。《医学纲目·卷之三十四》中论："妇人脾胃虚损……皆由脾胃有亏，下陷于肾。与相火相合，湿热下迫，经漏不止，其色紫黑，如夏月腐肉之臭。"脾胃虚弱所内生湿邪与命门相火合之，湿热迫下而致漏下不止，皆为湿邪致病。

（二）七情内伤，气机失调

七情，是指喜、怒、忧、思、悲、恐、惊七种情志变化，是人类对外界刺激因素在精神情志方面的反映，适度的七情能抒发情感，属于正常的生理现象。若七情太过或受到强烈、突发及持久的精神情志刺激，超过了人体自身调节的极限，则可引起脏腑气血紊乱，尤以气机失调最为多见，继而影响胞宫、冲任之藏泻而发为月经病，称之为"七情内伤"。

妇人感情多为细腻，在《医学纲目·卷之三十四》中楼英有言："妇人性执而见鄙，嗜欲加倍，脏腑厥阳之火，无日不起，非热而何？"虽未阐明何种情志主之，但所言之妇人多见其情志过极，气机失调而生厥阳之火常易致病，可见七情内伤为月经病的重要病因之一。而纵观妇人部整卷，其中过怒、过悲等情志变化最常被论及，其多致气机失调而变生诸如崩漏、闭经、带下病等诸疾。《医学纲目·卷之三十四》中曰"江氏妇，三十五六岁，堕胎后血不止，食少中满，倦怠不起……予作怒气伤肝，感动胃气"。怒气伤肝，肝气亢盛而乘脾土，使脾气亏虚运化失司而致痰湿内生，气机失调，血不循经而致崩漏下血。又如悲哀太甚，伤及胞络，气血失于藏泄，继而发为漏下，于《医学纲目·卷之三十四》述"夫女子血崩，多因大悲哭，悲甚则肺叶布，心系为之急，血不禁而下崩"，皆可见之。

（三）生活失度，气血失和

生活失于调摄，如房事不节、饮食劳倦等因素，亦可致脏腑气血失其正常的条达，使冲任失调、胞宫失去正常的藏泄功能，导致闭经、崩漏等月经病的发生。

若醉入房中，房事不节，易伤肝血肾精，而致血枯经闭，楼英引《素问》言"若醉入房中，气竭肝伤，故月事衰少不来也"。又或因饮食不节，或因劳形伤体，使脾胃虚弱，痰湿内生，气血失和，血脉失于濡养，心主血脉系胞络，心火内生故迫血妄行，故见崩中漏下，《医学纲目·卷之三十四》中有"女子漏下恶血，月事不调，或暴崩不止，多下水浆之物。皆由饮食不节，或劳伤形体，或素有心气不足，因饮酒劳倦……皆由脾胃虚而心胞乘之，故漏下血水不调也"之案以举之。又有"治崩漏不止。盖心气不足，劳役及饮食不节所得"及"气血劳伤，冲任脉虚，经水非时忽然崩下……"可见饮食劳倦致心脾气虚，冲任虚损，虚不摄血而崩漏不止。

（四）禀赋不足，后天失养

人之先天禀赋源于父母，并受后天的环境、饮食、气候、致病因素等影响，若先天禀赋不足，素体脾胃虚弱可致闭经、经水过多等病；后天失于调摄，缠绵病榻，久病体虚，损耗气血津液，亦可致经水后期、闭经等月经病的发生。

《医学纲目·卷之三十四》中言"一妇人，脉弦而大，不数。形肥，初夏时倦怠，月经来时多。此禀受弱，气不足摄血，故行多。"此案中见妇人禀赋气虚，故形肥易倦，因气不摄血故而经水来时量多。又有"妇人脾胃久虚，形体羸弱，气血俱衰，而致经水断绝不行，或病中消胃热，善食渐瘦，津液不生……病名曰血枯经绝"。若素体脾胃虚弱，气血生化乏源，则经水无源以化，可致血枯经闭；或因久病失养，津液暗耗，久病及肾，经水失其所源，亦致血海枯竭，经闭不行。

（五）瘀血痰饮，阻滞经脉

瘀血与痰饮，是各种致病因素导致的气血津液运行不畅所形成的病理产物，若其稽留于体内，亦可影响机体内冲任、胞宫、胞络的正常结构与功能，继而成为新的致病因素，发为月经病。

瘀血致病，阻滞冲任、胞络、经脉，使气血壅滞不畅，可致痛经，如《医学纲目·卷之三十四》中云"交加地黄丸……治妇人经不调，血块气痞，肚腹疼痛"。其中血块气瘕即为气血壅滞的表现，可见肚腹疼痛之症。或阻滞气血之运行，亦可发为闭经，如楼英在调经篇中指出以"血极膏""抵当汤"及马鞭草熬膏三方"治污血有热而经闭"，即"瘀热"所致闭经；以"红花当归散""牛膝散""温经汤""桂枝桃仁汤""万病丸"及"通经丸"六方为主，"治污血有寒而经闭"，即治瘀血寒凝之"闭经"。或瘀血阻滞经络血脉，使血不循经，溢于脉外，则见"崩漏"，如《医学纲目·卷之三十四》篇中提出血崩"其治法宜开结痰，行滞气，消污血"。可见瘀血、痰饮为其发病的原因之一。故若痰饮阻滞血脉经络，亦可致血不能归于其隧道而行，发为崩漏，又有言"治膈间湿痰而崩止者"皆为此意。痰饮为有形实邪，阻滞气血运行，冲任胞络失畅，亦可见经闭不行，如楼英在《医学纲目·卷之三十四》中引朱丹溪以"导痰汤"等方"治痰结胸腹而经闭"之类加以论述。

三、治则治法

"妇人以血为主，血属阴，易于亏欠"，楼英在《医学纲目·卷之三十四》中引丹溪之言如是说，且楼英认为"血为气之配"，故而气血为女子之根本，若气血失衡则内生为病或致外邪易侵。《黄帝内经》中有言"二七而天癸至，任脉通，太冲脉盛，月事以时下，故有子"，若冲任气血充盈，则见"月事以时下"，经水方行。故而月经期、量、色、质之异常，皆与冲任气血相关，月经病之诊治，以调和气血为首要。

楼英关于月经病的论述中，气血之调和需以虚实寒热加以辨证。调气需辨明气虚、气滞，分别以补气、理气而治。理血则据血虚、血热、血寒、血瘀为要，治之分别以补血养血、清热凉血、温经散寒、活血化瘀。若气血合病，则需辨其主次，合而治之。在楼英所著之《医学纲目》中，除了气血调和为主要治则之外，常提及痰湿阻滞而致病，故化湿开痰也为重要的治法之一。

（一）调气法

1. 补气

补气法是指补气益气之法，其适用于气虚所致的病证，如气虚不摄血之月经过多、崩漏等月经病。楼英在《医学纲目·卷之三十四》中言"月经来时多。此禀受弱，气不足摄血，故行多"。药用白术、黄芪、人参等补气之品以补一身之气，气足则摄血有能。

2. 理气

理气法指理气行滞之法，因妇人善愁多思，情志抑郁，气机不畅多易致病。又因寒湿、湿热、瘀血、痰湿等重滞之邪阻滞气机，亦可导致气机不畅，故理气行滞之法常与化湿、祛瘀等法相结合。其适用于如气滞血瘀证之痛经、月经过少、闭经或气滞痰凝血瘀之崩漏等。《医学纲目·卷之三十四》中记载"四物四两，加玄胡索、苦楝、槟榔、木香各一两，治经事将行，脐腹绞痛"。又有《医学纲目·卷三十四》中"备金散治妇人血崩不止"，方中香附子四两，炒当归尾一两二钱五灵脂一两，炒。可见用药中多以槟榔、木香、香附、川楝子等理气行滞之品以调理气机。

（二）和血法

1. 补血养血

血作为经血最根本的物质基础，其盈亏体现冲任胞络充盈之征象。因血属阴易亏，故而补血养血法为治疗月经病的根本。其法适用于因血枯或血涩所致的闭经、月经过少、月经后期、痛经等月经病。楼英在《医学纲目·卷之三十四》中有言"凡妇人百病，只四物汤加吴茱萸煎。若阳脏少使茱萸，阴脏多使茱萸，无不效者"。四物汤作为补血养血之代表方，其在月经病论治中的重要性不言而喻。故而可见，补血养血尤其重要，而四物汤则为其用药之基础。

2. 清热凉血

热为阳邪，无论是素体阳盛、外感热邪、过食辛辣、肝郁化火或阴液亏虚等因素所造成的血热之证引起如月经过多、崩漏、月经先期等病证，皆可施以清热凉血之法治之。楼英在《医学纲目·卷之三十四》中，常引用丹溪之言论如"经不及期者，血热，四物汤加黄连"等，其论述之治法用药中多提及黄芩、黄连、黄柏等清热之品，以清血热、宁血海，治其血分妄动。同样由阴虚所致之阴虚血热也适用清热凉血之法，与滋阴之品合用以达滋阴清热凉血之效，在《医学纲目·卷之三十四》篇中有"凉血地黄汤治妇人血崩。是肾水阴虚，不能镇守胞络相火，故血走而崩也"。方中所用生地、黄芩、黄连、黄柏即为滋阴清热凉血之效，使血海得宁，血循经而走。

3. 温经散寒

寒邪客于冲任胞络，因寒性收引，血行不畅故常易致痛经、闭经、月经后期等月经病。温经散寒法常适用于此类病证，处方选药多以肉桂、干姜、川椒、川乌等以达温经散寒之功。楼英在《医学纲目·卷之三十四》中论述"污血有寒而经闭"之论治时以温经汤、牛膝散等方主之，是使经脉气血得温则行，冲任血行得畅，因寒而致之月经病自然而愈。

4. 活血化瘀

活血化瘀法是指运用具有活血化瘀之效的药味使瘀祛而冲任畅行。因寒凝、热灼、气滞、气虚或金刃刀伤所致血的流动滞缓或血不循经，溢于脉外形成离经之血，皆可属瘀。瘀为有形实邪，使得气血运行受阻，冲任气血不畅而致痛经、闭经、月经后期、月经先期、月经过多、月经过少、崩漏等病，用药多以蒲黄、五灵脂、牛膝、芍药、桃仁、元胡、川芎、红花等活血化瘀之品。因血瘀常易与寒、热、湿等邪合而为病，故在活血化瘀的基础上常合以温经散寒、清热凉血、益气化湿等治法。而在《医学纲目·卷之三十四》整卷中皆有体现，如在治疗闭经之时分"污血有寒而经闭"与"污血有热而经闭"，皆以瘀血为主因，继以寒热分而论治。因多种病因皆可导致血瘀内生，故活血化瘀之法在楼英在论治月经病中的地位不可小觑。

（三）化湿开痰

湿为阴邪，其性重浊黏滞，易阻滞冲任胞脉，使气血不畅，继而致病。化湿开痰法即是运用运化痰湿之药味使痰饮去之，适用于痰湿阻滞引起的闭经、月经后期、崩漏、痛经等。因痰湿为有形实邪，常易与寒、热、瘀相搏结，故而多湿热、寒湿、痰湿、瘀血致病，治法上可见健脾化湿、清热化湿、温化寒湿、化瘀除湿等。楼英在《医学纲目·卷之三十四》中有言"丹溪治痰结胸腹而经闭之法，皆用轻剂导痰降火也"，其中见导痰降火法，方中用药以白术、滑石健脾化湿之品合以黄芩、黄连等清热燥湿之药味。而《医学纲目·卷之三十四》篇中以较大篇幅论述了血崩"开结痰、行滞气、消污血"之治法，其中"开结痰"以二陈汤加白术、缩砂等药味以达健脾化湿开痰之效。故在楼英对月经病的论治中，认为痰湿为邪常易致病，以开痰化湿为基本治法治之。

（四）外治法

在月经病的外治法中，楼英于《医学纲目·卷之三十四》中论述及引用并不多，散在于所引医案中，或作为口服汤药的辅助治疗，或用于急症的治疗。如卷中引李东垣医案，一妇人病痛经治愈后半年因惊扰，前证之痛经复发，又合并心悸，急则治其标，先予灸少冲、劳宫、昆仑、三阴交，以止悸定痛。再用桃仁承气活血化瘀，通经下行，后用"香附三两，蓬术、当归身各一两半，三棱、玄胡索、桂、大黄、青皮"等理气温中散寒之味调理，后诸证渐安。

用于调经的外治法如引"〔《心》〕经闭久，忽大崩，复又断绝，复又大行不调者：丰隆（六分，止血）石门（五分，断经）"取穴丰隆、石门化痰行气化瘀，或取益气导滞化瘀之穴对症治疗，如引"〔《心》〕妇人五旬，经断后再行，或多或少，或瘀或红，并下腹中气满如胎孕：天枢中脘气海（各五分，立愈）"；临床强调灵活辨证选穴，引"〔《甲》〕妇人漏下，若血闭不通，逆气胀，血海主之。女子胞中痛，月水不以时休止，天枢主之。小腹胀满，痛引阴中，月水至则腰脊痛，胞中瘕，子门有寒，引髋髀，水道主之"。对于虚证痛经，常合并灸法，取补益气血之腧穴为主，如引"〔《东》〕又法：内踝下白肉际，青脉上，灸随年壮"。

闭经者分虚实治之，引"〔《摘》〕经脉不通，曲池、支沟、三里、三阴交（此四穴壅塞不通则泻之，如虚耗不行则补之。）""〔《集》〕月经断绝：中极、三阴交、肾俞、合谷""〔《心》〕经脉不通，变成瘕症，饮食如常，腹渐大如蛊：气海（用针通管去其泻水恶物）阴交（取法亦如上，去其恶物）""〔《甲》〕月水不通，奔豚泄气上下引腰脊痛，气穴主之。女子不下月水，照海主之。妇人少腹坚痛，月水不通，带脉主之。月水不利，见血而有身则反败，及乳肿，临泣主之"。

对于治疗崩漏如"女子漏下恶血，月事不调，或暴崩不止，多下水浆之物"之虚实夹杂之证者，在调经升阳除湿汤治疗的基础上，配合灸法，"灸足太阴脾经中血海穴二七壮，或三七壮"加强调理脾胃之效。对于崩漏之疾，所引针灸之法较多，盖因崩漏之疾来势凶险，需止血当先，如引〔《摘》〕经血过多不止，并崩中：三阴交行间（各针讫灸之）；〔桑〕漏下不止：三阴交太冲；〔东〕胞门不闭，漏下恶血不禁：气门（在关元傍三寸，刺入五分。）；〔《集》〕血崩并漏下：中极（补。）子宫（二寸半。）败血不止：三阴交百劳风门中极肾俞膏肓曲池绝骨。所取穴位以肝肾经穴居多，补泻随症加减。楼英调理月经病，所引外治之法，遵辨证论治之根本，急则治标，缓则治本，正如仲景所言"三十六病，千变万端，审脉阴阳，虚实紧弦，行其针药，治危得安"。

四、证治举要

楼英在《医学纲目》中对月经病的叙述大多在卷三十四，其中病位以气血冲任胞宫胞络为主，涉及妇人月经病之月经期、量、色、质的异常及伴随月经周期或绝经前后出现的一系列病证。其中月经过多、月经过少、崩漏为月经量之失常，月经先期、月经后期、月经先后不定期及闭经为月经周期的异常，月经色淡、月经色紫黑为月经色异常的病证，痛经、绝经前后诸证为伴随月经发生的疾病。纵观妇人部整卷，楼英在对月经病的分类条理清晰，其对不同病证的分型及治则治法亦颇有建树。

（一）月经过多

月经过多是指月经周期和持续时间基本正常，月经血量较常量明显增多，或连续出现两个月经周期以上者。在《医学纲目·卷之三十四》篇中楼英虽未阐明其发生的病因病机，但通过所举之病案及用药用方可以窥见一二，其病因病机主要分为气虚、血热及气虚血热夹瘀证，临证则从其三者分而论治。

1. 气虚证

治法：补气摄血。

方药：白术一钱半　黄芪生，一钱　陈皮一钱　人参五分　甘草炙，三钱

按：气虚则不能摄血，气虚下陷则冲任不固，经血失约，故见经水量多，色淡质稀，同时兼见倦怠乏力、面色不荣等气虚之候。方中黄芪补中气、升阳举陷，人参大补元气，炙甘草补脾和中。三者合用，如《医宗金鉴》言"黄芪补表气，人参补里气，炙草补中气"，大补一身之气。其中白术健脾益气，助脾之运化，以滋后天之源化生气血。陈皮理气和胃，使诸药补而不滞。本方配伍得当，使中焦脾胃之气得补，元气得以提升，则摄血有能。

2. 血热证

治法：清热凉血。

方药：黄芩炒，一两　芍药炒，一两　龟板炙，一两　黄柏炒，三钱　香附二钱半　椿树根皮七钱半

上为末，酒糊丸，空心，白汤下五六十丸。

按：妇人常思虑过多，则肝易失于疏泄，肝郁化火，耗伤阴液，血属阴亦为之耗伤，血失其所藏，火热之邪迫血妄行，故见月经量过多。治宜清热平肝，凉血固经。方中炙龟板、黄柏、白芍平肝滋阴清热，使血海宁静守藏而不妄动。香附理气调血而开郁，黄芩、椿根皮清热固经止血。多药合用，共奏滋阴清热平肝、凉血固经止血之意。

3. 气虚血热夹瘀证

治法：益气活血，清热固经。

方药：白术一钱半　红花豆许　陈皮一钱　木通五分　黄芩五分　缩砂三分　甘草炙，三分　枳壳五分　白芍药一钱

上煎汤，下保和丸三十丸、抑青丸二十丸。

其他诸如：四物加黄芩加白术汤。

按语：气虚则不能摄血，亦不能推动血行，血液流滞而内生血瘀，瘀阻冲任气血使血不循经溢于脉外。血热则损伤胞络，迫血妄行。方中白术健脾益气，合以保和丸助运化以促后天之源化生气血，陈皮理气和胃，砂仁、枳壳温中理气行滞，使一身之气机得畅。黄芩、白芍清热平肝，与抑青丸合用共为清热固经之效。辅以木通、红花通经活血化瘀，使瘀血去则新血生，经脉得畅。诸药合用，使血循经而行，宁静内守而不妄动。

（二）月经过少

月经过少是指月经周期基本正常，经量明显减少，甚或点滴即净；或经期不足两天，经量少于正常，连续出现两个月经周期以上者。楼英在《医学纲目·卷之三十四》篇中关于月经量过少的论述篇幅并不大，但每一例均有所代表，以血瘀、血虚两者分而辨证论治。

1. 血瘀证

治法：理气化瘀，活血调经。

方药：四物加葵花汤。

四物汤四两 葵花一两 一方又加红花、血见愁

按：瘀血内停，使胞络血脉受阻，故经来量少。方中四物汤养血活血，使活血而不伤正。是方引自王海藏《医垒元戎》，书中葵花所指目前难以考证。红花为活血化瘀之品，使瘀血去，血脉通，经水行。血见愁现多指铁苋菜，具有清热解毒、利湿消积、收敛止血的功效，用于吐血、衄血、尿血、便血、子宫出血等。另有认为血见愁为茜草之别名，功在凉血止血，活血通经，此种解释较为合理。

2. 血虚证

治法：补血养血调经。

方药：四物汤加熟地当归汤。

四物汤四两 熟地一两 当归一两

按：本条之原文为"四物汤加熟地当归汤治经水少而色和"，其月经过少伴有月经色淡等血虚之候。楼英在《医学纲目·卷之三十四》篇中引王叔和《脉经》中言"亡其津液，故令经水反少"。故素体禀弱血少或其他原因导致的津液耗伤，血海不充，营血衰少，则行经量少。方中四物汤补血养血和血，更加用熟地、当归各一两，使营血得以大补，血海充盈则血旺经行量多。

（三）痛经

痛经是指女性在经期或经期前后出现以周期性小腹疼痛为主症，并伴有

其他不适以致于影响正常生活和工作的病证。楼英在论述经行腹痛时，多以血瘀为主要病因病机，更有"临经痛者，血涩故也"之言。但同时也不忘对于月经过后虚而作痛之"血虚证"的论述。可见，楼英在对于痛经病的辨证论治中是以实证、虚证及本虚标实证分而论之，其中实证以血瘀之"不通则痛"为主要病机，而虚证则以血虚之"不荣则痛"为病机加以论述，同时兼可见本虚标实之血虚夹瘀证。

1. 实证

（1）气滞血瘀证

治法：活血化瘀，行气止痛。

方药：抑气丸，其他诸如桂枝桃仁汤。

临经之时腹痛者，四物汤加玄胡索、陈皮、牡丹皮、甘草。

经水将来而痛者，四物汤加桃仁、香附、黄连。

按：痛经之气滞血瘀证常可见经行或经前腹痛，因妇人多思虑，肝气常失于条达，故肝郁则易气滞，冲任气血因而壅滞，不通而痛。又因血滞日久而生血瘀，其反使冲任气血更为阻滞，气滞血瘀，血脉不通，不通则痛。方以四物汤为底方养血活血，虽在临经之时腹痛与经水将来而腹痛中分而加用不同药物，但仍以活血化瘀、行气止痛为主要治则。前方元胡活血行气止痛，丹皮凉血活血化瘀，陈皮、甘草和中。后方桃仁活血化瘀，香附理气行滞，又因气滞多易化火，故加用黄连清肝胃之热。两方相较，临经之时腹痛多注重止痛之效，而经前腹痛多注重活血行气，其止痛之力较而为弱。

（2）湿热瘀阻证

治法：清热除湿，祛瘀止痛。

方药：白术一两　归身尾六钱　陈皮七钱　黄连三钱　木通二钱　黄芪生，二钱　黄芩二钱　甘草炙，一钱

分八帖，下五灵脂丸四十粒，食前服。

按：素体脾胃亏虚则易内生湿邪，肝郁化火两者聚而为湿热邪气，盘踞于冲任胞脉，行经之时血海充盈，湿热之邪与血相搏结，继而炼血为瘀，阻滞冲任气血，故而血行不畅，不通则痛。该证型常可见腹痛拒按，伴灼热感，当湿热之邪累及任带二脉时，则与经后秽浊带下合见。方中白术、黄芪、陈皮、甘草四者补后天之脾气，补而不滞，是气旺血行之意。当归尾以破血为主，与五灵脂丸合用以活血化瘀行血。而黄芩、黄连、木通则共奏清热燥湿之功，以化湿热之邪，邪去则瘀无再生，标本兼治，使气血畅行而腹不作痛。

2. 虚证

气血亏虚证

治法：养血益气，活血止痛。

方药：生地一钱　白术一钱　芍药一钱　川芎五分　归身尾五分　黄柏炒，三分　甘草炙，三分

水、少酒，煎服。

按： 楼英引朱丹溪之言"经过后而作痛者，乃虚中有热，所以作痛"。经后血海空虚，冲任胞络失于濡养，故而不荣则痛。气血亏虚，经脉肌肉亦不得荣，常可见腰骶部酸痛。血属阴，阴液之亏虚，阴虚生内热，故而多见口苦咽干等虚热征象。方中生地、芍药养血，白术益气，当归尾补血而偏于行血，合川芎，使血活而痛止。更稍佐黄柏清下焦阴虚之热，诸药合用，使得冲任胞络荣养有序，兼内里之虚热得清。

3. 本虚标实证

血虚夹瘀证

治法：养血活血，化瘀止痛。

方药：交加散，其他诸如交加地黄丸等方。

生姜二斤　生地二味制，二斤　白芍药一两　当归一两　桂心一两　红花炒，半两，无恶血不用　没药另研，半两　蒲黄隔纸炒，一两　玄胡索醋纸包，煨热，用布擦去皮，一两

上将地黄汁炒生姜滓，姜汁炒地黄滓，各焙干，用诸药为细末，每服三钱，温酒调下。若月经不依常，苏木煎酒调下。若腰痛，糖酒调下。

按： 交加散其君药为生地、生姜二味，因血虚则营亏，营卫不和，故邪气得以侵入，使得冲任受邪闭塞，内生瘀血，故以"不荣"为本而致"不通"为标，气血不实，不荣则痛，气滞血瘀，不通则痛，方中生姜散表邪，生地滋血脉，两者合用使邪得散，血得滋。再佐以白芍、当归养血和血，桂枝调和营卫，蒲黄、元胡、没药活血化瘀止痛，若见恶血难下，则加用红花等活血之品。全方配伍，使得气血调和，瘀血得去，继而痛止。

（四）闭经

闭经是指女子年逾16周岁月经尚未初潮，或已行经而又中断达6个月以上者。楼英在《医学纲目·卷之三十四》中对于闭经的辨证主要分以虚实，虚以"血枯经闭"为主证，气血津液俱衰，所化无源，而致经水断绝不行，又因津液亏虚，内火易生则兼见火证，故治以"补血泻火"为主；实以分为"瘀血"及"痰湿"二证，两者皆为有形实邪，阻滞气血冲任胞络，使经道

不通，经候不行。

1. 虚证

血枯兼虚热证

治法：补血泻火。

方药：

（上焦心肝肺热）芩、连及三和之类，三和者，四物、凉膈、当归等分；

（中焦胃热）治以调胃承气之类；

（下焦胞脉热结）治以玉烛之类，玉烛者，四物与调胃承气等分也；或先服降心火之剂者，盖亦芩、连、三和、玉烛之类，后服五补、卫生者。

五补丸：

熟地 人参 牛膝酒浸，去芦，焙干 白茯苓 地骨皮各等分

上为细末，炼蜜丸如桐子大，每服三五十丸，温酒下，空心服。

卫生汤：

当归二两 白芍药二两 黄芪三两 甘草一两

上为末，每服半两，水二盏，煎至一盏，温服，空心服。

按语： 楼英在本卷引李东垣之言"夫经者，血脉津液所化，津液既绝，为热所烁，肌肉渐瘦，时见渴燥，血海枯竭，病名曰血枯经绝"。指出了血枯经闭这一证型总的病因病机。并在文中提及李东垣认为一者因"妇人脾胃久虚，形体羸弱，气血俱衰，而致经水断绝不行"，再者因"病中消胃热，善食渐瘦，津液不生"，经水为津液气血所化，久病耗伤或素体虚弱，后天之脾胃化生无源则气血亏虚，血海枯竭，经水不行。在卷中又引用张洁古对于"血枯经闭"的论述，认为"心主血，心病则血不流，脾主味，脾病则主味不化，味不化则精不足，故其病则不能隐曲"。总而言之，其病位以心脾胃为主，其首在心，因心主血脉，若其心火亢盛，热灼阴液，血无从生；再者因脾胃，因脾胃为后天生化之源，若脾胃耗伤，则气血津液亏虚，以致血海枯竭，经水无源以行。在治疗上楼英总结前两位医家之论述，认为总的治法即为"补血泻火"，其中东垣皆以四物汤为补血之剂，再将火邪分为上中下三部，认为"火在中则善食消渴""火在下则大小秘涩""火在上则得于劳心"，继而分之论治。而张洁古的论述则为"先服降心火之剂，后服《局方》中五补丸，后以卫生汤治脾养血也"。两位医家之具体用药虽有差别，但其补血泻火之思想异曲同工，补血以滋血海，泻火以祛竭阴之邪，再补益脾胃使气血化生得以有源，则经水自来。

2. 实证

（1）血瘀气滞证

治法：活血行气，化瘀调经。

方药：当归 延胡索

上为粗末，每服三钱，姜三片，水一钟半，煎至七分，去渣稍热服。

按：本方为"治月经壅滞，脐腹痛"，因妇人多见情志过极，则气郁不舒，气滞血瘀，使冲任闭阻，经血行之脉道不畅，一者因"不通则痛"，故见脐腹痛，再者因冲任受阻，故而月经壅滞不行。方中当归活血养血调经，延胡索活血化瘀、行气调经，两药合用，使气血调畅，经水复行。

（2）瘀热阻滞证

治法：清热化瘀，活血调冲。

方药：

（轻剂）马鞭草根苗，五斤。

锉细，水五斗，煎至一斗，去渣，别以净器盛，熬成膏，食前温酒调下半匙。

（重剂）血极膏，其他如抵当汤等。

川大黄为末

用酽醋熬成膏子，丸如鸡头大，每服一丸，热酒化开，临卧温服。

按：楼英在本卷中言"上经一节，方三首，皆治污血有热而经闭。前一方轻剂，后二方重剂也"。瘀血有热，则为瘀热，为外感热邪或内生火热煎熬津血，使冲任瘀滞，瘀血与热相搏结，继而瘀热之邪阻滞冲任胞络，经血不行。其中轻剂单用一味马鞭草，卷中引《本草纲目》言"马鞭草辛凉破血痕"，马鞭草熬膏辛凉清热化瘀活血而调冲。重剂用一味川大黄熬膏饮热酒化服，大黄醋制后凉血化瘀通经，与热酒共服，使通经化瘀之效更甚，以治"妇干血气"。或用抵当汤，治疗瘀热经闭之重证。使热清瘀祛，则冲任胞络气血调和，经水自来。

（3）寒凝血瘀证

治法：温经散寒，化瘀调冲。

方药：

（轻剂）温经汤，其他诸如红花当归散、牛膝散、桂枝桃仁汤等方。

当归半两 川芎半两 芍药半两 桂心半两 牡丹皮半两 蓬莪术半两 人参一两 甘草一两 牛膝一两

上咬咀，每服五钱，水一盏半，去渣温服。

（重剂）通经丸，其他诸如牡丹皮散。

桂心 青皮去白 大黄炮 干姜 川椒 川乌 蓬莪术 干漆 当归 桃仁各等分

上为末，先将四钱用米醋熬成膏，和余六钱末成剂臼中杵，丸如桐子大，晒干。每服二十丸，用淡醋汤下，加至三十丸，温酒亦得，空心，食前服。

按：楼英在卷中总结各位医家之言后指出"上方六首，皆治污血有寒而经闭。前四方轻剂，后二方重剂也"。上方多治妇人经道不通，绕脐寒痛等症状为表现的寒凝血瘀之闭经。因外感寒邪或内生之虚寒使气血凝滞，冲任血脉行之不畅，继而见经水不行，或因经脉气血不通而见绕脐寒痛。卷中轻剂引用《校注妇人良方》之温经汤，方中人参、当归、川芎、白芍益气养血和血，肉桂温经散寒化瘀，莪术、牛膝活血化瘀，丹皮辛寒使全方温而不燥，后以甘草调和诸药。若血瘀之证更甚，则用重剂之通经丸，方中肉桂、干姜、川椒、川乌温经散寒，大黄、莪术、干漆、桃仁活血化瘀，当归养血活血，青皮理气开郁，诸药合用，为散寒活血化瘀之重剂。上药用之，寒散瘀祛则冲任气血通畅，继而经水复行。

（4）痰湿阻滞证

治法：导痰降火，调理冲任。

方药：导痰汤加减。

半夏 陈皮 茯苓 甘草 枳实 黄连

按：楼英在本卷中引丹溪言"积痰伤经不行，夜则妄语"，痰湿阻滞冲任胞络，经水不行，因痰湿易化热，痰热扰神，入夜则兼见妄语。其认为痰结胸腹而经闭之证，需以"导痰泻火"法主之，因其有言"躯脂满，经闭，导痰汤加芎、连"，故方以导痰汤为用，使痰祛火泻，冲任胞脉不受其扰，气血调和，经水自行。方中君药之半夏燥湿化痰，为"治湿痰之主药"。痰湿既成，易阻滞气机，故臣以理气燥湿之陈皮，理气开郁之枳实，乃宗"治痰先治气，气顺则痰消"之意。茯苓淡渗利湿健脾，以绝生痰之源。妇人常思虑过多，情志过极，则易肝郁气滞，或痰湿阻滞气机，皆使得气机不畅，郁而化火，故添以黄连清热泻火，后佐以甘草调和诸药。

（五）崩漏

崩漏是指经血非时而下，忽然大下谓之崩中，淋漓不断谓之漏下，其虽概念不同，但因两者常可相互转化，且皆为经血非常而下之病，故合而论述。在《医学纲目·卷之三十四》篇中，楼英结合了多位医家关于崩漏之言，包括朱丹溪之"开结痰、行滞气、消污血"，李东垣"大举大升"之法，或

"滋阴凉血""温补冲任"法等，总而言之将其分为出血期之止血、血止后之调护两方面论治，使气血调和，经血循经，按时而行。

1. 出血期之止血

（1）痰凝气滞血瘀证

治法：开结痰、行滞气、消污血。

方药：

（开痰）旋覆花汤，其他诸如二陈汤加川芎、白术、缩砂等。

旋覆花三两 葱十四茎 新绛少许

上三味，以水三升，煮取一升，顿服之。

（行气）备金散，其他诸如醋附丸、缩砂丸等。

香附子炒，四两 当归尾一两二钱 五灵脂炒，一两

上为细末，每服五钱，醋调，空心服，立效。

（化瘀）五灵脂炒熟，二钱，其他如桂枝茯苓丸等。

加当归酒同煎，或水酒、童便各半盏，同煎服。

按： 楼英在本卷中引丹溪之言"涎郁胸中，清气不升，故经脉壅遏而降下，非开涎不足以行气，非气升则血不能归隧道，此论血泄之义甚明"。痰饮凝聚于胸中使气机不畅，清气不升，气血受遏，冲任气血失调继而化生瘀血再阻滞血脉，使血不循经，故而崩漏下血。此为痰凝气滞血瘀之证，症多兼见倦怠乏力，食少中满，腹满如孕，或脐腹痛，或血结成片，或血出则快，止则闷，或脐上动。故其治法宜"开结痰、行滞气，消污血"，楼英总结开结痰为三，其中旋覆花汤中旋覆花在本草中云"主留饮结气"，与葱、新绛合用开胸中留饮结气，使痰祛气机得畅。行滞气为四方，其中备金散之香附理气开郁、当归活血行气养血、五灵脂活血化瘀，共奏理气开郁、活血行气之意。消污血共四方，其中一方以五灵脂与当归、酒合用，活血化瘀之效力更强，瘀祛则血行有道。三管齐下，则诚如楼英所言"开胸膈浊涎，则清气升，清气升则血归隧道不崩矣"。处方用药有通因通用之意。

（2）湿热下迫证

治法：除湿去热，益气升提。

方药：调经升阳除湿汤，其他诸如柴胡调经汤、独圣散等方。

柴胡一钱半 防风一钱 甘草炙，一钱 藁本一钱 升麻一钱 羌活一钱半 苍术一钱半 黄芪一钱半 独活五分 当归酒浸，五分 蔓荆子七分

上咬咀，水五大盏，煎至一大盏，去渣，稍热服。空心服药毕，待少时，以早膳压之。可一服而已。

按：在本卷中，楼英认为："女子漏下恶血，月事不调，或暴崩不止，多下水浆之物。皆由饮食不节，或劳伤形体，或素有心气不足，因饮酒劳倦，致令心火乘脾。"若心气不足，其火亢盛，旺于血脉之中，又有脾胃饮食失节，故火乘其中，见心火乘脾，与脾虚内生湿邪相搏结则为内生湿热之邪。湿热邪气，重浊趋下，且脾胃亏虚升提之气不足，易为湿热下迫，则热迫血妄行而又无固摄之气，多见血之暴崩。当以除湿去热，益气升提。在卷中楼英指出此方"乃从权衡之法，用风胜湿，为胃气下陷而气迫于下，以救其血之暴崩也。若病愈经血恶物已尽，主病虽除，后必须以黄芪、甘草、人参、当归之类数服以补之，于补气升阳汤中加和血药是也"。故本方为急用以治标，其中以柴胡、防风、羌活、独活、蔓荆子等风药祛风除湿，以益风气上伸以胜其湿，又有"火郁则发之"之意，同时添以升麻、黄芪益气升提，当归和血养血，使湿除热去，气血调和，固摄有能，崩漏自止也。若崩漏已止，则更不忘补气养血之剂以调和冲任气血，使气血调畅，血不妄行。

在卷中，楼英引东垣之言论经水漏不住有二原因，其一为"脾胃有亏，下陷于肾。与相火相合，湿热下迫，经漏不止，其色紫黑，如夏月腐肉之臭"。其二为"心气不足，其火大炽，旺于血脉之中，又致脾胃饮食失节，火乘其中，形质肌肉，颜似不病者，此心病也，不形于脉。故脾胃饮食不调，其症显矣"。其两者原因皆有脾胃亏虚为本，前者因脾胃之气亏虚，湿热之邪下迫与命门相火搏结继而致病；后者为脾胃亏虚生湿邪，因心火乘之，胃气下陷，故见湿热之邪下迫。虽两者病机不同，但皆为湿热下迫而致崩漏之意，皆以除湿去热为"塞流"之法，兼泻命门相火或清心火之药味，使气血调和，血行有常。

（3）气虚证

治法：健脾益气，止血固脱。

方药：益胃升阳汤，其他诸如当归芍药汤等方。

黄芪二钱 人参一钱半（有嗽者去之）神曲炒，一钱半 升麻五分 柴胡五分 白术三钱 当归身酒浸，一钱 甘草炙，一钱 陈皮一钱 生黄芩二钱（泻盛暑之伏金肺逆，秋凉不用）

上粗末，每服三钱或五钱，如食添，再加之。如食减，已定三钱内更减之，不可多服。每服二钱，水煎去渣热服。

按：气虚则冲任气弱难以摄血，故经水淋漓漏下或难以固摄而崩中。方中黄芪、人参大补元气，升麻益气升提，白术健脾益气，多味气药合用以补气固脱止血，其中神曲、陈皮健脾益胃助后天之气血化生，当归养血和血，柴胡疏肝理气，使冲任气足血畅，气血调和。后佐以黄芩以泻盛暑之伏火，炙甘草调和诸药。此方以补气为本，使血得以固摄而不下脱，为大升大补之剂。

（4）阴虚证

治法：滋阴凉血，固冲止血。

方药：凉血地黄汤，其他诸如小蓟汤、金华散等方。

生地半两 黄连三分 黄柏二分 黄芩一分 羌活二分 柴胡二分 知母二分 升麻二分 川芎二分 防风三分 藁本二分 甘草一分 红花少许 归身五分 细辛一分 荆芥穗一分 蔓荆子一分

上㕮咀，都作一服，水三大盏，煎至一盏，去渣，稍热服，空心。

按：《素问》有言"阴虚阳搏，谓之崩"，因肾水亏虚，不能镇守胞络相火，相火妄动故血走而崩也。方中生地滋阴凉血为主药，辅以知母助滋阴降火之效，黄芩、黄连、黄柏三药合用清上、中、下三焦之火。羌活、防风、藁本、细辛、荆芥、蔓荆子等风药以达"风能胜湿"之意，因崩漏之人多见脾胃亏虚湿邪内生，或与火搏结湿热下迫而致崩漏，或痰湿阻滞，气血不畅，血不循经，故方中添以风药除湿以杜绝发病之本。再添升麻、柴胡等理气升提之品摄血固脱，当归、红花、川芎活血化瘀和血，使瘀血去，新血生，血脉得畅，血不妄行。全方以滋阴凉血为主，兼以祛风除湿、理气活血、升提固脱，多管齐下，冲任调和，经水必行之有常。

（5）阳虚证

治法：温补冲任，固摄止血。

方药：芎归胶艾汤，其他诸如丁香胶艾汤等方。

川芎二两 阿胶二两 甘草二两 艾叶三两 当归三两 芍药四两 熟地黄

上七味，以水五升，清酒三升，合煮取三升，去渣，纳胶令消尽，温服一升，日三服。不瘥更作。

按：冲为血海，任主胞胎，冲任虚寒，其统摄封藏失职，阴血不能内受故见崩漏下血。方中艾叶暖胞宫且止血止崩，阿胶滋阴补血止血，两药合用，温补冲任，补血止血。再添以川芎、熟地黄、芍药、当归之四物汤养血和血。冲任调畅，则血不妄行，崩漏自止。

（6）虚夹积滞证

治法：补脾益气祛湿，化瘀行气止血。

方药：四物四两 人参一两 白术一两 甘草半两 香附三两 半夏两半 茯苓一两 陈皮一两 枳实一两 缩砂一两 玄胡一两

分二十帖，每帖煎加干荷叶、侧柏叶汤再煎服之。

按：楼英在《医学纲目》中对于此证的论述多见于"血崩不止、流流不绝"或"曾殒身失血"之人，其素体亏虚，后天之脾胃亏虚水液运化失司故痰湿内生，脾胃之气亏虚故摄血无能，脉道内之气血推动无力则见瘀血内生，瘀血、痰湿二者有形实邪阻滞冲任胞络，血不循经，溢于脉外，崩漏不止。此方中以四物汤、人参、白术、甘草补虚，使气血调和，中虚得补，瘀血所生无源。再以香附、陈皮、枳实、砂仁、元胡理气开郁，活血行气调经，使气血行之可畅。后以半夏、茯苓消痰之积聚。此方多药合用，使补虚、消痰、化瘀三者多管齐下，则气血调和，血行有常。

楼英除了辨证论治的具体用药外，也不忘论述炭药止血之功，其中更有言"治崩中不止，不问年月远近，用槐耳烧作灰"。可见炭药在止血止崩方面确有其效，如槐花炭、荆芥炭、夏枯草炭等，皆为止崩之要药。同时，也用大篇幅论述了伏龙肝一味药止血的功用，伏龙肝即为多年柴草熏烧而成的灶心土，楼英称其为"止血之圣药"，因现在生活中灶心土一味已难以寻觅，故在此不多赘述。

2. 血止后之调护

复旧即调理善后，但复旧应以澄源为前提，即所谓"复旧要求因"。不同的妇科血证需采取不同的复旧方法，唯如是，方可增强疗效，促进病愈。

血止后因崩漏日久，多有冲任虚损之征象，补养气血为此时"复旧"之要。楼英在卷中也不忘提及"若病愈经血恶物已尽，主病虽除，后必须以黄芪、甘草、人参、当归之类数服以补之，于补气升阳汤中加和血药是也"。故若崩漏下血已净，则以黄芪、当归、人参等品补气养血，填补冲任，则冲任调和，气血得畅，经水循经而行。后世多在澄源的基础上或治以补肾、或调肝、或健脾。肾主封藏、为月经之本，肝藏血、主疏泄，二者主持并调节冲任、胞宫之蓄溢开阖；脾为气血生化之源，主统摄冲任气血。故复旧重在补肾、调肝、益脾，调补冲任气血，只有肾、肝、脾三脏与冲任二脉及胞宫的相互协调，才能有正常的月经周期。

五、医案评析

（一）痛经

周壁妇人四十余，月经不调，行时腹疼，行后又有三四日淋漓皆秽水，口渴面黄，倦怠无力。白术一两 归身尾六钱 陈皮七钱 黄连三钱 木通黄芪生 黄芩各二钱 甘草一钱，炙。分八帖，下五灵脂丸四十粒，食前服。（《医学纲目·

卷之三十四》）

按：《丹溪心法》中有言"临行时腰腹疼痛，乃是郁滞，有瘀血"。痛经病临经之时腹痛，多以实证瘀血辨之，楼英在本卷中也有"临经痛者，血涩故也"的论述。瘀血之为病，为有形实邪阻滞冲任气血胞脉，经水当下之时下血不畅，不通而痛。且该妇人除经行腹痛之症，兼见经后秽水淋漓、口渴面黄、倦怠无力等脾胃虚弱、湿热下注之征象。思其病之本源，应是其素体脾胃有亏，水湿不能健运故内生湿邪，郁久化热或妇人多愁善思，肝郁生火与湿邪相搏化生湿热邪气，炼血为瘀，湿热瘀阻，冲任气血不畅，继而临经之时腹痛。其为湿热瘀阻之证，若累及任带二脉时，则可见经后之秽浊带下。方中黄芪、白术、陈皮、甘草四者合用补后天之脾气，补而不滞，使气旺且运行有常。当归尾主以破血为功，与五灵脂丸合用活血化瘀行血。方中黄芩、黄连、木通则清热燥湿以化湿热之邪，邪去则瘀无再生，标本兼治，气血畅行而经不作痛。

（二）闭经

杨村妇人，年二十余，两年经闭，食少，乏力。

黄连二两 白术一钱半 陈皮 滑石各一钱 黄芩半两 木通三分 桃仁十二个 甘草炙。（《医学纲目·卷之三十四》）

按：闭经一证，《丹溪心法》曰"躯脂满经闭"，素体肥胖之人，脂、痰、湿阻滞冲任，胞脉受之壅塞，故见经水不行而经闭。案中妇人虽未述其形体丰腴与否，但观其兼症，因水湿内停痰湿内生，脾胃升降失常而纳差，津液不能四布以濡润肢体肌肉而乏力，皆为脾胃亏虚，运化失司之征象。故亦可理解其为脾胃有亏内生之痰湿阻滞冲任胞脉，使其气血运行受阻，故见闭经。因痰湿阻滞气机，常易化热，故以"导痰泻火"法治之，方中白术健脾益气，以绝生痰之源。又因痰湿既成，阻滞气机，故以理气燥湿之陈皮，乃"治痰先治气，气顺则痰消"之意。滑石淡渗利湿，桃仁活血化瘀行血，使脉络之气血运行得畅。又因妇人常思虑过多，情志过极，或因痰湿阻滞，使体内气机郁而不畅，火邪内生，故添以黄连、黄芩清热泻火，木通清心除烦又兼通经之效，后佐甘草以调和诸药。使痰祛火泻，冲任胞脉不受其扰，气血调和，经水自行。

（三）崩漏

尝治一老妇人血崩不止，流流不绝，满床皆血，起床不得者三月矣。腹满如孕。予作虚夹痰积、污血治之。用四物四两，参、术各一两，甘草半两，以治虚；香附三两，半夏两半，茯苓、陈皮、枳实、缩砂、玄胡各一两，以破痰积污血。分二十帖，每帖煎加干荷叶、侧柏叶汤再煎服之，服尽良愈。今再不发，神效。（《医学纲目·卷之三十四》）

按： 崩漏之为病，皆为所下非时之经血，在历代医家中多以"虚""热""瘀"三者论之。虽在此案中未述妇人之病因，但血崩日久，流流不绝，可见气血之耗伤，冲任二脉虚损，气血不足不能制约经血故见血崩而下之。久病伤气，脾胃之气亏虚水液运化失司，痰湿内生；气虚则运血无力故血液凝滞，瘀血内生，而妇人腹满如孕皆为痰湿、瘀血内结之征象。气血亏虚摄血无能，痰湿、瘀血相合阻滞冲任经脉，血不循经，又见下血。故为虚夹痰湿、瘀血合而为病。方中干荷叶、侧柏叶凉血止血，先"治崩先止血"，以"塞流"为要。再予半夏、茯苓消痰之积聚，香附、陈皮、枳实、砂仁、元胡理气开郁，活血行气化瘀，使气血行之可畅，以达"澄源"之效。后以四物养血和血，人参、白术健脾益气，"复旧"以调和气血。使得气血得充、痰湿得化、血瘀得祛，崩中漏下自然而止。

第三节 胎前病

一、概述

胎前病，包括不孕病及妊娠病两大类。不孕病，是指女子与配偶同居 1 年，性生活正常，未避孕而未孕者；或曾有过妊娠，未避孕而又 1 年未再受孕者。前者称为原发性不孕，在中医中称为"全不产"，后者称为继发性不孕，在中医中称为"断绪"。妊娠病，是指在妊娠期间，发生与妊娠有关的疾病，包括因孕而发、因病动胎或因孕加重痼疾的一类妊娠病证。

楼英所著《医学纲目》一书，涉及胎前病者为卷之三十五，其中论及不孕病、妊娠恶阻、妊娠经来、胎漏、胎动不安、胎上逼心、跌仆伤胎、毒药伤胎、胎自堕、十月未足欲产、过期不产、难产等 11 种相关疾病，分别收集了张仲景、李东垣、刘河间、朱丹溪、罗谦甫、张洁古等医学大家及《素问病机气宜保命集》《脉经》《妇人大全良方》《针灸甲乙经》《太平惠民和剂局方》等医学著作中有关胎前病病因病机、病证分型及证治方药的论述，并加以分类、评价、补充与总结，内容丰富全面，论述颇为详细，对后世认识及治疗胎前病具有较好的参考价值。

二、病因病机

（一）不孕病

楼英在《医学纲目·卷三十五》中论治胎前病之首言："胎前之道，始于求子。求子之法，莫先调经"，可见楼英认为不孕病的论治在本卷中颇为重要，同时其也做了较为详尽的叙述和总结。在卷中，楼英总结不孕病的病因包括气虚、血虚、血热、血寒、气滞、血瘀、痰浊等，其病机统而概述则为阴阳不和，血气不平，故而无子。与此同时，楼英在整篇论述不孕病之中，提及"男子脉浮弱而涩，为无子，精气清冷"之说，可见楼英在对于不孕病的认识中除了女子不孕外，对于男子精气清冷而致的不孕已有一定认识。

1. 气虚血少，难以摄精

在整卷论治不孕病中，楼英有大篇幅论述因"血气亏虚"这一病因而导致的摄精成孕不能。在《医学纲目·卷之三十四》中其曾引丹溪之言："妇人以血为主，血属阴，易于亏欠。"且楼英认为"血为气之配"，故而气血为女子之根本，若因各种原因导致的气虚血少，女子之根本受损，则血气不和，阴阳不平，故摄精成孕必然不易。其在《医学纲目·卷之三十五》引丹溪言："今妇人之无子者，率由血少不足以摄精也。"又论："阴阳不平，血气不和，疾病蜂起，焉能成胎。"皆可见楼英认为气虚血少为该病发生发展的重要病因病机。

2. 痰瘀气滞，血气不和

妇人素体脾虚，或劳倦思虑过度，或嗜食膏粱厚味皆可致脾胃运化失司，气机运行失常，水湿内停则见痰湿，气机失调则见气滞，血行失常则见血瘀。痰湿、瘀血既为病理产物又同为致病因素，为有形实邪可阻滞胞脉，再致气机不畅，气滞内郁，则血气不和，胞脉失调，难以摄精成孕。

楼英在《医学纲目·卷之三十五》中引丹溪言："妇人肥盛者，多不能孕育，以身中有脂膜闭塞子宫，以致经事不行……肥人无子，宜先服调理药。"水湿内聚，形诸于外可见躯脂满溢，"脂膜"闭塞子宫，故致经事不行，经不调而孕难至。楼英在本卷开篇之言曰："直至积去、滞行、虚回，然后血气和平，能孕子也。"反而言之，可见楼英认为其中"积""滞"两者为重要病因，类于"痰湿、血瘀、气滞"之邪，其皆可使胞脉气血失调，血气失和，故而难以有孕。

3. 寒热不调，成孕不易

妇人寒热不调，如若体质偏寒，多见于阳虚、阴寒之证，阳虚不能温养胞宫，阴寒内盛于冲任、胞脉，则摄精成孕必然不易。如若体质偏热，为阴虚、阳盛之质，阴虚则精亏血少，天癸乏源，冲任亏虚，子宫干涩，或阴虚生热，或素体热盛，热扰冲任，动血耗气，亦致成孕不易。

楼英在《医学纲目》卷三十五之开篇有言："脉证热者四物加芩、连，脉证寒者四物加桂、附及紫石英之类是也。"楼英认为不孕症的病因中必有寒热不调存在，又有"本为子宫有冷恶物，故令无子"之说，寒凝气血则阻碍血气运行，胞宫失于温煦故而无子。总而言之，楼英认为寒热之偏盛偏衰皆可影响气血之调和，若寒热不调，气血失和，则成孕不易也。

（二）妊娠病

楼英在《医学纲目》中对妊娠病病因病机的认识多源于妇人受妊后气血阴阳虚实的变化。其中论及的病因包括七情内伤、先天禀赋不足及后天失养、跌仆损伤、房事不节等。其病机可分为因孕发病、因病动胎两者，亦添以气虚气滞所致难产之论述，但妊娠病之病机统而概述即为妇人受妊后气血阴阳虚实发生的变化失衡继而致病。

1. 因孕而病，气机逆乱

妇人妊娠之后，阴血下聚养胎，阳气偏亢外浮于上；或胎儿逐渐增大，易阻滞气机，内生气滞、气逆、痰郁等病理征象，皆可致气机逆乱，则多见妊娠恶阻、胎上逼心等病。妇人妊娠为气血阴阳重新平衡的过程，若稍有偏颇则易气机逆乱而致妊娠病的发生，故其病因可能并非为特别因素，仅因妊娠而致。但若妇人素体亏虚或有痼疾，因孕则可能使其加重。

楼英在《医学纲目·卷之三十五》中曾言："妇人平居，阳气微盛无害，及其妊子，则方闭经隧以养胎，若阳气盛搏之，则经脉妄行，胎乃不固。"可见楼英认为妇人在无妊时，阴血稍有亏虚或阳气微偏盛并不足以致病，但若妊娠时，阴血下聚养胎则阳气亢盛搏结，气机逆乱，则易致妊娠病的发生。又如其在论恶阻时提及"一妇人孕三月，吐痰水并饮食，每日寅卯作，作时觉少腹有气冲上，然后膈满而吐，面赤微躁，头眩，卧不起床，四肢疼，微渴。此肝火夹冲脉之火冲上也"。受妊后阴血下聚，气火上冲，气机逆乱，则易致妊娠恶阻。

"治妊娠胎气不和，怀胎近上，胀满疼痛，谓之子悬。"（《医学纲目·卷之三十五》）若胎儿逐渐增大，阻滞气机，气机不畅，胎气不和，可见胎上逼心，发为心痛烦闷，即为"子悬"。其又在卷中引丹溪言："恶阻即从痰治，多用二陈汤。"可见妇人妊娠时，恶阻之象即多以痰湿为因。或因胎阻气滞、或因素体脾虚，痰湿内生以阻滞气机，使气机逆乱，发为恶阻。

2. 因病动胎，胎元受伤

若妇人先天禀赋不足，肾气亏虚，后天失养，脾胃虚弱，因肾精气血不足为病不能养胎使胎元失养；或妇人妊娠后阴虚火旺，或感受火热之邪，使阳热偏盛为病，耗血动血使胎元不宁，均易致胎漏、胎动不安等妊娠病的发生。又若妇人受妊后不慎跌仆损伤、药毒、饮酒房事过度而伤胎，则胎元受损，可发为妊娠腹痛、血崩等病。亦若妇人情志不畅，妊娠后忧思郁怒，则因七情内伤而致气机逆乱，肝气夹胎气上逆故见妊娠恶阻、眩晕等。

楼英在《医学纲目·卷之三十五》开节首言："胎漏因气虚，因血虚，因血热。"脾胃气血亏虚，胎元失养，冲任不固，或阴虚血热耗血动血，胞脉血海不宁，故见胎漏。又有"妊娠胎动不安者，由冲任经虚，受胎不实也"之说，可见楼英认为肾精冲任虚损为病，可使受胎不稳，亦致胎动不安。

在本卷之胎动不安章节中，楼英曾引言曰："妊娠胎动不安者……亦有饮酒房室过度，损动不安者；有误击，触而胎动者；有喜怒，气郁不舒，伤于心肝，触动血脉者；有信医宜服暖补，反为药所害者。"其中论述妊娠病之胎动不安的病因病机颇为详细，所及饮酒房劳、七情内伤、误服药物皆可有伤胎元，发为妊娠病。同时在恶阻章节中提及："一妇人年近三十，怀孕两月，病呕吐头眩，自觉不可禁持……予曰：此是恶阻，病必怒气所激。问之果然。肝气既逆，又夹胎气，参、术之补，大非所宜。"若妊娠之后情志内伤太过为病，气机逆乱，则必然使胎元受损，因病动胎。

3. 气虚血虚，滞行难产

楼英在《医学纲目·卷之三十五》中言："今形肥知其气虚，久坐知其不运，必气愈弱，儿在胞胎，因母气不能自运耳，当补其母之气，则儿健易产矣。"又引丹溪言："难产、死胎，此血气滞病也，盖此方补中行滞。"可见妇人若素体气血亏虚，则无力促胎外出发为难产病；或产前过度安逸，致气血运行不畅，运胎障碍，亦可致难产发生。

三、治则治法

（一）不孕病

楼英在《医学纲目·卷之三十五》开篇如是言："胎前之道，始于求子。求子之法，莫先调经……直至积去、滞行、虚回，然后血气和平，能孕子也。"楼英认为助孕必先调经，经不调为血气失和之外在表现，若瘀血内积、气滞不行、气血亏虚皆可致血气不和，冲任不调，则摄精成孕必然不易。故楼英在本卷中论治不孕病以调和气血为首要，使"血气和平，能孕子也"。

楼英关于不孕病的论述中，调和气血需以虚实寒热分而辨之。卷中有言："血虚者四物，气虚者四物加参、芪，滞者香附、缩砂、木香、槟榔、桃仁、玄胡，滞久而沉痼者吐之下之，脉证热者四物加芩、连，脉证寒者四物加桂、附及紫石英之类是也。"可见楼英在论治不孕病中分气血亏虚以养血益气，气滞血瘀以行气祛瘀，阴虚热盛以清热宁血，阳虚内寒以养血温宫。除了调和气血外，因痰湿内盛而致不孕亦兼以化痰祛湿为法。

1. 养血益气法

女子以血为先天，血作为冲任胞脉的充盈之物，其盛衰于脉络气血而言十分重要。"血为气之母，气为血之帅"，故养血同时兼可益气，使气血充足，血气调和，其适用于因气血亏虚之证所致的不孕病。《医学纲目·卷之三十五》云："瘦弱妇人，不能孕育，以子宫无血，精气不聚故也。"精血同源，若气血虚则精气亦亏，胞脉失养，胎孕难成。楼英在该卷中亦有言："然欲得子者，必须调补阴血，使无亏欠，乃可推其有余，以成胎孕。"故养血益气为不孕病之首要治法，而四物汤作为补血养血之代表方，为其论治用药之基础，若气虚较甚，亦可添以党参、黄芪之补气之品。

2. 行气祛瘀法

行气化瘀法指理气行滞，活血祛瘀的一种方法，多适用于因气滞血瘀之证所致的不孕病。楼英在《医学纲目·卷之三十五》中曾言论治一妇人之"全不产"以"荡胞汤"为主，方中以补血益气之药为底添如"丹皮、桃仁、赤芍药、川牛膝、虻虫、水蛭"等行气活血祛瘀之品，使其"必下积血及冷赤脓如小豆汁"，而后"积去"则血气平和，故而有子。

3. 清热宁血法

热为阳邪，因素体阳盛或阴虚火旺所致的血热之证，皆可扰动胞络血脉，引起不孕病，故施以清热宁血之法，使胞宫血海得宁，则胎孕易成。楼英在《医学纲目·卷三十五》中曾言："脉证热者四物加芩、连"，其中黄芩、黄连等清热之品，以清血热、宁血海，治其血分妄动为法。同样由阴虚所致之阴虚血热也适用清热凉血之法，与滋阴之品合用以达滋阴清热凉血之效，卷中有"增损三才丸"及"大五补丸"，方中所用麦冬、天冬、地骨皮等皆为滋阴清热凉血之品，使血海宁静内守，胞脉冲任之气血有常，则受妊有能。

4. 养血暖宫法

因素体阳虚或实寒之邪客于冲任胞络，胞宫失于温养，则难成胎孕。养血温宫法常适用于因寒证所致之不孕病。楼英在本卷中举"紫石英方、秦桂丸"治妇人无子，方中皆存以如"紫石英、肉桂"等大量温补暖宫之品。除论述暖宫之法外，楼英亦在本卷中特别提及丹溪之"秦桂丸论"，因从古至今，大多医家认为胞宫寒冷为妇人无子之常见病因，故多以温热药论治，丹溪之言认为其慎用于瘦人多火者，论治不可一概而论。故在施以养血暖宫法时必先以明确辨证方可予之。

5. 化痰祛湿法

若妇人素体脾虚，或嗜食肥甘厚腻，则易内生湿邪，湿为阴邪，其性重浊黏滞，易阻滞冲任胞脉，使气血不畅，行诸于外则见躯脂满溢。化痰祛湿法即是施以健脾化湿祛痰之品，适用于痰湿内阻引起的不孕病。楼英在《医学纲目·卷之三十五》中有言："妇人肥盛者，多不能孕育，以身中有脂膜闭塞子宫，以致经事不行。"其遣方用药多以白术、半夏、香附、陈皮、茯苓等健脾理气、化湿祛痰之药味，使痰湿得祛，后天脾胃之运化有常，胞脉冲任气血调和，故而摄精成孕有能。

6. 外治法

6.1 不孕重视督脉

楼英在《医学纲目·卷之三十五》中提及不孕症的外治法首句便是："督脉生病，女子不孕。"此言出自《素问·骨空论》："督脉为病，脊强反折……此生病，从少腹上冲心而痛，不得前后，为冲疝；其女子不孕，癃、痔、遗溺、嗌干。"首次提出督脉与不孕的关系。任冲督三脉皆起于胞宫，而出于会阴之间。任由会阴而行于腹，督由会阴而行于背，冲由会阴出并少阴而散于胸中，对于女子而言督脉起于少腹以下骨中内，正是胞中之所在；胞宫乃孕育之重要脏器，从督脉的循行、分布来看，与冲任、肝脾肾的经络相连；从功能来看，女子属阴，以血为用，冲任之阴血需督脉之阳气的温煦方可发挥濡养之作用；没有阳气的鼓动、升提、温煦，阴阳互根互用则无胞宫之藏泄有时；亦无月经之周而复始、满溢盈亏；更无两精相搏之氤氲之时。督脉乃云阳之海，总领一身之阳气，与冲任二脉共同孕养胞胎，为人生养之本。《太平圣惠方·卷第一》中从命名探讨了督脉、任脉的功能，曰："夫督脉者，阳脉之海。督之言都也，是人阳脉之督纲也。人脉比于水，故云阳之海……夫任者，妊也，此是人之生养之本。故曰任脉中极之下，长强之上也。"督脉循行位置及功能与女子不孕常见的各种症状密切相关。

任督二脉源于肾，亦反哺于肾，能温养胞胎协助肾主导生殖之功。《外经微言》曰："肾之气必假于任督，二经气闭，则肾气塞矣。女不受妊，男不射精，人道绝矣。然则任督二经之脉络，即人死生之道路也。"若任督二脉通畅无阻，人体功能亦处于最理想的状态，好比海水潮涨潮落，女性月经来潮，男性射精，女子怀孕，皆为生理之必然现象，反之则女子不孕，男子不射精。督脉为病，可直接或间接通过脏腑经络气血的传变，导致胞宫功能失常从而影响生殖。

综上所述，督脉与脏腑、冲任、胞宫之间的联系十分密切。督脉总督一身之阳，督脉得以温煦，阳升则化气利水，痰湿得温则化，瘀血浊邪得以温通，阴得阳助而泉源不竭，女子以血为用，阴血得生则阴阳互根互用。故督脉在女子生殖过程中的作用，不仅体现在经络上与任冲二脉起源相同，也是人体阴阳气血和调的根本枢纽。因此督脉经气虚衰、经络阻滞等病变，是导致不孕及其他妇科病证的重要因素，在治疗上应注重温养、温补、温通督脉。后世医家在传承中创新，采用督脉熏蒸法治疗各类妇科疾病。

6.2 辨证选穴

楼英在《医学纲目·卷之三十五》中提及不孕病的外治法以分男女而治，其论如："治男子无子者，用热艾一团，用盐填脐满，却于盐上随盐大小做艾丸灸之。如痛，即换盐，直灸至艾尽为度。如一日灸不尽，二日三日灸之，曾效。"认为"男子脉浮弱而涩，为无子，精气清冷"，当治用隔盐灸脐以补肾温阳。

又论治女子不孕，如："绝子，灸脐中，令人有子，女子手脚拘挛，腹满，疝，月水不下，乳余疾，绝子，阴痒，阴交主之。腹满疝积聚余疾绝子，阴痒，刺石门。女子绝子，衃血在内不下，关元主之。妇人子门不端，少腹苦寒，阴痒及痛，经闭不通，中极主之。妇人无子，涌泉主之。大疝绝子，筑宾主之。绝子，商丘主之（穴在内踝前宛宛中）""妇人无子：胞门（在关内左边一寸，灸五十壮）又法：气门（在关元傍各开三寸，灸五十壮）""又法：子宫（在中极傍各开三寸，针入二寸，灸三七壮）中极""又法：关元（二十壮，三报穴）"。总以补肾调经为主，实者以通、行之穴配之，虚者以温、补之法伍之。

（二）妊娠病

"有因母病而胎动者，但治母病，其胎自安；有胎不坚固，动及母疾，但当安胎，其母自愈。"（《医学纲目·卷之三十五》）可见楼英认为在治疗妊娠病时应首辨是否因母病动胎，如母体先后天不足不能养胎，或跌仆损伤、房劳药毒、七情内伤等母体受病而动胎致发病，则治以母病，如以补气养血、清热凉血、理气行滞等法；再辨是否因胎不坚固，动及母疾而发病，则可理解为母体素体阴阳或有偏颇内有痼疾，或可维持一定平衡，但因受妊之后，胎元阻滞气机，气机逆乱故内生疾病，则治拟祛痰行气、清肝和胃、疏肝理气等法。整卷统而概述，楼英认为治疗妊娠病不外乎补、清、行之三法，或兼而有之。

1. 补法——补气养血

补气养血法分为补气和养血两者，补气为补先后天之脾肾二气，养血为健脾养血。因"胞胎系于肾"且胎元之荣养亦依赖于后天之脾胃气血，故补气养血法适用于因气血亏虚所致的胎动不安、胎漏等病，亦适用于因气血亏虚无力运气促胎外出之难产病。

楼英在《医学纲目·卷之三十五》卷中引丹溪言："阳施阴化，胎孕乃成。血气虚损，不足营养，其胎自堕。"又引"妊娠，治冲任脉虚，补血安胎，内补丸"之说，故补气养血法为养胎安胎之关键，其举方中多涉及"黄芪、人参、甘草、白术"等健脾补气之品及"熟地、阿胶、芍药"等补血养血之物以补气养血安胎。同时，楼英在卷中也提及："……遂于《大全》方紫苏饮加补气药与数十帖，因得男而甚快。"以补气法治疗难产，其中兼以行气法之意，气足后方能行气，故方中予大量补气行气药以促胎运生产。

2. 清法

2.1 清肝和胃

清肝和胃法是清热疏肝、理气和胃的一种治疗方法，多适用于因肝火上冲、胃气不降而致肝胃不和的妊娠恶阻病。因妇人妊娠，气血下聚养胎，肝火气火上炎夹杂胃气上冲而呕吐头眩，口酸呃逆。或妇人受妊后情志过极，怒郁伤肝，肝火上扰，又夹胎气，则亦发为此病。故清热疏肝以条达气机，理气和胃以降逆止呕，为楼英治疗妊娠恶阻的一大重要方法。

楼英在《医学纲目·卷之三十五》中举一案："一妇人孕三月，吐痰水并饮食，每日寅卯作，作时觉少腹有气冲上，然后膈满而吐，面赤微躁，头眩，卧不起床，四肢疼，微渴。此肝火夹冲脉之火冲上也。"用方中以"黄芩、黄连、山栀"清肝疏肝，"白术、缩砂、枳壳、香附、生姜"理气和胃，案中言："服二帖后，嘈杂吐止。"又一案中言："一妇人年近三十，怀孕两月，病呕吐头眩，自觉不可禁持……予曰：此是恶阻，病必怒气所激。问之果然。肝气既逆，又夹胎气，参、术之补，大非所宜。教以时用茯苓汤下抑青丸二十四粒，五帖，自觉稍安。诊其脉略有数状，自言口干苦，稍食粥则口酸。予意其为膈间滞气未尽行，教全以川芎、陈皮、山栀、茯苓、生姜煎汤，下抑青丸十五粒。十余帖，余证皆平。但食及常时之半，食后觉口酸，不食觉易饥。予谓肝热未平，则以白汤下抑青丸二十粒，二十日而安。"抑青丸即为黄连为丸是也。黄连为清泻肝火之品，可见若肝热去，肝气平则气机畅，胃气自降而和，恶阻可缓。

2.2 清热凉血

清热凉血法可分为虚热和实热两者论治。一者为妇人素体阴虚，妊娠后阴血下聚养胎，则阴血更亏，故虚热内生，热能动血，则以滋阴清热凉血为法。另者为妇人受火热之邪外侵或肝郁化火内扰，实热于内，动血耗血，则以清泻火热凉血为法。皆适用于因血热证而致的胎漏、胎动不安等。

楼英在《医学纲目·卷之三十五》引方曰："治胎漏，二黄散。生地、熟地等分，锉，水三盏，煎半干，去渣服。"又有："治胎下血。阿胶二两，捣末，生地半斤，捣取汁，以清酒三升，绞汁，分三服。"之说，使阴血得补，虚热得清，故而胞脉气血得宁则胎漏、胎动不安治之。楼英亦有在《医学纲目·卷之三十五》中举安胎之"永固孕丸"等方，总不乏黄芩、黄柏等清泻实火之品，可见清实热凉血为安胎不可忘之法。

3. 行法

3.1 行滞化瘀

行滞化瘀法包括理气行滞法与化瘀行气法两者。理气行滞法适用于因胎元阻滞气机而使气机逆乱导致的胎上逼心，或因气运障碍导致的难产病。化瘀行气法是以活血化瘀理气之方，适用于因跌仆损伤所致的胎动不安及妊娠病之下胎断胎。

《医学纲目·卷之三十五》载："紫苏饮治妊娠胎气不和，怀胎近上，胀满疼痛，谓之子悬。兼治临产惊恐气结，连日不下。"紫苏饮方中以紫苏为主药理气行滞，并有大腹皮、陈皮等宽中理气之品，并在煎煮方法中提及"每服用水一盏半，生姜四片，葱白七寸，煎至七分，去渣，空心服"。其中引《本草》言："葱白，通阳气安胎"，故诸药合用可使气机调畅则胎安。理气行滞法亦适用于气滞之难产病，按丹溪云："难产、死胎，此血气滞病也，盖此方补中行滞。"方中紫苏、枳壳等品皆为行滞之用，使促运胎下胎。

《医学纲目·卷之三十五》载："佛手散治妇人妊娠六七月，因事筑磕着胎，或子死腹中，恶露下，疼痛不已，口噤不绝。用此药探之，若不损则痛止，子母俱安。若胎损，立便逐下。又治血上冲心，腹满闷者，如汤沃雪，此药催生神效。"佛手散中主以当归、川芎等养血活血、化瘀理气之品为用。楼英在卷中举方指出若胎损予此方则可下之，若胎元未损则可化外伤之瘀血以护胎，可见对于因瘀为病而伤胎，此法之使用颇有"有故无殒"之意。同时，若妊娠母因疾病胎不能安，则下胎断胎亦可予此活血化瘀之法。

3.2 祛痰行气

祛痰行气法是指健脾化湿祛痰以行气的一种方法，多适用于因脾胃虚弱，痰湿内生，阻滞气机之妊娠恶阻病。若妇人素体脾虚或素有痰饮，受妊后气机平衡失调则脾胃运化失常，痰湿内停，继而再致气机逆乱而胃失和降，恶阻为病。

楼英在《医学纲目·卷之三十五》曾引丹溪言："恶阻即从痰治，多用二陈汤。"又有："茯苓丸治妊娠阻病，心中烦闷，吐痰眩晕。先服半夏茯苓汤两剂，后服此药。"在恶阻篇的论治中，健脾化湿祛痰行气法占据了大量篇幅，楼英所举之方中多以"白术、人参"等健脾益气之品与"陈皮、生姜、茯苓、半夏"等祛湿化痰之味为用。其还特别论及了"《大全方》论半夏动胎而不用，今仲景岂独不知此而用于此方乎？予治妊阻病累用半夏，未尝动胎也。经云：有故无殒是也"。故楼英亦认为痰湿为致病之病因，在治疗中若痰湿能去，则气机可畅，恶阻可缓也。

4. 外治法

在妊娠病的外治法中，楼英于《医学纲目·卷之三十五》中引曰："怀娠者不可灸刺其经，必堕胎"，故在养胎安胎中外治法并不常述及。而在难产、滞产、催生中多有外治法的运用，如："榆白皮焙干为末，妇人妊娠临月，日三服方寸匕，令产极易，产下儿身皆涂之，信有效"用以难产缩胎。又如："治胞浆先破，恶水来多，胎干不得下，时须先与四物汤补养血气；次更煎浓葱汤放冷，令坐婆洗产户，须是款曲洗，令气上下通畅；更用酥油调滑石末，涂产户里；次服神妙乳珠丹，或葵子如圣散"以催产，"蓖麻子七粒，去壳，细研成膏，涂脚心，胞即下。速洗去，不洗肠出。却用此膏涂顶上，肠自缩入"以治生产肠出。亦有："三麻四豆脱衣裳，研碎将来入麝香，若有妇人遭产难，贴在脐中两分张""妇人将产，预先胎破，恶水长流，坐草早，无血可养，枯竭：独阴（五分，在足小指第三节间）承阴（一寸五分）""催生难产及死胎：太冲（八分，补百息）、合谷（补）、三阴交（五分，泻，立时分解）、足小指节（三壮），产子上冲逼心：巨阙（令正坐，用抱头抱腰微偃，针入六分，留七呼，得气即泻，立苏）""横产、难产：右脚小指尖头（灸三壮，立产）""独阴（同上法，取灸七壮，禁刺）、合谷（补）、三阴交（泻）""难产：三阴交"皆为催生难产及死胎之法。随着时代的发展和进步，这些外治法已经很少用于产科临床。

四、证治举要

（一）不孕病

楼英于胎前症章节的开头提到"胎前之道，始于求子，求子之法，莫先调经"，将不孕病也列入胎前症的范畴，列举了妇人无子的各种病因病机，并分型论治：

1. 痰塞胞络

治法：化痰通络，和血调经。

方药：当归一两，酒洗 川芎七钱半 白芍 白术 半夏汤泡 香附 陈皮各一两 茯苓二两 甘草一两

作十帖，每帖姜三片，水煎，吞后丸子。

白术二两 半夏曲一两 茯苓半两 橘红四钱 川芎 香附各一两 神曲炒，半两 甘草二钱

粥丸，每服八十丸。如热多者，加黄连、枳实各一两。服前药讫，却服后蟅斯丸。

厚朴 杜仲 桂心 秦艽各二钱 附子 茯苓各六钱 白薇 半夏 干姜 牛膝 沙参各二钱 人参四钱 细辛半两

上为末，炼蜜丸小豆大。每服五丸，空心，酒下，加至十丸不妨。觉有娠，三月后不可更服。

按： 楼氏认为妇人肥盛而不孕者，多由"身中有脂膜闭塞子宫"所致，故肥人无子，宜先服调理药。此治疗肥人不孕的方法分为两步，先以丹溪植芝汤送服丹溪茂芝丸，十剂后改服用蟅斯丸。"丹溪植芝汤"中以当归活血养血，川芎行气生血，白芍柔肝和血，在顾护营血得基础上以陈皮、半夏燥湿化痰，茯苓、白术利水健脾，香附理气解郁，取四物合二陈之意，养血与化痰并行，消补兼施；而"丹溪茂芝丸"剂型为丸剂，以燥湿消痰为主，此方以二陈汤打底健脾化痰，白术燥湿利水，六神曲健脾和胃，佐以川芎、香附理气和血。嘱妇人每服植芝汤便送服茂芝丸 80 丸，共服十剂，服完后再服蟅斯丸。蟅斯丸即秦桂丸，方中附子、桂心、温肾助阳，干姜、细辛温经通络散寒，厚朴、半夏理气宽中、燥湿化痰，反佐以白薇清热凉血，以制约前诸药燥烈温热之性，同时以人参、沙参补气养阴，茯苓健脾宁心、利水渗湿，牛膝、杜仲补益肝肾，同时牛膝又可引诸药下行，秦艽祛湿和血理气，全方温而不燥，补而不滞，所谓"子宫温和、阳施阴化，孕自成矣"。此蟅斯丸朱丹溪本不提倡使用，而楼英认为妇人瘦者常阴虚血亏，用蟅斯丸可能会因其

温热而伤血动血，若是肥人多湿者使用，加之其前已服用植芝汤、茂芝丸调和气血，则服之无妨。

2. 阴虚血亏

治法：滋阴宁心，养血调经。

方药：增损三才丸。

天门冬_{酒浸，去心} 熟地_{酒蒸} 人参_{去芦} 远志_{去心} 五味子 茯苓_{酒浸，去心，干} 鹿角_{酥炙}

上为细末，炼蜜杵千下，丸如桐子大。每服五十丸，空心，好酒下。

按：楼氏认为妇人瘦弱而不能孕者，多由"子宫无血，精气不聚"所致，"阳精之施也，阴血能摄之"则精成胎，血成胞，若阴血亏少不足以摄精则无以成胎孕，因此针对瘦人当以滋阴养血为主要治则。增损三才丸中以天冬滋阴降火润燥，熟地滋肾水、补阴血，人参补气生津、扶正固本，茯苓健脾宁心，远志、五味子滋肾安神，上六味均为滋阴益津之品，因此于此方中加入鹿角益精血而略助肾阳，使阴阳调和。全方滋阴降火，养血宁心，阴血充裕则能摄阳精，易于成孕。

3. 胞宫虚寒

治法：生精养血，扶阳助孕。

方药：紫石英丸。

紫石英_{研，水飞，三两} 天门冬_{酒浸，去心，焙干，三两} 当归_{切，焙} 川芎 紫葳 卷柏 熟地 禹余粮_{醋淬，七次} 牡蒙 石斛_{去根} 辛夷_{各二两} 人参 肉桂 牡丹皮 桑寄生 细辛根 续断 川乌_炮 食茱萸 厚朴_{姜制} 干姜_炮 牛膝_{酒浸，各一两} 柏子仁_{轻炒，另研} 山蓣 乌贼 鱼骨_{烧灰。各一两半} 甘草_炙

上二十六味，为极细末，炼蜜丸桐子大。每服二十丸，酒、米饮任下，空心，食前，日二。

按：所谓"女子绝阴无子"，阳虚则肾失温煦，不能激发氤氲之气，则成孕困难。另有"子宫有冷恶物，故令无子"之言，若寒凝气血则血气运行受阻，胞宫失于温煦而无子，"非得温暖之气无以去风寒而资化育之妙"。紫石英丸亦称紫石门冬丸，出自《太平惠民和剂局方》，方中紫石英温阳益气，镇心安神，为女子暖宫要药；肉桂、乌头、干姜补火助阳、引火归原，细辛、食茱萸温中散寒，配伍门冬养阴生津，以达阴中求阳之效。当归、川芎、熟地黄养血行血，紫葳即凌霄花，与丹皮协同凉血散瘀，卷柏活血调经，上五味药共用，畅调血行。另入牡蒙清热凉血，熟地滋阴养血，石斛养阴生津，乌贼骨收涩敛阴，在诸燥热之品温暖胞宫的同时不致于伤及营血；再入桑寄生、续断补肾益精，山药健脾益肾，柏子仁养心安神，牛膝引诸药下行，甘草调和诸药。诸药相伍，温阳益气，生精养血。

4. 瘀滞胞宫

治法：破血逐瘀，缓中补虚。

方药：荡胞汤。

朴硝 丹皮 当归 大黄_{蒸一饭久} 桃仁_{各三两} 细辛 厚朴 苦梗 赤芍药 人参 茯苓 桂心 甘草 川牛膝 陈皮_{各二两} 附子_{炮，一两半} 虻虫_{炒焦，去翅足} 水蛭_{炒。各十枚}

上㕮咀，每服四大钱，水酒各半盏，煎至六分，去渣温服，空心，日三夜一。温覆得少汗，必下积血及冷赤脓如小豆汁，斟酌下尽。若力弱大困不堪者，只一二服止。

按："土中有石则草不生"，妇人不孕多由"子脏有瑕之故"，若瘀滞胞宫则胞胎无以立足，因此成孕受阻。荡胞汤为桃核承气汤合抵当汤加减，方中朴硝、大黄、厚朴、桃仁泻下逐瘀，虻虫、水蛭破瘀下血，赤芍、丹皮清热凉血，当归补血活血，牛膝活血祛瘀、引血下行，附子、细辛、桂心温经通络，使瘀血可循经络而散，人参扶正固本，茯苓、陈皮健脾和中，以防上峻下诸药伤及正气。此方虽含有大量峻下药，量大力专，亦有人参、附子等温肾益气之品，缓中补虚，使积去而血气平和，故而有子。

（二）妊娠病

1. 妊娠恶阻

妊娠恶阻，即妊娠期恶心呕吐，伴头目眩晕，厌恶进食、挑食等，《素问》曾将妊娠描述为"身体有病，而无邪脉也"，大部分妊娠妇人在妊娠早期会出现恶心呕吐的症状，不作病论，而《妇人大全良方》中提到妊娠恶阻为"颜色如故，脉息和顺，但觉肢体沉重，头目昏眩，择食，恶闻食气，好食咸酸，甚者或作寒热，心中愦闷，呕吐痰水，恍惚不能支持"。若妊娠早期正常的恶心呕吐现象发展为妊娠恶阻，则需要药物干预，现据楼氏所述将其按以下分型论治：

（1）脾虚湿盛

治法：祛痰降逆，养血柔肝。

方药：半夏茯苓汤。

半夏_{洗，一两二钱半} 赤茯苓 熟地_{各七钱半} 橘红 旋覆花 人参 芍药 川芎 桔梗 甘草_{各半两}

上㕮咀，每服五钱，姜七片，水煎，空心，兼服茯苓丸。

按：若妇人平素体质弱，脾胃两虚，则水湿运化不利，化为痰浊，妊娠期间妇人常肝气失疏，乘虚犯胃，因此痰浊随胃气上逆而作呕。妊娠期间妇人需肝血养胎，因此治疗脾虚湿盛妊娠恶阻时，在降逆祛痰的基础上当柔肝疏肝，养血和血。此方以二陈汤打底，以半夏、橘红、茯苓燥湿化痰，理气和中；再加生姜温中降逆、旋覆花消痰止呕，桔梗宣降肺气，以助降逆止呕之功。熟地、川芎、白芍取四物汤之意，养血柔肝，肝血得充则胎元得养，肝木柔和则不横逆犯胃；同时佐以人参益气扶正，标本兼治。全方祛痰降逆，益气和血，使痰饮得除，气机得降，呕恶即止。

（2）胃虚寒饮

治法：温中化饮，益气止呕。

方药：干姜人参半夏丸。

干姜 人参 半夏

上三味，末之，以生姜汁糊丸。如桐子大。饮服十丸，日三服。。

按：胃虚而寒饮滞留于胃的妇人，因妊娠早期胃中浊气上逆，痰饮随之上涌，呕吐不止。此方多用于妊娠恶阻较重，无法进食者，方中干姜温中散寒，人参补气扶正，半夏降逆止呕，使中焦阳气振奋，胃气得降且寒饮消散，则呕吐自止。此方不用汤剂而用丸剂亦可昭示妊娠呕吐与其他呕吐有别，即需要"缓缓图之"。《妇人大全良方》中曾言半夏动胎而不用，而楼氏"治妊阻病累用半夏，未尝动胎也，引《素问》：有故无殒是也"之语，认为只要辨证得当，针对正确的病因治疗，"有病则受之"，不致伤胎。

（3）气血两亏

治法：补气养血，降逆止呕。

方药：归原散。

人参 甘草 川芎 当归 芍药 丁香各半两 白茯苓 白术 陈皮各一两半 桔梗炒 枳壳炒。各二钱半 半夏洗，炒黄，一两

上咬咀，每服三钱，生姜五片，枣一枚，水同煎。

按：妇人孕后大量阴血用于养胎，肝血少而阳气亢盛搏结，气机逆乱，燥火上逆以致呕恶，而部分妇人因妊娠期呕吐不止，加之纳谷不多，脾胃受损而致气血两亏，因此冲任失养，冲脉之气上逆犯胃，使呕逆加剧。故可用归原散补元气，复阴血，以治"妊娠恶阻，呕吐不止，头痛，全不入食，服诸药无效"者。此方为四物汤合六君子汤加减，方中以人参、白术、茯苓、甘草健脾益气，陈皮、半夏祛湿化痰，当归、川芎、芍药养血柔肝；配伍桔梗宣清，枳壳降浊，两者一升一降，调节气机；另加丁香温胃宽中止呕。全

方配伍，共奏补气养血、调节气机之效。气血调和则冲脉之气不至于上冲，呕吐乃止。

（4）肝胃不和

治法：疏肝清热，和胃降逆。

方药：黄芩二钱半，炒 黄连一钱，炒 白术 半夏各二钱 甘草炙 缩砂各五分 陈皮 当归 山栀 枳壳炒 香附 人参 苍术各一钱 茯苓一钱半 生姜七片

服二帖后，嘈杂吐止，心满塞退，但于夜间背肘痛，用摩熨，遂与抱龙丸化服，其疾如失。

按：楼英在本卷中言此案时提及"此肝火夹冲脉之火冲上也"。因肝火上炎邪胃火不降，故将恶阻，伴嘈杂吐食。故治拟清热疏肝，和胃降逆。方中黄芩、黄连、山栀清泻肝火，白术、半夏、枳壳、砂仁、香附、苍术、茯苓疏肝理气，健脾化湿祛痰，亦添以当归、人参、炙甘草等养血益气安胎之品。同时不忘"呕家圣药"之生姜，诸药合用，使肝热去，肝气平，气机得畅，胃气得降，恶阻可缓也。

2. 胎漏下血

胎漏下血即妇人在妊娠早期出血阴道漏红，而无明显腰酸、腹痛的症状，多由冲任受伤、胎元不固所致，朱丹溪有言"胎漏因气虚，因血虚，因血热"，楼氏结合朱丹溪的观点，将胎漏下血作以下分型论治：

（1）血虚

治法：补血和血，止血安胎。

方药：芎归胶艾汤。

川芎 阿胶 甘草各二两 艾叶 当归各三两 芍药四两 干地黄四两

以水五升，清酒三升，合煮取三升，去滓，纳胶令消尽，温服一升，一日三次。不愈更作。

按：胎前下血不止多是由阴血亏耗，冲任虚损，气不能守所致，因此治疗应以补血养血，顾护营阴为主。芎归胶艾汤以四物汤为底养血和血，其中地黄补血滋阴，芍药养血和营，当归、川芎畅通血行，同时阿胶滋阴止血、艾叶温经止血安胎，合以甘草，并以清酒合煮，借酒势缓缓推动血行，补血止血的同时使血能循经养胎。冲任得阴血滋养则气血调和，阴平阳秘，漏下即止。因此此方亦可治疗血虚气不行所致"妊娠腹中痛"，即胞阻。方中干地黄用量原缺，据《备急千金要方》补。

（2）血瘀

治法：活血化瘀消癥。

方药：桂枝茯苓丸。

桂枝　茯苓　牡丹_{去心}　桃仁_{去皮尖}　芍药_{各等分}

上五味，末之，炼蜜丸如兔屎大。每日食前服一丸。不知，加至三丸。

按：张仲景在《金匮要略》中提到"漏下不止，胎动在脐上者，为癥痼害"，若妇人胞宫素有癥瘕血瘀，妊娠期间因胞胎阻遏经脉导致血溢于脉外，则出现胎漏下血的症状，且瘀血不去，新血不生，出血日久可致阴血亏耗，胎失所养。方中桂枝温经以助气化，使气血津液顺循其道，茯苓益气宁心而利腰脐间血，与桃仁共用并奏活血祛瘀之效，丹皮凉血以防瘀久化热，芍药养血和营止痛，全方活血兼顾养血益气，消补兼施。桂枝茯苓丸本是活血化瘀之剂，并无安胎作用，应谨慎使用，但其以蜜为丸，剂量小而药力薄，可达缓缓消癥而不伤胎之功。

（3）阴虚血热

治法：滋阴补血，凉血安胎。

方药：二黄散。

生地、熟地_{等分}，锉，水三盏，煎半干，去渣服。

按：患者素体阴虚，阴津亏虚则水不制火，虚热内生，热扰冲任而血溢脉外。《保命》二黄散由生地黄、熟地黄等分组成，其中生地清热生津，养阴凉血，能清营血分之热，熟地滋阴补血，补益肝肾。虽未入止血功效的药味，但此方补血滋阴与凉血清热之法并施，所谓"壮水之主，以制阳光"，使虚热得清，阴阳调和，血重循其经，胎漏下血即止。

3. 胎动不安

胎动不安，即妇人在妊娠早期出现腹痛腰酸或下腹坠胀，伴或不伴有阴道漏红，楼氏引《妇人大全良方》所述，论述了胎动不安病机可有"冲任经虚，受胎不实""喜怒伤于心肝而触动血脉""信医服暖补反为药所害"等，楼氏将胎动不安作以下分型治：

（1）气血两虚

治法：益气健脾，养血安胎。

方药：永固孕丸。

地黄　川芎　黄芩_{各五分}　归身尾　人参　白芍　陈皮_{各一钱}　白术_{一钱半}　甘草_{三钱}　黄柏_些　桑上羊食藤_{七叶，圆者}　糯米_{半升}

上咬咀，煎服。

按：楼氏引《妇人大全良方》言"妊娠胎动不安者，由冲任经虚，受胎不实也"，认为胎动不安多由妇人气血两亏、冲任亏虚，胞宫失养、胎元不固所致，妇人胎动不安出现的腹痛、腰酸，下腹坠胀，所谓"有胎不坚固，动及母疾，但当安胎，其母自愈"。因此运用永固孕丸以固胎元，则症状自会随胎元稳固而消失。永固孕丸中人参、白术、炙甘草益气健脾则胎元得固，地黄、川芎、白芍、当归尾养血和血则胎元得养，上七味药取八珍之意，具有补气养血之效；黄芩、黄柏清热安胎，佐以陈皮理气健脾，以防诸药滋腻碍胃，再入糯米以和胃安胎。运用此方可达气血双补之功，气血充盛则冲任调和，胎元安固。

（2）血虚有热

治法：清热和血，养血安胎。

方药：当归散。

当归 黄芩 芍药 川芎 各一两 白术半斤

上五味，杵为散，酒饮服方寸匕，日再服。妊娠常服即易产，胎无苦疾。

按：若妇人素体营阴亏虚，阴不敛阳，则阳气亢于外，阴虚血热而致胞脉、血海不宁，热扰冲任而损伤胎气，胞胎失去滋养则胎动不安，正如楼氏所言，妇人"若阳气盛搏之，则经脉妄行，胎乃不固"。当归散中当归、芍药、川芎养血和血，黄芩清热安胎，合以白术健脾安胎，楼氏认为胎前当清热养血，"产前安胎，白术、黄芩妙药也"，当归散也是张仲景认为"妊娠宜常服"的方剂之一，此方未入过多安胎药物，而以补血与清热为主，也与"但治母病，其胎自安"的治疗原则相契合，全方寓清热于补养营血之中，标本兼治，使血热得清，胎元得固。

（3）寒湿困脾

治法：温中健脾，固涩安胎。

方药：白术散。

白术 川芎 各四钱 蜀椒三钱，去汗 牡蛎二分

上四味，杵为散，酒服一钱匕，日三服，夜一服。服后若呕，以醋酱水服之，后不解者，小麦汁饮之；已后渴者，大麦粥服之。病虽愈，服之勿置。

按：患者若素体脾阳亏虚，则易生痰湿，湿从寒化而伤胎，方中白术健脾和血安胎，川芎行气理血，蜀椒温中散寒暖胃，牡蛎收敛固涩，四药并行，共奏温中健脾、固涩安胎之效。古人养胎，首重肝脾，白术补养脾土，而川芎、牡蛎利肝，肝脾阴阳调和则利于养护胎元。楼氏将当归散与白术散并列于此，强调了妊娠期间辨证论治的重要性，妊娠伤胎者，辨证随人体脏腑阴阳偏盛各有不同，通常认为瘦而多火者宜用当归散，而肥而有寒者宜用白术散，前者清热，后者散寒，当予以区分，不可混施。

（4）跌仆损伤

治法：固冲养血，安胎止痛。

方药：阿胶散。

熟地二两 白芍 艾叶 当归 甘草 阿胶 黄芪各一两（一方有川芎）

上咬咀，每服半两，姜三片，枣一枚，同煎，温服无时。

按： 跌仆损伤可使冲任受伤，冲任不固则气血紊乱，脏气壅滞则扰动胎气，胎元受损而发为胎动不安。阿胶散中阿胶滋肾补血，为安胎要药，熟地补血和血，黄芪益气补虚，当归、川芎行血中之气，使阴血可循其道而养胎，白芍养血柔肝止痛，艾叶暖宫止痛安胎，七药共施可使冲任气血调和，治"妊娠偶有所伤，胎动不安，疼痛不可忍"者，此方极效。

4. 难产

楼英在《医学纲目·卷之三十五》中引丹溪言："难产、死胎，此血气滞病也，盖此方补中行滞。"妇人素体气血亏虚，则无力促胎外出；又或产前过度安逸，致气血运行不畅，运胎障碍，致难产发生。根据其所述有以下分型：

（1）气虚证

治法：补气养血，顺气安胎。

方药：达生散。

大腹皮三钱 人参 陈皮 紫苏茎叶各五分 归身尾 白芍 白术各一钱 甘草二钱，炙 黄杨树脑七个 或加枳壳、缩砂、青葱五叶。

上作一帖，吞下益母丸。临月得二十服，易生产，后无病。

按： 若妇人有孕而肥胖，且习惯久坐，则可推断其气虚，气虚失运则因虚致滞，故而有难产的风险。楼氏认为"有孕八九个月，必顺气，枳壳、苏茎"，因难产、死胎皆因血气滞病也，因此运用达生散以补中行滞。达生散是由紫苏饮加入补气药构成，方中当归尾、白芍养血和血，苏梗、大腹皮、陈皮理气行气、疏利壅滞，临产前补血但血不能遂生，气能生血、为血之帅，因此须兼补气以生之，故用人参、炙甘草以补气和血，气血顺和则胎元稳固，如此以治其本，调畅气血，达到"补其母之气则儿健易产"的目的，最终"易生产，无后病"。此方尚可作如下加减：春加川芎，冬不用芩，气虚倍参、术，血虚加当归、地黄。形实倍紫苏，性急加黄连，热急加黄芩，食后易饥加黄杨脑，腹痛加木香、官桂、黄芩。

（2）血虚证

治法：补益冲任，养血安胎。

方药：内补丸。

熟地二两　当归一两，微炒

上细末，炼蜜丸桐子大。每服三四十丸，温酒下。

按："胎之养，养于五脏六腑之血"，因此血虚胶滞则胞中无血而濡润不足，不能滑利，故胎难下。此内补丸出自《普济本事方》，仅由熟地、当归两味药构成，熟地滋阴补血，当归活血养血，共奏调补冲任之效。妇人妊娠，唯在抑阳助阴，楼英提到"胎前药唯恶群队"，因为若妊娠期间用药过于偏向补阴或抑阳，那么阴阳交错易生其他疾病。枳壳散性寒，若过早服之恐有胎寒腹痛之虞，楼氏认为可将枳壳散同内补丸共用，则阴阳调和，利于胎孕。

五、医案评析

（一）妊娠恶阻

一妇人孕三月，吐痰水并饮食，每日寅卯作，作时觉少腹有气冲上，然后膈满而吐，面赤微躁，头眩，卧不起床，四肢疼，微渴。此肝火夹冲脉之火冲上也。一日甚，一日轻，脉和，右寸洪大，百药不效者将二月。予男病，偶用沉香磨水化抱龙丸，一服膈宽气不上冲，二三服吐止眩减，食进而安。又应氏妇得胎七月，嘈杂吐食，脉壅，心下满塞，气攻背，两肘皆痛，要人不住手以热物摩熨，得吐稍疏，脉洪大。

黄芩二钱半，炒　黄连一钱，炒　白术　半夏各二钱　甘草炙　缩砂各五分　陈皮　当归　山栀　枳壳炒　香附　人参　苍术各一钱　茯苓一钱半　生姜七片

服二帖后，嘈杂吐止，心满塞退，但于夜间背肘痛，用摩熨，遂与抱龙丸化服，其疾如失。

按：妇人孕三月恶阻而见少腹有气上冲、面赤烦躁、眩晕、四肢疼而微渴，多是由于妇人因怀孕血气不足只能养胎而不能柔肝，导致肝阴亏虚而阳气亢盛搏结，气机逆乱，肝火夹冲脉之火上冲，方予沉香磨水化抱龙丸。抱龙丸中陈皮、半夏化痰燥湿以止呕，白芍缓急柔肝，砂仁、木香、香附、川芎理气止痛，藿香、紫苏叶、檀香、厚朴薄荷健胃理气，上诸味理气行气之品助逆乱气机得复；白芷、白附子、荆芥、独活、天麻、萆薢、防风、僵蚕祛风通络以治头眩身痛；白术、山药、茯苓益气健脾；天竺黄清热豁痰，服之则"宽气不上冲，吐止眩减，食进而安"。另有妇人孕七月恶阻，嘈杂吐食，心下满塞，气冲攻背而两肘皆痛，脉洪大，此为平素胃热较甚，孕后脉冲气盛，胃气夹热上逆所致，方中黄芩、黄连清胃热、降胃气而止呕，半夏、生姜降逆止呕，栀子清热泻火，人参、茯苓、白术、甘草补气健脾，苍术、陈皮、香附、枳壳理气行气，缩砂消食下气。运用此方清胃热而降胃气，则

可达"嘈杂吐止，心满塞退"之效。

（二）数堕胎

予见贾氏妇，但有孕，至三月左右必堕，诊其脉左手大而无力，重取则涩，知其血少也。以其妙年，只补中气，使血自荣。时正夏初，教以浓煎白术汤下黄芩末一钱，服三四十帖，遂得保全其生。因而思之，堕因内热而虚者，于理为多。曰热曰虚，当分轻重，盖孕至三月，正属相火，所以易堕。不然，何以黄芩、熟艾、阿胶等为安胎妙药耶？好生之工，幸无轻视。

按：此医案的中贾氏妇人每至妊娠三月其胎必堕，其脉涩而无力，诊其为血虚之证。血虚则胎元不养，当以补血和血安胎治法以治之；然考虑贾氏每至孕三月而堕胎，究其原因，盖为妇人孕至三月，正属相火，"属火而旺夏"，阴不敛阳，阳气亢于外致胞脉、血海不宁，热扰冲任而损伤胎气，乃至胎动不安、堕胎，朱丹溪论述数堕胎就曾提到"推原其本，皆因于热"。楼氏认为妇人"若阳气盛搏之，则经脉妄行，胎乃不固"，胎前当清热养血，因此予白术汤健脾补气以生新血的基础上入黄芩，在补荣卫、养胎气的同时清热安胎，使阴阳调和，胎元稳固。因此针对此类病患，不仅需要根据舌脉及症状辨证论治，亦要考虑到妊娠期妇女的生理特性，只有两者兼顾，才能做到精准施治。

第四节　带下病

一、概述

带下病是指带下的量明显增多或减少，色、质、气味发生异常，或伴全身、局部症状者，相当于西医学的阴道炎、子宫颈炎、盆腔炎、妇科肿瘤等疾病引起的带下异常。

"带下"之名，首见于《内经》，《素问·骨空论》云："任脉为病……女子带下瘕聚。"广义带下泛指妇产科疾病而言，狭义带下又有生理、病理之别。正常女子自青春期开始，肾气充盛，脾气健运，任带健固，阴道内即有少量白色或无色透明无臭的黏性液体，并于经期前后、月经中期及妊娠期量增多，以润泽阴户，防御外邪，此为生理性带下，《沈氏女科辑要》曾引王孟英言："带下，女子生而即有，津津常润，本非病也。"若带下量明显增多，或色、质、气味异常，即为带下病。临床上的带下病涵盖带下过多及带下过少，而带下过少常与月经过少、闭经的某些病证相一致，本节所归纳《医学纲目》中的带下病以带下过多为主。

《医学纲目》一书中，带下病归于卷之三十四调经门之下，其所引、所论带下疾病主要包括赤带、白带、胎前白带三大类，且赤带与白带并未明确分开论述，两者统归于赤白带之下。楼氏将张仲景、李东垣、张子和、朱丹溪、陈自明等历代医学名家的著作中有关带下病的论、证、治、方加以分纲别目，溯本求源，汲其精华，同时结合临床经验加以总结归纳，对后世认识及治疗带下病具有较好的指导意义。

二、病因病机

带下病因常因湿邪为患，其病性缠绵，不易速愈，且易反复，常合并月经不调、闭经、不孕病等疾病，是妇科领域中仅次于月经病的常见病、多发病。楼英治疗带下病，遵从"阴阳学说"，注重辨证论治，根据其卷中所引各家医论医案分析，将带下病的病因病机主要归结于以下四点。

（一）外感六淫，湿邪为主

《女科证治约旨》指出："若外感六淫……酝酿成病，致带脉纵弛，不能约束诸脉经，于是阴中有物，淋漓下降，绵绵不断，即所谓带下也。"带下病的产生与外感之湿邪紧密相关，若经期涉水淋雨，感受寒湿，或产后胞脉空虚，摄生不洁，湿毒邪气乘虚内侵胞宫，以致任脉损伤，带脉失约，均可引起带下病。如《医学纲目·卷之三十四》云："惟喜干食，大恶汤饮。此病皆寒湿乘其胞内，故喜干而恶湿。"湿邪入侵，常与热裹，渗于下焦，热迫血行，可发为赤白带下，如"赤者热入小肠，白者热入大肠，原其本，皆湿热结于脉，故津液涌溢，是为赤白带下"。

（二）脾肾失调，湿从内生

《妇人大全良方》中指出："人有带脉，横于腰间，如束带之状，病生于此，故名为带。"除外感湿邪，机体脏腑功能失调，尤其脾肾功能失调，常与带下病的发生密切相关。临床上可见或因脾虚运化失职，水湿内停，下注任带；或因肾阳不足，气化失常，水湿内停，或因肾虚关门不固，津液下滑所致白带。正如傅青主所云："夫带下俱是湿证"，书中亦引朱丹溪言："带漏俱是胃中痰积流入膀胱，宜升提"，脾胃功能失运，胃中积痰随气流入下焦，水湿痰饮内停，发为带下病疾，其治当以"升阳除湿"为则，包括健脾燥湿、化痰除湿、温肾化湿、固肾止带等具体治法。

（三）七情内伤，气滞痰阻

朱丹溪在《丹溪心法》中曾提出带下病"皆因七情内伤，或下元虚惫"所致。妇女之病，多由七情内伤，每易先损气机。楼英在卷中遵丹溪七情致带下病的理论，认为情志不畅，肝气郁结，水湿运化受阻，则易气滞湿阻，同时肝郁化火，炼津为痰，或因郁热与湿邪相杂，痰湿或湿热滞于下焦任带之脉，致使带下病的发生。其治疗以常在燥湿化痰基础上配合理气解郁之品，如椿皮例中所用黄连、香附、木香方，为"治白带因七情所伤，脉数者"，正所谓"善治痰者，不治痰而治气，气顺则一身之津液亦随气而顺矣"。（《丹溪心法·痰》）

（四）摄生失度，冲任虚损

妇人或因摄生失度，产育过度，或因带下日久，津亏精竭，或素体肾阴亏欠，阴虚内热，或因久病伤肾，冲任虚损，复感湿邪，或内生痰湿，滞于冲任，均可产生本虚标实之带下，正如王叔和《脉经》言："崩中日久为白带……言崩中者，始病血崩，久则血少，复亡其阳，故白滑之物下流不止……津液复亡，枯干不能滋养筋骨。"因其病情反复迁延，虚实夹杂，治疗常予血肉有情之品填补冲任，且配合苦寒燥湿之剂，久病缓图。

三、治则治法

楼英于学术上注重阴阳五行学说，临证时强调审证求因、辨证施治，如《医学纲目·序言》中提出临诊"必先分别血气、表里、上下、脏腑之分野，以知受病之所在，次察所病虚实寒热之邪以治之。务在阴阳不偏倾，脏腑不胜负，补泻随宜，适其病所，使之痊安而已"。对带下病的诊治卷首即引《丹溪心法》中的论述："虚者不可峻攻，实者可行……临机应变，先须断浓味……肥人有带，多是湿痰……瘦人带病少，如有多是热"，均可体现其治病必审证求因，辨证论治，同时结合个人体质不同随症加减的临床思路。

结合楼氏所引用各家医论医案，可见其诊治带下病的治疗原则为"燥湿止带"为主，结合不同证型变化加减，主要有以下几种具体的治则治法。

（一）燥湿化痰止带

楼氏认为带下病与痰湿关系最为密切。若素体气机欠畅，气滞痰阻，或因肝气郁结化火，炼津为痰，或因脾胃虚弱，水湿内聚等因素，均可导致痰湿内生，下注成带。其治法首推朱丹溪治痰之法——"燥湿为先"，选方用药精专，如引朱丹溪"固肠丸"方治疗痰湿型带下病，全方仅以椿根皮为末，粥糊为丸，药仅一味，燥湿力专。如引陈自明"乳香散"治赤白带下，仅

"草果一个，去皮，入麝香一小块，用面饼裹，火炮焦黄，留性……上为细末，每服二钱，陈皮饮调下"。如治疗结痰带下引用小胃丹（苍术、白术、红白葵花、白芍），使郁结开通，湿去燥除。同时其治疗还遵从丹溪治痰因人而异之法，肥人有带，多是湿痰，多用海石、半夏、南星、炒柏、青黛、苍术、川芎理化痰除湿。瘦人带病少，如有多是热，多用炒柏、蛤粉、滑石、川芎、青黛、樗皮化痰清热。同时在治疗带下病时注重其饮食禁忌，服药期间"须断厚味"，以免继续助湿生痰。在服用小胃丹等化痰燥湿之剂时须于半饥半饱时服用，以助脾气健旺，以期达到最佳疗效。同时在化痰燥湿基础上随证加减：血虚者则用加减四物汤；气虚则加人参；相火动者，加炒黄柏；下元虚而不固，带下不止者，加龙骨、赤石脂。

（二）清热利湿止带

楼英在卷中又提出情志不舒，肝气郁结，致使气机不畅，郁而化热，或因素体阴亏，虚热内生，热与湿相杂，滞于下焦，故易生赤白带下。如其引《素问病机气宜保命集》言："赤者热入小肠，白者热入大肠，原其本，皆湿热结于脉……本不病结，缘五经脉虚结热，屈滞于带，故女子脐下痛，阴中绵绵而下也。"楼氏以"清热利湿"为总则，对于湿热夹杂者，选用以椿根皮为主药的五张代表方剂，设为"椿皮例"，治疗带下属湿热胜者；对于七情内伤所致郁热带下，特用黄连、香附、木香配合椿根皮、香附、白术、白芷、白芍、木香清郁热以利湿止带；对于赤白带属湿热甚滑脱者，楼氏选用地榆为主药的三张代表方剂，设为"地榆例"，清热凉血，收涩止带。如其所引《妇人大全良方》之"地榆膏"，可"治赤白带下""治漏下五色"。

（三）健脾除湿止带

《医学纲目·卷之三十四》卷首楼氏即引朱丹溪言："带、漏，俱是胃中痰积流下渗膀胱"，认为带下病当责之体内津液代谢异常，而脾胃升降功能为体液代谢之枢机，脾胃亏虚，清阳不升，浊阴不降，津液运化功能失常，水湿内生，下注成带。其治宜升阳健脾化湿，"虚者不可峻攻……气虚，以术、参、陈皮间与之"，用药选用健脾益气之人参、白术、陈皮等。对于痰湿甚者，其引用丹溪涌吐之法下病上治，痰涎去，阳气上升有路，再加以二陈汤理气化痰，使一身气机条达，带下自止。同时亦引丹溪之法，随证灵活加减："滞者，加葵花"通利化瘀"，性燥者，加黄连"苦寒清热，"痰气带下者"，可用苍术、香附、滑石、蛤粉、半夏、茯苓化痰散结。

（四）滋阴固涩止带

若因素体阴虚，或带下日久，津伤过度，或房劳过度，肾精亏耗，相火内灼，致赤白带下，脉虚数者，楼氏治疗以滋肾阴、清相火为治疗原则，文中再引丹溪方，设为龟板、黄柏、地黄例，以龟板、地黄、山茱萸、枸杞等滋肾水补肝肾，以黄柏清相火虚邪，苦参、贝母等清热燥湿止带，寒热并调，虚实同治，此点亦可体现楼氏治病本于阴阳的治疗特色。

（五）温肾化湿止带

若脾虚气陷日久，也可出现"始病热中，末传寒中"的阴火转化为寒证的现象，引起下焦寒湿，或因素体肾阳虚衰，或久病命门火衰，则易发为寒湿带下。对此症楼氏引用李东垣方论颇多，如对"白带不止，脐下冷痛，喜干食，恶汤饮者"之寒湿趁胞证，引"固真丸"温经固涩；对"疝白带，腰以下如在冰雪中，以火焙炕，犹冷不任"之三焦阳气俱虚所致虚寒带下，引李氏"酒煮当归丸"温阳祛湿；对崩中日久，血海将枯，复因脾阳不振，元气下陷所致带下，引"补经固真汤"以补益气血，润燥益津。

（六）外治法

带下病多湿邪为患，湿性缠绵，故易迁延难愈，《素问·至真要大论》："内者内治，外者外治。"除随症加减之中药内服外，楼氏尚引前人诸法，如阴道纳药法、针法、灸法等外治法，多管齐下治疗带下病，举例如下：

1. 阴道纳药法

楼英在卷中引用李东垣坐药龙盐膏（用药：丁香、全蝎、木香、良姜、川乌头、枯矾、龙骨、茴香、归梢、玄胡、炒黄盐、厚朴、酒防己、红豆、肉桂、木通）。制法：上为末，炼蜜丸如弹子大。用法：绵裹，留丝在外，纳阴户内。

若下焦阴寒偏甚者，在龙盐膏基础上加重热性药物，如胜阴丹、回阳丹，用法同前。楼氏采用阴中纳药治疗带下病，所引方为李东垣经验方，全方以芳香化湿之剂较多，同时配合性辛温苦之良姜、茴香、肉桂等药味制苦寒，加予利湿消肿、收敛止带之品，外用为宜。若带下为寒湿甚者，则加重性热药力，为胜阴丹、回阳丹。上药纳阴户中后，以觉脐下暖为效。

2. 针刺法

楼氏书中多还引用历代医家针刺之法，实证通行为先，虚证取温补之法，其引如："赤白带：中极（二寸半，赤泻白补）、白环俞（一寸半，泻六吸，补一吸）；赤带：气海（六分）、中极、委中（各五分），白带：曲骨、承阴（各七分）、中极（在两傍柱骨下六分）；妊娠合并带下，亦辨证取穴，如："妇人得子，多变成白水，淋漓而下，经久身面虚肿，阴谷（二寸半）、绝骨（二寸半）；如喘满，鱼际透太渊（左右共四十九呼，治肺经水气，极妙）"。

3. 灸法

除针刺法，还用灸法治疗带下病，灸法以补益脾肾为主，如引："中极、白环俞（各五十壮）、肾俞（二寸半，灸，随年壮）；气海、中极、白环俞（不效，取后穴）、三阳交（补多泻少，灸七壮）、三阴交；带病，太阴主之。灸章门穴，麦粒大各三壮。

四、证治举要

在《医学纲目·卷之三十四》中楼英引用历代医学名家之说，尤其是金元四大家关于带下病的论述之精华，如张子和"吐下"之法，李东垣"温补"之法，朱丹溪"化痰"之法、"滋阴"之法等，借此将带下病的病因病机、分型论治、方药加减做了详细的论述。本文以白带、赤带、胎前白带为例，按其病因病机，分别加以论述。

（一）白带

1. 痰凝证

治法：化痰止带。

方药：小胃丹。其他诸如二陈汤加白术、苍术，制丸服用。

白术一两 苍术半两 红白葵花二钱半 白芍七钱半

上蒸饼为丸，空心，煎四物汤下二十丸。

2. 湿盛证

治法：燥湿止带。

方药：乳香散。

草果（一个，去皮，入麝香一小块，用面饼裹，火炮焦黄，留性，取出和面用之），上为细末，每服二钱，陈皮饮调下，重者三钱。

按语 楼英在本卷中引丹溪之言"带、漏，俱是胃中痰积流下渗膀胱"，或由于经期涉水淋雨，寒湿外侵，或由于产后摄生不洁，邪气乘虚内侵胞宫，或由于脾虚水湿下注；或由于肾虚气化失常，水湿内停任带等。痰、湿为病邪的不同进展阶段，其证往往可见：带下量多色白或淡黄，质清稀，多属脾阳虚，其证可并见倦怠乏力，食少中满，喉中有痰，便易溏稀，舌淡胖边齿痕，脉濡缓等。故其治法宜"开结痰、行滞气"，楼英引丹溪言"治结痰白带，以小胃丹，半饥半饱，津液下数丸，候郁积行，却服补药"。提出治疗实证带下，以化痰祛湿为主，邪去正自安，需慎用补药，且用药精简，以白术健脾燥湿为君，配合苍术燥湿清利，红白葵花通利水湿，且讲究用药时间，需选于半饥半饱之间，助脾运化水湿，使得郁积得行，湿去带除。对于湿聚下焦任带严重者，引《妇人大全良方》乳香散，全方仅予草果，味辛，热，《本草正义》曰："草果，辛温燥烈，善除寒湿两温燥中宫，故为脾胃寒湿主药"，药味精专，燥湿力强，妙予陈皮饮调下。

3. 湿热证

治法：清热利湿止带。

方药：樗皮丸。

芍药五钱 良姜三钱，烧灰 黄柏二钱 炒成灰 椿根皮一两半

上为末，粥丸，每服三五十丸。米饮空心吞下。

方药：固肠丸。

椿根皮为末，粥糊为丸。此药性凉而燥，须炒用。一方加滑石一半。

按语：楼英在本卷中引丹溪言"赤属血，白属气，主治燥湿为先"。对于赤白带，属"湿热胜而下"，证见：带下量多，色黄，黏稠，有臭气，或伴胸闷心烦，少腹作痛，小便短赤，舌红，苔黄腻，脉濡数。治疗选用有清热利湿之功的凉燥剂，枚举以"樗皮丸""固肠丸""黄连、香附、木香方"等五方，归于"椿皮例"类目下，指导后人临证用药。其所引樗皮丸以椿根皮为君，药性寒，味苦、涩，归大肠、肝、胃经，具清热燥湿、收敛止带之功效。臣以芍药柔肝养血，良姜辛温散寒，制君药苦寒之性；黄柏，归下焦肾、膀胱经，清热燥湿力专。全方清热利湿止带力强。后引固肠丸单以椿根皮为药，因药推证，该方适用于带下病发病初期，或体质偏实证，湿热较重者。对于湿热带下因七情所伤，夹杂郁积之热者，后引一方加黄连、香附、木香，以清郁热，理气滞。

4. 阴虚证

治法：滋阴降火止带。

方药：地黄丸。

熟地一两 山茱萸 白芜荑 干姜 白芍微炒 代赭石醋淬，各一两 厚朴 白僵蚕各三分

另方药：龟板、黄柏、地黄例三方（如下）

龟板炙 枳子各二两 黄柏一两，炒 白芍七钱半 干姜炒，二钱半 香附半两 山茱萸

苦参 樗皮 贝母各半两，上为末，以酒糊为丸，空心下。

龟板二两 酒炙黄柏一两，炒 干姜一钱，炒 枳子二钱半，上酒糊为丸，日二服，每服七十丸。

枸杞根一斤 生地五斤，上二味，以水一斗，煮取五升，分三服。

按：楼英引《本事方》言："治妇人月经不调，每行数日不止，兼有白带，渐渐瘦悴，饮食少味，累年无子，地黄丸。"对于素体阴虚，感受湿热之邪，伤及任带，或产育、房劳过度，或带下日久，津液下渗，阴亏火旺，虚火灼精，证见：带下量不甚多，色黄或赤白相兼，质稠，阴部或有灼热感，腰膝酸软，颧赤唇红，舌红，苔少或黄腻，脉细数等，该病迁延可发展为"饮食少味、形瘦骨立，孕育难成"等先后天俱损之证，故当予重视。

卷中言："妇人有白带是第一等病，令人不产育，宜急治之"，其治疗当峻补肝肾，收涩止带。选方用药引北宋名医庞安常方——"地黄丸"，地黄丸《本事方释义》分析其方为："熟地黄气味甘苦微寒，入足少阴；山茱萸气味酸微温，入足厥阴；白芜荑气味辛平，入手足阳明、足太阴；干姜气味辛温，入手足太阴；白芍药气味酸微寒，入足厥阴；代赭石气味甘平，入手少阴、足厥阴；厚朴气味辛温，入足阳明、太阴；白僵蚕气味辛咸平，入手足阳明，能引药入络。温酒送药，亦引入经络也。"该方可治疗妇人月经不调，兼有白带，渐渐瘦悴，饮食无味，累年无子者。同时遵朱丹溪"滋阴"理论，后文又举龟板、黄柏、地黄例三方。三方采用血肉有情之龟板，配合大剂量地黄、枸杞、山茱萸等益肾填髓，同时在滋阴药的基础上，酌情加以黄柏、苦参、贝母、椿根皮之属清热利湿，标本兼顾。

5. 阳虚证

治法：温阳化湿止带。

方药：酒煮当归丸。

当归一两 茴香半两 黑附子七钱，炮制，去皮脐 良姜七钱

上四味，锉如麻豆大，以好酒一升半同煎，煮至酒尽为度，炭火焙干，同为极细末。入炒黄盐 丁香（各半两）全蝎（三钱）柴胡（二钱）升麻根 木香（各一钱）苦楝子 甘草（各半钱，炙）玄胡索（四钱）。

方药：桂附汤。

肉桂一钱 附子三钱 黄柏 知母各五分

方药：当归附子汤

柴胡七分 良姜 干姜 附子各一钱 升麻五分 甘草炙，六分 当归二钱 蝎梢五分 炒黄盐三分 黄柏少许

上件为粗末，用五钱，水二盏，煎至一盏，去渣，热服。为丸亦得。上炒盐例。东垣回阳丹注云：必用炒黄盐，无则不效，盖寒疝之要药也。

方药：补经固真汤。

柴胡 甘草各一钱，炙 干姜细末，二钱 橘皮不去白，一钱 人参二钱 郁李仁一钱，去皮尖，另研如泥 白葵花七朵，去蕚 生黄芩一钱，细切，另入

上件除黄芩外，以水二大盏，煎至一盏七分，再入黄芩同煎至一盏，去渣，空心无宿食，热服之，候少时，早膳压之。

按：带多血海将枯，津伤日久伤阳，若脾阳不振，中气下陷日久，可出现白带不止，身重少气，身黄皮缓，阴冷阴痛等脾肾阳虚之证，治疗以温补脾肾，化湿止带，楼氏引李东垣补经固真汤、调经补真汤等方治疗，本文中所列举补经固真汤，方用人参、炙甘草补益脾气，干姜振奋脾阳，柴胡升提，陈皮助元气，黄芩泻阴火，加郁李仁、白葵花以润燥滋液。更有阳虚寒盛之极者，证可见带下如注，腰以下冷，或癫疝腹痛，又阴火上浮，眼目昏花，腿膝枯细，小便自遗，懒言无力，背常恶寒等，此乃带下日久，真阴大亏，阳衰阴寒之证，治宜温阳摄阴，暖肝升阳，楼氏引李东垣酒煮当归丸、当归附子汤、桂附汤等温阳散寒之剂治之，补其阳道，使阳生阴长。如所列"酒煮当归丸"，全方以大剂茴香、黑附子、良姜、当归，取其味厚且专之性，温补三焦阳气，并佐炙甘草、丁香、升麻、柴胡等理气升提之品，助气机运化以祛下焦寒湿。桂附丸，全方药物仅四味，寒热并用，其可治白带腥臭，多悲不乐之带下。

（二）赤带

1. 血热证

治法：清热凉血，收涩止带。

方药：地榆膏。

地榆一斤

用水三升，煎至一半，去渣再煎如稠饧，绞净，空心服三合，日二服。

2. 血瘀证

治法：化瘀利湿止带。

方药：白芷散。

白芷一两 海螵蛸二个，烧 胎发一团，煅

上为细末，空心，温酒调下二钱。

方药：益母散。

益母草开花时，采捣为细末，空心温酒二钱，日三服。

按："赤带"之名，在《医学纲目》中并未单独列出，在卷中赤带与白带同列为"赤白带"，但据其名可推测与现代医学"异常子宫出血""子宫内膜息肉""宫颈炎性疾病""宫颈管息肉"等疾病类同，且结合卷中所列原文，赤带的病因病机往往为素体阴虚内热，或带下日久，虚热灼精，或湿与热结，迫血妄行，故可见赤白带下，淋漓不绝，甚可见漏下五色者。其治疗，若偏实证者，可予大剂寒涩之剂，楼氏选用地榆膏，采用大剂量地榆制膏为用，每日饭前服用，药味苦寒，久病缓图。赤带日久往往兼有血瘀，故予海螵蛸化瘀止血，益母草活血化瘀止血。

（三）胎前白带

治法：燥湿止带，养阴安胎。

方药：苍术三钱 白芷二钱 黄连炒，一钱半 黄芩炒，二钱 黄柏炒，一钱半 白芍二钱半 樗根皮炒，一钱半 山茱萸二钱半

上为末，糊丸，空心，温酒下五十丸。

按：楼氏在《医学纲目·卷之三十四》中特列"胎前白带"一门，结合现代医学，孕期由于体内激素水平的变化，阴道的酸碱度容易产生相应的变化，所以这期间易患阴道炎，即为妊娠合并阴道炎。一般分为假丝酵母菌性阴道炎、滴虫性阴道炎、细菌性阴道病。由书中可见明代以前已有医家重视该疾病，其治疗注重辨证论治，以勿伤胎元为准则。所引药方，药物剂量不大，全方以苍术、黄连、黄芩、黄柏、椿根皮等苦寒燥湿之剂，且为防苦寒之药伤胎元，予白芍、山茱萸滋阴养血，固护胎元，中病即止，有故无殒。

（四）阴道纳药法

治法：温阳祛湿，收敛止带。

方药：坐药龙盐膏。

丁香一钱半 全蝎五个 木香一钱半 良姜一钱 川乌头一钱半，炮 枯矾半钱 龙骨 茴香 归梢各二钱 玄胡五钱 炒黄盐二钱 厚朴三钱 酒防己 红豆 肉桂各二钱 木通一钱

制法：上为末，炼蜜丸如弹子大。用法：绵裹，留丝在外，纳阴户内。

方药：胜阴丹。

三奈子 川乌 大椒各五分 柴胡 羌活各二钱 全蝎三个 大蒜 破故纸与蒜同焙，各一钱 升麻二分 麝香少许 甘松三分 白矾二分，枯，上为细末，同前法用制。

方药：回阳丹。

全蝎 升麻各二分 草乌头三分 水蛭三个，炒 虻虫三个，去翅足，炒 川乌七分 大椒五分 柴胡七分 大蒜 破故纸各二钱 三奈子 荜茇各五分 甘松二分 羌活三分 枯矾五分 炒黄盐一钱，必用之，药去之则不效

上为极细末，根前制如指尖大，用绵裹，纳阴户中，觉脐下暖为效。

按：带下病的病位主在少腹及外阴，楼氏采用阴中纳药外治法局部治疗带下病，所引方为李东垣经验方。方中丁香、木香等芳香化湿之剂较多，燥湿力胜，同时配合性辛温苦之良姜、茴香、肉桂，走脾肾经，温散下焦寒湿，同时制苦寒太过；厚朴、防己、红豆等利湿消肿；龙骨、枯矾收敛止带。外用药其制法：药物取末，炼蜜为丸，予绵裹之，纳于阴户，且留丝在外，该制法及用法，均方便病患自行上药及自行取药，此法与现代医学治疗阴道炎之阴道塞药法极类似，实乃先发之创举也。若下焦寒湿较重，楼英又举胜阴丹、回阳丹，后两者温阳散寒除湿之力更强，制法及用法与龙盐膏类似。

五、医案评析

（一）白带

顷顿丘一妇人，病带下连绵不绝，白物或来已三载矣。命予脉之。诊其两手脉俱滑大而有力，得六七至。常上热口干，眩晕，时呕酢水。余知其实有寒痰在胸中，以瓜蒂散吐出冷痰二三升，皆酢水也，间如黄涎，状如烂胶。次以浆粥养其胃气，又次用导水禹功以泻其下，然后以淡剂渗泄之药利其水道，不数日而愈。

瓜蒂七十五个 赤小豆七十五粒 人参半两，去芦 甘草半两或三钱五分

上为细末。每服一钱，或半钱，或二钱，量虚实加减用之，空心，蘁汁调下服之。

按：楼英引张子和在《儒门事亲》中予"吐法"治疗带下病医案，楼氏遵张子和提出的治疗带下病之旨，需"先以导水，禹功泻讫，次以淡剂降心火，益肾水，下小溲，分水道"之意。该医案所治疗之病患虽得带下之疾已有三年之久，但通过诊脉得其两手脉俱滑大而有力，且有六七至，两手寸关尺脉均滑且数，由切脉可诊出该病患为痰湿内阻之实证无疑，实证当祛邪为先。通过上吐痰涎以快速祛邪而出，调畅壅闭之气机，同时绝下焦湿邪之上源，一举两得，气机条达则湿邪自除，正合《黄帝内经》中"下有病，上取之"之意。在攻邪为先同时，亦十分重视胃气的顾护，"以粥浆养其胃气"，待邪去正安，再行淡渗利湿之剂。此案更能体现楼英治病必求于阴阳的学术理念。

（二）赤带

白文举正室，白带常漏久矣，诸药不效。诊得心包尺脉极微，其白带下流不止。叔和《脉经》云：崩中日久为白带，漏下多时骨水枯。言崩中者，始病血崩，久则血少，复亡其阳，故白滑之物下流不止。是本经血海将枯，津液复亡，枯干不能滋养筋骨。以本部行经为引，用为使；以大辛甘油腻之药，润其枯燥而益津液，以大辛热之气味，补其阳道，生其血脉；以苦寒之药，泻其肺而救上热伤气；以人参补之，以微苦温之药为佐而益元气，名曰补经固真汤。

柴胡 甘草各一钱，炙 干姜细末，二钱 橘皮不去白，一钱 人参二钱 郁李仁一钱，去皮尖，另研如泥 白葵花七朵，去萼 生黄芩一钱，细切，另入

按：该病案为楼英引用李东垣带下病病案。病患为白文举之妻，因带下日久，诸药乏效就诊，刻下证见：带下量多如注，诊脉发现其心包脉及尺脉两部位脉象极微，由此证可推测，该病患必夹杂形寒肢冷，面色少华，胃纳欠佳，形瘦枯槁等阴阳俱虚症状。该案中引王叔和言："崩中日久为白带，漏下多时骨水枯。"追本溯源，该病患起初可因脾阳不振，运化失常，湿聚下焦，发为带下，或素体脾肾阳虚，有崩漏旧疾，加之前医失治，造成病程迁延。漏带日久，气虚津液均伤。血虚渐致亡阳，阴虚致津损，是阴阳两虚无疑，实为难治。卷中楼英遵李东垣之旨，以补经固真汤治之，并引方解"以大辛甘油腻之药，润其枯燥而益津液，以大辛热之气味，补其阳道，生其血脉；以苦寒之药，泻其肺而救上热伤气；以人参补之，以微苦温之药为佐而益元气"。以辛温甘润之剂峻补阴阳，如此阴血津液得以恢复，实乃良方也。

第五节 产后病

一、概述

产后病是指产妇在产褥期内发生的与分娩和产褥有关的疾病。楼英《医学纲目》论及产后发热、腹痛、血晕、胞衣不下、产后中风、产后无乳、产后大便不通、淋闭等18种产后病，分别分布于《医学纲目·卷之五》《医学纲目·卷之六》《医学纲目·卷之十》《医学纲目·卷之十四》《医学纲目·卷之十六》《医学纲目·卷之二十三》《医学纲目·卷之二十七》及《医学纲目·卷之三十五》等篇章中。楼氏博采众长，分别收录了《妇人大全良方》

《素问病机气宜保命集》《太平圣惠方》《云岐子保命集》《肘后方》等典籍中的治则治法及经典方药，援引朱丹溪、张仲景、刘完素及张璧等人的学术观点并加以发挥，较完整地对产后病的各类疾患进行论述，对后世诊治产后病起到全面的指导作用。

二、病因病机

虽楼英未专论产后病之病因病机，可通过楼氏所论产后各类疾病的症状、用药加以推测、探析。妇人素以血为本，而妊娠之时，阴血注于胞宫以顾护养胎，生产之时产妇体力虚耗过多，气损津伤，血随气脱，而产后又需哺乳，精血上行化为乳汁，乳子亦耗其气血，故总以虚为本。营阴亏虚，虚而生热，热扰冲任，迫血妄行；产后气虚无以推动胞衣排出，瘀血不化，可引起产后腹痛、产后恶露不绝、产后血崩等症。产后病责之于虚、瘀、热，但仍以气血亏虚为本，多有虚实夹杂之证。病因病机主要为血耗阴亏、气虚津伤、瘀滞胞宫、外邪入侵等。

（一）津伤气耗

妇女分娩过程较长且用力耗气，并伴大量汗出，因此妇人产后多为津液耗伤，正气不足；气能生津，津可载气，两者相互影响，正气大亏，可见津随气泄、气随液脱。津液具有濡养滋润作用，且归属于体内阴精，阴津亏耗则机体阴阳失衡；气具有推动、固摄作用，气虚则推动固摄无力，妇人产后气津两伤，则易导致虚热内生、大便不畅、产后阴脱、乳汁不出诸疾。

（二）阴血亏虚

阴血濡养全身，尤可滋养心肝，安神定志，妇人产时出血过多易致阴血亏虚，因此产妇产后多有血虚之证，可致产后血晕、产后虚弱、产后中风等，若因血虚致瘀则见产后腹痛、产后恶露不绝或不畅等症；血属阴，若阴血暴亡则虚阳无所依附，发为产后血晕，产后痉病等产后危急症。

（三）瘀滞胞宫

瘀滞胞宫多因胞衣残留所致。由于产妇身体虚弱，产程过长，用力过度，疲惫不堪；或因多胎妊娠、羊水过多使胞宫收缩乏力；或因素体胞宫受损；或素有癥瘕等因素使胞衣潴留宫腔。产后血瘀亦可由产后百脉空虚，起居不慎而使寒邪乘虚侵入胞宫胞脉，血为寒凝，瘀血内阻；或情志不遂，肝失疏泄，郁而不达，气滞血瘀。胞衣残留，冲任不畅，瘀血内阻，血不归经，可致产后腹痛、产后恶露不绝或不畅、产后血崩、产后血晕等症。

（四）外感淫邪

妇人产后多虚，正气不充，营血亏虚，外邪易于入侵，易致产后发热、产后疟疾、产后中风等症。产后外感风寒之邪可致恶露不绝、腹中积聚，百病滋生；恣食生冷黏硬油腻鱼肉之物，不避风寒，可致蓐劳；产后过早行房事，会引起多种疾病，如褥风、风气脐下虚冷及血崩、阴挺、腰腹痛、虚劳等。

三、治则治法

（一）大补血气

《灵枢·五音五味》云："妇人之生，有余于气，不足于血，以其数脱血也。"妇人数历经、带、胎等生理变化，血常不足，对于产后失血伤阴的病人尤是如此。楼英曾引朱丹溪之言："产后当大补血气为先，虽有杂症，以末治之。"认为产后妇女处于气血亏虚的状态，而气血不足是产后病最基本的病因病机，故在治疗产后病时重视顾护气血，认为调养气血为治疗产后病之大旨。例如在产后发热的诊治中，重用当归、人参等益气养血之品大补元气、滋养营血，"甘温除大热"；认为产后中风多由于营血亏虚才致风邪乘虚而入营，治以四物汤养血和营之味，配伍健脾益气之白术、茯苓，祛风解表之秦艽、羌活、防风，在补气养血的基础上佐以祛风散邪，以达祛邪而不伤正之功；如在治疗产妇因寒凝胞宫、瘀血内阻所致的产后腹痛时，以桂心、干姜行温胞散寒行瘀之功的，同时予熟地、当归等补血养血之药，以顾护产妇亏损之阴血。产后虚损楼英引张璧言"治产后虚损，饮食不下。四物加建中、人参、白术、茯苓主之"。用当归建中汤治妇人一切血气俱损，"产后乳汁自出，盖是身虚，宜服补药以止之"，均以大补血气为主；对产后阴脱更用大补元气，益气升提。

（二）祛瘀生新

"祛瘀生新"是中医学的重要治疗原则之一，其思想源于《内经》，如《素问·离合真邪论》云："此攻邪也，疾出以去盛血，而复其真气。"即含有"祛瘀生新"的思想。祛瘀生新指必须祛除瘀血，才能使血脉流畅而重生新血，是一种用具有活血化瘀兼益气生血作用的方药以促进新血化生，治疗血瘀兼血虚证的方法。陈沂在《妇人大全良方》中提出虽然产后气血亏虚，但是若有瘀血阻内，必先化瘀为先，正所谓"新产虽极虚，以祛瘀为第一义"。瘀血不去，反致出血不止，在临床表现为恶露不绝，甚则宫腔瘀血，伴小腹疼痛拒按，恶露暗红，结块，一派瘀血内阻的实证。化瘀方能生新，尤其是新产，及时采用祛瘀生新法，可以促进子宫复原，排出体内瘀血，补血养血，促进产后身体康复。

楼英引丹溪："黑神丸产后服之，能生新血，去旧血。"明确提出了祛瘀生新之法，重用益母草活血化瘀。治妇人产后恶露不尽，胞衣不下，用蒲黄、干漆、花蕊石、大黄、牛膝等活血逐瘀；治产后血晕亦多用五灵脂、苏木、红花、血竭等；治产后恶露不下常加桃仁、蒲黄、五灵脂、益母草等祛除瘀血，常配伍温经散寒之品如炮姜、附子、桂心等，加酒调服以助化瘀之功。

（三）无犯三禁

诊治产后病有"三禁"，即刘河间《素问病机气宜保命集》所云："不可汗，不可下，不可利小便。"由于产妇在分娩过程中大量出汗、失血，其产后特点多为亡血伤津、气血俱虚；汗、下、利小便三法易耗伤阴津、损伤正气，若误用三禁之法则易导致产妇阴津耗竭，甚则阳随阴脱。楼氏认为产后病的治疗需谨守"无犯三禁"之则，在此基础上辨证治之，则"荣卫自和而寒热止矣"。临证若遇特殊情况，又不可囿于规则，应随证应变。例如其诊治产后血晕的产妇，血点滴不出，并见胸闷气绝而见口噤之症，不拘泥于产后三禁之则，采用了含大黄、芒硝等寒凉攻下药物的牡丹散，其作为破血重剂，可行攻下逐瘀之效，所谓"急则治其标"也。

（四）产后调摄

楼英在产后病篇中认为饮食起居的调护也尤为重要。通常认为产后多虚，但产后不宜过食多食，且不宜食用生冷油腻食物，否则易成积滞；产后不宜多语，否则易耗气；且产妇不宜有过多的情绪波动、不宜受风；产后百日才可行房事，否则"至死虚羸，百病滋长"。世人多因黑神散对产后体虚尤为有效，从而将其作为预防性用药，广泛用于产后病，楼氏引丹溪言认为黑神散中辛温之性较强，故不适宜于部分形瘦，阴亏火旺的产妇，且初产妇未必均具阴血耗竭或寒凝血瘀之证，楼氏因此提出产后病需辨证论治，因人而异。若多注意饮食起居，并勤加调护，甚至不需要用药调养。其在书中载有"《内经》于药字之下加毒字，又加攻字，天地间养人性命者惟谷耳"之论，认为药物虽能治病，亦是毒物，因此饮食水谷调养更为重要，正如朱丹溪所言："饮食起居，勤加调护，何病之有？"

（五）外治法

《医学纲目·卷之二十二》中提到产后腹痛可用灸法取三阴交、气海以治之，三阴交调补肝肾，气海培补元气，取灸法温补之意，以补产后亏损之气血，止产后血虚之腹痛。《医学纲目·卷之十四》中提到："用盐填脐中，却以葱白剥去粗皮，十余根作一缚，切作一指厚，安盐上，用大艾炷，满葱饼上以火灸之。"以治产后小便不通，此处有取神阙穴，并以隔葱盐灸补肾温中通气以治疗产后癃闭的描述，目前临床亦有应用。《医学纲目·卷之三十五》中取三阴交穴配中极穴，或以照海穴配内关穴，并以泻法针刺之，通经祛瘀以治胞衣不下；另有一法为"女子字难，若胞不出，昆仑主之"。《医学纲目·卷之三十五》中取足三里、支沟、三阴交针刺以治产后血晕导致的不省人事，或取神门、内关、关元以灸法温中补虚醒神，发挥了针灸疗法治疗急症的优势。在《医学纲目·卷之三十五》中更是以大篇幅叙述了以外治法治疗产后阴脱。产后阴脱多由气血阴阳虚弱，中气下陷导致，此章节中所述外治法是用硫黄、乌贼骨各半两，五味子一分，为末，敷患处，此方为《证治准绳》硫黄散，用纯阳之品硫黄以温中补虚，乌贼骨、五味子收敛胞宫，磨末后外敷于患处，专治产后劳伤阴脱；或单炒蛇床子一升，乘热以布裹煨患处，蛇床子既能温肾壮阳又有收涩之功，以布包裹外敷于外阴可使药效直达患处；亦可以艾灸取神关、玉泉、身交（脐下指缝中）、归来等穴位，温中补虚以升提下脱之阴户。除此之外亦有"妇人阴挺出，四肢淫泺，身闷，少海主之"等治法。

四、证治举要

楼英在《医学纲目》中较全面地论述了产后诸疾，除在产后病篇章中单独论述外，对产后发热、产后虚烦、产后大便不通、产后淋闭、产后喘等病的论述可散见于前篇阴阳脏腑部、心小肠部、脾胃部、肝胆部、肺大肠部等章节中。楼氏根据其病因病机将其分证别类，并例举其治则方药：

（一）产后发热

楼氏认为产妇产后血虚阴亏，因此产后发热多属虚热内生而非实热之证，正如朱丹溪言："此热非有余之热，乃阴虚生内热耳。"通过辨其气血津液，将其分作以下各型论治：

1. 气虚血亏证

治法：益气养血。

方药：人参汤。

人参　当归等分

上为末，以猪腰子一具，去脂膜切小片子，以水三升，糯米半合，葱白二条，煮米熟，取清汁一盏。入药末二钱，煎至八分。不拘时温服。

按：产后阴血骤虚，阳无所依，则虚阳越浮于外，故身有微热；气血相因，血不载气，中气不足致虚火内生，而致发热。其为体虚所致的内伤发热，不可误作外感而以解表论治，应以人参汤治疗，方中人参大补元气、益脾生津，当归补血活血，两者相合共奏益气养血之效，原文载其可治产后诸虚不足，发热盗汗。

2. 阴津耗竭证

治法：养阴生津，透热除蒸。

方药：犀角饮子。

犀角　麦冬　白术各半两　柴胡一两　枳壳（麸炒）　地骨皮　生地　甘草（炒）　当归　人参　茯苓　黄芩　黄芪各七钱

上咬咀，入浮麦七十粒，姜三片，同水煎，每服四钱。

按：产妇多因生产时大量汗出伤血而致阴津大亏，正气不足，气虚不摄，则自汗出，虚阳上浮，则发热困倦，阴虚失濡，则唇口干燥，阴亏为本，阳热为标。治疗以养阴生津，透热除蒸。方中以生地、麦冬生津止渴，犀角（现多用水牛角代替）、地骨皮凉血透热除蒸，使阴津渐充，外浮之阳气逐渐归复；气血相关，阴阳互根，另配伍四物、四君加减补气养血，甘草补脾益气，调和诸药。从而使得阴津渐复，气血调和，阴阳相济，诸症自除。

（二）产后中风

产后中风是指产后感受外邪所引起的一系列病证，轻者头痛恶寒，时见发热，心下闷，干呕汗出；重者发热面赤，喘而头痛，甚则牙关紧闭，角弓反张，不省人事等。产后中风多由产妇产后腠理疏松不固，气血两亏，内外皆虚，易于遭受外邪侵袭所致。楼英言产后中风用羌活等发散的风药前"必详气血，以四物、四君子相与各半"，认为产后中风首当观其气血，在顾护并补益气血的前提下祛风化痰祛瘀。现按虚实将其作以下分型论治。

1. 风邪入络证

治法：疏风散邪。

方药：独活　当归　芍药　防风　川芎　玄参　天麻各五钱　桂心三钱

上咬咀。以水八升，煮取二升半，分为三服。觉效，更作一剂。又作丸，每服二十丸。

按：产妇产后多伤津耗气，营血虚弱，受风后风邪易乘虚入里，头面受风，见口眼㖞斜，舌强不能语，四肢受风，经络不舒，可见手足不能动。方中以独活、防风、天麻、桂心等药物祛风解表散邪，因风药性辛温多燥，易耗伤阴血，加之产妇产后本气血本亏，故佐以当归、白芍、川芎，在养血和血的同时使祛风不伤津，并佐以玄参使阴津得充，本方邪正兼顾，共奏祛风散邪、养血通络之效。

2. 血虚中风证

治法：祛风养血。

方药：血风汤。

秦艽 羌活 防风 白芷 川芎 芍药 当归 白术 茯苓 熟地各等分

上为末。一半蜜丸，一半散。酒调下五七十丸为妙。

按：产妇产后多虚，朱丹溪曾言"产后中风，口眼㖞斜，必用大补气血，然后治痰"，且"产后诸风，痿痉无力"多由于血虚不能濡养筋脉，因此该方以四物汤补血养血，并用白术、茯苓健脾益气以化生气血，血足则筋自荣，伍以秦艽祛风通络，羌活、防风、白芷解表散邪，使受风后肢体痿软的症状得以缓解。

（三）产后腹痛

产后腹痛为分娩后由于子宫缩复出现的正常的生理现象，一般为隐痛，持续2~3天可自然消失，但若腹痛持续时间较长或有加重之势，则为病理现象，应予治疗。产后腹痛多由气血运行不畅所致，按虚实之别分型论治：

1. 瘀滞胞宫证

治法：逐血调中。

方药：地黄丸，其他诸如黑神丸、益母膏等。

生地研，取汁留渣 生姜各二斤，研，取汁，留渣 蒲黄 当归各四两

上药于银石器内取生地黄汁炒生姜滓，以生姜汁炒地黄渣，各令干，四味同焙，研为细末，醋煮面糊，为丸如弹子大，每服一丸，食前，当归酒化下，神妙。一方，只用生姜、生地，无蒲黄、当归，依交加法制之，为末，每服三钱，温酒调下。

按：方中重用生地黄益阴生津，养血凉血，生姜汁辛开散结，通降胃气，以助祛瘀，两者研末搓丸后与温酒共服，又为"地黄酒""地黄姜汁酒"，又共奏养血调中之效，伍以蒲黄、当归活血化瘀止血，主治由胞宫瘀滞所致产

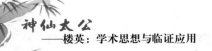

后腹痛，胎衣不下，心胸胀满，心中忪悸，夜不得睡，产后中风，四肢肿满等证候。

2. 寒凝血瘀证

治法：温经行滞，活血逐瘀。

方药：黑神散，其他诸如桃仁煎等。

熟地 蒲黄炒 当归 干姜炮 桂心 芍药 甘草各四两 黑豆炒，去皮，半升

上为细末，每服二钱，酒半盏，童便半盏，同煎调服。

按：产后恶露不尽，加之寒凝胞宫，则瘀血内积，攻冲作痛。熟地补血养阴，当归补血活血，芍药散瘀止痛，三者合之，润以濡血；蒲黄止血化瘀，黑豆活血利水，两者合之，滑以行血；桂心、干姜温中散寒，热以破血；甘草顾护正气并调和诸药，加酒引入血分以助药力。楼氏书中亦论及该方性温散，宜在证偏寒或秋冬时令服用，若在夏暑节气，或产妇素体阴亏，形瘦性急，当谨慎用之。

3. 气血两虚证

治法：养血和血，缓急止痛。

方药：内补当归建中汤或当归生姜羊肉汤。

当归四两 桂枝三两 芍药六两 生姜三两 甘草二两 大枣十二枚

上六味，以水一斗，煮取三升，分温三服，一日令尽。若大虚，加饴糖六两，汤成内于火上暖令饴消。

按：妇人产后气血两亏，气虚则温煦失职，血虚筋脉失养，气虚血滞，因是可见其少腹拘急疼痛，盖为虚痛。楼氏引仲景内补当归建中汤治妇人产后虚弱而"腹中刺痛不止，吸吸少气"者。该方运用当归、芍药养血和营，当归兼能活血，使血行恢复，芍药兼能缓急止痛；桂枝、生姜温通经脉；甘草、大枣味甘，与芍药相合则酸甘化阴，以增缓急止痛之力，并与桂枝相合辛甘化阳，温中补虚。全方温中补虚，和营养血，使阴阳调和，腹痛得缓。

（四）胞衣不下

胎儿娩出后，经过半小时胎盘不能自然娩出者，称为"胞衣不下"，亦称"息胞"（《诸病源候论·胞衣不出候》），本病相当于西医学的胎盘稽留。胞衣，即今之胎盘与胎膜的总称。多由分娩后元气大虚，无力排出胞衣，或产时感受外寒而气血凝滞所致。根据病因病机可将其分为：

1. 血瘀证

治法：破血逐瘀，通利下胞。

方药：牛膝汤，其他诸如夺命丹、备急丹等。

牛膝　瞿麦_{各四两}　当归_{三两}　通草_{六两}　滑石_{八两}　葵子_{五两}

上咬咀，以水九升，煮三升，分三服。若衣不下，腹满，即杀人。推其源皆胞衣有血奔心，是以不出，服此药衣即烂出。

按：瘀血阻滞胞宫，故使胞衣不下，方中当归补血活血、牛膝破血逐瘀，两者合之，通经下胞；瞿麦、滑石、葵子、通草通利行水，滑润下胞。六药共奏破血逐瘀、通利下胞之效。

2. 寒凝证

治法：温阳散寒，通下逐瘀。

方药：花蕊石散，其他诸如黑神散等。

石硫黄_{四两}　花蕊石_{二两}

上二味，相拌和匀。先用纸筋和盐泥固济瓦罐子一个，内可容药。候泥干入药在内，再用泥封口候干，安在四方砖上，上书八卦五行字。用炭一秤，笼叠周匝，自巳午时从下着火，渐渐上彻，直至经宿。火冷炭尽。又放经宿，罐冷取出细研，以绢罗子罗极细，瓷盒盛之，依法使用。

按：若寒客胞脉，气血凝滞，则胞衣不下。《妇人大全良方》曾言：“治胞衣不下，惟有花蕊石散一件，最为要紧。”方中硫黄补火助阳，花蕊石化瘀止血，两药相辅相成，补阳散寒，温通胞宫，使胞衣得下。

（五）产后血晕

产后血晕指产妇分娩后突然头昏眼花，无法起坐，或恶心呕吐，心胸满闷，烦躁不安，甚则神昏口噤，不省人事。《妇人大全良方》曾对该病做出阐述：眼见黑花，头目旋晕，不能起坐，甚致昏闷不省人事，是称为“产后血晕”。该病是产后危急重症之一，《经效产宝》中曾指出：“若不急疗，即危其命也。”《妇人大全良方》谓：“下血多而晕者，但昏闷烦乱而已，当补血；下血少而晕者，乃恶露不下，上抢于心，心下满急，神昏口噤，绝不知人，当破血行血。”据此产后血晕可进行如下分型论治：

1. 气血两虚证

治法：益气养血，柔肝祛风。

方药：清魂散，其他诸如芎归加芍药汤。

泽兰叶　人参_{各二钱半}　荆芥_{一两}　川芎_{半两}　甘草_{一两，先方无}

上为末，用温酒、热汤各半盏，调一钱，急灌之。下咽即开眼气定，省人事。

按：产妇产后气血极虚，营阴下夺，气随血脱，故眼前生花致血晕。方中人参大补元气，泽兰和血通经，川芎活血行气，荆芥穗祛风清上，甘草调和诸药。全方合之，使气血受益，外邪解散，共奏益气理血、疏散风邪之效。

2. 瘀血冲心证

治法：行血逐瘀。

方药：独行散，其他诸如荆芥散、黑神散、花蕊石散等。

五灵脂半生半炒，各二钱，为细末，温酒调下二钱。口噤者，斡开口灌之，入喉即愈。一方。加荆芥，等分为末，童便调下。

按：产妇在产时或产后感受风寒，寒邪乘虚侵入胞中，血因寒凝而瘀滞，血瘀气逆，上扰心神。独行散中五灵脂活血行气，荆芥祛风止血，加酒引入血分，与童便同服以助药力，使瘀血得散，神机得复。

3. 瘀结胞宫

（1）破血轻剂

治法：活血化瘀。

方药：红花散。

干荷叶 牡丹皮 当归 红花 蒲黄炒，等分

上细末，每半两，酒煎和渣温服。如胎衣不下，榆白皮汤调半两，立效。

按：该方为破血轻剂，主治产后血晕、血昏、血崩等证。方中红花活血散瘀通经，当归、丹皮、蒲黄活血化瘀，荷叶升阳止血，防止去血过多。

（2）破血重剂

治法：破血逐瘀。

方药：牡丹散。

牡丹皮 大黄煨 芒硝各一两 冬瓜子半合 桃仁三十粒，去皮尖

上锉，每服五钱，水三钟，煎至一钟半，去渣，入硝又煎，分二服。

按：该方为破血重剂，宜用于血点滴不出者。大黄逐瘀通经，丹皮活血散瘀，二者合用，共泻胞宫之瘀结；芒硝软坚散结，桃仁善破血，冬瓜仁利湿通导，共同协大黄通瘀浊，促瘀血速下。本方攻下逐瘀，使痛随利减，诸症自愈。

（六）产后血不下

胎儿胎盘娩出后，在正常情况下应当有恶露排出。产后恶露是指产后随子宫蜕膜脱落，含有血液、坏死蜕膜的组织，是产褥期的生理性变化。恶露有血腥味，但无臭味，其颜色及内容物随时间而变化，一般持续 3～6 周。若

产后气机不利，血不得畅行而瘀；或临产受寒，或素体阳虚，伤于风冷，血为寒凝等引起恶露不下，可引起腹痛、发热等症。楼英在《医学纲目》中所选处方大多以活血逐瘀、温经散寒化瘀为主。

1. 瘀滞胞宫证

治法：活血逐瘀。

方药：当归炒 芫花炒，等分

上为细末，每服三钱，酒下。又，用好墨醋淬，末，小便、酒下。

其他诸如蒲黄三两，水三升，煎取一升，顿服。益母草捣绞汁，每服一小钟，入酒一合，温搅匀服。

按： 恶露不下多为瘀留胞宫，临证治法先以化瘀为主，方中当归养血活血，芫花逐瘀浊，共奏活血逐瘀之效。其他如单味蒲黄或益母草都有活血化瘀、缩宫促进恶露排出的功效。

2. 寒凝血瘀证

治法：暖宫散瘀。

方药：当归一分 桂心 芍药各半两 桃仁去皮尖，炒，研 没药研，各一分 虻虫去翅足，炒 水蛭炒，各三十枚

上为末，醋糊丸，如豌豆大，醋汤下。其他如黑龙丸。

按： 产时伤于风冷，血为寒凝引起恶露不下，治当暖宫散瘀，以桂心温胞散寒行瘀，当归、芍药、养血和血，桃仁活血行血，水蛭、虻虫破瘀散结，没药散瘀定痛。此方出自《妇人大全良方》，治"产后恶露方行，而忽然断绝，骤作寒热，脐腹百脉皆痛，如以锥刺"。黑龙丸之组方与之有异曲同工之妙，方中用良姜温行散寒，当归、熟地、川芎养血活血，五灵脂、乳香散瘀定痛，琥珀、花蕊石祛瘀散结，《妇人大全良方》称此方可"治产后一切血疾，产难，胎衣不下，危急恶疾垂死者"。

（七）产后血不止（产后血崩、产后恶露不绝）

产后血崩病，指产妇分娩后，突然阴道大量出血者。又称为"产后暴崩""产后崩中"。若救治不及时，可引起昏厥欲脱，甚至危及产妇的生命，故为急危重症之一。中医古籍对于产后恶露不绝的记载最早见于《金匮要略方论》中，仲景云"产后七八日无太阳证，少腹坚痛"者为"恶露不尽"。《胎产心法》云："由于产时伤其经血，虚损不足，不能收摄，或恶血不尽，则好血难安，相并而下，日久不止，渐成虚劳。"《医宗金鉴》亦有因"虚损血不摄"和"因瘀血腹中停"而致恶露不尽之说。由此可见，产后恶露不绝的病机可

以归纳为气虚血弱无以固摄，或瘀血阻内、血不归经所致。

1. 营血亏虚证

治法：补血行滞。

方药：芎归加芍药汤。

川芎　当归　芍药各等分

上㕮咀，每服四钱，以水一钟半，煎至七分，去渣，无时热服。

按：若产妇素体正气不足，复因分娩导致气虚下陷、冲任不固，无以摄血，则会因失血耗气出现"产后血崩，眩晕，不知人事"之症（《医学纲目·卷之三十五》）。方中当归补血养肝，白芍养血和营，川芎活血行气、畅通气血，该方以阴柔补血之白芍与辛香的当归、川芎相配，动静结合，补血活血而不滞血、伤血，血止的同时使营血调和，气血得复。楼英引张璧"产后血崩如豆汁，紫黑过多者，四物汤加蒲黄、生地汁、阿胶、蓟根、艾、白芷煎服"，亦为补血行滞之法。

2. 气虚失摄证

治法：益气敛阴，固涩止血。

方药：牡蛎散。

牡蛎　川芎　熟地　茯苓　龙骨各一两　续断　当归炒　艾叶酒炒　五味　人参各半两
甘草二两半　地榆半两

上为末，每服三钱，生姜三片，枣一枚，水同煎，食前。

按：产妇产后气血双亏，气虚则固摄无力，血虚则濡养无权，可出现恶露淋漓不绝，气短乏力，头目昏重等症状。方中熟地养血填精，当归补血活血，川芎活血行气，加之人参大补元气使营血复生有源，共奏补气养血之效，使营血得复；艾叶温通经脉，龙骨、牡蛎敛阴潜阳，固涩止血，五味子、地榆收敛固涩以减少阴血的亡失，全方合之，可达益气敛阴、固涩止血之功。

3. 气滞血瘀证

治法：理气行血化瘀。

方药：陈皮一钱　白术二钱　芍药一钱　木通　川芎五分　甘草二分，炙

作汤，下五芝丸六十粒，食前。

按：产妇体虚，气血无力运行而致气机壅滞，进而导致恶露行不尽。该方中白术健脾益气，芍药养血调经，两药共用，益气养血使血脉充实，并能调和气血；陈皮理气健脾、川芎活血行气，木通活血通经，推动气血运行，使气机调畅，血行恢复；炙甘草调和诸药。六药合之，行活血行气之功，气

血运行无阻则恶露自止。

（八）产后虚弱

1. 气血两虚证

治法：补气养血。

方药：人参 白术各一钱 黄芩 归身尾各五分 川芎半两 陈皮三分

上煎服，如有寒，加干姜三分，茯苓一钱。

按：妇人产后耗气伤血，多为气血双亏之证。该方中人参大补元气，白术健脾扶正，两药均为甘温之品，补脾益气以生血，使气旺而血生；白术性温燥，配上黄芩则温凉得宜，不致动血；川芎活血行气，当归辛散温通，又善补血和血，两者合之，补血行血以利中气化生；陈皮辛散苦降而温，善理气健脾开胃，并防补药停滞。诸药合和，各有专事，共奏补气养血之效。

2. 胞宫虚寒证

治法：温补气血，缓急止痛。

方药：当归建中汤，其他诸如当归羊肉汤等。

当归四两 肉桂二两 甘草二两 白芍六两 姜、枣煎服。

按：妇人产后血海空虚，因此身体羸弱，气虚则温煦失职，血少则畅运受阻；且产后脾胃健运失职，导致中焦虚寒不能温润于下焦，因此产妇可因产后虚弱出现"吸吸少气，小腹拘急"的症状。方中当归、芍药养血和营，使胞宫血脉得濡；配合甘草取芍药甘草汤之意缓解少腹拘急；肉桂辛温，具有温中散寒止痛之功，加之生姜辛散，温中且能条达气机。该方以和血止痛为先，补血与温中并行，使气血条达，虚寒消散，腹痛自除。

3. 营卫不和

治法：和解少阳，补气养血。

方药：三元汤，其他诸如三合汤等。

川芎 当归 芍药 熟地黄各一钱半 柴胡八钱 人参 黄芩 甘草 半夏各三钱

上为末，水煎服。

按：三元汤，即柴胡四物汤，由小柴胡汤与四物汤合方而成，主治"产日久虚劳，而脉浮大者"。产后气血冲任俱虚，营卫不和故微有寒热，方中用四物汤调补冲任，补血和血，使阴血渐充、营卫调和；小柴胡汤疏利经气，除寒热而和阴阳，两方合用，共奏和解少阳、补气养血之功。楼氏十分推崇仲景之六经辨证，在《医学纲目·卷之三十四》提到"若产妇诸症，各随六经，以四物与仲景药各半服之，其效如神"，值得世人借鉴。

（九）产后无乳

《妇人大全良方》中谓"经水者，阴血也，上为乳汁，下为月水"，因此乳汁的多少与气血盛衰密切相关。根据陈言在《三因极一病证方论》中提出的观点，将产妇乳汁不行分为两类，一类是由于气血壅盛所致的乳汁闭而不行，属于实证；另一类则是由于气血虚弱所致的乳汁涩而不行，属于虚证。治疗应当遵循"虚当补之，实当疏之"的原则，因此可将"产后无乳"根据虚实之异进行如下分型辨证论治：

1. 气滞

治法：理气通乳。

方药：土瓜 漏芦各三两 甘草二两 通草四两，其他诸如立效方等。

上水八升，煎取二升，分温三服。

按：产妇产后可因七情内伤导致肝失条达、冲任涩滞，从而影响了乳汁的运行。《妇人大全良方》言："妇人之乳，资于冲脉，与胃经通。"该方中土瓜（天花粉）、漏芦、通草均入胃经；土瓜通气下乳，可治妇人乳结不通、子宫虚冷，漏芦通脉下乳，通草利水通乳，加之甘草益脾和中，调和诸药。四药相合，可使气机条达，乳汁自出。

2. 血结

治法：破气行血，活络通乳。

方药：涌泉散。

瞿麦穗 麦门冬去心 龙骨 穿山甲炮黄 王不留行

上为细末，每服一钱，热酒调下。后吃猪蹄羹少许，又用木梳于左、右乳上各梳三二十梳，日三服，依前法。

按：方中王不留行、穿山甲活血通经，通下乳汁；瞿麦破血行气下乳，三药合之，破气行血，使瘀滞的气血得以恢复正常运行，乳汁得下；同时伍以麦门冬益胃生津使乳汁生化有源，龙骨潜阳安神。全方合用，活血下乳之效得以彰显。

3. 气血亏虚证

治法：补虚通乳。

方药：猪蹄一只 通草四两

上以水一斗，煮作羹食之。

按：产妇可因产时失血耗气或平素脾胃虚弱导致冲任失养、气血不足，无以化乳，产后乳汁过少。《本草经疏》言："阳明脉弱则乳汁不通。猪四足能益阳明经气血，故能下乳。"方中猪蹄"以血气补血气"，养虚羸、通乳汁，辅以通草利水通乳，两者共奏补虚通乳之效。气血充足则乳汁化生有源，气血通畅则乳汁充足。

楼英在《医学纲目》中列出"产后乳汁自出"的条目，所谓"乳汁自出"是指产妇在哺乳期中，乳汁不经婴儿吸吮而自然溢出者，亦称"漏乳"。对于治法仅以"产后乳汁自出，盖是身虚，宜服补药以止之"一言以蔽之。

（十）产后虚烦

产后虚烦指产妇在产后出现心中满闷、情志不宁、虚烦失眠、烦躁不安等症，多由于产后营血亏虚、心神失养或营卫失调、虚热内生所致。其症可普遍见于当今的"产后抑郁症"中，目前产后抑郁症发病率日益增加，现代医学认为该病与产妇由妊娠所致的内分泌水平波动密切相关。可根据病机对产后虚烦进行分型诊治。

1. 血虚阴亏，虚热扰心

治法：清热除烦，滋阴养血。

方药：芍药栀豉汤，其他诸如酸枣仁汤等。

芍药　当归　栀子各五钱　香豉半合

上如栀子豉汤修服。产后伤寒；便同下后变证。

按：心藏神，血养心。产妇由于产程中大量出血易致营血亏虚，血不足则心失所养，加之阴液亏虚，水不制火，虚热内扰，故出现虚烦失眠、烦躁不安等症。此方由栀豉汤加芍药、当归组成。栀子苦寒清心，泄热除烦；豆豉辛凉，透邪畅中，两者合之为栀豉汤，苦辛相济，共奏泄热透邪除烦之功，且两者苦甘相济，可达祛邪而不伤正之效。因产后血虚阴亏，故再入当归补血养血；芍药滋阴和血。四药合用，则有清热除烦、滋阴养血之效。

2. 气损阴伤，虚火上扰

治法：清热除烦，降逆安中。

方药：竹皮大丸，其他诸如竹叶汤等。

生竹茹二分　石膏二分　桂枝一分　甘草七分　白薇一分

上五味末之，枣肉和丸弹子大。以饮服一丸，日三夜二服。有热者，倍白薇。烦喘者，加柏实一分。

按：妇人产后本就气血不足，加之哺乳，则气血亏损更甚，即所谓"乳子去汁过多而致虚也"，气血虚则营卫失调，虚热内生；上扰心神，可导致产妇出现烦躁之症；阴阳失衡，阳气上升则出现呕逆之症。《金匮要略》曰：

"妇人乳中虚，烦乱呕逆，安中益气，竹皮大丸主之"，竹皮大丸方用竹茹降逆止呕，石膏清泄胃热、除烦止渴，白薇清虚热，三药合之使胃气安而虚热除；桂枝平冲降逆，并能够运行气血使心得营血濡养；甘草、大枣益气生津，调和诸药。诸药共奏清热除烦、降逆安中之功。

3. 阴虚外感，郁而化热

治法：清热解毒，滋阴养血。

方药：三物黄芩汤。

黄芩一两 苦参二两 干地黄四两

上三味，以水八升，煮取二升，温服一升，多吐下虫。

按：此证为妇人产后血虚，而外感风邪，入里化热所致，症见四肢烦热而无头痛；三物黄芩汤中黄芩清泄实热，苦参助其除热的同时祛风燥湿，而地黄滋阴养血凉血，三药合用，刚柔并济，祛风而不伤阴。但值得注意的是，三药皆为纯阴苦寒之药，产后虽有烦热，仍需审慎用之，见其舌、脉均为一派实证之象方可选用。正如清代尤在泾在《金匮要略心典》中提到的"若头痛者，风未全变热，故宜柴胡解之"。同见手足烦热，但若并见头痛则选用小柴胡汤，须加以鉴别。

（十一）产后阴脱

妇女子宫下脱，甚则脱出阴户之外，或者阴道壁膨出，称为阴挺，又称阴脱、阴菌、产肠不收等。多由分娩损伤所致，常见于经产妇。现代医学分别称为"子宫脱垂""阴道壁膨出"。此病与分娩有关，产后调理不当，中气不足，或者肾气不固，带脉失约。根据临床证候特点，主要分为气虚证和肾虚证。楼英则认为阴挺下脱多与气虚有关，宜益气升提固脱，并推崇内外合治。

气虚下陷证

治法：益气升提，收敛固脱。

方药：黄芪 一钱半 人参一钱 当归七分 升麻三分 甘草二分

作一帖，水一盏，煎至三分，去渣，食前服。却用五倍子末泡汤洗，又用末敷之。如此数次，宜多服药，永不下。

按：阴挺以虚证为主，气虚常见，以"陷者举之""脱者固之"为原则，治疗时主要应用益气升提固脱之法。方中黄芪、党参补中益气，加当归气血同治，配升麻升陷固脱，甘草和中调诸药，五倍子有收敛涩肠、解毒消痈之功，局部外洗可敛疮生肌，有效减轻创面局部的组织水肿，有利于脱垂子宫的回纳。

五、医案评析

（一）产后气喘

浦江昊辉妻，孕时足肿，七月初旬产，后二月洗浴，即气喘，但坐不得卧者五个月，恶风，得暖稍宽，两关脉动，尺寸皆虚，百药不效。用牡丹、桃仁、桂枝、茯苓、干姜、枳实、厚朴、桑白皮、紫苏、五味、瓜蒌皮仁，煎汤服之即宽，二三服得卧，其痰如失，盖作污血感寒治之也。（《医学纲目·卷之二十七》）

按： 产后气喘即分娩后出现喘急，张介宾在《景岳全书》中曾道："产后喘急有二，乃一以阴虚之极，一以寒邪在肺"，根据病机可将产后气喘分为两类，一是由于产后失血过多，阴血亏虚，阴不敛阳，气脱于上所致的危急重症，另一种则是由产后感触风寒，邪犯肺卫，肺气不宣所致，多见胸闷、气促、咳嗽等症状，属外感风寒证。楼氏认为产后若是因其下血过多，营血暴脱，卫气无主聚于肺中而成喘，则此可称为"孤阳绝阴"，预后极差，所谓"产后喘者多死"；但若症状为产后因洗浴着寒所致喘促，恶露得暖稍下，且产后二月至五月仍有发生，则为缓证，多为内伤瘀血，外感风寒所致。方用桂枝茯苓汤为主方加减，桂枝、干姜温经散寒、活血通络，丹皮、桃仁活血化瘀，茯苓利腰脐间血且益气宁心，五药合之共奏温阳活血化瘀之效，使胞宫得温，恶露畅下；再入辛温之紫苏叶发散风寒，辛甘之桑白皮化痰平喘，合厚朴降逆平喘，枳实化痰导滞，瓜蒌涤痰散结，五味子敛肺平喘，诸药合用，共奏宣肺散寒、降逆化痰、止咳平喘之功，因此可达"服之即宽，二三服得卧"之效。

（二）产后郁冒

一产妇郁冒，其脉微弱，不能食，大便反坚，但头汗出。所以然者，血虚而厥，厥而必冒。冒家欲解，必大汗出，以血虚下厥，孤阳上出，故但头汗出。所以产妇喜汗出者，亡阴血虚，阳气独盛，故当汗出，阴阳乃复，大便坚，呕不能食，小柴胡汤主之。（郁冒即晕也。）（《医学纲目·卷之三十五》）

按：《医学入门》言"郁乃气不舒，冒乃神不清"，产妇郁冒即妇人产后血晕，神志昏蒙而不识人，楼氏推崇仲景六经辨证，引仲景案对产妇郁冒做出阐释。产后郁冒多为妇人产后由于大量失血，气随血脱，汗出腠理不密而致外邪（主要为寒邪）侵袭，产妇正气虚弱无以抗邪，反逆上冲致血晕昏冒，即《金匮要略·妇人产后篇》所谓: "亡血复汗, 寒多, 故令郁冒。" 该病案中产妇郁冒而其脉微弱, 可见其实为气血两虚, 气血津液皆虚则便干, 胃气弱则不能食。郁冒产妇若见 "但头汗出", 则为阴血亡于下而孤阳上浮, 因此产妇喜 "大汗出", 通过遍身汗出的自我调复使偏盛之孤阳外泄, 使阴阳平衡得复; 若不能自复, 加之出现大便坚, 呕不能食等少阳枢机不利之症, 则以小柴胡汤加减。方中以柴胡解肌透热, 黄芩泄热, 半夏和胃, 三药合之使阴阳调和; 人参、炙甘草扶助正气, 使气血得复; 生姜、大枣和胃气生津。小柴胡汤入少阳益气养血复阴的同时和利阴阳, 使诸症自除。

(三) 产后阴脱

一妇人三十余岁, 生女二日后, 产户一物如手帕下, 有帕尖, 约重一斤。予思之, 此因胎前劳乏伤气成肝痿所致, 却喜血不甚虚, 其时岁暮天寒, 恐冷干坏了, 急与炙黄芪半钱, 人参一钱, 白术五分, 当归一钱半, 升麻五分, 三帖连服之, 即收上。得汗通身, 乃安。但下裔沾席处干者落一片, 约五六两重, 盖脂膜也。食进得眠, 诊其脉皆涩, 左略弦, 视其形却实。与白术、芍药各钱半, 陈皮一钱, 生姜一片, 煎二三帖以养之。(《医学纲目·卷之三十五》)

按: 产后阴脱, 指产妇产后子宫脱垂至阴道口或阴道壁膨出, 见 "产后下物如钵", 多因产妇素体气血亏虚, 加之产时用力过度, 其气下冲所致。由于产时精气耗伤, 产妇产后多有气虚之证, 气虚无力升举, 反致下陷, 导致阴户下脱; 阴脱亦常在提举重物或行房事后发作。案中产妇生女后出现阴户下脱, 盖为产前劳累耗气, 加之产女时节为寒冬, 脏气虚寒无以升提固摄所致。治宜温中益气, 养血固脱, 用药予炙黄芪温补中气, 人参补气固脱, 白术健脾益气, 以上三药皆为甘温之品, 益气健脾以复中焦运化, 使气血生化有源; 辅以升麻升阳举陷, 能使脏气得充, 下陷之中气得到归复。补益中气不忘顾护营血, 加以当归补血活血, 气血兼顾。中气归复, 则食、眠均如常人, 但脉弦涩, 为肝脾不调, 遂取苦温之白术补脾益气, 酸寒之白芍养血柔肝, 辛温之陈皮理气和胃, 三药共奏调和肝脾之效。

第三章　儿科病临证应用

楼英所著《医学纲目》小儿部共四卷，起自三十六卷，至三十九卷。《医学纲目》小儿卷博采众长，尤以钱乙《小儿药证直诀》为范本进行论述，目前仍不失为儿科临床上一部重要的参考书。

第一节　小儿通治

楼英在《医学纲目·卷之三十六》的开篇就论述了"小儿通治"，也是本部的总纲。"小儿通治"通篇以宋代儿科鼻祖钱乙所著《小儿药证直诀·证治脉法》为准绳，以小儿五脏辨证和五脏补泻为纲领，阐述了心、肝、脾、肺、肾的五脏所主，补泻主方，以及重视五脏相生相克、四季时令之间整体的辨证论治观点。

一、五脏虚实证治

楼英宗钱乙《小儿药证直诀》的五脏所主，以证候为依据，辨脏腑之虚实。用"惊、风、困、喘、虚"来归纳心、肝、脾、肺、肾五脏的主要证候特点，用虚实来辨证脏腑的病理变化，可谓提纲挈领。立五脏补泻为治疗纲要，将钱乙主治五脏虚实寒热的若干有效方剂，列为五脏补泻的标准方剂。着重于五脏病机分析，继以脏腑诸病主证用方阐述于后，择善而从，推而广之。五脏病证诊治纲要分述如下：

（一）心主惊

心属火，外邪入侵，邪正相争，引动心火，症见烦躁啼叫，发热口渴、盛则抽搐等心实证；或心之气血不足则卧床、心悸的心虚证。正如《医学纲目·卷之三十六》引钱乙言："心主惊，实则叫哭发热，饮水而搐；虚则困卧，悸动不安。"

心实热证用一味黄连泻心汤，黄连苦寒入心，为泻心火之要药。心虚热证用生犀散（犀角、地骨皮、赤芍、柴胡、葛根、甘草），犀角清心凉血，地骨皮清退虚热，赤芍凉血敛阴，柴胡、葛根发散外来之邪，甘草清心和中，对阴虚血热兼有外邪者确为适宜。

（二）肝主风

肝主人体生发之气，开窍于目，外邪深入肝经，可见颈项强急、目直视，甚至肝气冲逆而昏闷不省人事等实证；或肝郁脾困见咬牙、叹气的虚证。正如《医学纲目·卷之三十六》引钱乙言："肝主风，实则目直视，大叫呵欠，项急烦闷；虚则切牙多欠。"

肝风实证用泻青丸（当归、冰片、川芎、栀子、大黄、羌活、防风），方中冰片散郁火、通诸窍，栀子、大黄清泻肝经之火，合以羌活、防风搜风散火，再加当归、川芎养血润肝以息风，可用于肝经实火而致抽搐。肝阴虚证用地黄丸（熟地黄、山茱萸、山药、泽泻、丹皮、茯苓），此方具滋补肝肾、壮水荣木之功。

（三）脾主困

脾为后天之本，胃为水谷之海、气血生化之源，而小儿脾常不足，若乳食不宜，易伤脾胃。脾为湿困，不主四肢，则倦怠困卧；湿邪化热则身热、饮水；脾虚则失健运，则发为呕吐、泄泻。正如《医学纲目·卷之三十六》引钱乙言："脾主困，实则困睡，身热饮水；虚则吐泻生风。"

脾热实证用泻黄散（藿香、栀子、石膏、甘草、防风），此方泻脾胃伏火，以栀子、石膏泄其积热，防风疏散郁热，更用藿香、甘草理气和中。脾虚证用白术散（人参、茯苓、白术、藿香、木香、甘草、葛根），此方健脾养胃，又升清阳，以四君补中，木香、藿香芳香悦脾，葛根升清止泻又解渴，实为治疗腹泻而致伤津口渴之良方。

（四）肺主喘

肺为华盖，属娇脏，以宣发肃降而主一身之气。小儿肺常不足，如外邪袭肺，宣发失能，肺气不利，则见胸闷、喘息、气促等症，并以饮水与否辨肺热与邪实之别；至于宣肃无能，肺不主气，则呼吸不利出现呼多吸少、哽气、短气等肺虚见症。正如《医学纲目·卷之三十六》引钱乙言："肺主喘，实则闷乱喘促，有饮水者，有不饮水者；虚则哽气长，出气短。"

肺实证主以泻白散（地骨皮、桑白皮、炙甘草、粳米）清肺热，用于肺有伏热之咳喘最为合适。肺虚证先以益黄散（陈皮、丁香、诃子、青皮、炙甘草）以培土生金，后予阿胶散（阿胶、炙甘草、马兜铃、杏仁、糯米）补肺阴，宣肺气。

（五）肾主虚

肾为先天之本，为元阴元阳之所，小儿体属稚阴稚阳，肾常虚，则见解颅、五迟、五软、目无精光，畏明、额黑唇青等症。如《医学纲目·卷之三十六》引钱乙言："肾主虚，无实也，惟疮疹肾实则黑陷。"指出肾主虚，肾无实证；若有实证多见于疮疡内陷，属本虚标实之象。

肾无实证，治疗有补无泻。楼英在此处未写出补肾主方，而是表述了心、肺、肝、脾四脏乘肾的方剂，如桂枝汤、百部丸、理中丸。《小儿药证直诀》中肾阴虚主方为地黄丸。

（六）五脏病主证

楼英在《医学纲目·卷之三十六》中总结了五脏病主证："肝病，哭叫目直视，呵欠，烦闷，项急。心病，多叫哭，惊悸，手足动摇，发热饮水。脾病，困睡泄泻，不思饮食。肺病，闷乱，哽气长，出气短，气喘急。肾病，目无精光，畏明，体骨重。"

二、五脏诊治相互关系

在以五脏分证进行辨证的同时，绝不孤立地看待某一脏腑的证候，重视各脏腑之间的互相资生、互相联系、互相制约、互相依存的对立统一的整体关系。《医学纲目》的五脏相胜与时令之辨证观点，与钱乙《小儿药证直诀》是一脉相承的。

（一）五脏生克、新实久虚

用五行生克乘侮的理论与所见证候，以及疾病新久虚实进行辨证论治，推测预后，说明五脏之间的相互关系。例如，肺属金，肝属木，金能克木，如《医学纲目·卷之三十六》云："肺病，又见肝证，切牙多呵欠者易治，肝虚不能胜肺故也。若目直视大叫哭项急烦闷者难治，盖肺病久则虚冷，肝强实而反胜肺也。"另外，用五行生克理论，说明五脏之间的相互关系及治疗方法和主方。如《医学纲目·卷之三十六》云："肝病秋见，肝胜肺也。肺怯不能胜肝，当补脾治肝。益脾者，母令子实故也。补脾，益黄散；治肝，泻青丸主之。""肺病春见，肺胜肝也。肝怯故受病，当补肝肾、治肺。补肝肾，地黄丸；治肺，泻白散主之。"此外，楼英还论述治疗当"宜视病之新久虚实，虚则补母，实则泻子"。例如，肺久病则多虚寒，可以采取虚则补其母的方法，补脾土以生肺金；又如，肝强可以采取实则泻其子的方法，泻心火以清肝热等。

（二）虚实夹杂、实母泻子

凡脏腑本虚而兼见邪实，应当先补其虚，而后泻其实。正如《医学纲目·卷之三十六》云："凡病先虚，或已经下，有合下者，必先实其母，后泻其子也。假令肺虚而痰实，此可下之症，先当益脾，后方泻肺也。"这样才能邪祛而不伤正，正强而邪能祛。

（三）五行生克、病随时令

以五行生克理论，再次阐述五脏之间、四季气候对脏腑的影响，根据时令运气变化来进行辨证论治。正如《医学纲目·卷之三十六》载："肝病见秋，木旺，肝胜肺也，宜补肺泻肝。轻者肝病退，重者唇白而死。肺病见春，金旺肺胜肝也，当泻肺。轻者肺病退，重者目淡青，必发惊，更有赤者当搐。心病见冬，火旺心胜肾也，当补肾治心。轻者心病退。重者下窜不语，肾怯虚也。肾病见夏，水胜火，肾胜心也，当泻肾。轻者肾病退，重者悸动当搐。脾病见四旁，皆仿此治之。顺者易治，逆者难治，脾怯当面赤目黄。"说明五脏之间，五脏与气候时令之间是一个统一的整体，应全面综合分析，辨证论治。

（四）五脏相乘（相克）、辨而治之

《医学纲目·卷之三十六》"小儿通治"篇在效法钱乙五脏分证、五脏虚实补泻，以及脏腑之间的相互关系基础上，非常重视运用生克乘侮理论来指导临床。

五脏乘心。正如《医学纲目·卷之三十六》所言："肺乘心微邪，喘而壮热，泻白散主之。肝乘心虚邪，风热，煎大羌活汤下大青丸主之。脾乘心实邪，泄泻身热，泻黄散主之。肾乘心贼邪，恐怖恶寒，安神丸主之。"

五脏乘肺。正如《医学纲目·卷之三十六》所言："心乘肺，贼邪，热而喘嗽，先地黄丸，中导赤散，后阿胶散主之。肝乘肺，微邪，恶风，眩冒昏愦，嗽，羌活膏主之。肾乘肺，实邪，憎寒嗽，清利，百部丸主之。脾乘肺，虚邪，体重，吐痰泄泻，嗽，人参白术散主之。"

五脏乘肝。正如《医学纲目·卷之三十六》所言："心乘肝，实邪，壮热而搐，利惊丸、凉惊丸主之。肺乘肝，贼邪，气盛则前伸呵欠，微搐，法当泻肺，先补本脏。补肝，地黄丸主之，泻肺，泻白散主之。脾乘肝，微邪，多睡，体重而搐，先当定搐，泻青丸主之。搐止再见后症，则别立法治之。

肾乘肝虚邪，憎寒，呵欠而搐，羌活膏主之。"

五脏乘脾。正如《医学纲目·卷之三十六》所言："肝乘脾，贼邪，风泻而呕，茯苓半夏汤主之。心乘脾，虚邪，壮热，体重而泻，羌活黄芩苍术甘草汤主之。肺乘脾，实邪，能食，不大便而呕吐，嗽，煎槟榔大黄汤下葶苈丸。肾乘脾，微邪，恶寒，泄泻，理中丸之类主之。"

五脏乘肾。正如《医学纲目·卷之三十六》所言："心乘肾，微邪，内热，不恶寒，桂枝汤主之。肺乘肾，虚邪，喘嗽，皮涩寒，百部丸主之。肝乘肾，实邪，拘急，气搐身寒，理中丸主之。脾乘肾，贼邪，体重，泄泻身寒，理中丸主之。"

第二节 肝主风

一、概述

肝主疏泄、主风，小儿肝气尚未充实、经筋刚柔未济，表现为好动，易发惊惕、抽风等症。楼英在《医学纲目·卷之三十六》中对角弓反张、摇头、偏风、惊搐、惊痫、天吊、眼目、眼白多、雀目疳眼、赤眼、通睛等18种疾病做了论述。该卷分别收录了钱乙、朱丹溪、张洁古、李东垣、汤氏等医家有关肝系疾病的病因病机、病证分型及诊治方药的论述，并加以分类点评，是后代学习认识小儿惊风等疾病的临床参考书。

二、病因病机

由于小儿气血未实，神气未充，心肝常有余，真阴常不足，柔不济刚，外因风热惊恐，内因痰食积滞，导致肝风易动，心火易亢，风热相搏，每易惊厥。故小儿外感热病、痘麻脐风、疳瘦痰食、惊怵癫痫等，均可出现惊厥。钱乙以"肝主风""心主惊"立论，认为急惊风是由于热甚生风，慢惊风由于脾虚肝木乘之，两者均可出现惊厥，楼英亦循此立述。同时，楼英引用钱氏四时分析惊搐的观点，阐发脏腑间的整体发病机理。对于肝主风篇的病因病机，列举如下：

（一）外感六淫

小儿肌肤薄弱，卫外不固，若冬春之季，寒温不调，气候骤变，感受风寒或风热之邪，邪袭肌表或从口鼻而入，易于传变，郁而化热，热极生风；

小儿元气薄弱，真阴不足，易受暑邪，暑为阳邪，化火最速，传变急骤，内陷厥阴，引动肝风；暑多夹湿，湿蕴热蒸，化为痰浊，蒙蔽心窍，痰动则风生；若感受疫疠之气，则起病急骤，化热化火，逆传心包，火极动风。正如《医学纲目·卷之三十六》云："肝风摇头……乃肝血液盛，外有风热乘之。"亦云："目直上视，抽搐昏乱，不省人事，是肝经风热也。"

（二）痰热内蕴

痰热内蕴，内陷心肝，扰乱神明，高热昏厥，抽风不止。如《医学纲目·卷之三十六》载："急惊主痰热""小儿热痰客于心胃，因闻大声非常，则动而惊搐矣。若热极，虽不闻声及惊，亦自发搐。""急惊者阳症也，俱腑受病。热痰客于心肺，是少阳相火旺。经云：热则生风，因闻大声而作。盖谓东方震卦，得火气而发搐。""急惊，内有热即生风，又或因惊而发，则目上连札，潮涎搐搦，身体与口中气皆热，及其发定或睡起，即了了如故，此急惊症也。"

（三）惊恐惊风

小儿元气未充，神气怯弱，若猝见异物，乍闻异声，或不慎跌仆，暴受惊恐，惊则气乱，恐则气下，致使心失守舍，神无所依，轻者神志不宁，惊惕不安；重者心神失主，气机逆乱，痰涎上壅，蒙蔽清窍，阻滞经络，引动肝风，发为惊厥或癫痫。如《医学纲目·卷之三十六》引钱乙言："急惊因闻大声或大惊而发搐，过则如故，此无阴也。"《医学纲目·卷之三十六》云："肝脉小急，痫瘛筋挛。盖小儿血气未定，神气尚弱，因而惊恐，神无所根据，又动于肝，肝主筋，故痫瘛筋挛。"

（四）脾虚痰聚

禀赋不足或病后失养，损伤脾胃，脾土既虚，则脾虚肝旺，肝亢化风。脾虚不运，水湿潴留，聚液成痰，痰阻经络，上逆窍道，清阳被蒙，因而作痫。正如《医学纲目·卷之十一》所言："痰溢膈上，则眩甚仆倒于地，而不知人，名之曰癫痫。"楼英于《医学纲目·卷之三十六》提出："丹溪云：比痫为虚，宜带补，多是气虚有火兼痰。"同卷引张洁古言："伤食发搐，谓不因他症忽然而搐。此因饮食过度，致伤脾胃，故儿多睡多吐，不思饮食；脾胃既虚，引动肝风则发搐。""慢惊者，阴证，俱脏受病。盖小儿吐泻病久，脾胃虚损，若不早治，则成慢惊，名曰瘛疭，似搐而不甚搐也。因脾胃虚损，故大便不聚，当去脾间风。"又引钱乙言："慢惊，因大病后，或吐泻，或只吐不泻，变成脾胃虚损，遍身冷，口鼻气出亦冷，手足时瘛疭，昏睡露睛，此无阳也。"

（五）阴伤风动

急惊风迁延失治，或温热病后期，阴液亏耗，或吐泻伤阴，阴虚内热，灼烁筋脉，以致虚风内动而成慢惊风。如《医学纲目·卷之三十六》："惊风或泄泻等症烦渴者，皆津液内耗也。"

三、治则治法

楼英详细论述了小儿惊风等疾病的治则治法及注意事项，例如在《医学纲目·卷之三十六》中，引用了钱乙对惊风的治则："凡急慢惊，阴阳异证，切宜辨而治之，急惊合凉泻，慢惊合温补"，并引用了钱乙对百日内婴儿惊搐辨真假、预后及治法的论述："百日内发搐，真者不过两三次，必死。假者频发不为重。真者内生惊痫，假者外伤风冷。盖血气未实，不能胜任，乃发搐也。欲知假者，口中气出热，治之可发散，大青膏主之，及用涂囟浴体法。"楼英还总结惊风的治法："急慢惊风，盖谓虚实两见，急慢互出，故有通治之法。合而言之，急慢虽异，皆本之于痰，故礞石、星、半之属，通能治之者也。分而言之，礞石之属泻痰，青黛之属泻木，朱砂之属泻火，皆治气实之剂；参、草之属补土，天麻、全蝎之属补木，乌、附之属补火，又皆治气虚之剂。故补泻兼施，虚实通治之法也。"且楼英论述了惊风的预后："凡搐，男左女右为顺，易治；男右女左为逆，难治。惊风不治证：搐而不休，休而再搐；惊叫发搐；汗出足冷；痰满胸喉；口开目直。治小儿急惊方搐，不用惊扰，此不足畏。慢惊虽静，乃危病也。"在《医学纲目·卷之三十六》中楼英论述了角弓反张的预后："身软时醒者为痫，身强直反张如弓，不时醒者为痉，痉候十无一生。"并引用钱乙对癫痫预后的论述："五痫重者死，病后甚者亦死。"

楼英提倡以四时分主四脏辨证论治法。对于惊搐的病机，引用钱乙把一日分为四时，分主以四脏，故有早晨、日午、日晚、夜间发搐之分的观点，据此从脏腑之间生克制化的整体观，结合所见证候，来分析与阐发病因病机及治则治法。肝火旺而肾阴虚：早晨寅卯辰时系木气当旺之时，肝属木，故主肝病，症见目上视，手足动摇，项颈强急，身体壮热，口内生热涎。乃肝旺而肾虚，肾水亏，肝火旺之证。正如《医学纲目·卷之三十六》引钱乙言："潮热变发搐，在早晨寅、卯时者，此肝用事之时也。身体壮热，目上视，手足动摇，口内生热涎，项颈强急，此肝旺也，当补肾治肝，补肾，地黄丸；治肝，泻青丸。"心火旺而肝阴虚：日中巳午未时系火气当旺之时，心属火，故主心病，症见心神惊悸，目上视而赤，牙关紧闭，手足动摇，口内流涎。是心火旺而肝阴虚。正如《医学纲目·卷之三十六》引钱乙言："因潮热发搐，在巳、午、未时者，此心用事之时也。心悸，目上视，白睛赤色，牙关紧急，口内涎生，手足动摇，此心旺也。当补肝治心，治心，导赤散、凉惊丸；补肝，地黄丸。"肺脾虚兼心肝旺：傍晚在申酉戌时系肺金气当旺之时，病不见实而现虚，症见不甚搐而喘，目微斜视，身热如火，睡露睛，手足冷，大便淡黄水。属肺脾虚寒，兼见肝旺心热之证。正如《医学纲目·卷之三十六》引钱乙言："因潮热发搐，在申、酉、戌时者，此肺用事之时也，不甚搐而喘，目微斜视，身热如火，睡露睛，手足冷，大便淡黄水，是肝旺，当补脾，益黄散；治肝，泻青丸；治心，导赤散。"肾虚而心火旺：夜间亥子丑时，阴尽而阳生，病因肾虚脾弱，故见搐不甚、卧不稳，目睛斜视之惊搐之症外，又有喉中有痰，大便银褐色，乳食不消，多睡不省、不喝水等虚寒证候。属脾肾虚寒，而兼心火旺之证。正如《医学纲目·卷之三十六》引钱乙言："因潮热发搐，在亥、子、丑时者，此肾用事之时也。不甚搐而卧不稳，身体温壮，目睛紧斜视，喉中有痰，大便银褐色，乳食不消，多睡不省，当补脾治心，补脾，益黄散；治心，导赤散、凉惊丸。"

另外，肝开窍于目。楼英把眼病都归到本篇辨证论治。例如《医学纲目·卷之三十六》载："治眼白多，多属虚。鹿茸（半两），泽泻、茯苓（各一两），山茱萸（二两），地黄、牡丹皮、牛膝（各一两）。上为末，蜜丸如桐子大。盐汤食后下二十丸。""煮肝丸治小儿疳眼翳膜，羞明不见物，服十日必退。如大人雀目者，一服效。""龙胆饮子治疳眼流脓，生疳翳，湿热为病，神效。"《医学纲目·卷之三十六》载："导赤散治心热，小便赤，眼目赤肿。""牛黄丸，小儿通睛，皆因失误筑打触着头面额角，兼倒扑，令儿肝受惊风，遂使两目斗睛，名曰通睛，宜服此。"

楼英在《医学纲目·卷之三十六》中引用及论述了诸多治则、治法、处方，例举如下，值得后世医家借鉴：

（一）疏风清热息风

小儿肌肤薄弱，卫外不固，若寒温不调，气候骤变，感受风寒或风热之邪，邪袭肌表或从口鼻而入，易于传变，郁而化热，热极生风。治宜疏风清热息风，如《医学纲目·卷之三十六》载："镇肝丸治小儿急惊风，目直上视，抽搐昏乱，不省人事，是肝经风热也。"《医学纲目·卷之三十六》引用张洁古言："风热，当用防风黄芩汤下大青膏。"

（二）清热化痰息风

小儿若饮食不洁，误食污秽或毒物，湿热疫毒蕴结肠腑，或感受暑邪，暑多夹湿，湿蕴热蒸，化为痰浊，蒙蔽心窍，痰动则风生。治宜清热化痰息风，如楼英引朱丹溪言："急惊主痰热，当凉泻之，只用降火下痰养血之药。""急惊，内有热即生风，又或因惊而发，则目上连札，潮涎搐搦，身体与口中气皆热，及其发定或睡起，即了了如故，此急惊症也。当其搐势渐减时，与镇心治热之药一二服，如麝香丸、镇心丸、抱龙丸、辰砂丸、紫雪之类。候惊势已定，须臾以药下其痰热，如利惊丸、软金丹、桃枝丸之类，利下痰热，心神安宁即愈。""抱龙丸治伤风温疫，身热昏睡，气粗，风热痰实壅嗽，惊风潮搐，及蛊毒、中暑、沐浴后并可服。""小儿急慢惊风，发热，口疮，手足伏热，痰热、痰喘、痰嗽，并用涌法。重剂用瓜蒂散。轻剂苦参、赤小豆末，酒、酸齑汁调服之。后用通神散，蜜丸服之。间以桑牛阴干研末调服，以平其气。"楼英又引用张洁古言："如有客痰发热而有声，煎大黄荆芥汤下五色丸。"

（三）健脾化痰、缓肝理脾

脾虚不运，水湿潴留成痰，脾虚肝亢化风，治宜健脾化痰、缓肝理脾。如《医学纲目·卷之三十六》载："丹溪云：比痫为虚，宜带补，多是气虚有火兼痰，用人参、竹沥治之。"楼英引张洁古言："伤食发搐，谓不因他症忽然而搐。此因饮食过度，致伤脾胃，故儿多睡多吐，不思饮食；脾胃既虚，引动肝风则发搐。当先定其搐，加羌活、防风，煎下泻青丸，后用白饼子下其食，渐渐用调中丸、异功散养其气。""慢惊者，阴证，俱脏受病。盖小儿吐泻病久，脾胃虚损，若不早治，则成慢惊，名曰瘛疭，似搐而不甚搐也。因脾胃虚损，故大便不聚，当去脾间风。先用宣风散导之，后用益黄散、使君子丸平之，则其利自止。既已失治，则脾胃俱虚，致被肝木所乘，是为慢惊。当用温补羌活膏主之。"又引朱丹溪言："慢惊主脾虚，所以多死。先实脾土，后散风邪，只用朱砂安神丸，更于血药中求之。""陈明远治小儿惊，因脾虚肝乘之，手足搐动，四肢恶寒而食少。白术二钱 茯苓一钱上煎汤，入竹沥，热下龙荟丸二十丸，保和丸二十九。"《医学纲目·卷之三十六》引钱乙言："慢惊，因大病后，或吐泻，或只吐不泻，变成脾胃虚损，遍身冷，口鼻气出亦冷，手足时瘛疭，昏睡露睛，此无阳也，瓜蒌汤主之。""温白丸，治小儿脾气虚困，泄泻瘦弱，冷疳洞利，及因吐泻或久病成慢惊螈……钩藤饮子治吐利，脾胃气弱，虚风慢惊……羌活膏治脾胃虚，或吐泻后为慢惊者，亦治伤寒，无不效。""回生散治小儿吐泻，或误服冷药，脾虚生风，成慢惊。"同卷引陈文忠言："补脾益真汤治胎弱吐乳便清，而成阴痫，气逆涩潮，眼珠直视，四肢抽搐，或因变蒸客忤，及受惊误服凉药所作。""醒脾丸治小儿慢脾风，因吐痢后虚困昏睡，欲生风痫。"

（四）温补脾肾

若小儿胎禀不足，脾胃素虚，复因吐泻日久，或误服寒凉，伐伤体内阳气，以致脾肾阳虚，阴寒内盛，不能温煦筋脉，而致时时搐动之症。治宜温补脾肾，如楼英引陈文忠言："芎蝎散治小儿脑髓受风，囟颅开解，皮肉筋脉急胀，脑骨缝青筋起，面少血色，或腹中气响，时便青白色沫，或呕吐痰涎，欲成慢惊，搐，足胫冷者。""补脾益真汤治胎弱吐乳便清，而成阴痫，气逆涩潮，眼珠直视，四肢抽搐，或因变蒸客忤，及受惊误服凉药所作。"

（五）镇惊安神

小儿元气未充，神气怯弱，若猝见异物，乍闻异声，或不慎跌仆，暴受惊恐，致使心失守舍，惊惕不安。治宜镇惊安神，平肝息风。如《医学纲目·卷之三十六》引李东垣言："外物惊宜镇平之，以黄连安神丸。若气动所惊，宜寒水石丸、黄连安神丸。按外物惊者，元气本不病，故治以黄连安神之苦寒。气动惊者，不因外物惊，元气自有病，故治以寒水石，安神之甘寒也。"同卷引钱乙言："急惊因闻大声或大惊而发搐，过则如故，此无阴也，当下利惊丸主之。"

（六）健脾生津

小儿脾运不足，急惊风之后，痰热炼灼阴津，或暴泻久泻之后阴液亏耗，肝肾精血不足，阴虚内热，灼烁筋脉，筋脉失养，以致虚风内动。治宜健脾生津，如《医学纲目·卷之三十六》载："惊风或泄泻等症烦渴者，皆津液内耗也。不问阴阳，宜煎钱氏白术散，使满意取足饮之，弥多弥好。"

（七）外治法

对于惊搐小儿，内治给药尤为困难，外治之法，作用迅速，应用得当，有较好的疗效。如《医学纲目·卷之三十六》："治慢惊神效。用一粒丁香，一个蝎，一字辰砂，一点血，以上俱为末。""急慢惊：印堂（灸，急惊泻，慢惊补。）急惊：支正、下廉。小儿慢惊风：灸尺泽二穴（各七壮，在肘横纹内正中，炷如小麦大。）睡中惊掣：厉兑（一壮。）睡中惊，目不合，灸屈肘横纹上三壮。"《医学纲目·卷之三十六》："洁古云：昼发治阳跷、申脉，夜发治阴跷、照海，先各灸两跷，各二七壮。"小儿癫痫，瘛疭脊强，互相引项，灸长强穴三十壮，在脊端，跌地取之乃得。小儿惊痫螈，脊急强，目转运上插，筋缩主之。""小儿癫痫惊风，目眩，灸神庭穴七壮，在鼻直上，入发际五分。小儿风痫，灸鼻柱上发际宛宛中三壮，炷如小麦大。小儿惊痫，先惊怖啼叫，后乃发也。灸顶上旋毛中三壮，及耳后青丝脉，炷如小麦大。（旋毛中，即百会穴也。青丝脉，手足少阳脉穴也。）" "惊痫，灸巨阙三壮。""小儿惊痫，本神及前顶、囟会、天柱主之。小儿惊痫反视，临泣主之。小儿痫，呕吐泻注，惊恐失精，瞻视不明，眵，脉主之。羊痫，食宗、下空主之。痫发，目上插，攒竹主之。马痫，金门及仆参主之。风从头至足，痫，口闭不能开，每大便腹暴满，按之不下，嚏悲喘，昆仑主之。小儿痫，遗精溺，虚则病痫癫，实则闭癃，小腹中热，善寐，大敦穴主之。痫惊，如有见者，列缺穴主之，并取阳明络。"楼英引用汤氏对天吊的外治法："灸两手大拇指两甲肉相半，男先灸左，女先灸右，及两足大拇指中间各三五壮，又灸前后手心各五壮，此皆得效之法。"《医学纲目·卷之三十六》载："目涩羞明，状如青盲：中渚（一壮。凡小儿艾炷，皆如小麦大。）儿三五岁，忽生白翳，遮睛掩瞳人，疼痛不可忍，九椎上灸一壮。奶癖目不明者，肩中灸一壮。"《医学纲目·卷之三十六》："灸雀目疳眼法：小儿雀目，夜不见物，灸手大指甲后一寸内廉横纹头白肉际各一壮，炷如小麦大。小儿疳眼，灸合谷二穴各一壮，炷如小麦大，在手大指次指两骨间陷中。"《医学纲目·卷之三十六》："治小儿赤热肿眼。大黄白矾上二味等分为末，同冷水调作罨子，贴眼，立效。" "眼忽大小赤，合谷灸三壮。热毒风盛，眼疼，灸中指本节头三壮。"

四、证治举要

楼英在《医学纲目·卷之三十六》中对惊风、癫痫等的病因病机、分型论治、方药加减做了详细的论述。惊风是小儿时期常见的急重病证，由多种原因及多种疾病所引起，临床以颈项强直，四肢抽搐，甚则角弓反张，或伴意识不清甚至昏迷为主要症状。凡起病急暴、属阳属实者，称为急惊风；凡病久中虚、属阴属虚者，称为慢惊风；慢惊风中若出现纯阴无阳的危重证候，称为慢脾风。癫痫是以突然仆倒，昏不识人，口吐涎沫，两目上视，肢体抽搐，惊掣啼叫，喉中发出异声，片刻即醒，醒后一如常人，时发时止为临床特征的一种发作性疾病。正如《医学纲目·卷之三十六》所言："按惊、搐一也，而有晨夕之分，表里之异。身热力大者为急惊，身冷力小者为慢惊，仆地作声，醒时吐沫者为痫。"《医学纲目·卷之三十六》章节中所载治疗惊厥的方剂众多，这些方剂大多源于《小儿药证直诀》，反映了钱乙在治疗小儿惊厥方面的建树，以及对后世的影响。要注意的是，有些方剂中运用了金石重坠及芳香走窜之品，如轻粉、辰砂、冰片、牛黄、麝香等，有一定毒副作用，需不得已方用之，掌握剂量，中病即止。

（一）急惊风

急惊风属于阳证，其表现为实为热，如《医学纲目·卷之三十六》引钱乙所言："小儿急惊者，本因热生于心，身热面赤，引饮，口中气热，大小便黄赤，剧则发搐。盖热甚则风生，风属肝，此阳盛阴虚也。"《医学纲目·卷之三十六》引钱乙所言："肝有风，甚则身反张，强直不搐。"指出小儿急惊风以高热面红、口渴引饮、抽搐昏迷、角弓反张等为主症，多由于外感六淫之邪或暴受惊恐，或痰积食滞，致使热邪过甚，燔灼肝经，筋脉失养而生风证。又如同卷引钱乙所言："小儿热痰客于心胃，因闻大声非常，则动而惊搐矣。若热极，虽不闻声及惊，亦自发搐。"可见惊、风、痰、热是导致急惊风的四个要因，它们各自为因，又相互关联。

1. 心肝实火

治法：清心平肝。

方药：利惊丸。

轻粉 天竺黄 青黛各一钱 黑牵牛头末，半两

上同研，蜜丸豌豆大。一岁一丸，温薄荷汤下，食后服。

按：清心平肝法是治疗心肝经实火，热盛生风，而致急惊风、抽搐等证的一种治法。主要方剂有利惊丸，或泻青丸合导赤散等。利惊丸（青黛、轻粉、牵牛、天竺黄）中青黛泄肝热而平惊；天竺黄清心利窍而豁痰热；轻粉祛痰通络；牵牛逐水消痰；因其善利惊风，而曰利惊。正如《医学纲目·卷之三十六》引钱乙所言："小儿急惊者，本因热生于心……盖热甚则风生，风属肝，此阳盛阴虚也，故利惊丸主之。"又如《医学纲目·卷之三十六》引钱乙言："若得心热则搐，其子母俱有实热，风火相搏故也。治肝泻青丸，治心导赤散。"

2. 肝经风热

治法：疏风清热，平肝定惊。

方药：镇肝丸，治小儿急惊风，目直上视，抽搐昏乱，不省人事，是肝经风热也。

天竺黄研 生地 当归 竹叶 草龙胆 川芎 大黄煨 羌活 防风以上各二钱半

上为细末，炼蜜丸如鸡头大。每服二丸，砂糖水化下，先服此，后服天麻散。

按：肝藏血，风热伤肝，则易引动肝风，耗伤肝血。先服镇肝丸疏风清热平肝，镇肝丸中当归养血活血，川芎活血开郁，生地黄清热凉血，天竺黄清化痰热，竹叶清热除烦生津，草龙胆泄肝经之热，大黄清热泻火，羌活、防风疏风；后服天麻散息风定惊。

3. 痰热内蕴

治法：清热豁痰，息风定惊。

方药：抱龙丸，治伤风温疫，身热昏睡，气粗，风热痰实壅嗽，惊风潮搐，及蛊毒、中暑、沐浴后并可服。壮实小儿，宜时与服之。

南星如无牛胆者，只将生者锉，炒熟用四两 天竺黄一两 雄黄水飞 辰砂另研，各半两 麝香另研，一钱

上为细末，煮甘草膏和丸皂荚子大。温水化下。百日小儿，每丸分作三四服，五岁儿一二丸，大人三五丸。

按：丹溪云：抱龙丸，心肺肝药也。方中胆南星入肺肝，清热化痰、息风定惊；天竺黄入心肝，清热豁痰、凉心定惊；辰砂入心定惊安神；雄黄祛痰镇惊，麝香芳香开窍，清利伏痰，甘草调和诸药。《小儿药证直诀类证释义》云："此方竺黄、胆星清热化痰；雄黄祛痰解毒治惊痫；麝香、辰砂芳香开窍而安心神；故适于小儿痰热内壅而致的急惊实证。"本方含朱砂、雄黄，均有小毒，不宜过量，也不可久用，以免中毒。肝肾功能不正常者慎用。

4. 惊恐惊风

治法：镇惊安神。

方药：黄连安神丸。

黄连 当归 龙胆草各二钱 石菖蒲 茯神各一钱五分 全蝎七个

共为细末，汤浸蒸饼杵猪心血丸，朱砂为衣。灯草汤下。

按：本病患儿常有惊吓史，平素情绪紧张，胆小易惊，或在原有惊风病变基础上因惊吓而诱使发作、加重。证候以惊惕颤栗，喜投母怀，夜间惊啼为特征。李东垣云："外物惊宜镇平之，以黄连安神丸。"《医学纲目·卷之三十六》释曰："按外物惊者，元气本不病，故治以黄连安神之苦寒。"方中黄连泻心经之郁火，龙胆草泄肝经之热，当归养血安神，石菖蒲豁痰开窍，茯神健脾益气、宁心安神，全蝎平肝息风，朱砂定惊安神，灯草清心火，诸药合用宁心平肝，镇惊安神。

（二）慢惊风

慢惊风大多续发于各种重病或久病之后，或过服寒凉攻伐吐泻之药物，以致损伤脾胃。小儿素体脾常不足，肝常有余，肝旺脾弱，水不涵木，柔不济刚，脾虚肝风乘之，导致惊厥，故又名"脾风"。正如《医学纲目·卷之三十六》引钱乙所言："慢惊，因大病后，或吐泻，或只吐不泻，变成脾胃虚损，遍身冷，口鼻气出亦冷，手足时瘛，昏睡露睛，此无阳也。"《医学纲目·卷之三十六》云："慢惊症属木火土虚也。木虚则搐而力小，似搐而不甚搐。"说明慢惊风总的病机是"无阳"，是脾虚生风的虚寒性脾胃病。

1. 脾虚肝亢

治法：补脾平肝。

方药：先用宣风散，再用益黄散、使君子丸，后用温补羌活膏。

按：补脾平肝法是治疗脾胃虚寒，肝风乘之而致慢惊风之证的一种治法。如《医学纲目·卷之三十六》引张洁古言："慢惊者……因脾胃虚损，故大便不聚，当去脾间风。先用宣风散导之，后用益黄散、使君子丸平之，则其利自止……当用温补羌活膏主之。"先以宣风散（槟榔、陈皮、甘草、牵牛）祛风化痰之治标之剂；再予益黄散、使君子丸（使君子、天南星、槟榔）补益脾胃，消疳驱虫；后用温补羌活膏（羌活、川芎、人参、茯苓、附子、天麻、僵蚕、全蝎、白花蛇、防风、麻黄、豆蔻、丁香、藿香、木香、轻粉、珍珠、麝香、牛黄、龙脑、雄黄、辰砂）补脾平肝，标本同治。

2. 阴伤风动

治法：健脾生津。

方药：钱氏白术散。

按：若呕吐泄泻频作，则阴液亏耗，致虚风内动而成慢惊。《医学纲目·卷之三十六》云："惊风或泄泻等症烦渴者，皆津液内耗也。不问阴阳，宜煎钱氏白术散，使满意取足饮之，弥多弥好。"白术散是钱乙创制的，由人参、茯苓、炒白术、藿香叶、木香、甘草、葛根组成，功效主要是健脾生津，用于治疗脾胃虚弱、津液内耗、呕吐泄泻频作、烦渴多饮。全方融补、运、升、降为一体，补而不滞，并且针对婴幼儿腹泻的脾运不足，容易耗伤阴液的特点，起到标本兼顾的治疗效果。自钱乙之后，历代医家亦多用此方，不仅楼英在《医学纲目》中引用此方，明代儿科大家万全提出："白术散乃治泄作渴之神方。"慢惊风治疗大法应以补虚治本为主，若脾虚泄泻阴液亏耗、虚风内动，用钱氏白术散恰到好处。

3. 脾肾阳衰

治法：健脾补肾，温补元阳。

方药：补脾益真汤。

木香 当归 人参 黄芪 丁香 诃子 陈皮 厚朴_{姜制} 甘草_炙 肉蔻_{面裹，煨} 草果 茯苓 白术 桂枝 半夏_{汤泡} 附子_{炮，各半两} 全蝎_{炒，每服加一枚}

上咬咀，每服三钱，水一盏半，姜一片，枣一枚，煎六分，稍热饥服。服讫，令揉心腹以助药力。候一时，方与乳食。渴者，加茯苓、人参、甘草，去附子、丁香、肉蔻。泻者，加丁香、诃子肉。呕吐，加丁香、半夏、陈皮。腹痛者，加厚朴、良姜。咳嗽，加前胡、五味子，去附子、官桂、草果、肉蔻。足冷加附子、丁香、浓朴。恶风自汗，加黄芪、官桂。痰喘加前胡、枳实、赤茯苓，去附子、丁香、肉蔻、草果。气逆不下，加前胡、枳壳、槟榔，去当归、附子、肉豆蔻。腹胀，加浓朴、丁香、前胡、枳壳。

按：若胎禀不足，脾胃素虚，复因吐泻日久，或误服寒凉，伐伤阳气，以致脾肾阳衰，阴寒内盛，体内阳气衰竭，不能温煦筋脉，而致时时搐动之慢脾风证。治宜健脾补肾，温补元阳，方用陈氏补脾益真汤。正如《医学纲目·卷之三十六》引陈文忠言："补脾益真汤治胎弱吐乳便清，而成阴痫，气逆涎潮，眼珠直视，四肢抽掣，或因变蒸客忤，及受惊误服凉药所作。"方中人参、茯苓、白术、陈皮、半夏、生姜、大枣，即六君子汤，补脾燥湿；加黄芪、当归补气益血；丁香、诃子肉、厚朴、肉豆蔻、草果、桂枝、附子以温补元阳、温肾燥涩；全蝎搜风止搐。该方主治小儿胎禀怯弱、呕吐乳奶、便清之慢惊风证，可谓陈氏学术思想的一个代表方剂。陈氏特别强调先后天之间的相互依存关系，重视脾肾同治，补脾益真汤，融温阳、益气、助运、涤痰、祛风于一炉，可广泛用于多种虚寒证候。慢惊风脾肾阳衰证易进展为亡阳欲脱之证，若见脉微细欲绝等危象者，应及时投以益气回阳固脱之品，不可待诸症悉具再用药，否则延误投药时机，会危及患儿生命。

（三）癫痫

肾为先天之本，脾为后天之本，先天禀赋不足元阴亏乏，后天调摄失宜脾失运化，均可造成气机不利，津液运行不畅，日久可使痰浊内生，或若复受于惊，惊则气乱，痰随气逆，上蒙心窍则神昏，横窜经络引动肝风则抽搐。本病的发作期以病因辨证为主，常见的病因有惊、风、痰、瘀血等。现举数例，以观其要：

1. 惊痫

治法：镇惊安神。

方药：蛇黄丸。

真蛇黄醋淬，三个 郁金三分，一处为末 麝香另研，一钱

上为末，粳米饭丸如桐子大。每服三二丸，煎金银磨刀水化服。

按：蛇黄丸中用蛇黄息风，麝香开窍，郁金清心开窍、化痰解郁，煎金银磨刀水定惊。用磨刀水送服，取铁之重坠之意，坠痰止痉。

2. 痰痫

治法：豁痰止痉。

方药：胆星二两 全蝎去翅足，炒，半两 白附子一两 薄荷半两 僵蚕炒，一两 川芎一两

上为末，粥丸，青黛为衣。每服一二丸，姜汤下。

按：痰阻经络，上逆窍道，阻滞脏腑气机升降之道，清阳被蒙，导致癫痫发作，正如《医学纲目·卷之十一》所言："癫痫者，痰邪逆上也。"方中胆南星豁痰开窍；白附子祛风痰、定惊痫；全蝎、僵蚕息风止痉；川芎活血行气；薄荷疏风清热解郁；青黛清肝泻火定惊；姜汤温中化痰。诸药合用，豁痰止痉。

3. 脾虚痰盛

治法：健脾化痰。

方药：露蜂房焙，一两 石绿一两 桂心 远志去心 人参各半两 朱砂一钱

上为末，粥丸如桐子大。每服二三十丸，白汤下。

按：癫痫反复发作，耗伤机体气阴，脾胃损伤，痰浊内生，阻滞经脉。方中人参健脾益气，远志安神祛痰，桂心温阳通脉，露蜂房祛风散结，石绿坠痰开窍，朱砂宁心安神。

五、医案评析

（一）摇头

郑都丞子患七年摇头，三年下血，已服百余方，前后所服治摇头者，无非风药止血者，或作痢，或作肠风，百药无效。予既视其病，又知其详，亦不明其标本，退而思之，乃肝血盛，外有风热乘之。肝属木，盛而脾土为木所克。脾与肺是子母，俱为肝所胜，而血遂渍于大便，故便血不止。遂处一方，但损肝祛风而益脾。初亦一时之见，只数服而愈。十余日后，血止而下

白脓，遂得以安。

按： 该病案为楼英引用汤氏的病案。患者肝风摇头伴便血，乃肝血旺盛，外有风热乘之，则肝木旺盛，乘脾土侮肺金，从而肺脾虚而肝木旺，引动肝风，发为摇头；肝血盛而血妄行，肺脾虚而气不摄血，故便血不止。用健脾益气、平肝祛风之法治疗，十余日后而愈。摇头与现代中医儿科学中的抽动症相似，与肝最为密切，虚实并见，变异多端，表现多样。

（二）急惊风

李司户孙，百日病来搐三五次，请众医治。或作天吊，或作胎惊，或作惊痫，皆无应者。后钱氏用大青膏如豆许一服发之，复与涂囟法及浴体法，三日而愈。何以然？婴儿初生，肌骨嫩怯，一被风伤，遂不能任，故发搐也。然频发者轻，以客风在内，每遇不任即搐，轻则易歇，故发频也。搐稀者是五内发病，不可救也。频搐者宜散风冷，故用大青膏，亦不可多服。盖儿至小，易虚易实，多即生热，止宜用下涂囟法。

按： 该病案为楼英引用钱乙的病案。抽搐频发者轻，抽搐稀发者不可救也。因为频发由外邪引起，相当于急惊风，比较好治疗；搐稀者是五内发病，是五脏虚而引起的慢惊风，比较难治疗。该病案中患者被外邪伤，属于急惊风，先内用小剂量大青膏清热化痰、息风定惊，再外用涂囟法及浴体法使外邪从囟门及皮肤毛孔而出，内外兼治，疗效显著，故患者三日而愈。另外，因为小儿易虚易实，所以用药不可多服，中病即止，以免耗伤小儿正气。

（三）慢惊风

东都王氏子吐泻，诸医用药下之，致虚变慢惊，其候昏睡露睛，手足瘈疭而身冷。钱曰：此慢惊也。与瓜蒌汤，其子胃气实即开目而身温。王疑其子不大小便，令诸医以药利之，医留八正散等，数服不利，而身复冷。令钱氏利小便。钱曰：不当利小便，利之必身冷，一二日果身冷矣。因抱出。钱曰：不能食而胃中虚，若利大小便，则脾胃俱虚，当身冷而闭目即死。今幸胎气实而难衰也。钱氏用益黄散、使君子丸四服，令微能饮食。至日午，果能饮食。所以然者，谓利大小便，脾胃虚寒，当补脾不可别攻也。后又不语，诸医作失音治之。钱曰：既失音，何开目而能饮食？又牙不紧而口不噤也？诸医不能晓。以地黄补肾，钱曰：此因用凉药利小便，至脾肾俱虚，今脾已实，肾尚虚，故补肾必安。治之半月而能言，一月而痊。

按：该病案为楼英引用钱乙的病案。最初是因为呕吐泄泻，其他医者妄用下法，导致中焦受损、脾胃虚寒，故昏睡露睛、手足瘛疭而身冷。脾土既虚，则脾虚肝旺，肝亢化风，致成慢惊之证。钱乙用瓜蒌汤，服用后患者胃气实，即开目而身温。可能是脱水的原因，患者小便少，其父令其他医者以药利小便，再次导致脾胃俱虚，钱氏用益黄散、使君子丸四服后脾胃之气有所恢复，能饮食，但是后又不语，钱乙认为牙不紧而口不噤，是因为脾胃之气虽已恢复，但是肾气尚未恢复，故用地黄丸补肾，治之半月而能言，一月而痊。该病案提醒儿科医师应十分重视小儿脾胃，处处顾及脾胃之气，切勿使之损伤。

（四）肺脾虚而肝旺

徐氏子三岁病潮热，每日西则发搐，身微热而目微斜露睛，四肢冷而喘，大便微黄。请钱与李同治。钱问李曰：病何搐也？李曰：有风。何身热微温？曰：四肢所作。何目斜睛露？曰：搐则目斜。何肢冷？曰：冷厥，心内热。曰：何喘？曰：搐之甚也。曰：何以治之？曰：凉惊丸，鼻中灌之，必搐止。钱又问曰：既谓风病温壮，搐引目斜露睛，内热肢冷，及搐甚而喘，并以何药治之？李曰：皆此药也。钱曰：不然。搐者，心肝实也；身微热者，日西肺用事之时也；肺主身温，今且热者，肺虚也；目微斜露睛者，肝肺相乘胜也；四肢冷者，脾虚也，肺若虚甚，则脾母亦弱，木气乘脾，四肢即冷。治之当先补脾肺，用益黄散、阿胶散，得脾虚退，然后治其心肝，以泻青丸、导赤散、凉惊丸治之，九日愈。

按：该病案为楼英引用钱乙的病案。傍晚在申酉戌时系肺金气当旺之时，病不见实而现虚，症见抽搐，目微斜视，手足冷而喘，身微热，露睛，大便淡黄。属肺脾虚寒，兼见肝旺之证。钱乙认为，是因为肝木有余，乘脾土侮肺金，从而肺脾虚而肝旺。故治之当先补脾肺，用益黄散、阿胶散，当脾虚好转后，然后治其心肝，以泻青丸、导赤散、凉惊丸治之，九日愈。

（五）预测惊风发作

广亲宅七太尉，方七岁，潮热数日欲愈。钱谓父二大王曰：七使潮热将安，八使预防惊搐。王怒曰：但使七使愈，勿言八使病。钱曰：八使过来日午间即无苦也。次日午前果作搐，急召钱治之，三日而愈。盖预见其目直视而腮赤，必肝心俱热，更坐石杌子，乃欲就冷，此热甚也。又肌肤素肥盛而本实，其脉急促，故发搐。克言午时者，自寅至午，皆心肝用事之时，治之乃泻心肝补肾自安矣。

按：该病案为楼英引用钱乙的病案。钱乙通过观察患者坐石杌子而得知身热喜冷，此热甚也；通过望诊其目直视而腮赤而得知其肝心俱热；又根据患者肌肤素肥盛而本实、其脉急促，预测患者即将发生惊风；最后根据四时分主以四脏的辨证方法，进一步预测出抽搐的发作时间，可谓见微而知著。根据钱乙的四时分主以四脏辨证方法，治疗用泻心肝补肾法，泻心肝补肾法是治疗心肝火旺而肾水亏之证，常用于惊厥等证的一种治疗方法，根据钱乙所言："治心，导赤散、凉惊丸。""补肾，地黄丸；治肝，泻青丸。"

（六）根据五行生克规律治疗惊风

李寺丞子，三岁发搐，自卯至巳，目右视，大叫哭。钱见曰：此逆也。男为阳，本发左视无声则顺，右视有声则逆。所以然者，左肝木也，右肺金也，逆则二脏相战，金木相击而有声也。治宜泻强补弱。假令女发搐，目左视，是肺来乘肝，肝不能任，故叫哭也。当泻其肺，后治其心，续治其肝，若病在秋（日西时同），肺兼旺位，当大泻其肺。若病在春（早晨时同），此肝旺之时尚不能胜肺，是肺强而肝木弱也。当补其肝肾，大泻其肺。若男发搐，目右视，是肝来胜肺而叫哭，当泻其肝心。若病在春夏（早晨、日中时同），肝心旺时，当大泻其肝。若病在秋冬（日晡时同），此肺旺之时尚不能胜肝，是肝强而肺极虚也，当补其肺，大泻其肝。所以言目反视者，乃肝主目也。凡搐，则是风热相搏于内。风属肝，故外见于目也。今此病男反女症，故稍易治于女也。先泻其肺，以泻肺汤主之。二日不闷乱，知病退也。后用地黄丸补肾。三服后，用泻青丸各二服，以泻心肝，五日而愈。又肺虚不泻者。何也？曰：假令男目右视，木克金，肝旺胜肺，而但泻肝。若更病在春夏，金气极虚，故当补其肺，慎勿泻也。

按：该病案为楼英引用钱乙的病案。钱乙把五行相生相克规律应用于五脏辨证体系，并结合四时分主以四脏理论。与《素问·四气调神大论》《素问·金匮真言论》《素问·五脏生成》等篇一脉相承。对于论述儿科疾病的病因病机，进行儿科疾病的诊断、治疗，推断儿科疾病的传变、预后等，有着重要的指导意义。

第三节 心主热

一、概述

小儿"心常有余"，心神怯弱，易感外邪，各种外邪均易从火化，易见火热伤心生惊的证候。《素问·阴阳应象大论》云："心主舌，其在天为热，在地为火，在体为脉，在脏为心。"《素问·至真要大论》云："诸热瞀瘛，皆属于火。诸痛痒疮，皆属于心。"故楼英在《医学纲目·卷之三十七》卷中对潮热、积热、变蒸热、心痛、弄舌、重舌、木舌、赤丹、疥癣、口疮、癞头疮、脚冻疮、痘疮、痘寒战、痘发热、痘吐逆、痘痛等50余种有关小儿热病、舌病、诸痛、疮疡、痘疮病做了详细的论述。分别收录了钱乙、朱丹溪、张洁古等诸多医家对相关疾病病因病机、证治方药等的论述，并加以点评，对后世儿科热病、舌病、诸痛、疮疡、痘疮病的临床诊治有一定的参考指导意义。楼英在本卷中对痘疮做了大量的论述，痘疮主要是指天花，现在天花已绝迹，在本文中不论述。

二、病因病机

（一）感受风热

风热之邪，邪在卫表，卫气不畅，则致发热。小儿发病之后易于传变，即使是外感风寒，正邪相争，寒易化热，或表寒未解，已入内化热，也可形成热证。如《医学纲目·卷之三十七》："风热邪热，四君子汤加生姜、荆芥煎。""风温者，身不热而口中气热，又有风温症者，但温而不热。"

（二）食伤胃热

小儿脾常不足，乳食不知自节。若调护失宜，喂养不当，则易为乳食所伤。乳食不节，脾胃受损，纳化不及，宿食停聚，积而不化，乃成积滞，积而化热。如《医学纲目·卷之三十七》："食伤胃热熏蒸""疳热，面黄，吃炭土，羸瘦，鼻下赤烂。""小肠有宿食，常暮发热，明日复止，此宿食夜热也。""弄舌，脾脏微热，令舌络微紧，时时舒舌。"

（三）痰热相结

小儿肺脾虚弱，气不化津，痰易滋生。若外感邪热稽留，炼液生痰，或素有食积内热，或心肝火盛，痰热相结，阻于气道，积而化热。如《医学纲目·卷之三十七》："风痰热，晚热早凉，吃水无时，此候乃痰作潮而生风热。""金星丸治风热结聚，喉内痰鸣，喘粗咳嗽，面红腮肿，咽膈壅塞，发热，狂躁，多渴。"

（四）热毒侵袭

小儿皮肤柔嫩，皮肤容易擦破，邪毒乘机侵袭，搏于皮肤，毒热炽盛，邪从火化，壅阻经脉，气血凝滞，则发生痈疖、腮肿、赤丹、疥癣、面疮、癞头疮等。例如《医学纲目·卷之三十七》载："小儿丹毒，乃热毒之气极与血相搏而风乘之，故赤肿，及游走遍身者，又名赤游风。""丹瘤热毒气客于腠理，搏于血气，发于外皮上，赤如丹。""小儿赤溜，主伤血热。""小儿经络蕴热，头面及身体生疮。"

（五）虚证

久病迁延不愈，或汗后气不归元者，则耗伤气阴。如《医学纲目·卷之三十七》云："表热去后，又发热者何也？世医到此，尽不能晓。或再用凉药，或再解表，或以谓不可医，误致夭伤者甚多。此表里俱虚，气不归元，而阳浮于外，所以再发热，非热证也。只用六神散入粳米煎，和其胃气，则收阳归内，身体便凉。"楼英引钱乙言："菖蒲丸治小儿心气不足，五六岁不能言。""盗汗，睡而自汗出，肌肉虚也。""胃怯，汗上至顶，下至脐，此胃虚。"

（六）变蒸

变蒸是古代医家阐述婴幼儿生长发育规律的一种学说。古代医家认为，两岁以内的小儿，生长发育特别迅速，每隔一定的时间，即有一定的变化，就是智慧逐渐聪明，表情逐渐活泼，身体逐渐长高，筋骨逐渐坚强。在此期间有一个变化和蒸发的过程，针对这种过程，前人提出了"变蒸"学说。所谓"变蒸"：变者，变其情智，发其聪明；蒸者，蒸其血脉，长其百骸。古代医家认为，变蒸期间的小儿有时会出现生理性发热，亦有小儿感邪出现发热等症状。如《医学纲目·卷之三十七》云："变者上气，蒸者体热。每经一变一蒸，情能既异，轻则发热微汗，其状似惊，重则壮热脉乱而数，或吐或汗，或烦啼躁渴。轻者五日解，重者七八日解，其候与伤寒相似。亦有变蒸之余续感寒邪者，但变蒸则耳冷冷，上唇发泡，状如泡珠。若寒邪搏之，则寒热交争，腹中作痛，而啼叫之声，日夜不绝。变者易也，蒸于肝则目眩微赤，蒸于肺则嚏嗽毛耸。""小儿所以变蒸者，是荣其血脉，改其五脏，故一变竟，辄觉情态有异。其变蒸之候，变上气者，蒸者体热。变蒸有轻重，其轻者体热而微惊，耳冷尻冷，上唇头白泡起，如鱼目珠子，微汗出。重者体壮热而脉乱，或汗或不汗，不欲食，食辄吐，目白睛微赤，黑精微白。又云：目白者重，赤黑者微，变蒸毕，自精明矣。此其证也。"

三、热病的辨证

（一）辨五脏

钱乙《小儿药证直诀》在《内经》五脏热病学说的基础上，提出了小儿五脏热证的辨证论治。楼英在《医学纲目·卷之三十七》中引用了钱乙的五脏热病辨证："肝热，手寻衣领及乱捻物""肺热，手掐眉目，日西热甚，咳嗽寒热，壮热饮水""心热，视其睡，口中气温，或合面卧，及上窜摇头切牙，皆心热也""脾热，则目黄肚大，怠惰嗜卧，身热饮水，四肢不收""肾虚，则下窜畏明……颊赤，由心脏邪热上攻也""面上证：左腮为肝，右腮为肺，额上为心，鼻为脾，颊为肾，赤者热也，随证治之。"

（二）辨表里

楼英在《医学纲目·卷之三十七》卷中，对表里辨证做了诸多例举，如"小儿脉沉而数者，骨间有热，欲以腹按冷清也""身热不饮水者，热在外；身热饮水者，热在内"。同卷又云："小儿积热者，表里俱热，遍身皆热，颊赤口干，小便赤，大便焦黄，先以四顺、清凉饮子利动脏腑则热去。既去复热者，内热已解，而表热未解也，当用惺惺散、红绵散加麻黄微发汗，表热乃去。"

（三）辨虚实

楼英在《医学纲目·卷之三十七》卷中，除辨脏腑、辨表里外，注重虚实的辨证，如《医学纲目·卷之三十七》云："表热去后，又发热者何也？世医到此，尽不能晓。或再用凉药，或再解表，或以谓不可医，误致夭伤者甚多。此表里俱虚，气不归元，而阳浮于外，所以再发热，非热证也。"

（四）辨热型

对于热型的辨证，楼英在《医学纲目·卷之三十七》中有相关论述，如"风温热，壮热相似。潮热，时间发热，过时即止，来日根据时又热，此欲发惊候也。壮热者，一向热而不已，甚则发惊痫也。风温者，身不热而口中气热，又有风温症者，但温而不热。伤寒热，口热，呵欠顿闷，项急。痘疮热，喷嚏，悸动，耳尖冷。变蒸热，唇上白泡珠起，耳冷。疳热，面黄，吃炭土，羸瘦，鼻下赤烂。惊风热，发搐悸痫，脉数，烦躁，颠叫恍惚"。

（五）辨预后

对于热病的预后，楼英在《医学纲目·卷之三十七》中也有论述，如引《素问·通评虚实论》文："帝曰：乳子而病热，脉悬小者何如？岐伯曰：手足温则生，寒则死。"

四、治则治法

楼英在《医学纲目·卷之三十七》中论述了小儿热病、舌病、诸痛、疮疡、痘疮病的治则治法，引用了钱乙的五脏热证辨证论治，对痈疖、腮肿、赤丹、疥癣、面疮、癞头疮等疾病的外治法进行了详细的论述。

（一）清脏腑热

小儿脏腑娇嫩，肌肤薄弱，若调护失宜，风寒暑湿燥火六淫之邪乘虚而入，或者疾病内伤，导致机体营卫气血失和，脏腑阴阳失调而发生热证。楼英在《医学纲目·卷之三十七》中引用了钱乙的五脏热证辨证论治："肝热，手寻衣领及乱捻物，泻青丸主之。壮热饮水喘闷，泻白散主之。肺热，手掐眉目，日西热甚，咳嗽寒热，壮热饮水，甘桔汤主之。若肺虚热，唇深红色，轻者泻白散，重者凉膈散主之。心热，视其睡，口中气温，或合面卧，及上窜摇头切牙，皆心热也，导赤散主之。脾热，则目黄肚大，怠惰嗜卧，身热饮水，四肢不收，泻黄散主之。肾虚，则下窜畏明，地黄丸主之。颊赤，由心脏邪热上攻也，宜服导赤散。"《医学纲目·卷之三十七》载："弄舌，脾脏微热，令舌络微紧，时时舒舌，治勿用冷药及下之，当少与泻黄散，渐服之。（田氏云：若肥实者，用牛黄散治之，）或欲饮水，医疑为热，用冷药下之者，非也。饮水者，脾胃津液少故也，又加面黄肌瘦，五心烦热，即为疳，宜加胡黄连辈。"

（二）清表热

由于外邪郁闭肌表，开阖失司，出现发热等症，可用疏风解表药物，使郁于肌表的邪气从表而解。如《医学纲目·卷之三十七》："连翘散治热在外而不厥。"《医学纲目·卷之三十七》云："小儿积热者，表里俱热，遍身皆热，颊赤口干，小便赤，大便焦黄，先以四顺、清凉饮子利动脏腑，则热去。既去复热者，内热已解，而表热未解也，当用惺惺散、红绵散加麻黄微发汗，表热乃去。""红绵散……凡小儿风热，头目不清，并宜服之。若伤寒有表证发热者，每服入去节麻黄末五分。"

（三）清里热

主要适用于热毒炽盛的里热证、实热证。常因病邪由表入里，邪气炽盛，毒热内闭，或痰热、食积化火。如《医学纲目·卷之三十七》载："四顺饮子治热在内而不厥。""小儿客热在内，不思乳食，先用导赤散，次用益黄散。实热在内者，四顺饮之类。"《医学纲目·卷之三十七》云："红绵散……有里热心燥渴者，入滑石末半钱，同煎服之。"亦云："桃枝丸疏取积热及结胸。""栀豉饮子治小儿蓄热在中，身热狂躁，昏迷不食。""虎杖散治实热盗汗。"

（四）清虚热

小儿脏腑娇嫩，感邪日久，则正虚邪恋，耗伤阴液，余邪留恋不去，则致低热盗汗等。治宜清虚热，如《医学纲目·卷之三十七》记载："地骨皮散，治虚热潮作。""犀角散治小儿骨蒸肌瘦，颊赤口干，晚潮热，夜有盗汗，五心烦躁，四肢困倦，饮食虽多，不生肌肉。""小儿潮热盗汗，胡黄连、柴胡等为细末，炼蜜丸芡实大。每二丸酒化开，入少水，煎小沸，服。"《医学纲目·卷之三十七》云："表热去后，又发热者何也？世医到此，尽不能晓。或再用凉药，或再解表，或以谓不可医，误致夭伤者甚多。此表里俱虚，气不归元，而阳浮于外，所以再发热，非热证也。只用六神散入粳米煎，和其胃气，则收阳归内，身体便凉。"楼英还引钱乙言："黄芪散治虚热盗汗……盗汗，睡而自汗出，肌肉虚也，止汗散主之。"

（五）清火凉血解毒

邪毒乘机侵袭，搏于小儿皮肤，毒热炽盛，壅阻经脉，气血凝滞，则发生痈疖、赤丹、疥癣等。治宜清火凉血解毒，如《医学纲目·卷之三十七》记载："生料四物汤治血热生疮，遍身肿痒……生地 赤芍药 川芎 当归 防风（各半两）黄芩（一钱半）上咬咀，水煎，量大小加减。""小儿赤瘤，主伤血热。宜生地黄、木通、荆芥苦药带发表之类，外以芭蕉油涂患处。"

（六）清热消积和胃

宿食停聚，乃成积滞，积而化热。治宜清热消积和胃。如《医学纲目·卷之三十七》："食伤胃热熏蒸。白术（一两），半夏、黄连（各半两），加平胃散，粥食后白汤下。"

（七）清热化痰

若外感邪热稽留，炼液生痰，痰热相结。治宜清热化痰。如《医学纲目·卷之三十七》载："风痰热，晚热早凉，吃水无时，此候乃痰作潮而生风热，即宜金星丸下之。或气弱者不可下，宜夺命散以控下涎，次服惺惺散加南星、白附子。""金星丸治风热结聚，喉内痰鸣，喘粗咳嗽，面红腮肿，咽膈壅塞，发热，狂躁，多渴。""重舌治法。用苦竹沥渍黄柏末点舌上。"

（八）清热息风

若热证起病急骤，化热化火，逆传心包，则火极动风。治宜清热息风。如《医学纲目·卷之三十七》载："治小儿惊热。全蝎 天南星取心为末，一钱 人参三钱 蛇蜕三钱，上为末，薄荷、蜜汤调下。"

（九）引火归原

若久病吐泻，脾胃虚寒，阳虚气弱，无根之虚火上浮。治宜引火归原。如《医学纲目·卷之三十七》载："口疮服凉药不愈者，此中焦气不足，虚火泛上，宜附子理中汤。"

（十）吐法

对于一些小儿热证，可用吐邪外出的方法。如《医学纲目·卷之三十七》载："小儿发热，手足伏热，痰热，必用吐法。轻剂苦参、赤小豆末；重剂瓜蒂散、淡豉汁调服之。如不吐，用鹅翎探之。""小儿客热在内，不思乳食……在上者吐之。"

（十一）清变蒸热

对于变蒸热的治疗，《医学纲目·卷之三十七》云："凡五脏六腑筋脉骨节，循环各有证应，其治法和平之剂微表之，热实者微利之，或不治亦自愈。""单变小微，兼蒸小剧，凡蒸，平者五日而衰，远者十日而衰。先期五日，后期五日，为十日之中，热乃除耳。或违日数不歇，切不可妄治及灸刺。""若身热耳热尻亦热，此乃他病，可作别治。""紫霜丸治小儿变蒸发热不解，并夹伤寒温壮热，汗后热不渴，及腹中有痰癖，哺乳不进，乳则吐，食痫，先寒后热者。"

（十二）外治法

《医学纲目·卷之三十七》篇中引用大量外治法，尤其是痈疖、腮肿、赤丹、疥癣、面疮、癞头疮等疮疡的外治法。例如《医学纲目·卷之三十七》

载："治小儿毒瓦斯攻腮，赤肿可畏者，皂角去核，二两 天南星生用，二钱 糯米一合，上为细末，姜汁调涂，立效。""丹瘤热毒气客于腠理，搏于血气，发于外皮上，赤如丹，当以白玉散涂之。""又敷丹毒方，只一夜消尽。用花蕊石，生姜、薄荷自然汁调，鹅毛刷上患处为妙。""小儿十种丹瘤肿毒所起形候并方治法：一飞灶丹，从顶头起先肿。用葱白研取自然汁涂。二古灶丹，从头上红肿痛，用赤小豆末，鸡子清调涂。三鬼火丹，从面起赤肿，用灶心土，鸡子清调涂。四天火丹，从背起赤点，用桑白皮末，羊脂调涂。五天灶丹，从两肾赤肿黄色，用柳叶烧灰，水调涂。六水丹，从两胁虚肿，用生铁屑为末，猪粪调涂。七胡火丹，从脐上起黄肿，用槟榔为末，米醋调涂。八野火丹，从两脚赤肿，用乳香末，羊脂调涂。九烟火丹，从两脚有赤白点，用猪槽下土，麻油调涂。十胡漏丹，从阴上起黄肿，用屋漏处土，羊脂调涂。"《医学纲目·卷之三十七》载："疮癣治法。浸淫疮，宜用苦瓠散涂之。干癣，宜用羊蹄根绞自然汁调腻粉涂之。湿癣，宜用青金散贴之。""眉炼治法。用青金散敷之。如不愈，烧小麦存性研细，好油调涂。""小儿耳后月蚀疮。蚯蚓粪烧，以猪油和，敷之。耳上生疮。竹叶烧末，猪脂敷之，妙。杨氏以鸡子白和敷，立瘥。耳月蚀方，胡粉和上敷之。耳后月蚀，黄连末敷之，安。""治小儿面疮，通面烂无全肤，脓水流漓，百药不效者。陈年腊猪油不入盐者，敷之神效。""南星膏治口疮，小儿难用药。以大天南星去皮，取中心龙眼大，为末，却用酸醋调，涂脚心，甚妙。""小儿癞头。用烧红炭淬长流水，令热洗之，仍用芫荽子煎猪脂，去子用脂敷患处。又法，用胡荽子、伏龙肝、悬龙尾、黄连、白矾为末，油调敷。""生附散治烂脚疮。用生附子为末，面水调敷之愈。"

五、证治举要

楼英在《医学纲目·卷之三十七》卷中对潮热、积热、变蒸热、心痛、弄舌、重舌、木舌、迟言、盗汗、自汗、赤丹、疥癣、口疮、癞头疮、脚冻疮、痘疮、痘寒战、痘发热、痘吐逆、痘痛等 50 余种有关小儿热病、舌病、诸痛、疮疡、痘疮病进行论述。其中对热病、迟言、盗汗、自汗、赤丹、口疮等病证的病因病机、分型论治做了较为详细的论述。现举数例如下：

（一）热病

楼英在《医学纲目·卷之三十七》中，对小儿热病进行了全面的论述，例如引用了钱乙的五脏热证辨证，引用钱乙之言论述治疗热病的注意事项："热证疏利，或解化后无虚证，勿温补，热必随生。"对热病的辨证论治，包括脏腑辨证论治、表里虚实辨证论治等，不能尽数，现举数例，以观其要：

1. 心热

治法：清心养阴。

方药：导赤散。

生地黄 木通 甘草各等分

上同为末。每服三钱，水一盏，入竹叶七片，同煎至五分，食后温服。

按：心属南方，其色为赤，故曰导赤。导赤散出自《小儿药证直诀》："心热。视其睡，口中气温，或合面睡，及上窜咬牙，皆心热也，导赤散主之。心气热则心胸亦热，欲言不能而有就冷之意，故合面睡。"临床常用导赤散治疗口腔炎、鹅口疮、小儿夜啼等心经有热者。方中生地甘寒，凉血滋阴降火；木通苦寒，入心与小肠经，上清心经之火，下导小肠之热，两药相配，滋阴制火，利水通淋，共为君药。竹叶甘淡，清心除烦，淡渗利窍，导心火下行，为臣药。生甘草梢既可清热解毒、调和诸药，还可防木通、生地之寒凉伤胃，为方中佐使。方中甘寒、苦寒相合，滋阴不恋邪，泻火不伐胃。正如《医宗金鉴·删补名医方论》所言："心与小肠为表里也，然所见口糜舌疮、小便黄赤、茎中作痛、热淋不利等证，皆心移热于小肠之证。故不用黄连直泻其心，而用生地滋肾凉心，木通通利小肠，佐以甘草梢，取易泄最下之热，茎中之痛可除，心经之热可导也。此则水虚火不实者宜之，以利水而不伤阴，泻火而不伐胃也。若心经实热，须加黄连、竹叶，甚者更加大黄，亦釜底抽薪之法也。"

2. 肺热

治法：宣肺解热。

方药：泻白散。

桑白皮一两，炒黄 地骨皮一两 甘草半两，炒

上为细末。每服二钱，水一盏，入粳米百粒同煎，食后服。

按：肺属西方，其色为白，故曰泻白。泻白散出自《小儿药证直诀》。本方主治肺有伏火郁热之证。方中桑白皮甘寒性降，专入肺经，清泄肺热，故以为君。地骨皮甘寒入肺，可助君药清降肺中伏火，为臣药。君臣相合，清泄肺热，以使金清气肃。炙甘草、粳米养胃和中以扶肺气，共为佐使。本方之特点是清中有润、泻中有补，既不是清透肺中实热以治其标，也不是滋阴润肺以治其本，而是清泻肺中伏火以消郁热，对小儿"稚阴"之体具有标本兼顾之功，与肺为娇脏、不耐寒热之生理特点亦甚吻合。

3. 肝热

治法：清肝泻火。

方药：泻青丸。

当归_{去芦，焙称} 草龙胆_{焙称} 川芎 栀子 川大黄_煨 羌活 防风_{去芦}

上各等分为末，炼蜜为丸，鸡头大。每服一丸，煎竹叶汤同砂糖温水化下。

按：肝属东方，其色为青，故曰泻青。泻青丸出自《小儿药证直诀》。本方治疗肝经郁火，方用龙胆草直泻肝火；大黄、栀子助龙胆草泻肝胆实火，导热下行，从二便分消；羌活、防风辛散风邪肝火，能畅肝木条达舒畅之性，乃"火郁发之"之意；竹叶清热除烦，引热从小便而出；当归、川芎养肝血以防火热伤及肝阴，使泻肝而不伤正。全方共奏清肝泻火、养肝散瘀之功。

4. 脾热

治法：泻脾胃伏火。

方药：泻黄散。

藿香_{七钱} 山栀仁_{一两} 石膏_{半两} 甘草_{二两} 防风_{四两}

上锉，同蜜酒微炒香，为细末。每服二钱，水一盏，煎清汁服。

按：脾属中土，其色为黄，故曰泻黄。泻黄散出自《小儿药证直诀》。本方主治脾胃伏火证：目疮口臭、烦渴易饥、口燥唇干、舌红脉数，以及脾热弄舌等。方中石膏、山栀泄脾胃积热为君；防风疏散脾经伏火为臣；藿香叶芳香醒脾为佐；甘草泻火和中为使。诸药合用，共奏泻脾胃伏火之功。本方既清泄脾中伏热，又振复脾胃气机，虽名"泻黄"，而以风药疏散伏火，是散火即所以泻火。立此方者，可谓深得《内经》"火郁发之"之微旨。

5. 肾虚

治法：滋阴降火补肾。

方药：地黄丸。

熟地黄 山茱萸 干山药 泽泻 牡丹皮 茯苓_{去皮}

上为末，炼蜜为丸如梧桐子大，空心温水化下三丸。

按：肾藏精，阴虚生内热，甚者虚火上炎，故骨蒸潮热、消渴、舌红少苔。治宜滋阴补肾为主，适当配伍清虚热之品。地黄丸系钱乙从《金匮要略》的肾气丸减去桂枝、附子而成。方中重用熟地黄滋阴补肾、填精益髓，为君药。山茱萸补养肝肾，并能涩精。山药补益脾阴，亦能固肾。泽泻利湿而泄肾浊，并能减熟地黄之滋腻。茯苓淡渗脾湿，并助山药之健运，与泽泻共泄肾浊，助真阴得复其位。丹皮清泄虚热，并制山萸肉之温涩。

6. 虚热

治法：降火补虚。

方药：地骨皮散。

知母 甘草炙 半夏洗，七次 银柴胡去芦 人参 地骨皮 赤茯苓以上各等分

上为细末，每服二钱，三片，水煎，食后温服，量大小加减。

按：地骨皮散出自《小儿药证直诀》："治虚热潮作，亦治伤寒壮热及余热。"方中地骨皮滋阴除蒸降火；银柴胡退虚热、除骨蒸；知母清热泻火、滋阴润燥；用生姜作引，取其发散之意；人参、茯苓、半夏、甘草健脾和胃而补虚。

7. 积热

治法：清热消积。

方药：清凉饮子。

大黄蒸 甘草炙 当归洗 芍药洗，各等分

上㕮咀，每服五钱，薄荷十叶，水一盏半，同煎至七分，去渣温服。

按：《医学纲目·卷之三十七》云："小儿积热者，表里俱热，遍身皆热，颊赤口干，小便赤，大便焦黄，先以四顺、清凉饮子利动脏腑，则热去。"清凉饮子主治小儿积热，腑脏生热，颊赤多渴，小便赤，大便秘结，肠胃不调等。方中大黄泻下攻积、清热泻火，薄荷疏散风热、解毒利咽，芍药清热散瘀，甘草益气补中、泻火解毒，当归养血活血、润肠通便。诸药合用，表里俱清，扶正以利祛邪，使攻不伤正。

（二）迟言

心主血脉，开窍于舌，言为心声，脑为髓海，语言为智慧的一种表现，若心气不足，肾精不充，脑髓不足，则语言迟缓，智力不聪。从心气不足和肾虚两个方面举例迟言的治疗。

1. 心气不足

治法：养心开窍。

方药：菖蒲丸。

石菖蒲三分 人参五钱 丹参三钱 天麦门冬去心。各一两 赤石脂二钱

《直指》有当归、川芎、朱砂。上为细末，炼蜜丸如绿豆大。温水下十丸至二十丸，日二三服，久服效。

按：心主神明，言为心之声，心气虚弱，故语言迟钝。治宜益气养阴生脉、养血活血开窍。楼英在《医学纲目·卷之三十七》中引钱乙言："菖蒲丸治小儿心气不足，五六岁不能言。"菖蒲丸中石菖蒲开窍益智，人参、麦冬、天冬益气养阴生脉，当归、丹参、川芎活血养血养心，赤石脂补心血、生肌肉，朱砂清心安神。

2. 肾虚

治法：滋阴补肾。

方药：地黄丸。

熟地黄 山茱萸 干山药 泽泻 牡丹皮 茯苓去皮

上为末，炼蜜为丸如梧桐子大，空心温水化下三丸。

按：楼英在《医学纲目·卷之三十七》中引钱乙言："肾怯失音相似，病吐泻及大病后，虽有声而不能语，此非失音，为肾怯不能上接于阳故也，当补肾地黄丸主之。"钱乙在此论述了肾虚而不能言的病因病机及治法。补肾地黄丸六味合用，三补三泻，其中补药用量重于"泻药"，以补为主；肝、脾、肾三阴并补，以补肾阴为主。补肾地黄丸系钱乙从《金匮要略》的肾气丸减去桂枝、附子而成。《小儿药证直诀笺正》说："仲阳意中，谓小儿阳气甚盛，因去桂附而创立此丸，以为幼科补肾专药。"

（三）盗汗

汗是人体五液之一，由阳气蒸化津液而来。如《素问·阴阳别论》所说："阳加于阴谓之汗。"心主血，汗为心之液，卫气为阳，营血为阴，若阴阳脏腑气血失调，卫阳不固，腠理开阖失职，或心热过甚则心液不藏，从而汗液外泄。楼英在《医学纲目·卷之三十七》中引钱乙言："黄芪散，治虚热盗汗。""虎杖散，治实热盗汗。"对于盗汗的治疗从虚热、实热举例论治：

1. 虚热盗汗

治法：益气养阴，固表止汗。

方药：黄芪散。

牡蛎煅 黄芪 生地各等分

上为末，煎服，不拘时。

按：方中黄芪益气固表止汗，生地滋阴退热，牡蛎养阴潜阳。

2. 实热盗汗

治法：清热散瘀。

方药：虎杖散，虎杖水煎服，量多少与之，无时。

按：盗汗多属虚证，但小儿也有因实热而盗汗者。虎杖清热散瘀，血热得清，则气血畅通，阴阳平衡，营卫调和，盗汗则愈。

（四）口疮

《素问·至真要大论》云："诸痛痒疮，皆属于心。"《诸病源候论·唇口病诸侯》云："手少阴心之经也，心气通于舌；足太阴脾之经也，脾气通于口。脏腑热盛，热乘心脾，气冲于口与舌，故令口舌生疮也。"故楼英把口疮放在《医学纲目·卷之三十七》中论述。在本卷中，楼英引用了诸多外治法，例如："南星膏治口疮，小儿难用药，以大天南星去皮，取中心龙眼大，为末，却用酸醋调，涂脚心，甚妙。""牡蛎散治小儿口疮。牡蛎锻通红，取出候冷，研细，以纸裹入土中七日出火气，三钱，甘草炙，为末，一钱。上和匀，时时挑少许糁口中，或吐，皆无害。"而内治法分虚实两型辨证：

1. 心火上炎

治法：清心泻火解毒。

方药：泻心汤方，黄连一味为末，蜜水调，不可煎。

按：火热蕴积心经，循经上炎，熏灼口舌而致口舌生疮。黄连清热解毒、泻心火。现代临床可加用生地清热凉血，竹叶清心除热，木通导热下行，甘草解毒、调和诸药，即泻心导赤散加减。

2. 虚火上浮

治法：引火归原。

方药：附子理中汤。由附子、人参、干姜、甘草、白术各等分组成。

按：若久病吐泻，脾胃虚寒，阳虚气弱，无根之虚火上浮，亦可发为口疮。用附子理中汤温补脾肾、引火归原。方中人参、白术、甘草健脾益气，干姜温中散寒，附子温肾暖脾。诸药合用，振奋中阳、引火归原。正如《幼幼集成·口疮证治》所言："口疮服凉药不效，乃肝脾之气不足，虚火泛上而无制，宜理中汤收其浮游之火，外以上桂末吹之。若吐泻后口中生疮，亦是虚火，理中汤。昧者以为口疮悉为实热，概用寒凉，必不效。"

六、医案评析

1. 发热

朱监簿子五岁，忽发热。医曰：此心热也。腮赤而唇红，烦躁引饮。遂用牛黄丸三服，以一物泻心汤下之，来日不愈，反加无力而不能食。又下之，便利黄沫。钱曰：心经虚而有留热在内，必被凉药下之，致此虚劳之病也。

钱先用白术散，生胃中津液，次以生犀散治之。朱曰：大便黄沫如何？曰：胃气正即泻自止，虚热也。朱曰：医用泻心汤如何？钱曰：泻心汤者，黄连一物耳。黄连性寒，多服则利，能寒脾胃也。坐久，众医至，皆曰实热。钱曰：虚热。若实热何以泻心汤下之不安，又加面黄颊赤，五心烦躁，不食而引饮？医曰：既虚热，何大便黄沫？钱笑曰：便黄沫者，服泻心汤多故也。钱与胡黄连丸治愈。

按：该病案为楼英引用钱乙的病案。患者本为心经虚热，其他医者以心经实热治之，用寒凉之品牛黄丸合泻心汤损伤了脾胃，不但发热不愈，而且食欲不振，这是一例辨证不正确误治的病例。钱乙先用白术散（由人参、茯苓、炒白术、藿香叶、木香、甘草、葛根组成）健脾生津，保护脾胃之气，再用生犀散（由生犀、地骨皮、赤芍药、柴胡根、干葛、甘草组成）清心经虚热，生犀散升清散邪，无寒凉伤中之弊。因患者寒药损伤脾胃之气，发热好了以后发展为热痱，钱乙最终用胡黄连丸治愈。小儿易虚易实，易寒易热，"脾常不足"，其脾胃之体成而未全、脾胃之气全而未壮，疾病的恢复赖脾胃健运生化，患病后着重注意顾护脾胃是儿科的重要治则。

2. 自汗

张氏三子病，大者汗遍身，次者上至顶下至胸，小者但额有汗，众医以麦煎散治之不效。钱曰：大者与香瓜丸，次者与益脾散，小者与石膏汤。各五日而愈。

按：该病案为楼英引用钱乙同病异治的病案。张氏三子都有自汗病，因其出汗部位不同，所以治疗方药不同。长子全身大汗，因汗为心之液，心热过甚则心液不藏，从而汗液外泄全身，方用香瓜丸（胡黄连、大黄瓜、大黄、柴胡、鳖甲、黄柏、芦荟、青皮），方中胡黄连清心降火，大黄瓜清利湿热，大黄泻下攻积、清热泻火，黄柏清热燥湿、泻火除蒸，芦荟泻火解毒，鳖甲滋阴清热，柴胡和解表里、疏肝理气，青皮理气；诸药合用，火热得清而不伤正，热清阳潜，气机通畅而全身汗止。次子上至头顶下至胸部出汗，本证见于肺脾气虚，尤其是平时体质虚弱小儿。肺脾气虚，表卫不固者，以头部、肩背部汗出明显，用益脾散健脾益气温中，培土生金，脾气恢复则肺气恢复，从而汗止。小儿子但额有汗，《灵枢·经脉》云："胃足阳明之脉，起于鼻之交頞中……循发际，至额颅。"只有额部有汗，是为阳明里热，方用石膏汤清热泻火，热清而汗自止。钱乙对张氏三子的自汗进行辨证论治，采用同病异治的方法，各五日而愈。但是其他医者没有进行辨证论治，对张氏三子均以麦煎散治之，所以没有效果。该病例充分体现了辨证论治、同病异治的重要性，非常值得临床医生借鉴。

3. 赤游丹

张三太尉女，十五岁病此，诸医百药俱试而不能中，召予视之，以生料四物汤加防风、黄芩，一日而愈。

按：赤游丹多由胎中毒热，或生后过于温暖，毒热蒸发于外，以致皮肤赤热而肿，色若丹涂，形如片云，游走不定，行于遍身为特征，故名曰赤游风。正如《医学纲目·卷之三十七》所载："小儿丹毒，乃热毒之气极与血相搏而风乘之，故赤肿，及游走遍身者，又名赤游风。"赤游丹的治疗过程中，有部分患者脾胃常弱，不禁大黄等冷药，对于这种情况，楼英提出："生料四物汤治血热生疮，遍身肿痒，及脾胃常弱，不禁大黄等冷药，尤宜服之。生地 赤芍药 川芎 当归 防风各半两 黄芩一钱半 上哎咀，水煎，量大小加减。忌酒面猪羊肉豆腐。"方中当归养血活血，生地黄清热凉血，赤芍清热凉血散瘀，川芎活血行气、畅通气血，上四味组成生料四物汤；防风祛"赤游"之风，黄芩泻火解毒排脓。诸药合用，清火凉血解毒，无大黄等冷药，故清火而不伤脾胃。用药精准恰当，最终"赤游"之风得祛，血中热毒之气得清，该患者服药后一日而愈。

第四节　脾主湿

一、概述

小儿"脾常不足"，其脾胃之体成而未全、脾胃之气全而未壮，因而容易因外邪犯胃、内伤饮食、脾胃虚弱、用药不当、感染寄生虫等病因的作用下，出现受纳、腐熟、精微化生转输等方面的异常。小儿之体处于快速的生长发育阶段，脾为后天之本，气血生化之源，需为小儿迅速长养提供营养物质。小儿脾胃的功能状态与小儿快速生长发育的需求常常不相适应，故而由于乳食失节、食物不洁、脾运失健等因素导致的呕吐、泄泻、腹痛、积滞、厌食等脾系病证较为常见。楼英在《医学纲目·卷之三十八》对呕吐、泄泻、乳食不化、赤白痢、腹胀、水肿、疳、宿食、癖、便秘、黄疸、腹痛、鹅口疮、滞颐、脐风等25种小儿脾胃病做了详细的论述。分别收录了钱乙、朱丹溪、张洁古、李东垣等医家有关小儿脾胃病病因病机、证治方药等论述，并加以点评，对儿科脾胃病的临床诊治有一定的参考指导意义。

二、病因病机

（一）外邪犯胃

小儿脏腑娇嫩，肌肤薄弱，若调护失宜，风寒暑湿燥火六淫之邪乘虚而入，客于胃肠，影响脾胃的功能，而生脾胃病。例如暑性炎热，多夹湿，易耗气伤津，若小儿不耐暑气，肌腠受灼，内侵肺胃，则易吐泻，如《医学纲目·卷之三十八》云："凡小儿盛暑吐泻，邪热在下焦则泻，在上焦则吐。""小儿秋夏伏暑，多有热吐。"小儿冷暖不知自调，易为寒热侵袭而脾胃运化升降功能失职。《医学纲目·卷之三十八》云："小儿伤于风冷，病吐泻。""乘热积于心脾，烦躁，大渴引饮。"小儿感受湿热，内蕴脾胃而致黄疸，如《医学纲目·卷之三十八》云："小儿身体蒸热，胸膈烦满，皮肤如青橘之黄，白睛亦然，湿热所致也。"

新生儿洗浴时，脐部为水湿所侵，水入生疮，客风趁虚而入；或铁器断脐，外风侵入，若正不胜邪，则沿经脉流注五脏，毒入脾结于口则口噤，发生脐风。如《医学纲目·卷之三十八》所言："小儿洗浴，拭脐不干，风入作疮，令儿撮口。""治断脐后为水湿所伤，或袍湿气伤于脐中，或解脱，风冷所乘，致令小儿四肢不和，脐肿多啼，不能乳哺。""婴儿因剪脐伤外风，致疮不干。"

风、寒、暑、湿、燥、火在正常情况下称为"六气"，是自然界六种不同的气候变化。小儿脾胃病寒热变化与气候变化密切相关，例如《医学纲目·卷之三十八》云："五月夏至后吐泻，身壮热者，此热也，盖小儿脏腑十分中九分热也……六月大暑后吐泻，身大温而似热，脏腑中六分热四分冷也……七月立秋后吐泻，身温，脏腑中三分热，七分冷也……八月秋分后吐泻身冷，无阳也。"

（二）伤于饮食

小儿脾常不足，运化力弱，饮食不知自节，若调护失宜，饮食失节或不洁，皆能损伤脾胃。小儿喂养不当，乳食过多，使乳食停留，蓄积中焦，脾胃失健，气机升降失调，胃气上逆则生呕吐，如《医学纲目·卷之三十八》云："凡小儿乳哺，不宜饱满，饱满而必溢，故呕吐。"小儿正常的生长发育有赖于全面丰富的营养物质，若偏食、挑食，致营养失衡，脾胃生化乏源，长期不能满足机体生长发育的需要，脏腑肌肉、四肢百骸失于濡养，气液亏损，形体日渐消瘦而形成疳证，如《医学纲目·卷之三十八》云："小儿乳食不择冷热，好餐肥腻，恣食甘咸，脏腑不和，生疳。"若过食坚硬、厚腻难消之物，则可致脾胃受损，食停中焦，气机壅塞不通，而发生腹痛，如《医学纲目·卷之三十八》云："小儿好吃粽成腹痛。"小儿运化功能薄弱，如乳食难以腐化，积久不消，损伤脾胃，脏腑肌肉、四肢百骸失于濡养，如《医学纲目·卷之三十八》云："乳哺不消，脾胃衰弱，渐不能食，血气减损，肌肉不荣，柴骨羸露。"

（三）脾胃虚弱

先天胎禀不足，早产、多胎、孕期久病、药物损伤胎元、先天畸形，致先天脾胃亏虚，或后天外邪犯胃、伤于饮食、久病迁延不愈，则脾胃虚弱。脾胃功能虚弱，纳化不健，水谷精微化生不足，气血亏耗，脏腑肌肤失于濡养，形体羸瘦，形成疳证，正如《医学纲目·卷之三十八》所言："疳者小儿病癖，或久吐泻，医者妄投转过之药，小儿易为虚实，致令胃虚而亡津液，内发虚热，外消肌肉，一脏虚则诸脏皆弱，其病目胞肿腹胀，痢色无常，渐加瘦瘠，久不瘥可。"脾土既虚，则脾虚肝旺，肝亢化风，致成慢惊之证，如《医学纲目·卷之三十八》云："吐利日久，脾胃虚损，手足厥冷，精神昏塞，多睡露睛，口鼻气凉，欲成慢惊风。"人体水液的正常代谢，水谷精微输布，依赖脾的传输，若脾虚，必然导致水液输布失常而引起水肿，如楼英在《医学纲目·卷之三十八》引用钱乙言云："脾虚而不能制肾水，反克脾土，脾随水行，脾主四肢，故流走而身面皆肿也。"小儿脾虚及肾，肾阳虚不能运化敷布全身，则水肿，肾不纳气，则气喘，楼英引用钱乙言云："脾虚不能胜肾，随肺气上行于四肢，而目肿若水状，肾气漫浮于肺，即大喘也。"小儿脾常不足，脾胃虚冷会经常不自觉地口中溢出涎液，为滞颐，《医学纲目·卷之三十八》云："小儿滞颐者，多涎流出，积于颐上，此由脾胃冷，涎多故也。脾之液为涎，缘脾胃虚冷，不能制其津液，故流出于颐，法当补脾。"脾气虚弱，湿浊内生；或生后为湿邪所侵，湿从寒化，可致寒湿阻滞，导致阴黄。《医学纲目·卷之三十八》云："阴黄则清便自调，面目及身黄，四肢冷，是脾虚不能制肾水。"可见"脾胃虚弱，生气多困"，会导致各种病变。

（四）用药不当

小儿发病容易，变化迅速，易虚易实，易寒易热，治不及时或治不恰当，失治或误治，容易出现病变，正如《医学纲目·卷之三十八》引用钱乙言："小儿易为虚实，脾虚则不受寒温，服寒则生冷，服温则生热，当识此，勿误也。"楼英举例云："小儿伤于风冷，病吐泻。医谓脾虚，以温补之，不已，复以凉药治之，又不能散。"尤其对于小儿疳证，楼英在《医学纲目·卷之三十八》中引用钱乙所言："小儿病疳，皆愚医之所坏病。假如潮热，是一脏虚一脏实，而内发虚热也，法当补母而泻本脏则愈。假令日中发潮热，是心虚热也，肝为心母，法宜先补肝母，肝实而后泻心。心得母气，则内平而潮热自愈。医见潮热，妄谓其实，乃以大黄、牙硝辈诸冷药利之，利既多而不能禁，则津液内亡，渐成疳也。又如癖病发作寒热，饮水，胁下有形硬痛，法当用药渐消磨之。医反以巴豆、砂辈快药下之，小儿易虚易实，下之既过，胃中津液耗损，渐成疳瘦。又有病伤寒五六日，间有下证，以冷药下之太过，致脾胃虚而津液少，即便引饮不止而生热也，热气内耗，肌肉外消，他邪相干，证变诸端，亦成疳病。又有吐泻久病，或医妄下之，其虚益甚，津液燥损，亦能成疳也。"

（五）寄生虫病

小儿缺乏卫生常识，双手易接触不洁之物，又喜吮手指，以手抓取食物，或食用未洗净的生冷瓜果，或饮用不洁之水，以致食入虫卵，进入胃肠，形成寄生虫病。寄生虫寄生肠道可有不同表现，轻者可无症状，或仅见脐周时有疼痛；重者久则耗伤小儿气血，面黄肌瘦，形成虫疳；甚者出现并发症，其中以蛔厥证、虫瘕证多见，需积极救治。如《医学纲目·卷之三十八》云："虫痛，啼哭俯仰，坐卧不安，自按心腹，时时大叫，面无正色，或青或黄，唇白。又目无精色，口吐涎沫，此为虫痛。"

（六）禀赋胎产因素

孕母素体湿盛或内蕴湿热之毒，遗于胎儿。例如《医学纲目·卷之三十八》云："小儿脑疳者，是胎热所为。""鹅口候者，小儿初生，口里白屑，满舌上如鹅口，故曰鹅口。此乃胎热，而心脾最盛，熏发于口也。""母气不足，则赢瘦肉极。"

三、治则治法

楼英根据小儿的生理病理特点，全面论述了小儿脾胃病的治则治法及注意事项，例如在《医学纲目·卷之三十八》云："当先视儿兼脏症，先泻其所实者，而补其虚。"楼英指出补下的原则："盖脾初虚而后有积，所治宜先补脾，然后下之，后又补脾，即愈也。不可补肺，恐生虚喘。"还指出治疗原则有古今及地域的差异："凡有积滞，须辨虚实，况孩儿虚瘦，长短黑白，南北古今不同，不可一概论也。予今之法，实者可服进食丸，虚而微白及疳瘦者，宜服肥儿丸。"值得后世医者借鉴。

（一）和胃法

脾胃同居中焦，脾主运化水谷精微，其气以升为主；胃主受纳腐熟水谷，其气以降为顺，二者脏腑相配，纳运相得，升降相因，共同完成水谷的消化吸收及精微输布。若脾胃不和，升降失司，胃气上逆，则生呕吐；若气食相结，肝脾不和，气机阻滞而发生腹痛；若调护失宜，乳哺不当，饮食失节或不洁，过食生冷瓜果、污染食品或难以消化之食物，则发生泄泻，如《素问·痹论》所说："饮食自倍，肠胃乃伤。"所以楼英认为，和胃止吐、和胃止痛、和胃止泻等和胃法尤为重要。如《医学纲目·卷之三十八》引用钱乙言："小儿初生三日内吐泻，壮热不思乳食，大便乳食不消，或白色，是伤寒，当下之并和胃。"楼英利用和中散"和胃止吐泻、定烦渴、治腹痛"，利用和胃丸"治吐泻不止，欲生慢惊"，利用胆矾丸"治疳消癖，进食止泻，和胃追虫"，利用消食丸"治小儿脾胃不和"。

（二）消食化积法

若小儿乳食不节，暴饮暴食，或饱食强食、临卧多食；或过食坚硬、厚腻难消之物，则可致脾胃受损，食停中焦。治宜消食化积。如楼英在《医学纲目·卷之三十八》中用"阿魏丸治小儿食积，腹如蜘蛛状，肚痛，小便白浊"，并阐述了加减变化："阿魏醋浸一宿，研如泥，半两 黄连炒，半两 花碱研如粉，三钱 山楂肉一两 连翘一两半 半夏皂角水浸一宿，一两，上为末，炒神曲糊丸如卜子大。每服二十丸，空心米饮下。吃果子多者加胡黄连，米食多者加神曲、山楂，肉食多者加阿魏。"他用"消食丸治宿食不消，又名消乳丸，砂仁 陈皮炒 三棱炒 神曲炒 麦芽炒，各半两 香附炒，一两"，并在该篇中详述用七圣丸治疗宿食："三棱 蓬术 川楝 青皮 陈皮 芫花 杏仁，上件等分，先用醋浸芫花一宿，炒渐干，次入蓬、棱同炒赤色。又入陈、楝等再同炒一处，令微焦，取出为末。前药如各半两，杏仁亦用半两，汤浸去皮尖，双仁不用，细研，入巴豆二十粒，去油，和匀，醋糊丸如黍米大。一岁儿常服二丸，临卧温热汤送下，使日间所飧之物，一夜而化，永无疳疾，能使黄瘦子顿作化生儿。今之小儿可去巴豆，只入杏仁，名七圣丸是也。"

（三）调脾理气法

凡由喂养不当，或湿邪困遏，或情志失调等因素引起脾失健运证，宜调脾理气。楼英多次推荐用钱乙的益黄散，方中陈皮、青皮理气健脾，丁香温中散寒，诃子涩肠止泻，炙甘草补脾益气。诸药配伍，有调脾理气之功。如

《医学纲目·卷之三十八》引钱乙言："面白，无精光，口中气冷，不思食，吐水，当补脾，益黄散主之。""食不消，脾胃冷，故不能消化，当补脾，益黄散主之。"楼英用益黄散加减治疗小儿水肿："又方用钱氏益黄散加木香，去丁香，加萝卜子，去诃子，为末，大小加减，米饮调下。"并引用张洁古言用益黄散加减治疗小儿黄疸："阴黄则清便自调，面目及身黄，四肢冷，是脾虚不能制肾水，当用益黄散，下使君子丸。""胃虚冷，面白色，腹痛不思食，当补脾，益黄散主之。若不下利者，调中丸主之。（益黄散治下利而痛也，调中丸治不利而痛也）。"

（四）健脾益气法

小儿素体脾虚，或久病迁延不愈，脾胃虚弱，治宜健脾益气。如《医学纲目·卷之三十八》言："脾胃不和，四君子加白术一倍，姜枣煎。脾困，四君子加木香、砂仁、人参各半钱煎。脾胃虚弱，生气多困，四君子加炒半夏曲、没石子等分为末，入冬瓜子少许同煎。""吐泻过多，脾胃虚乏，欲生风候者，四君子加白附子减半，生姜煎服。"《医学纲目·卷之三十八》引张洁古言："腹胀虚实凡久病吐泻之后，虚则其脉微细。肺主目胞及腮，脾主四肢。若色淡黄，目胞腮虚肿，手足冷，先服塌气丸，后服异功散、和中丸、四君子汤、益黄散之类，用诸温药养真气。"《医学纲目·卷之三十八》云："小儿滞颐者，多涎流出，积于颐上，此由脾胃冷，涎多故也。脾之液为涎，缘脾胃虚冷，不能制其津液，故流出于颐，法当补脾。"

（五）健脾化湿法

小儿脏腑柔嫩，脾常不足，脾喜燥而恶湿，外感风、寒、暑、热诸邪常与湿邪相合而致湿困脾阳，运化失职。治宜健脾化湿。如《医学纲目·卷之三十八》云："因患湿热病，热结膀胱，小便不利，大渴引饮，有表里症者，宜五苓散主之。"楼英用"茯苓渗湿汤治小儿黄疸，寒热呕吐，而渴欲饮水，身体面目俱黄，小便不利，不得安卧，不思食饮"。

（六）温中散寒法

小儿禀赋不足，脾阳素虚；或病中过用苦寒攻伐，损伤脾胃之阳。脾阳不能运展，水谷停而不行，壅遏气机，失于温煦。宜温中散寒。如《医学纲目·卷之三十八》云："吐泻虚极，当速生胃气，宜与理中丸。并研金液丹末，煎生姜米饮调灌之，惟多服乃效。俟胃气已生，手足渐热，然犹螈，即减金液丹一二分，增青州白丸子一二分，同研，如上服。兼用异功散、羌活膏、温白丸、钩藤饮子之类，仍频与粥，虽至危者，往往死中得生，十救八九。沈存中论金液丹，见小儿吐利剧，气已绝，服之得活者数人，须多服方验。"利用"理中丸治吐利不歇，米谷不化，手足厥冷"，用"温中丸治小儿泻白，胃寒故也，腹痛肠鸣，吐酸水，不思饮食，霍乱吐泻"。再如"小儿寒吐者，由乳母当风取凉解脱，致令风冷，入乳变败，儿若饮之，故呕吐也。乳母当食后捏去旧宿败乳，急服理中汤，次用酿乳法。其候是寒，清痰夹乳吐出是也。凡有此候，服药不效，胃气将绝，药不能下，当服灵砂丸，如大便通，宜来复丹"。同卷引朱丹溪言："冬月吐蛔，多是胃虚寒而虫作吐，用钱氏白术散加丁香三粒。"

（七）清热利湿法

由于孕母素体湿盛或感受湿热邪毒，湿热内蕴，而致黄疸等。治宜清热利湿。如《医学纲目·卷之三十八》云："小儿身体蒸热，胸膈烦满，皮肤如青橘之黄，白睛亦然，湿热所致也，宜加减泻黄散主之。此药能退脾土，复肾水，降心火。"

（八）清暑法

夏令冒暑，长夏多湿，暑为阳邪，暑多夹湿。暑邪外袭，暑热内蕴，灼伤津液，津亏则内热炽盛，则发热，小便赤少；湿邪困于中焦，阻碍气机，脾胃升降失司，则致呕吐等。宜用清暑法。如《医学纲目·卷之三十八》云："小儿秋夏伏暑，多有热吐。其吐黄涎，头额温，五心热，小便或赤而少，乃热吐也，或干呕而无物，宜香薷饮。"

（九）下法

《医学纲目·卷之三十八》引张洁古言："实则脉洪实，不因吐泻久病后，亦不因痢下，腹胀而喘急闷乱，更有痰有热，及有宿食不化而腹胀者，宜服白饼子、大黄丸、解毒丸下之。兼须详认大小便，如都不通，先利小便，后利大便。"楼英引用钱乙言："郁李仁丸治褓褓小儿，大小便不通，并惊热痰实欲得溏动者"，并在该篇中叙述了内治外治相结合的下法："生下不大便治法，先以硬葱针入肛门，如大便不下，后用牛黄散送朱砂丸，一时自见。"对今天的临床实践有一定的指导意义。

（十）驱虫法

楼英在《医学纲目·卷之三十八》中记述了诸多驱虫方，如："虫痛，面白，心腹痛，口中沫及清水出，发痛有时，安虫散主之。""治虫动，痛极不可忍，用干漆半两，槟榔一枚生用，窑老一块，再细研，三件一处为末，空心热酒调，良久，取下虫，立愈，验。（窑老，恐窑中过泥物也。）又方用干漆一两，捣碎，炒令烟尽出，用新汲水入生麻油，空心调下。""蛔虫，用苦楝根为君，佐以二陈汤煎下。"

（十一）外治法

《医学纲目·卷之三十八》中用针灸"治腹胀引背，食饮多，渐渐羸瘦黄。可灸脾二穴七壮，在十一椎下两旁相去各一寸五分，黄疸灸三壮"。并载有鹅口疮的治法："《巢氏病源》鹅口候者，小儿初生，口里白屑，满舌上如鹅口，故曰鹅口。此乃胎热，而心脾最盛，熏发于口也。治用发缠指头，蘸井花水揩拭之。睡时，黄丹出火气，掺于舌上。"以及口噤的治法："大人小儿，口噤不开，牙关紧者，诸药无效。天南星末一钱，脑子少许，相和研匀。用指蘸生姜自然汁，蘸药于左右大牙根上擦之，立开。"

四、证治举要

楼英在《医学纲目·卷之三十八》中对呕吐、泄泻、乳食不化、赤白痢、腹胀、水肿、疳、宿食、痞、便秘、黄疸、腹痛、鹅口疮、滞颐、脐风等25种小儿脾胃病做了论述。其中对呕吐、泄泻、腹胀、腹痛、疳证等病证的病因病机、分型论治、方药加减做了详细的论述。现举数例如下：

（一）吐泻

吐泻病机总属脾胃不和，因其致病原因复杂，楼英从虚、实、寒、热等方面进行辨证论治：

1. 虚证

治法：健脾和胃。

方药：白术散。

人参二钱 茯苓五钱 白术五钱 藿香叶五钱 木香二钱 甘草一钱 葛根五钱，渴者加至一两

上咬咀，每服三钱，水煎，热甚发渴去木香。

按：七味白术散，原名白术散，是钱乙创制的，由人参、茯苓、炒白术、藿香叶、木香、甘草、葛根组成，功效主要是健脾生津，行气消胀，用于治疗脾胃久虚、津液内耗、呕吐泄泻频作、烦渴多饮。全方融补、运、升、降为一体，补而不滞，并且针对婴幼儿腹泻的脾运不足，容易耗伤阴液的特点，起到标本兼顾的治疗效果。自钱乙之后，历代医家亦多用此方，不仅楼英在《医学纲目》中引用此方，明代儿科大家万全亦提出："白术散乃治泄作渴之

神方"，近代儿科医家王伯岳认为本方擅长治疗长期腹泻、损伤脾胃、虚实夹杂之证。无论是古代、近代医家的临床实践，还是现代药理研究，都足以说明七味白术散立方严谨，配伍精当，是治疗儿科腹泻的验方、良方。现代临床研究表明：七味白术散的加减运用不但有效地治愈了非感染性腹泻，对感染性腹泻也能收到满意的疗效，并能缩短疗程，使许多患儿避免了因滥用抗生素导致的不良影响。历代医家还曾用七味白术散加减治疗其他疾病，如消渴（即糖尿病，不食而渴，胃虚无热，兼之泄泻）、小儿营养不良、小儿厌食、小儿夏季热，也获良效。

2. 实热证

治法：清热除烦，和中止泻。

方药：玉露散。

寒水石半两，软而微青黑中有细纹者　生甘草一钱　石膏半两，坚白而有墙壁，手不可折者，如无，以方解石代之，坚白似石膏，敲之段段皆方者是

上同为细末，每服一字，或五分、一钱，食后温汤调下。五月夏至后吐泻，身壮热者，此热也，盖小儿脏腑十分中九分热也。或因伤热，乳食不消，泻深黄色，玉露散主之……凡小儿盛暑吐泻，邪热在下焦则泻，在上焦则吐，亡津必渴，用玉露散。虽吐时时与啜之，过三日必愈。如身热脉大，小便黄，用五苓、益元各半，热汤调，温服之。如身凉脉细，小便青，早晨益黄散，午后玉露散。如过四五日困弱，宜异功散、和中丸、开胃丸。

按：玉露散出自《小儿药证直诀》，治小儿伤热吐泻，中暑昏迷，烦渴不止，心躁体热，头疼等。楼英引用此方治疗小儿实热吐泻，若热病实证之后，可转化为虚证，此时则宜异功散、和中丸、开胃丸，体现了其辨证论治、同病异治的思想。

（二）腹胀

楼英引钱乙言"腹胀由脾胃虚气攻作也，实者闷乱喘满可下之……不喘者虚也，不可下"，指出腹胀以虚实辨证。

1. 实证

治法：下法。

方药：白饼子。

滑石末一钱　半夏末一钱　南星末一钱　轻粉五钱　巴豆二十四个，去皮膜，用水一升，煮干研细

上三味，捣罗为末，入巴豆粉，次入轻粉，又研匀，却入余者药末，如

法令匀，糯米粉如绿豆大。量小儿虚实用药，三岁以下，每服三丸至五丸，空心，紫苏汤下，忌热物。若三五岁儿，壮实者不以此为，加至二十丸，以利为度。

按：张洁古云："实则脉洪实，不因吐泻久病后，亦不因痢下，腹胀而喘急闷乱，更有痰有热，及有宿食不化而腹胀者，宜服白饼子下之。"白饼子出自《小儿药证直诀》，治小儿痰食积滞内阻，或腹有癖积及夹食伤寒，身体温，多唾多睡，或吐不思食，大便乳食不消，或小儿腹中有癖，但饮乳者，及漱而吐痰涎乳食，小儿夹食伤寒，发热呕吐，嗳气，肚疼者。《小儿药证直诀类证释义》："此方为温下之剂，钱氏每见积滞而体壮者，概用白饼子下之。下必有积，壮热也因积，故方用星、夏之辛温以化痰积；用轻粉之辛冷以杀虫积；用滑石之甘寒以降热积；用巴豆以平诸般之积，使痰癖血瘕、气痞食积等物一鼓荡平，不留余孽。"

2. 食积

治法：消食导滞。

方药：阿魏丸，治小儿食积，腹如蜘蛛状，肚痛，小便白浊。

阿魏醋浸一宿，研如泥，半两 黄连炒，半两 花碱研如粉，三钱 山楂肉一两 连翘一两半 半夏皂角水浸一宿，一两

上为末，炒神曲糊丸如卜子大。每服二十丸，空心米饮下。吃果子多者加胡黄连，米食多者加神曲、山楂，肉食多者加阿魏。

按：阿魏丸出自《丹溪心法》，由阿魏、黄连、花碱、山楂肉、连翘、半夏、炒神曲组成。方中山楂、阿魏消油腻肉积；神曲消酒食米食陈腐之积；半夏燥湿和胃；连翘、黄连散结清热。诸药合用，有消食导滞和胃之功，与保和丸有异曲同工之妙。

3. 虚证

治法：健脾理气和胃。

方药：塌气丸，其他诸如异功散、和中丸、四君子汤、益黄散。

胡椒一两 蝎尾半两

按：张洁古云："腹胀虚实凡久病吐泻之后，虚则其脉微细。肺主目胞及腮，脾主四肢。若色淡黄，目胞腮虚肿，手足冷，先服塌气丸，后服异功散、和中丸、四君子汤、益黄散之类，用诸温药养真气。"塌气丸主治中满下虚，单腹胀满虚损者。异功散益气补中、理气健脾，处方出自《小儿药证直诀》，主治脾虚气滞、饮食减少、胸脘痞闷、食入作胀、大便溏薄、神疲气短、身体羸瘦、或面部浮肿者。异功散在四君子汤的基础上加陈皮，意在行气化滞，

醒脾助运，有补而不滞的优点，适合于脾虚气滞，稍服补药即感腹胀食少而"虚不受补"的人，尤其常用于小儿消化不良属脾虚气滞者。现代研究表明：异功散具有与四君子汤相似的药理作用，同样能调节胃肠运动，既可松弛肠管，又能拮抗肠痉挛，也具有抗胃肠溃疡的作用；还具有增强免疫功能、促进代谢等作用。和中丸出自《丹溪心法》，由白术、厚朴、陈皮、半夏、槟榔、枳实、甘草、木香组成，主治脾虚气滞湿阻者。楼英多次推荐用钱乙的益黄散，方中陈皮、青皮理气健脾，丁香温中散寒，诃子涩肠止泻，炙甘草补脾益气，诸药配伍，有温中理气健脾之功。

（三）疳证

楼英引用张洁古言："疳者小儿病癖，或久吐泻，医者妄投转过之药，小儿易为虚实，致令胃虚而亡津液，内发虚热，外消肌肉，一脏虚则诸脏皆弱，其病目胞肿腹胀，痢色无常，渐加瘦瘠，久不瘥可。是肠胃有风积，法当宣风散导之后，各根据本脏补其母。"指出了疳证的成因及治疗原则，正如《小儿药证直诀·诸疳》所言："疳皆脾胃病，亡津液之所作也。"楼英在疳证篇列举疳证种类诸多，如五脏疳："心疳者，苦要惊啼，常只吃水，少食辛味，耳边有青脉，舌上有焦点者不治。肝疳者，目带青，左胁下硬，多吐沫，眼、头黑者不治。脾疳者，肚大青筋，唇口无血色，人中平，下痢不止者不治。肺疳者，咳逆气急，泻白水，身上黑斑者不治。肾疳者，要吃咸醋，吃水不住，小便如粉汁，齿黑有疮，骨出耳干脑焦不治。"疳积、疳瘦、虫疳、眼疳、口疳、牙疳、热疳、冷疳等不能尽数，现举数例，以观其要：

1. 虫疳

治法：消积驱虫。

方药：使君子丸，治脏腑滑及疳瘦，下痢，腹胁胀满，不思乳食，常服安虫补胃，消疳肥肌。

浓朴去粗皮，姜汁涂炙，半两　使君子去壳，一两，面裹煨　陈皮去白，一分　甘草炙，锉，半两　诃子半两。半生半煨，去核　青黛半两，是兼惊及带热渴者宜此方，如只脏腑不调不用青黛

上为细末，炼蜜和丸如小鸡头大。每服一丸，米饮化下。儿生百日以上，三岁以下，服半丸，乳汁化下。元方无青黛。

按：蛔虫寄生小肠，劫夺水谷精微，妨碍正常的消化吸收，严重者影响儿童生长发育。使君子丸消积驱虫，主治小儿虫疳、虫积、腹大胀痛、面黄肌瘦、善食多啼等症；适用于因蛔虫寄生体内日久，致小儿肚腹胀大、青筋暴露、身材矮小、四肢瘦弱、智力低下、心神不安、腹痛时作、烦躁啼哭、

睡眠不宁等。

2. 疳积

治法：消积理脾。

方药：肥儿丸，治小儿疳积。

芦荟另研 胡黄连各二钱 神曲四钱 黄连 白术 山楂炒。各半两 芜荑炒，二钱半

上为末，将芦荟末拌匀，猪胆汁丸如粟米大。每服六十丸，食前白汤下。

按：疳积属脾虚夹积之虚实夹杂证，属现代中医儿科学疳证的三大主证之一，早在金元时期朱丹溪就用肥儿丸治疗疳积，楼英再次引用朱丹溪之言，可见使用肥儿丸治疗疳积在明代之前已形成共识。方中白术健脾益气；神曲、山楂消食化滞；芦荟、芜荑杀虫；黄连、胡黄连清心平肝、退热除烦。后世常加用人参、茯苓加强健脾益气，加用大腹皮、槟榔理气消积。

3. 疳劳

治法：益气滋阴。

方药：鳖甲散，治疳劳骨蒸。

鳖甲九肋者，汤浸，用童便涂炙 黄芪蜜炙 白芍药各一两 生熟地 地骨皮 当归 人参去芦。各半两

上㕮咀，每服二钱，水半盏，煎服。

按：小儿疳劳之症，面黄形瘦，肚大露筋，尿如米泔，午后潮热。皆因肥甘无节，停滞中州，传化迟滞，肠胃内伤，则生积热而生疳。《婴童宝鉴》云："小儿胎中受毒热，流于骨髓之间，生下百日后仍有惊疾，便服冷药，过剂则利，利而腹冷，骨中热，谓疳劳也。"朱丹溪认为劳主阴虚，宜滋阴降火。楼英用鳖甲、白芍、生熟地、地骨皮、当归诸药滋阴降火的基础上加用黄芪、人参益气，充分体现了"善补阴者，必于阳中求阴，则阴得阳升而泉源不竭"的思想。

4. 脑疳

治法：清热泻火，健脾消疳。

方药：用鲫鱼胆滴于鼻中，连滴三五日效。或用附子生，去皮脐 南星，上末，生姜自然汁调摊贴患处，次服防风丸并泻青丸。

按：脑疳之名出自《颅囟经》，指疳疾患儿头部生疮，兼见毛发焦枯如穗，甚至脱落光秃，鼻干、心烦，疲倦，困睡，目睛无神，腮肿囟凸，身热汗出不解等。多因气血不足，或风毒侵袭所致。用鲫鱼胆滴于鼻中有消肿生肌祛腐之功效。外用附子、南星，二药寒热相兼，相辅相成，共奏化痰浊、

祛瘀血、散阴寒之功，从而气血行、经络通，诸症自解。防风丸由防风、桂心、通草、茯神、远志、麦冬、甘草、人参组成，调中补虚；泻青丸出自《小儿药证直诀》，由当归、龙脑、川芎、山栀子、川大黄、防风组成，清热泻火；防风丸并泻青丸，清热泻火、健脾消痞，再加外用之法，起到内外兼治、标本兼治之作用。

（四）腹痛

楼英引钱乙言："积痛，食痛，虚痛，大同小异。惟虫痛者当口淡而沫自出，治之随其症用药。"楼英对小儿腹痛按积、虚、虫辨证论治。

1. 积痛

治法：理气消积。

方药：消积丸，治小儿食积气、湿气，面黄白多肿，大便黄赤酸臭。

砂仁十二个 丁香九粒 乌梅肉三个 巴豆去油，三粒

上细末，糊丸如粟米大。三岁以上五六丸，以下二三丸，用温水下，无时服。大凡小儿身温壮热，非变蒸之候，大便白而酸臭，为胃有蓄冷，宜此药消下，后服温胃药。若身温壮热，大便赤而酸臭，为胃有蓄热，宜此药下，后服凉胃药，无不愈（一方有使君子七枚）。

按：乳贵有时，食贵有节，若乳食不节，可致脾胃受损，食停中焦，气机壅塞不通，而发生腹痛。《幼科发挥·积痛》曰："小儿腹痛，属食积者多。"消积丸出自《小儿药证直诀》，由丁香、砂仁、乌梅肉、巴豆组成，理气消积，治乳食停滞不化，脘腹胀痛。《小儿药证直诀·脉证治法》云："积痛，口中气温，面黄白，目无精光，或白睛多，及多睡，畏食，或大便酸臭者，当磨积，宜消积丸；甚者，当白饼子下之，后和胃。"如果积痛严重者，用白饼子下之。用消积丸理气消积之后，需根据大便的性状辨证和胃，体现了治疗过程中保护脾胃的思想。

2. 虚痛

治法：温中理脾，缓急止痛。

方药：调中丸。

白术 人参 甘草炒。各半两 干姜炮，四钱

上为细末，蜜丸如绿豆大。每服五七丸至十五丸，食前，温水下。（海藏云：仲景理中例也）。

按：小儿脾阳素虚，或病中过用苦寒攻伐，损伤脾阳。脾阳不振，则水谷停而不行，壅遏气机，失于温煦，则腹部绵绵作痛，正如《小儿卫生总微

论方·心腹痛》云："小儿心腹痛者，由于脏腑虚而寒冷之气所干，邪气与脏气相搏，上下冲击，上则为心痛，下则为腹痛，上下俱作，心腹皆痛。"调中丸即《伤寒论》中的理中丸，温中理脾，用于脾胃虚寒。方中甘草缓急止痛，人参、白术甘温补中，干姜温中祛寒。临床实践中，手足不温、虚寒重者，加附子、肉桂以温阳散寒；气血亏虚者，加黄芪、当归补气养血；气滞脘闷加木香、砂仁理气除胀；脾虚夹积、纳呆腹胀者加鸡内金、厚朴理气化积；伴呕吐清涎者，加丁香、吴茱萸以温中降逆，大便稀溏者加山药、薏苡仁健脾渗湿。

3. 虫痛

治法：驱虫止痛。

方药：安虫散，治小儿虫痛。

胡粉炒黄　鹤虱炒黄　川楝子去皮核　白矾枯，二钱半

上为细末，每服一字，大者五分，米饮调下，痛时服。

按：虫寄踞肠内，频频扰动，致肠腑不宁，气机不利而腹痛。《诸病源候论·九虫病诸候》云："蛕虫者……或因脏腑虚弱而动，或因食甘肥而动，其发动则腹中痛……"《小儿药证直诀·虫痛》云："面白，心腹痛，口中沫及清水出，发痛有时，安虫散主之。小儿本怯者，多此病。"安虫散出自《小儿药证直诀》，由胡粉（炒黄）、槟榔、川楝子（去皮核）、鹤虱（炒）、白矾等组成，主治小儿虫积成团、腹中疼痛、肚腹胀满、大便秘结。

五、医案评析

（一）泄泻

黄承务子二岁，病伤食而泻，众医与止之，十余日，便青白，乳食不消，身凉，加哽气昏睡。咸谓困笃，召钱。钱先与益黄散、补肺散各三服，三日身温而不哽气，后以白饼子微下之，又与益脾散三服，利止。

按：该病案为楼英引用钱乙的病案。小儿泄泻发生的原因，以伤于饮食、脾胃虚弱为多见。其主要病位在脾胃。因胃主受纳腐熟水谷，脾主运化水湿和水谷精微，若脾胃受病，则饮食入胃之后，水谷不化，精微不布，清浊不分，合污而下，致成泄泻。《幼幼集成·泄泻证治》说："夫泄泻之本，无不由于脾胃。盖胃为水谷之海，而脾主运化，使脾健胃和，则水谷腐化而为气血以行荣卫。若饮食失节，寒温不调，以致脾胃受伤，则水反为湿，谷反为滞，精华之气不能输化，乃致合污下降，而泄泻作矣。"该患者泄泻十余日，

便青白，乳食不消，身凉，说明脾虚损及脾阳虚，如果先用下法，则更虚，所以先用益黄散等健脾止泻，待脾虚好转后微用温下之剂清余邪，最后予益脾散补脾气，恢复脾胃之气，最终达到完全康复的目的。

（二）疳证

一富家子年十四岁，面黄，善啖易饥，非肉不饱，泄泻一月，来求治。脉之，两手皆大。怪不甚瘦倦，以为湿热，当脾困而食少，今反形健而多食，且不渴，予意其疾必疳虫作痢也。取大便视之，果蛔虫所为。适往他处，有一小儿医在侧，教其用治虫药治之，禁其勿用去积药。约回途当为一看诊而止痢也，后勿果。至次年春夏之交，其泻复作，腹不痛而口干。予曰：此去年治虫而不治疳故也。遂以去疳热之药，浓煎白术汤下，三日而泻止。半月后偶过其家，见其子甚瘦，予教以白术为君，芍药为臣，川芎、陈皮、黄连、胡黄连，入少芦荟为丸，白术汤服之，半月而止。禁其勿食肉与甜物，三年当自愈。

按：该病案为楼英引用朱丹溪的病案。患者患虫疳泄泻，其主要病位在脾胃，感染寄生虫日久脾胃受损，则饮食入胃之后，水谷不化，精微不布，清浊不分，合污而下，致成泄泻。若只以治虫药治之，脾胃功能不能恢复，不能达到治病求本的目的，泄泻自然好转不了。"教以白术为君，芍药为臣，川芎、陈皮、黄连、胡黄连，入少芦荟为丸，白术汤服之，半月而止。禁其勿食肉与甜物，三年当自愈"。方中白术健脾益气；芍药养血敛阴，川芎活血行气，陈皮健脾理气，芦荟杀虫，黄连、胡黄连退热除烦，诸药合用，益气养血，健脾消疳，标本兼治，同时注意饮食调理，疾病最终痊愈。

（三）痞证

户部张侍郎小娘子，患此蕴积结聚已经年矣。其候腹满壮热，大小便闭，不食，诸医皆作虚热潮热，或作胃寒不食治。然既不食，大小便自然少，又欲作疳热治。百药俱试，而无一中，势已窘迫，招予视之。问曰：合服何药？答曰：当服甘遂、大黄。张惊骇曰：前诸医者皆用补剂，此女不进食久矣，不宜利动肠胃。予答曰：信我者生，逆我者死。张曰：更有无甘遂而次于此药方者可否？予令即服大承气汤，二服而愈。次日诊之，尚有余滞积实，其症必过数日而复闭。须服前药，始可除根。数日后果再闭腹满痞结，再投此药，一服而痊。

按：该病案为楼英引用汤氏的病案。该病案患者的治疗过程一波三折，主要是其他医者对疾病的辨证与辨病不精准。患者为痞证，蕴积结聚日久，本应破瘀除热、破结散气，但最初其他医者皆用补剂治疗，病情加重。汤氏建议予甘遂散，但家属怕攻下太猛，退而求其次，遂予大承气汤二服而愈，但是过了数日又复发，说明余留瘀结未散尽，最后家属同意用甘遂散，一服而痊愈。甘遂散破瘀除热、破结散气，临床中可治腹内瘀结，虽服汤得利，而滞实不去，心下坚满，按之则啼，胸膈热实，肠内气结而胀，时或壮热者。

第五节　肺主燥

一、概述

小儿"肺脏娇嫩"，卫外功能较成人为弱，最易被风热、风寒邪气所伤，产生各种肺系疾病；小儿脏腑娇嫩，气血津液尚不充盛，又易被燥邪、暑邪所伤，形成肺阴津不足、气阴两伤等病证。肺为娇脏，外合皮毛，小儿肺常不足，藩篱不固，故易感受外邪。肺主宣发，主一身之表，小儿之肺气宣发功能尚不健全，腠理开阖、固表抗邪的功能较弱；肺主呼吸，主一身之气，小儿之肺气肃降功能尚不完善，"治节"一身之气的功能未健。因此，六淫之邪，不论是从口鼻而入，还是从皮毛而受，均先犯肺，故有"形寒饮冷则伤肺""温邪上受，首先犯肺"之说。因此，小儿时期容易患感冒、咳嗽、肺炎喘嗽、哮喘等肺系病证，使肺系疾病成为儿科发病率最高的一类疾病。楼英在《医学纲目·卷之三十九》卷中对咳嗽、嗽脓血、喘、马脾风、悲哭、夜啼、喑、鼻、龟胸、脱肛等12种小儿病做了详细的论述。分别收录了钱乙、朱丹溪、张洁古、李东垣等医家有关小儿肺系病病因病机、证治方药等论述。

二、病因病机

（一）感受寒邪

肺主皮毛，风寒之邪外侵，由皮毛而入，寒邪束肺，肺气郁闭，失于宣降，其气上逆，则致呛咳气急；卫阳为寒邪所遏，阳气不得敷布全身，则见恶寒发热而无汗；肺气郁闭，水液输化无权，凝而为痰，则见痰涎色白而清晰。如《医学纲目·卷之三十九》引钱乙言："嗽者，肺感微寒。八九月间肺气大旺，病嗽者其病必实，非久病也。""十一月十二月嗽者，乃伤风寒嗽也。风寒从背第三椎肺穴入。"

（二）感受热邪

风热之邪侵袭，由皮毛或口鼻而入，热邪闭肺，肺气郁阻，失于宣肃，则致发热咳嗽；邪闭肺络，水道通调失职，水液输化无权，留滞肺络，凝聚为痰，或温热之邪，灼伤肺津，炼液为痰，痰阻气道，壅盛于肺，则见咳嗽剧烈，喉间痰鸣，气促鼻扇。邪热闭阻于肺，肺气失于宣发肃降，肺津因之熏灼凝聚，熬炼成痰。痰热相结，壅阻于肺，则致发热咳嗽，气促鼻扇，喉间痰鸣；痰堵胸宇，胃失和降，则胸闷胀满，泛吐痰涎；热毒壅盛，则见面赤口渴；气滞血瘀，血流不畅，则致口唇紫绀。如《医学纲目·卷之三十九》云："有肺盛者，咳而后喘，面肿欲饮水。有不饮水者，其身即热。"楼英引钱乙言："有喘而咯脓血者，乃肺热。"又曰："肺热肠满，攻于胸膈，即成龟胸。"

（三）痰食互结，痰湿蕴肺

小儿脾常不足，易为乳食、生冷所伤，则使脾失健运，水谷不能生成精微，酿为痰浊，上贮于肺。肺脏娇嫩，不能敷布津液，化液生痰，痰阻气道，肺失宣降，气机不畅，则致咳嗽痰多，痰色白而稀。如《医学纲目·卷之三十九》云"痰盛者先入脾""褊银丸治风涎膈实上热及乳食不消，腹胀喘粗"。

（四）肺阴亏虚

小儿肺脏嫩弱，若遇外感咳嗽日久不愈，正虚邪恋，热伤肺津，阴津受损，阴虚生内热，损伤肺络，或阴虚生燥，而致久咳不止，干咳无痰，声音嘶哑。如《医学纲目·卷之三十九》云："有肺虚者，咳而哽气，长出气，喉中有声，此久病也，以阿胶散补之。"

（五）肺气亏虚

小儿禀赋不足素体虚弱者，或外感咳嗽经久不愈耗伤正气后，致使肺气亏虚，脾气虚弱，运化失司，气不布津，痰液内生，蕴于肺络，则致久咳不止，咳嗽无力，喘息，痰白清稀。如《医学纲目·卷之三十九》中引张洁古言："肺虚则喘而少气。"

（六）心火乘肺

火克金，如心火过于亢盛，会对肺金克制太过，例如《医学纲目·卷之三十九》引张子和言："一小儿悲苦，弥日不休，两手脉弦而紧。戴人曰：心火甚则乘肺，肺不受其屈，故哭。"

三、治则治法

楼英根据小儿的生理病理特点，论述了小儿肺系疾病的治则治法及注意事项，例如楼英在《医学纲目·卷之三十九》引钱乙言："治嗽大法，盛即下之，久即补之，更量虚实，以意加减。"引张洁古言："咳嗽肺之生病而成嗽，大抵秋冬则实，春夏则虚，更详五脏兼见之证，以辨虚实。若实则面赤饮水，身热，痰涎盛，涕唾稠粘，咽干不利，喘嗽，面肿，吐食，皆当先补脾，益黄散，后泻肝，泻青丸。若咯脓血，是肺痿也，用清肺散治之，若虚则面白脱色，气少不语，喉中有声，唾痰清利，法当阿胶散补之。若亡津液，用白术散主之。"值得后世医者借鉴。

（一）辛温宣肺法

寒邪束肺，肺气郁闭，失于宣降，治宜辛温宣肺。《医学纲目·卷之三十九》引钱乙言："一月十二月嗽者，乃伤风寒嗽也。风寒从背第三椎肺穴入，当以麻黄汤汗之""百部丸治小儿肺寒壅嗽，微喘有痰。"

（二）清热宣肺法

热邪闭肺，肺气郁阻，失于宣肃，邪闭肺络，水道通调失职，水液输化无权，留滞肺络，凝聚为痰，或温热之邪，灼伤肺津，炼液为痰，痰阻气道，壅盛于肺，痰热相结，治宜清热宣肺化痰。如《医学纲目·卷之三十九》云："有肺盛者，咳而后喘，面肿欲饮水。有不饮水者，其身即热。以泻白散泻之。"《医学纲目·卷之三十九》中引钱乙言："有喘而咯脓血者，乃肺热。食后服甘桔汤。"同卷中引张洁古言："肺实则喘而气盛，泻白散。"

（三）理气化痰法

小儿之肺气宣肃功能尚不完善，"治节"一身之气的功能未健，理气化痰、宣肃肺气尤为重要，正如《万氏家传幼科指南心法·咳嗽》所言："大凡咳嗽治法，必须清化痰涎，化痰顺气为先，气顺痰行咳减。"如楼英在《医学纲目·卷之三十九》用"紫苏子散治小儿咳逆上气，因乳哺无度，内夹风冷，伤于肺气，或小儿啼气未定，与乳饮之，与气相逆，气不得下"。

（四）消积化痰法

因小儿脾常不足，易为乳食、生冷所伤，乳食积滞，则使脾失健运，水谷不能生成精微，酿为痰浊，痰食互结，所以化痰当先健脾消积，正如《医学纲目·卷之三十九》云："痰盛者先入脾""褊银丸治风涎膈实上热及乳食不消，腹胀喘粗""嗽而吐痰涎乳食者，白饼子下之。"

（五）养阴清肺法

小儿肺脏嫩弱，若遇外感咳嗽日久不愈，正虚邪恋，热伤肺津，阴津受损，阴虚生内热，损伤肺络，或阴虚生燥，治宜养阴清肺。如《医学纲目·卷之三十九》云："有肺虚者，咳而哽气，长出气，喉中有声，此久病也，以阿胶散补之。"同卷中引钱乙言："有喘而咯脓血者……久嗽者肺亡津液，阿胶散主之。"

（六）益气生津法

小儿禀赋不足，素体虚弱者，或外感咳嗽经久不愈耗伤正气后，致使肺气阴亏虚。如楼英在《医学纲目·卷之三十九》中引张洁古言："咳嗽肺之生病而成嗽，大抵秋冬则实，春夏则虚，更详五脏兼见之证，以辨虚实……若亡津液，用白术散主之。"又曰："肺虚则喘而少气，先益黄散，后补肺散。"

（七）清心安神法

悲为肺志，楼英把悲哭、夜啼归《医学纲目·卷之三十九》篇。心火甚则乘肺，肺不受其屈，故悲哭，属心火乘肺，多用清心安神法。如《医学纲目·卷之三十九》引钱乙言："小儿惊啼，邪热乘心也，当安心，安神丸主之。"

（八）外治法

如《医学纲目·卷之三十九》中用灸法："小儿龟背……以灸法为要。当灸第三椎骨节下两旁各一寸半肺穴，又第五椎骨节下两旁各一寸半心穴，又第七椎骨节下两旁各一寸半膈穴，以小儿中指节为一寸，艾炷如小麦大，三五壮，即止。"又云："治小儿脱肛。用五倍子为末，量多少掺患处，以物衬手揉入，切忌食发风毒物。"

四、证治举要

楼英在《医学纲目·卷之三十九》卷中对咳嗽、嗽脓血、喘、马脾风、悲哭、夜啼、喑、鼻、龟胸、脱肛等12种小儿病做了论述。其中对咳嗽、嗽脓血、喘、夜啼等病的病因病机、分型论治、方药加减做了详细的论述。现举数例如下：

（一）咳嗽

小儿咳嗽病因虽多，但其发病机理皆为肺脏受累、宣肃失司而成。楼英从虚、实、寒、热等方面进行辨证论治：

1. 风寒表实证

治法：疏风散寒，宣肺止咳。

方药：麻黄汤，风寒从背第三椎肺穴入，当以麻黄汤汗之。

麻黄去根节，三钱，水煮去沫，焙干 桂枝二钱 杏仁七个，去皮尖，炒黄，另研如膏 甘草炙，一钱

上为粗末，入杏膏拌匀，每服一钱，水六分，煎至四分，去渣，温服无时，以汗出为度，量大小加减。若自汗者，不宜服之。

按：麻黄汤主治外感风寒表实证。方中麻黄苦辛性温，归肺与膀胱经，善开腠发汗，祛在表之风寒，宣肺平喘，开闭郁之肺气，故本方用以为君药。由于本方证属卫郁营滞，单用麻黄发汗，只能解卫气之闭郁，所以又用透营达卫的桂枝为臣药，解肌发表，温通经脉，既助麻黄解表，使发汗之力倍增；又畅行营阴，使疼痛之症得解。二药相须为用，是辛温发汗的常用组合。杏仁降利肺气，与麻黄相伍，一宣一降，以恢复肺气之宣降，是为宣降肺气的常用组合，为佐药。炙甘草既能调和麻、杏之宣降，又能缓和麻、桂相合之峻烈，使汗出不致过猛而耗伤正气，是使药而兼佐药之用。四药配伍，表寒得散，营卫得通，肺气得宣，则诸症可愈。原方出自《伤寒论·辨太阳病脉证并治》："太阳病，头痛发热，身疼腰痛，骨节疼痛，恶风，无汗而喘者，麻黄汤主之。""太阳病，脉浮紧，无汗，发热，身疼痛，八九日不解，表证仍在，此当发其汗……麻黄汤主之。"《伤寒来苏集·伤寒附翼》卷上云："此为开表逐邪发汗之峻剂也。古人用药法象之义。麻黄中空外直，宛如毛窍骨节，故能祛骨节之风寒，从毛窍而出，为卫分发散风寒之品。桂枝之条纵横，宛如经脉系络，能入心化液，通经络而出汗，为营分散解风寒之品。杏仁为心果，温能助心散寒，苦能清肺下气，为上焦逐邪定喘之品。甘草甘平，外拒风寒，内和气血，为中宫安内攘外之品。此汤入胃，行气于玄府，输精于皮毛，斯毛脉合精而溱溱汗出，在表之邪，其尽去而不留，痛止喘平，寒热顿解，不烦啜粥而藉汗于谷也。"

2. 痰热蕴肺证

治法：清热宣肺，化痰止咳。

方药：泻白散。

桑白皮一两，炒黄 地骨皮一两 甘草半两，炒

上为细末。每服二钱，水一盏，入粳米百粒同煎，食后服。易老加黄连。

按：小儿肺脾虚弱，气不化津，痰易滋生。若外感邪热稽留，炼液生痰，或素有食积内热，或心肝火盛，痰热相结，阻于气道，肺失清肃，则致咳嗽

痰多，痰稠色黄，不易咯出。泻白散方中桑白皮甘寒性降，专入肺经，清泄肺热，平喘止咳，故以为君。地骨皮甘寒入肺，可助君药清降肺中伏火，为臣药。君臣相合，清泄肺热，以使金清气肃。炙甘草、粳米养胃和中以扶肺气，共为佐使。四药合用，共奏泻肺清热，止咳平喘之功。本方之特点是清中有润、泻中有补，既不是清透肺中实热以治其标，也不是滋阴润肺以治其本，而是清泻肺中伏火以消郁热，对小儿"稚阴"之体具有标本兼顾之功，与肺为娇脏、不耐寒热之生理特点亦甚吻合。肺经热重者，可加黄连、黄芩、知母等以增强清泄肺热之效；燥热咳嗽者，可加瓜蒌皮、川贝母等润肺止咳；阴虚潮热者，加银柴胡、鳖甲滋阴退热；热伤阴津，烦热口渴者，加花粉、芦根清热生津。

3. 肺阴亏虚证

治法：养阴清肺。

方药：阿胶散。

阿胶一两，半炒 黍粘子一两，炒香 马兜铃半两，炒 甘草一钱，炒 杏仁七个，去皮尖 糯米一两

上为末。每服二钱，水一盏，食后。

按：阿胶散又名补肺阿胶散，主治小儿肺虚有火，咳嗽气喘，咽喉干燥，咯痰不爽，或痰中带血，舌红少苔，脉浮细数。方中重用阿胶滋阴养血为君，糯米、甘草健脾益气，培土生金为臣；马兜铃、牛蒡子清热降气、利膈化痰为佐；杏仁润肺化痰，止咳平喘为使。诸药合用，共奏养阴清肺、止咳平喘之效。

（二）嗽脓血

楼英引钱乙言"有喘而咯脓血者，乃肺热，食后服甘桔汤。久嗽者肺亡津液，阿胶散主之。咳而痰实，不甚喘而面赤饮水者，可褊银丸下之"，指出咯血以虚实辨证。

1. 实证

治法：清热化痰排脓。

方药：甘桔散。

桔梗米泔浸一宿，焙干 甘草炒。各二两

上为细末，每服一大钱，水一大盏，入阿胶半两，炮过，煎至五分，食后温服。

按：甘桔散治肺痈咯血、咳喘喉痹。方中甘草甘平解毒而泻火；桔梗苦

辛清肺而利膈，又能开提血气、表散寒邪、排脓血；阿胶滋阴养血而补内漏。如若咳而痰实，不甚喘而面赤饮水者，可用褊银丸下之。

2. 虚证

治法：养阴清肺。

方药：阿胶散。

阿胶一两，半炒 黍粘子一两，炒香 马兜铃半两，炒 甘草一钱，炒 杏仁七个，去皮尖 糯米一两

上为末。每服二钱，水一盏，食后。

按： 阿胶散养阴清肺，方中阿胶滋阴养血而补内漏，为君；糯米、甘草健脾益气、培土生金，为臣；马兜铃、牛蒡子清热降气、利膈化痰，为佐；杏仁润肺化痰，止咳平喘，为使。

（三）喘

楼英在《医学纲目·卷之三十九》中引张洁古言："肺实则喘而气盛，泻白散。""肺虚则喘而少气，先益黄散，后补肺散。"主要以虚实辨证治喘。

1. 实证

治法：清热宣肺，止咳平喘。

方药：泻白散。

桑白皮一两，炒黄 地骨皮一两 甘草半两，炒

上为细末。每服二钱，水一盏，入粳米百粒同煎，食后服。易老加黄连。

按： 邪热闭阻于肺，肺气失于宣发肃降，肺津因之熏灼凝聚，熬炼成痰；痰热相结，壅阻于肺，则致发热咳嗽，气促鼻扇，喉间痰鸣。泻白散方中桑白皮清泄肺热、平喘止咳；地骨皮甘寒入肺、清降肺中伏火；炙甘草、粳米养胃和中以扶肺气。四药合用，共奏清热宣肺、止咳平喘之功。

2. 虚证

治法：益气养阴，止咳平喘。

方药：先益黄散，陈皮一两 青皮 诃子肉 甘草各半两 丁香二钱

上为细末；每服二钱三钱煎服。

后补肺阿胶散，阿胶一两，半炒 黍粘子一两，炒香 马兜铃半两，炒 甘草一钱，炒 杏仁七个，去皮尖 糯米一两

上为末。每服二钱，水一盏，食后。

按： 先用益黄散理气健脾，体现了"虚则补其母"的原则，益黄散中陈皮、青皮理气健脾，丁香温中散寒，诃子敛肺止咳，炙甘草补脾益气，诸药

配伍，有理气健脾、培土生金之功。再用补肺阿胶散，方中重用阿胶滋阴养血为君，糯米、甘草健脾益气、培土生金为臣，马兜铃、牛蒡子清热降气、利膈化痰为佐，杏仁润肺化痰、止咳平喘为使，诸药合用，共奏养阴清肺、止咳平喘之效。先用益黄散，后补肺阿胶散，益气养阴、止咳平喘，标本兼治。

（四）夜啼

《医学纲目·卷之三十九》云："小儿夜啼有四证：一曰寒，二曰热，三曰重舌口疮，四曰客忤。寒则腹痛而啼，面青白，口有冷气，腹亦冷，曲腰而啼，此寒证也。热则心躁而啼，面赤，小便赤，口中热，腹暖，啼时或有汗，仰身而啼，此热也。若重舌口疮，要吮乳不得，口到乳上即啼，身额皆微热，急取灯照口，若无疮，舌必重也。客忤者，见生人气忤犯而啼也，各随证治之。"楼英从寒、热、重舌口疮、客忤等方面对夜啼进行辨证论治。

1. 虚寒证

治法：健脾行气止痛。

方药：当归散，凡小儿夜啼者，脏寒而腹痛，面青手冷，不吐乳是也，宜此方。服之效。

当归_{去芦头} 白芍药 人参各一钱 甘草_{炙，五分} 桔梗 陈皮各一钱

上㕮咀，煎五分，时时少服愈。

按：方中当归、白芍、甘草养血缓急止痛；人参健脾补气；陈皮行气止痛；桔梗载药上行、调畅气机。本证多见于脾阳虚弱体质受寒受冷后，寒凝气滞而致。现代医家多用乌药散合匀气散加减。常用药：乌药、高良姜、炮姜温中散寒；砂仁、陈皮、木香、香附行气止痛；白芍、甘草缓急止痛；桔梗载药上行，调畅气机。哭声微弱、胎禀怯弱、形体羸瘦者，可酌用附子理中汤治之，以温壮元阳。

2. 热证

方药：灯花散，治热证心躁夜啼。以灯花三四颗，研细，用灯心煎汤调涂口中，以乳汁送下，日三服。一法，用灯花涂乳上，令小儿吮之。无灯花，用灯心烧灰亦妙。又一法，灯花七枚，硼砂一字，辰砂少许，研细，蜜调，抹唇上，立安。

按：灯花治疗小儿夜啼在古代诸多文献中均有记载：如《小儿药证直诀》《保婴撮要》《万氏秘传片玉心书》《幼科证治准绳》《三因极一病证方论》《景岳全书》等。《本草纲目·火部第六卷》云："（主治）小儿邪热在心，夜

啼不止……昔陆贾言灯花爆而百事喜,《汉书·艺文志》有占灯花术,则灯花固灵物也。钱乙用治夜啼,其亦取此义乎?"可供参考。

3. 重舌口疮

方药: 蒲黄散治小儿重舌。牡蛎散治小儿口疮。

按: 重舌出自《灵枢·终始》,症见舌下血脉肿胀,状似舌下又生小舌,多由心脾湿热、邪气相搏、循经上结于舌而成,方用蒲黄散清心解毒。口疮由将养过温、感受外邪、心脾积热,或调护不当、秽毒内侵,或久病体弱、虚火上炎等原因所致,方用牡蛎散敛疮。

4. 客忤

方药: 治客忤夜啼法,用本家厨下烧残火柴头一个,以火焦头为上,朱书云:吾是天上五雷公,将来作神将,能收夜啼儿,一缚永不放,急急如太上老君律令敕,书了,勿令儿知,立在床下,倚床前脚里立之,男左女右,效。

按: 此法为封建迷信之法,但也有少许科学依据。在古代,用朱砂制成的墨书写的文字也称之为"朱书",而朱砂清心镇惊安神。

五、医案评析

(一)咳嗽

杜氏子五岁,自十一月病嗽,至三月未止。始得嗽而吐痰,乃外风寒蓄入肺经,令肺病嗽而吐痰,风在肺中故也。宜以麻黄散辈发散,后用凉药压之即愈。时医与朱粉丸、半夏丸、褊银丸诸法下之,其肺即虚而嗽甚,至春三月间尚未愈。召钱视之,其候面青而光,嗽而喘促,哽气,又时时长出气。钱曰:病困十已八九,然所以面青而光者,肝气旺也。春三月者。肝之位,肺衰之时也。嗽者肺之病,肺自十一月至三月,肺即虚痿,又再下之,脾肺子母俱虚,复为肝所胜,此为逆也,故嗽而喘促,哽气,长出气也。钱急与泻青丸泻之,后与阿胶散实肺。次日面青而不光,钱又用补肺,而嗽如前。又与泻肝,未已而又加肺虚,唇白如练。钱曰:此病必死,不可治也。何者?肝大旺而肺虚绝,肺病不得时而肝胜之,今三泻肝而肝病症不退,三补肺而肺病尤虚,此不久生,故言死也。此证病于秋者十救三四,春夏者十难救一,果大喘而死。

按: 该病案为楼英引用钱乙的病案。该患者冬十一月(农历)得病,属风寒表实证,应该用麻黄汤疏风散寒、宣肺止咳。但是医者却用下法,导致脾肺子母俱虚，咳嗽更剧，到了来年的春三月（农历），春令肝木气盛，肺金已虚，金不仅不能克木，反而被木所欺侮，出现"木反侮金"的逆向克制现象，此种现象预后不好，当钱乙泻木补金治疗后，仍然不能改变这种逆向克制现象，最终患者大喘而死。钱乙在《小儿药证直诀·咳嗽》中云："夫嗽者，肺感微寒。八九月间，肺气大旺，病嗽者，其病必实，非久病也。其症面赤痰盛身热，法当以葶苈丸下之。若久者，不可下也。十一月、十二月嗽者，乃伤风嗽也，风从背脊第三椎肺俞穴入也，当以麻黄汤汗之。有热证，面赤饮水，涎热，咽喉不利者，宜兼甘桔汤治之。"指出了咳嗽的治法治则，以及咳嗽下法的适应证及禁忌证，值得后世医者参考。

（二）咯血

段斋郎子四岁，病嗽身热，吐痰数日而咯血，前医以桔梗汤及防己丸，治之不愈，涎上攻，吐喘不止，请钱氏，下褊银丸一大服，复以补肺汤、补肺散治之。或问段氏子咯血肺虚，何以下之？钱曰：肺虽咯血，有热故也，久则虚痿。今涎上潮而吐，当下其涎。若不吐涎，则不甚便。盖吐涎能虚，又生惊也。痰实上攻，亦能发搐。故根据法只宜先下痰，而后补脾肺，必涎止而吐愈，为顺治也。若先补其肺，为逆耳。此所谓识病之轻重先后为治也。。

按： 该病案为楼英引用钱乙的病案。患者吐痰数日而咯血，之前的医者曾用桔梗汤及防己丸，但治之不愈。钱乙先用褊银丸下其涎，是因为肺有痰热，以邪实为主，如若痰涎不除，久则虚痿，而生惊发搐。用褊银丸下其涎后，再用补益之剂治愈。假如先用补益之剂，则痰涎更甚，难以治愈。所以，选择治疗方法的关键在于"识病之轻重先后为治"。

（三）喘

东都张氏孙九岁，病肺热咳嗽，他医以朱、犀、龙、麝、牛黄药治之，一月不愈。其证咳嗽喘急闷乱，饮水不止，全不能食，钱氏用使君子丸，益黄散。张曰：本有热，何以又行温药？他医用凉药攻之，一月尚无效。钱曰：凉药久则胃寒不能食，小儿虚不能食，当与补脾，候饮食如故，即泻肺经，病必愈矣。服补脾药二日，其子欲饮食，钱以泻白散泻肺遂愈。张曰：何以不虚？钱曰：先实其脾，然后泻肺，故不虚也。

按： 该病案为楼英引用钱乙的病案，该患者肺热咳嗽，其他医者久用寒凉之药，苦寒损脾伤阳，使脾胃受纳运化失常，则虚不能食；脾虚运化不健，痰湿内生，痰湿蕴肺，则咳嗽不愈。其病证以正虚为主，所以钱乙先用使君子丸、益黄散温补脾胃，使受损的脾胃之气恢复，候饮食如故，即泻肺经，病必愈矣。脾胃为后天之本，小儿的生长发育，全靠脾胃化生精微之气以充养；疾病的恢复赖脾胃健运生化；先天不足的小儿也要靠后天来调补。儿科医师应十分重视小儿脾常不足的特点，处处顾及脾胃之气，切勿使之损伤。患病后注重调理脾胃是儿科的重要治则，正如《幼科发挥》所说："脾喜温而恶寒，胃喜清而恶热。故用药者，偏寒则伤脾，偏热则伤胃也，制方之法，宜五味相济，四气俱备可也。"

第六节　肾主虚寒

一、概述

肾气的生发是推动小儿生长发育、脏腑功能成熟完善的根本动力。《素问·上古天真论》说："女子七岁，肾气盛，齿更发长；二七而天癸至，任脉通，太冲脉盛，月事以时下，故有子……丈夫八岁，肾气实，发长齿更；二八，肾气盛，天癸至，精气溢泻，阴阳和，故能有子。"小儿的脏腑功能处于"娇嫩""未充"的阶段，这种脏腑功能的"娇嫩"与"未充"，需要肾阴的滋润、肾阳的温养。肾气包括寓于肾中的元阴元阳，禀赋于先天并赖后天水谷精微之气的不断充养，因而其自身就必须在小儿成长过程中逐渐得到充盛。小儿"肾常虚""气血未充，肾气未固"。肾藏精，主骨，为先天之本。肾的这种功能对身形尚未长大、多种生理功能尚未成熟的小儿更为重要，它直接关系到小儿骨、脑、发、耳、齿的功能及形态，关系到生长发育和性功能成熟。因而临床多能见到肾精失充、骨骼改变的肾系疾病，如五迟、五软、解颅、遗尿、水肿等。楼英在《医学纲目·卷之三十九》中对肾系疾病的论述不及肝、心、脾、肺系那样全面详细，对解颅、囟填、行迟齿迟发迟、聤耳、呵欠、额黑唇青为寒等6种小儿病做了论述。分别收录了钱乙、朱丹溪、李东垣等医家对相关疾病病因病机、证治方药等方面的论述。

二、病因病机

（一）先天不足，肾气亏损

父母精血虚损，或孕期调摄失宜，由于孕母精神、起居、饮食、用药不慎等致病因素损伤胎元之气，或高龄产妇，或堕胎不成而成胎，或早产儿其先天精气未充，导致肾气虚弱，髓脑未满，脏气虚弱，不能荣养筋骨肌肉而成。如《医学纲目·卷之三十九》引朱丹溪言："小儿解颅，乃是母气血虚与热多耳。"引钱乙言："解颅，生下而囟不合者，肾气不成故也。长必少笑，更有目白睛多，白色，瘦者，多愁少喜也。"楼英又云："解颅者囟大，头缝不合如开解，故曰解颅，此由肾气不成故也。""父精不足，则解颅，眼白多。""小儿禀受血气不足者，则髓不满骨，故软弱而不能行。"

（二）感受热邪

外感风热，热毒炽盛，邪火上扰，邪热壅结于脑，气机郁结，痰饮停聚。如《医学纲目·卷之三十九》引朱丹溪言："小儿解颅，乃是母气血虚与热多耳。"楼英提出："小儿脏腑积热，气上冲于脑，亦致囟填，而又肝气盛，风热冲上而成此候也。""呵欠，面赤者风热也……多睡者内热也。"

（三）感受寒邪

寒为阴邪，最易伤人阳气。先天禀赋不足之小儿，后天感寒，寒邪直中脏腑，伤脾肾之阳，阳气受损，致寒邪凝滞，寒凝则气滞，气滞则血瘀。如《医学纲目·卷之三十九》引钱乙言："血气虚怯，为冷所乘，则唇青。"

三、治则治法

楼英在《医学纲目·卷之三十九》中通过引用其他医家的论著等方式，论述了部分小儿肾系疾病的治则治法。

（一）补益肝肾法

肾藏精，为先天之本，小儿"肾常虚"，肝肾同源，补益肝肾为常用之法。如《医学纲目·卷之三十九》云："肾主骨髓，而脑为髓海，肾气不成，则脑髓不足，故不能合也……宜根据钱氏补肾，万一有可生之理。""小儿禀受血气不足者，则髓不满骨，故软弱而不能行。肾主髓，治法当用钱氏补肾地黄丸，加鹿茸、五加皮、麝香，则髓生而骨强，自然行矣。"同卷中又提出："五加皮散，治小儿三岁不能行者，由受气不足，体力虚怯，腰脊脚膝筋骨软，足故不能行。"楼英引钱乙言："羚羊角丸，补肾肝，五六岁不能行。"《医学纲目·卷之三十九》云："芎黄散治小儿齿不生。大川芎生地（各半两）山药当归甘草（炙。各一分）上焙为末，热汤调服。"

（二）补益气血法

气血虚则失养，宜补益气血。如《医学纲目·卷之三十九》引朱丹溪言：

"小儿解颅……用四君子、四物。"楼英云："解颅治法，宜用生地散。"

（三）涤痰开窍通络法

若因产伤、外伤因素损伤脑髓，瘀阻脑络，或热病后痰火上扰，痰浊阻滞，蒙蔽清窍，使窍道不通，气机郁结，痰饮停聚，心脑神明失主，肢体活动失灵。若痰浊瘀血阻滞心经脑络，也可使元神无主，心窍昏塞，神明失聪，如解颅、五迟五软、脑性瘫痪等。治宜涤痰开窍通络。如《医学纲目·卷之三十九》引钱乙言："天南星散，治颅开不合，鼻塞不通。天南星大者，微泡去皮，为细末，米醋涂调绯帛上，贴囟上，炙手频熨之，立效。"同卷中又云："三辛散，治小儿骨应合而不合，头骨开也，名曰解颅。"

（四）清热法

热毒炽盛，气机郁结，治宜清热。如《医学纲目·卷之三十九》引朱丹溪言："小儿解颅……有热，加酒炒黄连、生甘草煎服……"

（五）温经散寒法

寒为阴邪，最易伤人阳气，致脾肾阳虚，寒邪凝滞，寒凝血涩。治宜益气补阳、温经散寒、通经活血。如《医学纲目·卷之三十九》引李东垣言："补阳汤，初冬间，一小儿二岁，大寒证，明堂青脉，额上青黑，脑后青络高起，唇青，舌上白滑，喉鸣而喘，大便微青，耳尖冷，眼涩，常常泪下出，仍多眵，胸中不利，卧而多惊，无揣即寒。"

（六）外治法

如《医学纲目·卷之三十九》中用贴敷法："三辛散，治小儿骨应合而不合，头骨开也，名曰解颅。细辛 桂心各半两 干姜七钱半 上为末，以姜汁和敷颅上贴之，儿面赤即愈。又方用蛇蜕炒焦为末，用猪颊车中髓调敷顶上，日三四度，曾有人作头巾裹遮护之，久而自合，亦良法也。"楼英亦用灸法"囟门不合：脐上、脐下各五分。（二穴各灸三壮，灸疮未发先合）"。《医学纲目·卷之三十九》云："香薷煎治小儿白秃不生发，燥痛。陈香薷二两 胡粉一两 猪脂半两 上用水一大盏，煎香薷取汁三分，去渣，入胡粉、猪脂相和合匀，涂于头上，日频用之。""治小儿头生白秃，发不生。用椿楸树叶心，取汁敷之，大效。"同卷中亦记载了"红玉散治小儿脓耳。枯白矾 干胭脂 麝香各一钱 上同研匀，先以绵裹杖子捻净掺之。""龙黄散，治小儿停耳，汁出不止。枯白矾 龙骨末 黄丹炒 各半两 麝香一钱 上同研细，先以绵杖子榅脓水尽，用散一字半，分为两处，吹入耳内，日二次。"

四、证治举要

楼英在《医学纲目·卷之三十九》卷中对解颅、行迟齿迟发迟的病因病机、分型论治做了较为详细的论述。现举例如下：

（一）解颅

小儿解颅的病因，主要由于胎元禀赋不足、肾气亏损、气血不足所致。肾主骨、生髓，脑为髓海，肾虚则不能生髓、养骨，以致颅囟逾期不合，颅骨缝裂开，头颅增大。还有因产伤、外伤因素损伤脑髓，瘀阻脑络，或热病后痰火上扰，痰浊阻滞，蒙蔽清窍，使窍道不通，气机郁结，水液停聚，则发为解颅。楼英从正虚和邪实两个方面论治。正虚是肾气不足、气血亏虚、精髓不充；邪实为痰瘀阻窍。

1. 肾气亏损证

治法：补肾填髓法。

方药：补肾地黄丸。

熟地八两 山茱萸净肉 山药各四两 牡丹皮 茯苓 泽泻各三两

上为细末，炼蜜丸，桐子大。空心温酒服五十丸。

按：肾藏精，为先天之本，肾主骨生髓，肾阴不足则不能生髓、养骨，以致颅囟逾期不合，颅骨缝裂开，头颅增大。治宜补肾填髓，可用补肾地黄丸。方中熟地黄滋阴补肾，填精益髓，为君药。山茱萸补养肝肾，并能涩精；山药补益脾阴，亦能固肾，共为臣药。三药配合，肾肝脾三阴并补，是为"三补"，但熟地黄用量是山萸肉与山药之和，故仍以补肾为主。泽泻利湿而泄肾浊，并能减熟地黄之滋腻；茯苓淡渗脾湿，并助山药之健运，与泽泻共泄肾浊，助真阴得复其位；丹皮清泄虚热，并制山萸肉之温涩。三药称为"三泻"，均为佐药。六味合用，三补三泻，其中补药用量重于"泻药"，是以补为主；肝、脾、肾三阴并补，以补肾阴为主，这是本方的配伍特点。

2. 气血亏虚证

治法：补益气血。

方药：四君子汤合四物汤。

白术 茯苓 人参 甘草 当归 芍药 川芎 地黄

上为散。每五钱，水二盏，煎至一盏，去渣，食后温服。

按：四君子汤合四物汤为八珍汤。四君子汤是益气的常用方，方中人参甘温益气、健脾养胃；白术健脾燥湿，加强益气助运之力；茯苓健脾渗湿，苓术相配，则健脾祛湿之功益著；炙甘草益气和中，调和诸药。四物汤是补血的经典药方，方中熟地滋阴养血填精，白芍补血敛阴和营，当归补血活血，川芎活血行气开郁。四君四物相配，共奏益气养血之功，使气血恢复。楼英在《医学纲目·卷之三十九》引朱丹溪言："小儿解颅，乃是母气血虚与热多耳。用四君子、四物。有热，加酒炒黄连、生甘草煎服。"指出如若虚中夹实、有热，可加用黄连清热泻火解毒，体现了标本兼治的治疗原则。

3. 痰浊阻窍证

治法：涤痰通窍。

方药：三辛散。

细辛 桂心各半两 干姜七钱半

上为末，以姜汁和敷颅上贴之，儿面赤即愈。

按：因产伤、外伤因素损伤脑髓，瘀阻脑络，或外邪上扰，痰浊阻滞，蒙蔽清窍，使窍道不通，气机郁结，痰饮停聚，发为解颅，治宜涤痰通窍。方中细辛化饮通窍，桂心通窍消瘀，姜汁加强温化痰饮之效，诸药合用，共奏涤痰开窍通络之功。该法为外治法，疗效显著，"儿面赤即愈"。《理瀹骈文》云："外治之理即内治之理，外治之药即内治之药，所异者法耳。"

（二）行迟、齿迟、发迟

行迟、齿迟、发迟属于五迟，楼英在《医学纲目·卷之三十九》中引钱乙言："小儿长大不行，行则脚细；齿久不生，生则不固；发久不生，生则不黑，皆属气血虚也，宜大剂补之。"指出行迟、齿迟、发迟以虚证为主。楼英分别对行迟、齿迟、发迟做了论述。

1. 行迟

治法：补肝肾，强筋骨。

方药：羚羊角丸。

羚羊角 虎胫骨醋炙黄 桂枝 生地黄 防风 当归 白茯苓 酸枣仁炒，各等分

上为细末，蜜丸皂子大。食后温水化下，久服取效。

按：肾主骨，肝主筋，脾主四肢肌肉，人能站立行走，需要筋骨肌肉协调运动。若肝肾脾不足，则筋骨肌肉失养，可出现行迟。羚羊角丸中羚羊角平肝息风，虎胫骨固肾益精、强筋健骨，桂枝温通经脉，生地黄滋阴养血，防风祛风胜湿止痉，当归补血活血，白茯苓健脾渗湿，酸枣仁益肝气。诸药合用，共奏补肝肾、强筋骨、通经脉之功。

2. 齿迟

治法：养血填精。

方药：芎黄散，治小儿齿不生。

大川芎 生地各半两 山药 当归 甘草炙各一分

上焙为末，热汤调服。

按： 齿为骨之余，若肾精不足，可见牙齿迟出。正如《证治准绳·幼科》所言："齿者，骨之所终而髓之所养也。"小儿禀受肾气不足，不能上营，而髓虚不能充于骨，又安能及齿，故齿久不生也。芎黄散中川芎活血行气，生地滋阴养血填精，山药益肾气、健脾胃，当归补血活血，炙甘草益气和中。诸药合用，养血填精，益髓生齿。

3. 发迟

方药：香薷煎，治小儿白秃不生发，燥痛。

香薷二两 胡粉一两 猪脂半两

上用水一大盏，煎香薷取汁三分，去渣，入胡粉、猪脂相和合匀，涂于头上，日频用之。

按： 发为血之余、肾之华，若肾气不充，血虚失养，生燥生瘰，易感外邪，可见发迟或发稀而枯及瘙痒。方中香薷解表除邪，胡粉祛瘰，猪脂补虚润燥。

五、医案评析

（一）行迟

小儿禀受血气不足者，则髓不满骨，故软弱而不能行。肾主髓，治法当用钱氏补肾地黄丸，加鹿茸、五加皮、麝香，则髓生而骨强，自然行矣。外甥黄虬知录之子，三岁不能行，遂合此方服之有验。

按： 肾主骨，肝主筋，脾主四肢肌肉，人能站立行走，需要筋骨肌肉协调运动。若肝肾脾不足，则筋骨肌肉失养，可出现行迟。该患者三岁不能行，为行迟，治宜补肾填髓，养肝强筋。用补肾地黄丸加鹿茸、五加皮、麝香治疗。方中熟地、山茱萸滋养肝肾；鹿茸温肾益精；五加皮强筋壮骨；山药健脾益气；茯苓、泽泻健脾渗湿；丹皮凉血活血；麝香活血开窍。诸药合用，补肾填髓，养肝强筋。

（二）额黑唇青为寒

补阳汤。初冬间，一小儿二岁，大寒证，明堂青脉，额上青黑，脑后青络高起，唇青，舌上白滑，喉鸣而喘，大便微青，耳尖冷，眼涩，常常泪下出，仍多眵，胸中不利，卧而多惊，无搐即寒。柴胡三钱 升麻二钱 麻黄三钱

吴茱萸五分　地龙五钱　蝎梢少　生地五分　归身三钱　甘草炙,一钱　黄芪二分　黄柏一钱　陈皮一分　葛根　连翘各一钱　上为粗末，作一服，水一盏，煎法如常，乳食后，热服。始渐喜睡，精神出，气和顺，乳食旺。

　　按： 该病案为楼英引用李东垣的病案。小儿"脾常不足""肾常虚"，脾肾易虚弱。寒为阴邪，最易伤人阳气，若在冬令当时，阴寒旺盛，致脾肾阳虚，阳气受损，致寒邪凝滞，寒凝则气滞，气滞则血瘀，而发生明堂青脉、额上青黑、脑后青络高起、唇青、舌上白滑、喉鸣而喘、大便微青、耳尖冷等证候。用补阳汤治疗后精神出、气和顺、乳食旺，最终病情痊愈。方中黄芪、甘草、陈皮甘温益气补阳；柴胡、升麻、葛根解表升阳；麻黄、吴茱萸辛温散寒，亦有补阳之意；当归补血活血，亦可以防止柴胡、升麻、葛根、麻黄、吴茱萸辛散其真阳；地龙定惊通络平喘，蝎梢息风散结通络，黄柏燥下焦之湿，连翘消肿散结。诸药合用，益气补阳，温经散寒，通经活血。

第四章　伤寒病临证应用

第一节　伤寒通论

楼氏在《医学纲目·卷之三十》中，以"伤寒通论"和"续伤寒通论"两篇作为"伤寒部"的总论。

其中，"伤寒通论"以《伤寒论·伤寒例》和《脉经》部分内容为主，主要论述伤寒的发生发展和传变机理，以及通过脉象来判断病势及预后的方法。

一、"伤寒"的含义及发病机理

楼氏在《伤寒通论》开篇所引《伤寒论·伤寒例》之条文如："凡伤于寒，则为病热，热虽甚不死，若两感于寒而病者必死。"其本文源出于《素问·热论》之"今夫热病者，皆伤寒之类也，或愈或死……人之伤于寒也，则为病热，热虽甚不死；其两感于寒而病者，必不免于死"。经文提出了广义伤寒与狭义伤寒的概念及两感于寒的预后转归等。广义伤寒概指四时外感病，乃伤于包括寒邪在内的四时不正之气所致；而狭义伤寒的含义为伤于寒邪，其临床表现主要为发热。可见楼英对于伤寒的观点是伤寒即为热病，而热病之本质又是感受寒邪所致。

在此基础上，楼氏引用《活书人》关于伤寒发病特点之条文，提出伤寒根据恶寒是否兼发热而分为太阳病与少阴病："《活人》云：经云一二日少阴者，谓初中病时便入少阴，不经三阳也。大抵伤寒发于阳则太阳也，发于阴则少阴也。凡病一日至十二三日太阳证不能罢者，俱治太阳。有初得病便见少阴证者，宜攻少阴，亦不必先自巨阳。盖寒入太阳即发热而恶寒，入少阴即恶寒而不热。"以上既是对《素问·热论》六经两感于寒理论的阐发，也是对伤寒传变规律的初始解读。楼氏认为，伤寒之发病及其传变，三阳以太阳为始，三阴则以少阴为始。

二、六经理论实质

六经辨证是伤寒全书的灵魂，而关于伤寒六经理论之实质，历代医家争议较大。楼氏以《伤寒论·伤寒例》中以经络为六经实质的论述，作为"伤寒通论"开篇的主要部分，可见其认为经络学说是六经实质的主要部分，而辨六经经络之所属，则以脉象为主要眼目，对《素问·热论》六经证候的分析也以脉象为线索加以概括。如：

"尺寸俱浮者，太阳受病也，当一二日发，以其脉上连风府，故头项痛、腰脊强；尺寸俱长者，阳明受病也，当二三日发，以其脉夹鼻络于目，故身热目疼鼻干，不得卧。尺寸俱弦者，少阳受病也，当三四日发，以其脉循胁络于耳，故胸胁痛而耳聋。"

"尺寸俱沉细者，太阴受病也，当四五日发，以其脉布胃中，络于嗌，故腹满而嗌干。尺寸俱沉者，少阴受病也，当五六日发，以其脉贯肾络于肺系舌本，故口燥舌干而渴。尺寸俱微缓者，厥阴受病也，当六七日发。以其脉循阴器络于肝，故烦满而囊缩。"

由于《伤寒论·伤寒例》这一部分的内容，主要引自《素问·热论》，而张仲景《伤寒论》的正文部分，对于六经的证候记述与《素问》对于伤寒六经之认识不同，故楼氏也并未墨守《内经》对于六经证候与发病的认识，如上述其引《类证活人书》对于太阳与少阴发病的认识，无论是临床特点还是发病时间，与《伤寒论·伤寒例》所宗《素问·热论》之"少阴受病也，当五六日发……口燥舌干而渴"的论述存在较大差异。

可见，楼氏对于六经理论实质的认识是在经络学说的基础上，结合了后世医家的论述，依据脉象表现对《伤寒论》的六经学说进行了更为本源的认识，丰富了伤寒六经实质的内容。

三、六经传变规律

（一）依日数传

楼氏所引《伤寒论·伤寒例》对于伤寒六经的传变，是以日数为主要参考依据，如太阳即为"一二日发"，阳明即为"二三日发"，少阳即为"三四日发"；又有表里两经同时受病，如"一日太阳受之，即与少阴俱病""二日阳明受之，即与太阴俱病""三日少阳受之，即与厥阴俱病"。这种以日数为主要依据的辨证方法，在《内经》中指外感发热的实热证而言，其三阳经为表热，三阴经为里热，通用"各通其脏脉"治则，分别用汗、泄法治疗，而且其一至三日的三阳经传变次序之太阳、阳明与少阳也为仲景伤寒六经奠定了基础。以上观点至《伤寒论》中已有所发展，伤寒六经的传变后，其所属病证已由六经外感实热，扩展并增补了三阳属表实热证、三阴为里虚寒证的辨治。故楼氏在其后又引了《伤寒论》第4、5条与270条，加以论述：

第4条："伤寒一日，太阳受之，脉若静者为不传，颇欲吐，若躁烦，脉数急者，为传也。"

第5条："伤寒二三日，阳明、少阳证不见者，（编者按：宋版《伤寒论》原文在此处有'为'字）不传也。"

第270条："伤寒三日，三阳为尽，三阴当受邪，其人反能食而不呕，此为三阴不受邪也。"

可见，楼氏将此3条，作为《伤寒》六经传变的主要准绳。此三条体现了其对《素问》及《伤寒论·伤寒例》关于六经传变认识的继承和发展。如270条谓："伤寒三日，三阳为尽，三阴当受邪"，即是指《素问》及《伤寒论·伤寒例》中"少阳受病也，当三四日发""太阴受病也，当四五日发"的论述。而条文中又谓"其人反能食而不呕，此为三阴不受邪"，可见楼氏亦强调伤寒六经传变，不可拘泥日数，而是应以脉证为主要依据。其中，胃气之盛衰就是关键的因素。若"能食而不呕"，胃气未衰，则抗邪有力，病在三阳；反之，不能食而呕（如太阴病提纲之"腹满而吐，食不下"），则胃气衰而抗邪无力，病入三阴。

（二）太阳六传

楼氏据王海藏之"太阳六传"说，以太阳为例将六经病传分为传本、巡经传、越经传、误入传、表里传、巡经得度传六种情况，对后世产生了较大影响。

1. 传本

"太阳者，巨阳也，为诸阳之首，膀胱经病。若渴者，自入于本也，名曰传本。"此处，所谓"自入于本"，是太阳病循本经由经入腑之意，此处之渴，则为膀胱气化不利，故谓"传本"，如《伤寒论》中太阳蓄水证（五苓散证）即属太阳"传本"。由此推知，阳明经病（如葛根芩连汤证）传阳明腑实证（如大承气汤证），少阳经病（如柴胡桂枝汤证）传少阳腑证（如大柴胡汤证）皆属"传本"。

2. 巡经传

"太阳传阳明胃土者，名曰巡经传。为发汗不尽，利小便，余邪不尽，透入于里也。"巡经传即正常的六经传变规律，从前一阶段按次序传到下一阶段，即太阳传阳明，阳明病传少阳，少阳病传太阴，太阴病传少阴，少阴病传厥阴等，皆可谓"巡经传"。

3. 越经传

楼英认为"太阳传少阳胆木者，名曰越经传也"。六经从一经，跨越下一阶段，直接传变形成第三阶段的情况，即由太阳一日传为少阳三日者为"越经传"。由此推知，太阴传厥阴，亦属越经传。

4. 误下传

楼英认为"太阳传太阴脾土者，名曰误下传"。太阳病，由于误下之后，脾胃不足，导致太阳病不循三阳之巡经传、越经传，反而直入太阴，则为"误下传"。

5. 表里传

楼英认为"太阳传少阴肾水，名曰表传里"。六经从三阳病，传入与其生理上互为表里的三阴病，是为表里传。由此推知，阳明病传太阴，少阳病传厥阴，皆属"表里传"。

6. 巡经得度传

楼英认为"太阳传厥阴肝木者，为阴不至于首，惟厥阴与督脉上行太阳相接，名巡经得度传"。六经从始发之太阳，不循巡经传、越经传、表里传等，而从督脉传于六经病之最后一个阶段——厥阴病，是为"巡经得度传"。

此六种传变规律的基础是经络学说，尤其是基源于《内经》六经传变规律与表里相合的学说，由此也进一步印证了有关楼氏的伤寒理论以经络学说为核心与基石的基本观点。

四、伤寒辨证

楼氏认为，伤寒辨证以"表里"之辨为首，"阴阳"之辨为辅，两者配合运用，则能大略参得仲景法度，有益临证灵活运用。

（一）表里辨证

楼氏认为，表里之辨包含表证、里证、半表半里证、表里同病证等，临证时又以先辨表证为要，如其引王海藏曰："治伤寒须分表里，若表里不分，汗下差误，岂为上工？仲景表里之法甚详，学人宜深究心也。"并认为表证以寒邪为主，里证以热邪为主，而表里夹杂，多为表寒里热、半表半里。又引张洁古谓："伤寒之法，先言表里，及有缓急。"其中，楼氏对半表半里又有较为独特的认识。

1. 表证辨证

楼氏在《续伤寒通论》开篇引《类证活人书》谓："发热恶寒，身体疼而脉浮者，表证也"，随后引成无己《注解伤寒论》曰："恶寒一切属表""邪之客于表者，为寒邪，与阳相争，则为寒矣。"可见其认为伤寒之表，皆为寒邪所致，有恶寒即可辨为表证不解，有表证即是表寒引起。这一认识虽不全面，但也代表了伤寒学说发展到明代，医家们对伤寒表证的普遍认识。

2. 里证辨证

表邪入里，即化为里热，如楼氏引成无己《注解伤寒论》曰："不恶寒反恶热，手掌心并腋下汗出，胃中干燥，结聚潮热，大便硬，小便如常，腹满而喘，或谵语，脉沉而滑者，里证也。里证者，内热是也……伤寒始发热恶寒，今汗后不恶寒，但倍发热而躁，始脉浮而大，今脉洪实，或沉数细，始惺静，今狂语，此为胃实阳盛，再汗即死。"其中，恶寒与否、脉之浮沉、大便干燥与否、神志之或静或狂，为伤寒里证的主要辨证要点。

3. 半表半里辨证

楼氏认为，邪非在表，又非入里，既不可用汗法发表，又不可用下法荡涤，则病位辨证属于不外不内之半表半里证，他先引成无己《注解伤寒论》曰："邪在表者，必渍形以为汗，邪在里者，必荡涤以取利；其余不外不内，半表半里，又非发汗之所宜，亦非吐下之所对，是当和解则可矣，小柴胡为和解之剂也。"又在成氏之后，引《类证活人书》曰："假令病患心下满，口不欲食，大便硬，脉沉细，是里症当下；其人头汗出，微恶寒，手足冷，却当汗，此两症俱见者，仲景所谓半在表半在里也，小柴胡主之。"可见他对半表半里证的认识除了仲景伤寒少阳证之外，也主张对表邪未解，里证已见者作半表半里辨证。

关于半表半里的病机，楼氏引王海藏曰："夫邪在荣卫之间，谓之半表半里也。太阳阳明之间，少阳居身之半表半里也。五苓散分阴阳，膀胱经之半表半里也。理中汤治吐泻，上下之半表半里也。"可见楼氏认为，半表半里之病机内涵有不同层次，是一个相对的概念。

如表证之中，有半表半里，其病机为"邪在荣卫之间"。此说基于许叔微的风寒营卫三纲论，其谓："风伤卫，卫、气也；寒伤荣，荣、血也。荣行脉中，卫行脉外。中风则病在脉之外，其病稍轻；荣行脉中者也，寒邪居脉中。"（《伤寒论发微》）以此推之，其认为中风之桂枝汤证是表中之表、伤寒之麻黄汤证是表中之里，而桂枝麻黄各半汤证、桂枝二麻黄一汤证、桂枝二越婢一汤证等，即是所谓的"邪在荣卫之间"，也即表证中之半表半里。许氏的相关论述，楼氏在"太阳病"中亦有引用，可见楼氏对于表证营卫不和机理的认识是有明确源流与传承脉络的。

又如里证之中，也有半表半里，其谓"理中汤治吐泻，上下之半表半里"，上者属上焦，为里证中之表，如瓜蒂散证"胸有寒"即是；下者属下焦，为里证中之里，如四逆汤证"下焦虚有寒"即是；上下之间即为中，故中焦属里证中之半表半里，"理中者，理中焦"，故楼氏引王海藏谓其亦治半表半里也。

至于少阳病，也只是大的"半表半里"范畴中的一部分，是在"六经"这个大的病机概念中的"半表半里"。

因此，楼氏借许叔微、王海藏等医家之认识，扩大了"半表半里"的内涵，可谓是对伤寒学术的进一步发挥。

4. 表里同病辨证

关于表里同病，楼氏认为有两种情况：一者是表不解而兼里热，需根据里热之层面，分别用小柴胡汤或葛根芩连汤；二者是表不解而兼里虚，需用根据气虚生寒与津虚生燥之不同，分用桂枝人参汤、桂枝加芍药汤、桂枝加大黄汤等。这是对表里同病较为全面的总结。

同时，他还认为，太阴病医数下之而令邪踞于里，出现表里不解者，也属于表里同病范畴。他引成无己《注解伤寒论》曰："假令太阴病，表症未除，而医数下之，遂夹热而利不止，心下痞硬，仲景谓之表里不解，桂枝人参汤主之。"

除此之外，楼氏认为在表里同病的辨证中，除上述的表实里热、表实里虚之外，又有表里俱实者，并引王海藏之论曰："大柴胡汤治表里内外俱热之症。治有表者，或脉浮，或头痛，或恶风，或恶寒，四症中或有一二尚在者，乃十三日过经不解是也。治有里者，或谵语，或妄语，或掷手扬视，此皆里之急者也。若欲汗之，则里症已急，欲下之，则表症尚在，通宜大柴胡汤。"

（二）阴阳辨证

阴阳作为伤寒辨证之总纲，无处不在，表里、虚寒、寒热，皆有阴阳之别。而楼氏在"续伤寒通论"中，更多的是指代"寒热"。即在辨出表里之后，需审出表之寒热、里之寒热。

具体到临床辨证中，楼氏引罗天益记述的李东垣案加阐释，其谓："凡阳症者，身大热而手足不厥，卧则惔然，起则有力，不恶寒，反恶热，不呕不泻，泻而饮水，烦躁不得眠，能食而多语，其脉浮大而数者，阳症也。凡阴症者，身不热而手足厥冷，恶寒蜷卧，恶闻人声，或自引衣盖覆，不烦渴，不饮食，小便自利，大便反快，其脉沉细而微迟者，阴症也。"可谓对阴阳寒热之临床特点的较好总结。如李东垣治一人，患伤寒而前医与理中丸治之，李氏见其"脉数得六七至……夜来叫呼不绝，全不睡。又喜饮冰水……且三日不见大便"，判断其"阳症悉俱"，予调胃承气汤而攻之则愈。

对于寒热证的治疗，楼氏引《类证活人书》"酸苦涌泄为阴，谓苦参、大青、葶苈、苦酒之类，皆复其阴气也。微用苦，甚则兼用酸苦，折热复阴……古人云：辛甘发散为阳，谓桂枝、甘草、干姜、附子之类，能复其阳气也。微用辛甘，甚则用辛苦"，可谓寒热治则之范例。《类证活人书》此论，其理法是基于《内经》"辛甘发散为阳，酸苦涌泄为阴"，而用药则是基于《外台》所谓阮河南之论："疗天行，凡除热解毒，无过苦酢之物，故多用苦参、青葙、艾、葶苈、苦酒、乌梅之属，此其要也。夫热盛，非苦酢之物则不能愈，热在身中，既不时治，治之又不用苦酢之药，如救火不以水，必不可得脱免也。"并在其基础上，又有所细化，将酸苦涌泄用法根据热势之程度，轻者微苦以泄热，重则酸苦、清热养阴并施；将辛甘发散用法，根据寒势之程度，轻者辛甘以温阳，重者辛甘佐以苦味，温阳与破阴并用。

五、伤寒治法

楼氏依据《素问·热论》："三阳经络皆受其病而未入于脏者，故可汗而已……其未满三日者可汗而已，其满三日者可泄而已。"以及《伤寒论·伤寒例》中太阳阳明少阳"三经受病，未入于腑者，可汗而已"，太阴少阴厥阴"三经受病，已入于腑，可下而已"等的相关论述中，总结出伤寒治法以汗、下二法为核心。

（一）汗法

1. 汗法分类

楼氏认为，汗法根据病势之轻重，分为"发汗"与"和解"两法，其引《类证活人书》谓："伤寒发表，须当随病轻重而汗之，故仲景有发汗者，有和解者。发汗如麻黄汤、桂枝汤、大青龙汤是也，和解如小青龙汤、桂枝麻黄各半汤、白虎汤、桂枝二越婢一汤、柴胡桂枝之类是也。后人不能深究寒邪浅深，药性紧慢，一概用药，因致夭伤，其间纵或生全，往往汗后虚乏，遂至劳复，或变成百病，淹引岁月，卒至不救。此皆由汗下过度，阴阳并竭，血气羸损，以致此祸。如遇病轻，但当和解之，所谓调和则荣卫以通津液，令其自解可也。"从文中可见，解表之法，为"发汗"法，如麻黄汤、大青龙汤，皆以麻黄为主，配桂枝以发汗，适合治疗表实重者；调营卫通津液之解表法，为"和解"法，如小青龙汤配以芍药、五味子，桂麻各半汤、桂二越一汤、柴胡桂枝汤皆配芍药、人参等。其谓"调和则荣卫以调津液，令其自解可也"，可谓是对"和解"法内涵的发挥。值得注意的是，文中将桂枝汤作为发汗解表的代表方，与后世将其作为调和营卫之"发汗"之法，似有不同之处。

另外，"发汗"法中，又根据太阳、少阴之不同，分为"急汗"与"缓汗"，故其引张洁古谓："急汗者太阳，缓汗者少阴，是脏腑之输应也。"急汗者，以麻黄汤为代表，其理论基础为《素问·阴阳应象大论》之"其在皮者，汗而发之"；缓汗者，以麻黄细辛附子汤为代表，其理论基础为《素问·阴阳应象大论》之"其有形者，渍形以为汗"。

2. 汗法权变

上述发汗法中，"急汗"法与"缓汗"法又可根据表证层次之不同，进行加减权变。

若表证之中兼见入腑病证，则在麻黄汤"急汗"法中进行加减权变。如其引张洁古谓："假令得肝脉，其外症善洁，面青，善怒，其三部脉俱弦而浮，恶寒里和，清便自调，麻黄汤内加羌活、防风各三钱，谓肝主风，是胆经受病也。大便秘，或泄下赤水无数，皆里不和也。"楼氏解释曰："谓在皮者急汗而发之，皆腑受病也。"并进一步补充了六腑里实之论治："尺寸脉俱浮而复有里症，谓发热饮水，便利赤色，或泄下赤水，其脉浮，按之内实或痛，麻黄汤方去麻黄、杏仁，随脏元加药同煎，分作五服。每下一症，初一服加大黄五分。"可谓是对"急汗"法的理法和方药的补充。

若里证之中兼见表象，则在麻黄细辛附子汤"缓汗"法中进行加减权变。楼氏引张洁古谓："假令得肝脉，其内症满闷，淋溲便难，转筋，其尺寸脉俱沉而弦，里和恶寒，肝经受病，麻黄附子细辛汤内加羌活、防风各三钱。"此证楼氏解释为："里之表也，宜渍形以为汗，皆脏受病也。"并在此基础上进一步补充了五脏里实之论治："其脉俱沉，按之内实而痛，此谓里实，宜速下之。麻黄附子细辛汤内去麻黄，随脏元加药同煎，分作三服。每下一症，初一服加大黄三钱，邪尽即止。"亦是对"缓汗"法的理法和方药的补充。

从汗法权变的具体内容可以看出，其实汗法与下法没有绝对的界限，由于邪正相争，病传多变，表证与里证往往相兼为患，在用药上则可通过相应的加减而得出具体的应用。

张洁古是奠定脏腑经络辨证学说的主要医家之一，故其论六经之理法，亦是站在脏腑经络辨证的角度进行阐述。而楼氏将朱肱之六经经络说与张洁古的脏腑经络辨证学说相结合，使得六经理论在脏腑经络辨证的角度形成了较完善的体系，对后世有较大影响。

3. 汗法调护

表证应用汗法，楼氏还特别重视治病过程中的调护将息、药物剂型的选择，以及发汗的禁忌等。在运用发汗法时，楼氏强调发汗的效果需"手足皆周至，絷絷然一时间许益佳""腰以下周遍为度"，即发汗的要点在于一身手足遍汗，持续缓和为佳，而不可过汗。发汗选用之剂型，则以汤剂为最佳。由于发汗是以消耗人体津液为代价，故发汗之时必需审察津血之盛衰。楼氏用《伤寒论》"脉浮而紧，法当身疼痛，宜以汗解之。假令尺中迟者，不可发汗……以荣气不足，血少故也"为例，很好地诠释了《灵枢·营卫生会》"夺血者无汗，夺汗者无血"的理论应用，并引《类证活人书》所述，主张先以小建中汤加黄芪，后予小柴胡汤及桂二越一汤，以及许叔微先与建中汤加黄芪当归、后与麻黄汤治伤寒兼尺脉迟弱之案，以避免触犯津血亏虚不当发汗之禁忌。既突出了《伤寒论》以解表为第一要义的理念，又体现了张仲景时时顾护人体津液的宗旨。

（二）下法

与上述汗法相似，楼氏认为下法亦应根据里热之轻重，选用"直下"法与"和胃"法。其引《类证活人书》谓："伤寒里症，须看热气浅深，故仲景有直下之者，如大承气、小承气、十枣、大柴胡汤是也。有微和其胃气者，如调胃承气汤、脾约丸，少与小承气微和之之类是也。"大小承气汤，皆以大黄为主，配枳实、厚朴攻泻里实、荡涤肠腑，大柴胡汤则以柴胡配大黄推陈致新，十枣汤以甘遂、大戟、芫花峻下逐水，皆可治疗里实内结甚者，故可谓"直下"法。而调胃承气汤以甘草、芒硝润燥养津、软坚泄热，以和胃气；脾约丸以芍药、杏仁、火麻仁润燥通下，皆可治疗津亏液少、内燥里实而胃气不和者，故仲景谓其"微和胃气"，是楼氏所谓之"和胃"法。

对于下法选用之剂型，楼氏引许叔微案提出"逐邪毒，破坚癖，导瘀血，润燥粪之类，皆凭汤剂"，认为汤剂是下法之正剂。

关于汗下二法的次第应用，楼氏强调"拟欲攻之，犹当先解表，乃可下之……若表已解而内不消，大满大实，坚有燥屎者，自可除下之"，这是对仲景《伤寒论》"有表当先解表，表解乃可攻里"原则临证应用的解读发挥。

六、预后转归

（一）总体规律

楼氏引王海藏曰："太阳传阳明，其中或有下症，阳明症反退而无热，与不渴，却显少阳症，是知可解也。"他认为，六经之病传与预后，最重要为"因势而解"。如太阳属表，太阳之可解，"为头不痛，项不强，肢节不痛"，即表位津血凝滞，亦应从表而解。若太阳病传阳明，则出现"或有下症"，故"无发热恶寒，则知里易解"，此为阳明之欲愈候。若阳明病传少阳，"寒热日不移时而作，邪未退也"，即往来寒热之时间固定不变者，则难解；若"用柴胡而移其时，早移之于晏，晏移之于早，气移之于血，血移之于气，是邪无可容之地，知可解也"。即往来寒热发作之时较前推迟，是邪气为正气所抗出于表，故为"可解"。

（二）诊断标准

楼氏认为伤寒之预后判断，以脉诊为关键。预后良好者，有以下 3 条标准。

第一条：寸口脉与人迎脉脉势等齐者，预后较好。

其引《伤寒论·辨脉法》"寸口关上尺中三处，大小浮沉迟数同等，虽有寒热不解者，此脉阴阳为和平，虽剧当愈"，对于本条之理解，楼氏引《灵枢·禁服》"寸口人迎两者相应，若引绳大小齐等者，名曰平人"，认为除寸口脉三关平等之外，还需寸口与人迎平等，方为平脉，预后良好，补充了伤寒以脉法判断预后之论述。

第二条："阴病见阳脉者生，阳病见阴脉者死"。

此条出于《伤寒论·辨脉法》第 1 条，也是宋版《伤寒论》全书的第 1 条，可见其确实提示了疾病阴阳之病势机转。

第三条："可解之脉浮而虚，不可解之脉浮而实。浮而虚者只在表，浮而实者知已在里也"。

本条为楼氏引王海藏语，所谓"浮而虚只在表"是表而和缓，里位无津血之壅滞，故易解；所谓"浮而实者知已在里"是表邪内陷，里位气血壅滞，表里夹杂，较单纯之表证更为复杂，故难解。

第二节 太阳病

一、太阳病总论

（一）病机概述

楼氏继承了许叔微的太阳三纲论，认为太阳病以桂枝汤治中风、麻黄汤治伤寒、青龙汤治风寒两伤为纲领，故在"太阳病"开篇，即立桂枝汤、麻黄汤、大青龙汤三法。在三纲确立之后，又分别列桂枝加葛根汤证、葛根汤证、桂枝二越婢一汤证与桂枝麻黄各半汤证，作为上述三纲之第一兼变证。其中，以桂麻各半汤证作为大青龙汤证之兼变证，亦是受许叔微氏"青龙一症，尤难用药，须是形症谛当，然后可行，故王实夫症，止用桂枝麻黄各半汤治之，盖慎之也"之影响。在桂枝加葛根汤证之后，楼氏以太阳中暍之白虎加人参汤证、太阳蓄血之抵当汤证作为其病传变证；葛根汤证之后，以湿痹、刚痉之葛根汤证、柔痉之瓜蒌桂枝汤证作为其病传变证；桂枝麻黄各半汤之后，以小青龙汤作为其病传变证。其中，楼氏将《金匮要略》"痉湿暍"篇融入太阳病理法，打通了"伤寒"与"杂病"之界限，是对经方理论的一种较好的回归。

楼氏提出的"太阳中风为元气受病"说，是其对太阳病理论的最大发挥。其引《伤寒论·辨脉法》："假令寸口脉微，名曰阳不足，阴气上入阳中，则洒淅恶寒也。尺脉弱，名曰阴不足，阳气下陷入阴中，则发热也。"认为"阳不足"与"阴不足"之实质，皆为"元气不足"。故其进一步提出，太阳中风为"元气受病"而然。此说为下文的"伤寒属内伤"说奠定了理论基础。

基于"太阳中风为元气受病"说，楼氏提出了"伤寒属内伤"说，认为伤寒在发病上"凡外伤风寒者，皆先因动作烦劳不已，而内伤体虚，然后外邪得入，故一家之中，有病者，有不病者，由体虚而邪入而病，体不虚则邪无隙入而不病也"。楼氏这一思想，是从《内经》"成败倚伏生乎动，动而不已则变作"，以及"风雨寒热不得虚，邪不能独伤人"等论述中发展而来，故其认为伤寒之发病，内伤体虚是根本因素。

（二）证治发挥

楼氏认为伤寒之治法，除祛邪之外，亦有补法，其谓："举世皆谓伤寒无补法，但见发热，不分虚实，一利下汗而致夭横者，滔滔皆是，此实医门之罪人也"，故收集朱丹溪、王海藏、李东垣、张洁古诸家之方药（如朱丹溪之"伤寒主乎温散"、王海藏之神术汤），以补全伤寒"补养兼发散之法"。

二、太阳病分论

（一）太阳病脉证概说

《伤寒论》每篇冠以"辨某病脉证并治"之名，故辨"脉证"是六经辨证之核心环节。楼氏即在每一经病总述之后，继而对该篇的典型脉证，进行相关的证治辨析。

每经病之脉证，又可分为"正法"与"续法"。其中，"正法"总结仲景《伤寒论》原文中对于本脉证之论治，并阐释其病机。而"续法"收集了后世医家（如朱丹溪、王海藏、李东垣等）对于此类脉证之论治，以补《伤寒》之未备，使得六经辨证的理法更为普适，施治方药的体系也更为圆融。

太阳病之脉证，楼氏共选取"表里发热、恶寒、恶风、头痛、项强、身体痛"六者进行论述。其中，表里发热、恶寒、恶风、头痛、身体痛皆在正法之外，补有续法。此六症，是从太阳病提纲证"头项强痛，恶寒"，太阳中风桂枝汤证之"头痛，发热，汗出，恶风"，以及太阳伤寒麻黄汤证之"头痛，发热，身疼，腰痛，骨节疼痛"总结提炼而来，较好地体现了太阳病风寒困束于表的病机与临床特点。

值得注意的是，虽然每一脉证在六经病中各有其归属，但楼氏在论述时并不局限于本经病之特点，而是将其作为发病的初始环节，随后亦会论述其六经之鉴别诊断。如"表里发热"一症中，开篇其提出"发热恶寒，脉浮者，属表，即太阳症也"，然随后又对发热之病在阳明、少阳等相应的临床特点进行论述，以作鉴别，体现了《伤寒论》每症皆不离"辨"之临证思维特点。

（二）太阳病脉证精粹

1. 表里发热

（1）正法

表里发热一症，楼氏先以太阳之发热为开首，以"发热、恶寒、脉浮"为太阳表证发热之特点，随后提出发热而兼"不恶寒、反恶热"属阳明里证发热之特点，发热而兼"脉弦细、头痛"属少阳半表半里证发热之特点。可见，其认为发热辨证之要，首辨三阳。

而在太阳中，伤寒需辨表证之麻黄汤证，与入里寒化之小青龙去麻黄加杏仁汤证；中风需辨表证之桂枝汤证与入里化热之调胃承气汤证。可见楼氏认为，发热亦当首辨表里，而伤寒病传多寒化而生饮，需用姜辛以温中化饮；中风病传多化热而生燥，需用硝黄以泄实软坚。

（2）续法

表里发热之续法中，楼氏即以"伤寒属内伤"说为核心，总结了金元四大家基于补虚而解表之方药。其中，以朱丹溪之"（伤寒）主乎温散"为第一要方，并附丹溪十一篇医案，以解此方之应用。并增补王海藏之黄芪汤、神术汤，张洁古之黄芪汤、川芎汤、九味羌活汤等，皆是对"（伤寒）主乎温散"的补充。

"（伤寒）主乎温散"载于《丹溪心法》，是在东垣补中益气汤中再加发散之药（如苍术、川芎，甚则麻黄等），气虚甚者则加附子，主治"极虚受风寒"而出现"夹痰夹外邪，郁热于内而发"者。方中以黄芪等益气补中、升阳解表而为君，臣以人参、白术等健脾益气，佐以升、柴之升阳达表，并配苍术、川芎、麻黄等加强解表之作用，使此全方在补益中气的基础上，能更好地解表祛风散邪。楼氏在此方之后附丹溪之十一条病案，其中叶君章案、吕仲修案等皆较能代表其学术思想。

其引王海藏之黄芪汤，主治"伤寒两感、三焦气虚"，症见："拘急，自汗，手足汗出，腰腿沉重，面赤目红，但欲眠睡，头面壮热，两胁热甚，手足自温，两手心热，自利不渴，大便或难或如常度，或口干咽燥，或渴欲饮汤、不欲饮水，或少欲饮水、呕哕间作，或心下满闷、腹中疼痛，或时喜笑，或时悲哭，或时太息，或语言错乱，神不守舍。"虽症见面红、头热、便难、口干等"热症"，然王氏认为其为"阴盛阳虚"之故，故其脉象表现为"两手脉浮沉不一，或左右往来无定，便有沉涩弱弦微五种阴脉形状，举按全无力，浮之损小，沉之亦损小"等阴脉之象。此方组成：人参、生姜、黄芪、白茯苓、白术、白芍药各一两、甘草七钱。方中黄芪、芍药、甘草，是仲景治疗太阴病表证常见之配伍（如黄芪桂枝五物汤、桂枝加黄芪汤等）；人参、生姜、白术、甘草，即为仲景治疗太阴里虚之理中丸的变法（以生姜易干姜，能更好地健胃而解表）；而茯苓、白术、甘草，则是仲景治疗太阴里饮之常用配伍（如苓桂术甘汤、茯苓甘草汤）。可见，此方融合了太阴病之法度，是太阴表里同病之良方，故可补虚而解表，治疗内伤所致之外感伤寒者。

又，其引王海藏之神术汤，其组成为：苍术、防风各二两，炒甘草一两，治疗"内伤冷饮，外感寒邪无汗者"。方中，以苍术燥湿开郁、辛香雄烈、透表祛邪，配以防风辛润解表、甘草益气和中，故可治疗寒饮伤于内、风寒感于外者。并引六经加减法、六气加减法，使得此在健运中焦的基础上，可通治六经六气之病，极大扩充了六经辨证的临床运用范畴。如"太阳寒水司天，加羌活、桂枝"，加强其辛温解表散寒之力，治疗伤寒表实不解者；"阳明燥金司天，加白术、升麻"，则在辛温解表之基础上，又兼能辛凉透表、清热泻火，治疗表寒夹里热者。楼英高度评价王海藏此法，认为其继承了《内经》运气之本义，在《内经》千百年之后复启运气之端而续之，可与程朱理学续孔孟之学相媲美。

总结楼氏所引诸家之方药，以融汇金元四大家为主，其作为丹溪学派的传承者，除对朱丹溪学术思想和理法方药有系统的继承之外，对东垣学派之学术思想与临证经验亦有较好的整理和总结。其所引诸方，融合了东垣以芪、参、柴、升之益气升阳法，以及丹溪之苍、芎开郁解表法，并结合了运气之加减法要，使得其在内伤发热的治疗上，形成了一整套丰富的方药体系。楼氏大胆地突破了"伤寒无补法"的理论禁区，较好地丰富了伤寒三阴病发热的论治。

2. 恶寒

（1）正法

楼氏以《伤寒论》第7条"病有发热恶寒者，发于阳也；无热恶寒者，发于阴也"作为恶寒辨证之总纲。关于此条"阳"和"阴"之所指，历代医家认识有所不同，楼氏则认为此处"阳"此太阳病，"阴"指少阴病。故在其后紧接两条：

"发热恶寒，脉浮，属太阳。"

"恶寒，脉微而复利，利止，亡血也，四逆加人参汤主之。"

在用方上，则以太阳病之桂枝法为主，以及少阴病之四逆汤为主。并将芍药甘草附子汤，与桂枝去芍药汤、桂枝去芍药加附子汤等并列，以此作为太阳病恶寒，与少阴病恶寒阴阳表里相对之方药。

在少阴"恶寒"之部分，楼氏将附子汤证、芍药甘草附子汤证，作为四逆加人参汤证之兼证；将小柴胡汤证与白虎加人参汤证之恶寒，作为其主要的鉴别诊断。

其中，将少阴之恶寒与小柴胡汤证鉴别，是基于《伤寒论》148条而言："伤寒五六日，头汗出，微恶寒，手足冷，心下满，口不欲食，大便硬，脉细者，此为阳微结，必有表，复有里也。脉沉，亦在里也。汗出为阳微，假令纯阴结，不得复有外证，悉入在里，此为半在里半在外也。脉虽沉紧，不得为少阴病，所以然者，阴不得有汗，今头汗出，故知非少阴也，可与小柴胡汤。"本条提出少阳之"阳微结"，与少阴之"纯阴结"相似，均有恶寒肢凉、纳呆、便硬、脉细等表现，然前者阳气郁而不布，故以小柴胡汤疏利三焦而解表；后以阳气虚而不温，故以四逆汤温阳助火而散寒。

在太阳"恶寒"之部分，楼氏并未以桂枝汤原方为主方，而以桂枝去芍药汤为基础方，并以此衍伸出桂枝去芍药加附子汤。这样，楼氏就勾勒出了一个"桂枝去芍药汤——桂枝去芍药加附子汤——四逆加人参汤——附子汤——芍药甘草附子汤"这一从太阳向少阴病传的主线。可见虽然有太阳、少阴表里虚实之分，但楼氏认为二者之间紧密相联，可相互影响传变而成。

（2）续法

楼氏在"恶寒·续法"部分，引用了《类证活人书》对于太阳恶寒之治疗禁忌为"不可过覆衣被，及近火气"。这一禁忌是从《伤寒论》桂枝汤的调护法，以及太阳病禁用火攻的治疗禁忌引申而形成的。

桂枝汤方后注有："温覆令一时许，遍身漐漐微似有汗者宜佳。"而此处提出温覆而不可过覆，则是对是太阳病调护法的一种补充。

关于太阳病不过"近火气"，则是对《伤寒论》"用火灸之，邪无从出，病从腰以下，必重而痹，名火逆也"的进一步补充。楼氏在此处引《类证活人书》"寒热相搏，脉道沉伏，愈令病人寒不可遏"的解释，认为仲景所谓火灸之后"邪无从出"，本质是表寒和火气相搏，导致寒邪进一步内伏。这是对《伤寒论》太阳病治疗禁忌的补充和完善。

3. 头痛

（1）正法

楼氏对头痛，以六经分治。与后世侧重运用经络学说进行头痛之辨证不同，楼氏认为头痛六经之辨，以表里虚实寒热为主。

如其从《伤寒论》条文中，总结出太阳头痛之表现为"头痛、发热、恶寒"，主方为桂枝汤；阳明头痛之表现为"不大便六七日、头痛、身热、小便赤"，主方为承气汤；少阳头痛之表现为"头痛、发热、脉弦细"，主方为小柴胡汤。三阳之中，又以太阳头痛为首，故将"头痛"归于太阳病中。

三阳头痛之后，皆为其误治或者病传，如"发热无汗、小便不利"的桂枝去桂加茯苓白术汤证，本质属太阴病层面；"头痛、发热、脉反沉"的四逆汤证，本质属少阴病层面；"头痛、干呕、吐涎沫"之吴茱萸汤证，本质属厥阴病层面。

上述六经头痛之辨证中，楼氏并未提及头痛之部位，而是在头痛的基础上，根据其所伴随的表邪困束（如恶寒、发热）、里热里实（如不大便、小便赤）、里虚水饮（如脉沉、小便不利、呕吐等）之偏重，来判断六经之所属。从此亦可看出，楼氏虽然在《医学纲目》中常引用朱肱《类证活人书》之论，但并未完全照搬其运用经络学说解释伤寒六经的学术观点。

在论述六经头痛之后，楼氏还列举了寒邪、霍乱、湿家等病之头痛的表现，可以认为是其将伤寒与杂病进行的融合。虽然还未成体系，也并没有具体论述伤寒之头痛与杂病之头痛的联系，但也可以看出楼氏将伤寒、杂病合而为一、"外感亦属内伤"的理念。

（2）续法

在续法中，楼氏引用诸家之论有以下特点：

其一，引丹溪两则医案，皆以其"六郁"学说为指导，重点在针对"寒湿"头痛的治疗，是补上述正法中"寒邪"及"湿家"有论无方之缺，用药如苍术、陈皮、川芎、葛根、白术等，表寒重者加麻黄。其中，苍术、川芎，是丹溪治疗"六郁"的常用药物。

其二，引云岐子之"石膏川芎汤"，以补正法中阳明头痛有里之苦寒法（承气法）而无表之辛寒法的不足。此方治疗"伤寒热病后，头痛不止"，以石膏辛寒解热，配川芎行血气之郁滞，是治疗阳明表证头痛之良方。

其三，引王海藏对六经头痛用方之论，与正法可以参看，且更为详备。如王氏认为阳明头痛之主方为白虎汤；太阴头痛有表里之分，根据脉之浮沉分别运用桂枝汤、理中汤；厥阴头痛亦有表里之分，表证主方为桂枝麻黄各半汤，里证主方为吴茱萸汤。

4. 身体痛

（1）正法

楼氏在"身体痛"一节中，主要论述太阳、少阴及湿病之条文，可见其认为，在身体痛在六经归属中主要见于太阳病与少阴病，而"湿"是身体痛最为重要的病因之一。

太阳与少阴中，又以太阳身痛为发病之始，而伤寒则为太阳病身体痛最为主要的证候，麻黄汤、大青龙汤则是其主方。在太阳病的基础上，兼有胃虚而饮逆，则用柴胡桂枝汤；兼营血不足，则引《类证活人书》用黄芪建中汤。少阴为主者，楼氏认为少阴身痛之主方仍为四逆汤，附子汤证为兼变证。

在太阳病与少阴病之后，楼氏在其后分列霍乱、中暍、阴毒、湿痹等杂病之身痛，以广其法。而其所列之条文方证，仍未脱离太阳病、少阴病这一主线。如霍乱身痛，分别用附子汤、四逆汤治疗；湿痹身痛，以太阳为主用麻黄加术汤，兼风湿化热则用麻杏苡甘汤，以少阴为主则用甘草附子汤、桂枝附子汤、白术附子汤等。而湿痹中，楼氏特别强调以脉象鉴别太阳与少阴的重要性。其谓："湿痹，《类证活人书》为中湿，脉沉细为沉缓，小便自利者，术附汤；小便不利者，甘草附子汤、五苓散，而不及麻黄加术汤，并纳鼻药。盖麻黄、纳鼻，皆是表药，而非脉沉缓之剂故也。"

可见，楼氏认为，湿痹之身痹，以太阳和少阴之鉴别为第一诊断要义，而鉴别之关键在于脉象之沉缓与否，这决定了其用麻黄等太阳表药，还是用附子等少阴里药的方向。

这是将伤寒六经理论在《金匮要略》杂病中之论治与应用的范式。

（2）续法

楼氏在身体痛续法中所引之方药，皆围绕太阴之脾胃虚弱为主之身痛而设，如引用东垣之补中益气汤，以补身痛之属太阴之证治；引《类证活人书》之杏仁汤，以及东垣之麻黄复煎汤，以补身痛之属太阳、太阴合病之证治。其中，杏仁汤与麻黄复煎汤，都极有特点。

杏仁汤：主治风湿身体疼痛，恶风微肿。组成：桂枝二两、麻黄_{去节，汤泡，}干、芍药、天门冬_{去心各一两}、生姜_{两半}、杏仁_{二十五枚，去皮尖，炒}。此方可以看作桂枝麻黄各半汤去大枣甘草加天门冬，由于风湿胜而身肿者，去甘草、大枣之壅滞，加养津之天冬。此方是对经方的加减衍化，扩大了原方的临床运用。

麻黄复煎汤：主治风湿而兼下焦伏火，身体疼痛，燥热汗出，四肢困倦乏力。组成：麻黄_{去节，用水五盏，先煎令沸去沫渣，再煎至三盏，方入下药}、黄芪_{各二钱}、白术、人参、柴胡根、防风、生地_{各五分}、甘草_{三分}、羌活、黄柏_{各一钱}、杏仁_{三个，去皮尖}。

第三节 阳明病

一、阳明病总论

（一）病机概述

楼氏在"阳明病"中，以《伤寒论·辨阳明病脉证并治》179 条的阳明三纲论为开篇："问曰：病有太阳阳明，有正阳阳明，有少阳阳明，何谓也？答曰：太阳阳明者，脾约是也。正阳阳明者，胃家实是也。少阳阳明者，发汗、利小便，胃中燥、烦、实、大便难是也。"本条是从阳明病之来路及病机病位特点，对阳明病进行分类。即阳明病兼表不解者为"太阳阳明"，此时治疗当注意解表，不可妄用攻下；阳明病以里实为主者为"正阳阳明"，此时治疗以清泄通腑导滞为主；阳明病在里热里燥里实的基础上，以津液亏虚为主，此时治疗当注意润燥养津。

在下文的阳明病分论中，楼氏对不同的表现，也多从这三纲来进行条文的编次和临证的辨证。如"胃实不大便"中，有阳明中风，即属太阳阳明；有大承气汤证，即属正阳阳明；有蜜煎方证，即少阳阳明。

（二）证治发挥

楼氏在阳明病中，补入了胃实阴证的证治方法，其认为阳明病以"胃家实"为提纲，而胃家实不仅指实热内结，亦包括里寒内结之层面，增补王海藏之已寒丸为主进行治疗，扩大了阳明病的病机与证候范围。同时，在胃实、自汗等脉证中，补入了针灸法，也是对伤寒针灸法的较大补充。

二、阳明病分论

（一）阳明病脉证概说

楼氏在阳明病脉证中，主要论述了"胃实不大便""自汗""不得卧""潮热""谵语""狂乱""循衣摸床""渴""呕""干呕"十个脉证。

其中，以"胃实不大便"为第一脉证，"胃实"是基于阳明病"胃家实"之提纲证而提出的，"不大便"则是"胃实"最具特征的表现。

其他重点论述的脉证还有"自汗""潮热""谵语""渴"等症。"自汗"者，因《伤寒论·辨阳明病脉证并治》有"阳明病，法多汗"之说，可见虽六经皆可出现自汗，但阳明病最为常见。"潮热""谵语"则是阳明腑实证除"不大便"外最有特点的表现，可以认为是对"胃实不大便"这一脉证论述的延伸。"渴"则是热证的基础脉证。

从上述脉证，基本可以描绘出阳明病的主要临床特点，这也是楼氏对阳明病临证要点的一大总结。

（二）阳明病脉证精粹

1. 胃实不大便

（1）正法

在本证开篇，楼氏首列阳明胃实兼表证者：

"伤寒不大便六七日……其小便清者，知不在里，仍在表也，须当发汗，若头痛者必衄，宜桂枝汤。阳明病，脉浮无汗而喘者，发汗则愈，宜麻黄汤。

阳明病，胁下硬满，大便不利而呕，舌上白胎者，可与小柴胡汤……"

"阳明中风……病过十日，脉续浮者，与小柴胡汤；脉但浮无余症者，与麻黄汤；若不小便，腹满加哕者，不治。"

"阳明中风，口苦咽干，腹满微喘，发热恶寒，脉浮而紧。若下之，则腹满小便难也。（许学士云：宜小柴胡汤。）"

可以看出，楼氏认为，对于"胃实不大便"，首要辨清表证之层次，分别选用小柴胡汤、桂枝汤等解其外，其自注谓："上胃家实不大便，虽三尺之童，亦知可下也。殊不知仲景之法，虽有胃实症，若表未解，及有半表者，亦先用桂枝、柴胡以解外，然后视虚实消息之也。"此即"太阳阳明"法度之运用。

里实兼表之后，方列攻下法之条文。而其中，楼氏极为重视承气法之通腑泄热，与蜜煎之润下法的鉴别，此即"正阳阳明"与"少阳阳明"法度之鉴别。其引许叔微案曰："有一士人家病二人，皆旬日矣，一则身热无汗，大便不通，小便如涩，神昏而睡，诊其脉长大而实，予用承气下之而愈。一则阳明自汗，大便不通，小便利，津液少，口干燥，其脉亦大而虚，作蜜煎三易之，下燥粪得溏利而解。其家曰：皆阳明不通，何以治之异？予曰：两症虽相似，然自汗，小便利者，不可荡涤五脏，为无津液也。然则伤寒大症相似，两症稍有不同，宜仔细斟酌。"

本案通过对两例"胃实不大便"之鉴别，提出"不可荡涤五脏，为无津液也"，通过"自汗，小便利"这两条津液之去路，辨析津液之存亡，此即仲景论治伤寒"存津液"要旨的体现，为后世陈修园提出"长沙论，叹高坚，存津液，是真诠"这一著名的"津液论"奠定了基础（《医学三字经》）。

（2）续法

楼氏在"胃实续法"中补入之内容虽然仅有两条，但却有深刻内涵。

其一，补入阳明胃实之针刺法。其引《集验方》谓："伤寒大便不通：期门（一云章门），照海。"本条以期门治疗伤寒大便不通，是出自《伤寒论》"伤寒，腹满谵语，寸口脉浮而紧，此肝乘脾也，名曰纵，刺期门""妇人中风……此为热入血室，当刺期门，随其实而泄之"等条文。上述两条，皆为病在少阳为主而兼里实，而此处提出期门穴亦可治疗阳明为主之里实证，是对伤寒针法的发挥与应用。此外，还配以照海穴，能滋阴润燥，体现了上述"存津液"之思想。

其二，补入阴证胃实之治法。引王海藏曰："已寒丸，治阴症服四逆，数日不大便，躁渴者。"此方由肉桂、茯苓、良姜、乌头、附子、干姜、芍药、茴香组成，在附子、乌头、肉桂等药破阴散寒的基础上，又加芍药、茯苓，能养营而化气行水，故能治疗三阴症由于里寒内结、津液不化而出现胃实不大便者。

2. 自汗

（1）正法

在"自汗"开篇第一条，其引成无己曰："自汗者，谓不因发散而自然汗出也。"随后紧接《伤寒论》之"阳明病外症云何……身热，汗自出，不恶寒，反恶热也"。可见楼氏认为，自汗之病因病机，以阳明里热迫津外泄为首，然而也不能排除表证之因素。故其在引用《伤寒论》221条栀子豉汤证后自注曰："脉浮发热口苦者，邪在表；脉紧自汗腹满不恶寒者，邪在里，此表里俱有邪，宜和解。"

汗法辨证中，由于阳明层面之自汗，有里热成实与否之别，故楼氏结合腹诊，以辨里实之成否。其谓："汗出心下痞满有二症：其痞按之濡软不痛而恶寒者，宜附子泻心汤；其痞按之硬，引胁痛，而身体不恶寒者，宜十枣汤。"此二者皆是由于里热迫津外泄而出现自汗，附子泻心汤证里热未成实，故痞软之濡软而不痛；十枣汤证水热结实，故痞按之硬而引胁痛。伤寒的腹诊，在当时并未引起医家的足够重视，楼氏在阳脉病相关脉证中注意到了腹诊的诊断意义，对临床有较大的指导作用。

治疗上，楼氏引许叔微案，强调了阳明见自汗者，攻下法之重要性："仲景论阳明之病，多汗者，急下之。人多谓已是自汗，若又下之，岂不表里俱虚。又如论少阴云：少阴病一二日，口干燥者，急下之……予谓仲景称急下之者，亦犹急当救表急当救里之说。凡称急者有三变，谓才觉汗未至津液干燥，便速下之，则为捷径。"

除阳明病之外，楼氏在"自汗"条中，又列太阳中风之桂枝汤证、桂枝加葛根汤证、柔痉法，病传阳明之白虎加人参汤证，病传风温之证治，其病传少阴之桂枝附子汤证、甘草附子汤证，少阴亡阳之通脉四逆加猪胆汁汤证等。

其中，对于太阳之自汗，楼氏引许叔微案强调了自汗兼小便数与小便难之鉴别的重要性："在仲景方中有两症，大同而小异。一则小便难，一则小便数，用药少差，即有千里之失……一则漏风小便难，一则自汗小便数，或恶风，或恶寒，病各不同也。"

对于太阳病传风温，其谓"发汗已，身灼热者，名风温。风温为病，脉浮汗出，身重多眠，宜葳蕤汤"。《伤寒论》原文中只提及风温之表现，此处则补充了风温的证治方药。

《医学纲目·卷之三十三》曰："葳蕤汤治风温，兼疗冬温及春月中风，伤寒，发热，头眩痛，喉咽干，舌强，胸内疼痞，腰背强。葛根半两　葳蕤三分　石膏一两 杵碎　白芷半两　麻黄用沸汤泡 半两　羌活去芦 一两　川芎三钱　甘草炙 半两　杏仁去皮、尖 双仁者半两　青木香一钱。"

此方在麻杏甘石汤的基础上，加葛根辛寒解表、葳蕤养阴生津，以除风温之发热、咽干，加白芷、羌活、川芎等，配麻黄以解表祛风，解头痛、腰背强等症。

（2）续法

楼氏在续法中，先引王海藏对六经自汗之总述："太阳自汗桂枝汤。阳明自汗白虎汤。少阴自汗四逆汤。阳明症，身热，目痛，鼻干，不得卧，不恶寒而自汗，或恶热，而尺寸俱浮者，白虎汤主之。伤寒尺寸脉俱长，自汗大出，身表如冰石，脉传至于里，细而小，及疟疾但寒不热，其人动作如故，此阳明传入少阴，戊合癸，即夫传妇也，白虎加桂枝主之。"

此条总结，是对正法中诸多条文证治之总括，提纲挈领，一方面提出了自汗以太阳、阳明、少阴为主，另一方面也强调了阳明在其中的主要作用，以及发挥了"阳明传入少阴"这一病机与证治方药。《伤寒论·辨阳明病脉证并治》中，虽有四逆汤证之条文，但仲景并未具体阐明阳明病与少阴病之关系。而王氏此论提出，白虎加桂枝汤证，即为阳明病传少阴之开手法门，并用"戊合癸，即夫传妇也"土水之关系，总结其病机要旨。

在具体方药，楼氏还引《类证活人书》之防风白术牡蛎散与建中汤，补充了自汗之太阴病层面的证治："《活》伤寒应发汗，而动气在左，不可发汗，发汗则头眩汗出，筋惕肉瞤，此为逆，难治。先服防风白术牡蛎散，次服建中汤。防风白术牡蛎散：治发汗多，头眩汗出，筋惕肉瞤。防风、牡蛎炒成粉、白术各等分。右为细末，每服二钱，以酒调下，米饮亦得，日二三服。汗止后服小建中汤。"此方为玉屏风散去黄芪加牡蛎，在健脾益卫固表的基础上，加强了收敛固涩之功。

3. 潮热

（1）正法

楼氏开篇引成无己曰："潮热属阳明，必于日晡时发者，乃为潮热。"其后，全篇皆为阳明腑实证之条文，可见楼氏认为，潮热是阳明腑实证的特征性表现。

楼氏在本篇中，重点论述了大小承气汤之区别。

关于大承气汤，楼氏引王海藏曰："厚朴去痞，枳实泄满，芒硝软坚，大黄泄实，必痞满燥实四症全者方可用之。"并根据此论，注大承气汤之方解，谓大黄"治不大便地道不通，酒浸上行引大黄至巅而下"，谓厚朴"治腹胀满"，谓枳实"治心下痞，按之良久气散痛缓，此并主心下满，乃肝之气盛也"，谓芒硝"治腹中转矢气，内有燥屎"。

关于小承气汤，楼氏引王海藏曰："大黄泄实，厚朴去痞，必痞实全者可用"，与上述大承气汤之"痞满燥实四症全者"相鉴别。

楼氏还阐释了阳明病见小柴胡汤证之病机："阳明为病，胃实是也。今便溏而言阳明病者，谓阳明外症身热汗出，不恶寒反恶热之病也"，认为小柴胡汤可治阳明外证之潮热，由于里实未成，故可便溏，与上述大小承气汤证之里实已成而潮热虚实相对，具有较强的临床辨证意义。

（2）续法

楼氏在"潮热续法"中，引《类证活人书》"冬月阳明潮热，脉浮而紧者，发作有时，但脉涩者，心盗汗，黄芩汤主之"，补充完善了潮热之证治。

阳明潮热，兼脉涩者，是津血不足，故不可再过用大黄、厚朴之苦燥，以免更伤津液，而是用黄芩汤清热而濡养津血。方中黄芩清热泻火而不伤津，芍药甘草汤配大黄能濡养津血而治"脉涩者"。

4. 谵语

（1）正法

楼氏曰："阳明为病，胃家实是也。胃实则谵语，故谵语宜入阳明门。"可见，其认为谵语一证，以阳明里实为主要病机。其后，分列大承气汤、小承气汤、调胃承气汤等治疗阳明里实之谵语，以及太阳病、少阳病误治病传阳明里实的相关条文。

在《伤寒论·辨阳明病脉证并治》中，有"实则谵语，虚则郑声"，即谵语与郑声虚实相对，需要鉴别。具体而言，楼氏认为谵语的临床表现为"乱语无次第，数数更端也"，其病机为"神有余则有机变则乱语，数数更端"；郑声的临床表现为"郑重频频也，人将一句旧言重叠频言之终日殷勤不换他声也"，其病机为"神不足则无机变，则只守一声也"。楼氏较为清晰地阐述了二者的内涵，并纠正了之前注家"郑声为郑卫之声"的错误理解。

在病因上，楼氏分别引用《伤寒论》29条发汗后"小便数，脚挛急"，误予桂枝攻表后出现胃不和谵语用调胃承气汤，太阳病火劫发汗后出现"或不大便，久则谵语"，阳明病热入血室出现下血谵语，太阳少阳并病发汗则谵语，以及三阳合病出现"谵语遗尿"，总结出谵语者从多三阳病而发。其中，太阳病常由火攻而表邪入里化热，阳明病常由表证转为里证化热成实，少阳病则误用发汗而伤津化燥，皆可出现谵语。

在具体辨证中，谵语常既可兼便难，也可兼下利，楼氏引许叔微案具体阐述："予尝读《素问》云：微者逆之，甚者从之，逆者正治，从者反治，从多从少，观其事也。帝曰：何谓反治？岐伯曰：塞因塞用，通因通用。王冰注云：大热内结，注泻不止，热宜寒疗，结复须除，以寒下之，结散利止，则通因通用也，正合于此，又何疑焉！直视谵语喘满者死，下利者亦死。谵语妄言，身微热，脉浮大，手足温者生，逆冷脉沉细者，不过一日死矣。"即谵语皆生于里实，然里实亦可出现热结旁流而下利，故此时当遵《内经》"通因通用"的治疗原则，用通腑泄热之法治疗。

（2）续法

楼氏在《医学纲目·卷之三十一》"阳明病"中，重点阐述了谵语之虚者的证治。

在病因病机上，其引《素问》曰："谵语者，气虚独言也"，并注曰："愚用参、芪、当、术等剂治疗谵语，得愈有百十数，岂可不分虚实，一概用黄连解毒、大小承气等汤以治之乎？"又引《难经》："脱阳者见鬼"，并自注曰："仲景谓亡阳谵语，亦此义脱阳者错语"即气虚、阳虚、甚则亡阳，皆可导致谵语，需要四诊合参。

在辨证中，楼氏引丹溪案具体说明："浦江郑兄年二十岁，九月间发热头痛，妄言见鬼，医与小柴胡汤数帖，热愈甚。予视之，形肥，面亦带白，却喜筋骨稍露，诊其脉弦大而数实，脉本不实，凉药所致。此因劳倦成病，与温补药自安。遂以参、术为君，苓、芍为臣，黄芪为佐，附子一片为使，与二帖而症不减。"本案中，患者发热头痛、妄言见鬼，看似病在三阳，然丹溪诊后认为，"形肥、面白、脉本不实"，是气虚发热、甚则阳虚发热所致。由于患者往往有神志异常，难以准确表述病情，故望诊、脉诊在谵语辨证中具有重要作用。

治疗上，楼氏推崇王海藏之黄芪汤。其能"治伤寒，或时悲哭，或时嬉笑，或时太息，或语言错乱失次，世疑作谵语狂言者"，而兼"两手脉浮沉不一，举按全无力，浮之损小，沉之亦损小"者。全方由人参、生姜、黄芪、白茯苓、白术、白芍药各一两、甘草七钱组成。以黄芪、人参、白术、甘草益气补中，生姜、茯苓化湿健胃，芍药养营和血。全方可健运中焦，使得气能上养心神，故可治疗气虚心神失养之谵语者。上述丹溪案中，所用方案与此方亦极为相似，由此亦可见楼氏之学术传承脉络。

5. 渴

（1）正法

楼氏认为，出现"渴"症，是伤寒从太阳病传阳明之标志，其在所引的《伤寒论》170条："伤寒脉浮，发热无汗，其表不解，不可与白虎汤。渴欲饮水，无表证者，白虎加人参汤主之"条文之后，自注曰："渴欲饮水无表证者，太阳症罢转属阳明也。下二条（编者按：指《伤寒论》169条'伤寒无大热，口燥渴，心烦，背微恶寒者，白虎加人参汤主之。'以及《伤寒论》222条：'阳明病，其脉浮紧，咽燥口苦……若渴欲饮水，口干舌燥者，白虎加人参汤主之。'）意同，皆太阳转属阳明，故渴也。"并以白虎加人参汤为阳明渴之主方，谓其治"表渴脉洪小便利者"，补充完善了白虎加人参汤的临床运用指征。

除阳明之外，楼氏还总结完善了六经病出现口渴之条文与方证，太阳病口渴以蓄血之五苓散证为主，少阴病以渴而下利之四逆汤证为主，厥阴病以消渴而气上冲心、心疼吐蛔为主。

口渴一症，是审察津液之盛衰的主要指征。有火热伤津所致之口渴，如白虎加人参汤证等；有水热内盛、津液不布之口渴，如五苓散证、猪苓汤证等。故需细辨水火之别。因此，楼氏在总结《类证活人书》相关解释的基础上，进一步提炼了渴之辨治要点："上《活人》云：切戒太阳症无汗而渴者，不可与白虎汤；阳明症汗多而渴者，不可与猪苓汤。然太阳渴终不可与白虎耶？太阳症得汗后，脉洪大而渴者，方可与之也；阳明渴终不可与五苓散耶？阳明症小便不利，汗少脉浮而渴者，方可与之也。"

（2）续法

正法中，楼氏强调三阳病，特别是阳明病之口渴，而在续法中，楼氏则强调三阴病之口渴，特别是脾、肾相关证候之渴。

脾虚之渴者，如其引罗天益曰："伤寒食少而渴者，当以和胃之药止之，不可用凉药止之，恐复损胃气，愈不能食也，白术、茯苓是也。"食少而渴，是脾胃虚弱，不能化生津液以濡养所致，故治疗时以白术、茯苓健脾利湿为主。

肾虚之口渴，又有阳虚生寒不能气化，以及火热伤阴不能濡养之别。其引王海藏："少阴症，口燥舌干而渴，尺寸脉俱沉，沉迟则四逆汤，沉疾则大承气汤。少阴口燥舌干而渴，身表凉，脉沉细而虚者，泻心汤主之。"作为鉴别与证治之总纲。

其中，阳虚生寒、不能气化者，其引王海藏医案加以说明："秦二母病太阴病，三日不解，后呕逆恶心，而脉不浮。与之半硫丸，二三服不止，复与黄芪建中汤，脉中极紧，无表里病，胸中大热，发渴引饮，皆曰阳症。欲饮之水，予反与姜、附等药，紧脉反沉细，阳犹未生，以桂、附、姜、乌之类，酒丸，与百丸接之，二日中十余服，病患身热，烦躁不宁，欲作汗也。又以前丸接之，覆以浓衣，阳脉方出而作大汗。翌日大小便始通，下瘀血一盆，如猪肝然。用胃风汤加桂、附三服，血止，其寒甚如此，亦世之未见也。"此案"胸中大热、发渴引饮"，看似阳证，但"脉反沉细"，王氏断其"阳犹未生"，故治疗用"桂、附、姜、乌之类"温阳化气，脉转浮而汗出方愈。

阴虚生燥、不能濡养者，楼氏引《脉经》曰："热病在肾，令人渴，口干舌焦黄赤，昼夜欲饮水不止，腹大而胀，尚不厌饮，目无精光者，死不治。"

第四节　少阳病

一、少阳病总论

（一）病机概述

楼氏认为，少阳病为伤寒的第三阶段。楼氏沿袭朱肱的学说，认为太阳、阳明、少阳皆属阳证也，并指出，与太阳病、阳明病一样，少阳病亦有伤寒与中风之分，"少阳两耳聋，目赤，胸满而烦为中风；口苦，咽干，目眩为伤寒"。

（二）证治发挥

楼氏沿袭前人意见，认为少阳病病位为"半表半里"，然其病位在阳经，仍偏于表，故楼氏亦主张以其"未入于腑者，可汗而已"，但需注意此"汗"并非是单纯使用辛温发散药物取汗，而是使用小柴胡汤类方药通过和解枢机，使邪气从表而解。

在少阳病续法中，楼氏引述王好古《此事难知》，指出少阳病又可分为表、中、里三证，"头痛，往来寒热，脉浮，此三症但有其一，即为表也。口失滋味，腹中不和，大小便或闭而不通，或泄而不调，但有其一，即为里也。如无上下表里证，余皆虚热也，是病在其中矣"。

二、少阳病分论

（一）少阳病脉证概说

对于少阳病的发病与主证，楼英指出："尺寸俱弦者，少阳受病也，当三四日发，以其脉循胁络于耳，故胸胁痛而耳聋"。因而，楼氏选择了"口苦咽干、眩、往来寒热、胁满痛、胸满、胸痛、耳聋"七个症状进行辨治。其中，口苦、咽干、目眩为《伤寒论》中少阳病的纲要症状，往来寒热、胁满痛、胸满、胸痛则为《伤寒论》96 条小柴胡汤证的主要症状，也是少阳胆经循行部位的病证。耳聋一症，亦是由于少阳经循行绕耳，是对仲景少阳病证候的补充。这七个症状均突出体现了少阳病的特点，但是，诸如"眩""胸满"等症，在其他五经病中，亦可见到。因而楼氏在每一症下，往往贯穿《伤寒论》《金匮要略》二书而将相关证候均列于每一症下，并对其鉴别和治疗进行阐释。

此外，楼氏在少阳病后又补述了"阳气毒盛变阳毒"及"阳毒续法"二节，论述阳毒病的病机及治疗。"阴毒"与"阳毒"本为《金匮要略》中仲景论述的两种疾病，楼氏将其移入"伤寒门"中论述，并将"阳毒"置于少阳病末，"阴毒"置于厥阴病末。

值得一提的是，在证候选取中，楼英将一般认为属少阳的"喜呕"一症归入了阳明病篇，这种归类方法反映了楼氏在对具体症状的认识上，更重视其直接相关的脏腑或经络。呕吐一症病位在阳明胃，故虽然呕与少阳病相关，但仍将其归入阳明病门下。

（二）少阳脉证精粹

1. 口苦咽干

楼氏将"口苦咽干"这一组症状作为少阳病部分的第一组症状论述，充分强调了这一症状对少阳病诊断意义，并指出，对于少阳病之口苦、咽干，可使用小柴胡汤进行治疗。此外，楼氏借"口苦咽干"一症的治疗，阐释了少阳病的治疗禁忌和预后。需要指出，虽然"口苦咽干"一症与少阳病关系颇为密切，但是临床亦须结合四诊信息，对其进行辨证，绝非所有的口苦、咽干均属少阳病。

2. 眩

"眩"即头目昏眩，可见于《伤寒论》与《金匮要略》的多个病证中，楼英将其归入"少阳病"门下，亦是遵从仲景对少阳病提纲证"口苦、咽干、目眩"的论述。因而，在"眩"症下，楼氏系统论述了不同类型"眩"症的诊断与治疗。

首先，楼英指出了少阳病之"眩"的特点为"眩而口苦舌干者"，此为典型少阳病，当用小柴胡汤和解之；同时，结合《伤寒论》142条的论述，若兼见心下硬、项强者，楼氏指出，此为太阳与少阳并病，强调不可使用发汗、攻下之法，而应当使用针刺的方法来治疗。

其后，楼氏从虚、实两方面对其他类型的眩晕进行了论述。实证方面，他提出"阳明眩胃实"，列举了阳明病的两种头眩，一为"眩而能食"的阳明中风，一为"饱则头眩"的谷疸，此二证虽然一能食，一不能饱食，但楼氏指出，其本质均为"胃实"，这也体现了仲景对阳明病基本病机"胃家实"的认识。

虚证方面，他指出"汗后眩为虚"，并对结合后世注家，对《伤寒论》中四种代表性的"误汗作眩"的辨治进行的阐释。其一为太阳病发汗后，仍发热，头眩身瞤动，振振欲擗地的真武汤证；其二为头眩脉沉紧，发汗则动经的苓桂术甘汤证；其三为《伤寒论·辨不可发汗脉证并治》中提到的"动气在左，不可发汗，发汗则头眩，汗不止，筋惕肉瞤"，并引述《类证活人书》的论治，指出治疗"宜小建中汤"；其四"诸逆误汗而言乱目眩者死"，为误汗作眩之死证，亦见于《伤寒论·辨不可发汗脉证并治》。

3. 往来寒热

往来寒热是邪在少阳的典型热型，也是少阳病的代表性症状之一。楼英对往来寒热一症的认识，深受成无己、许叔微等的影响。他首先指出，往来寒热一症，往往是由于"太阳病不解，转入少阳"而成，对其病机的解释，他赞同成无己"邪在半表半里，外与阳争而为寒，内与阴争而为热，是以往来寒热"的说法，而其治疗，则以功在和解的小柴胡汤为主方。

在具体治疗上，楼氏将此证分为三个方证，一为小柴胡汤证，亦即"口苦、咽干，往来寒热，胸胁苦满，嘿嘿不欲饮食，心烦喜呕"这一组典型的少阳病证候；二为大柴胡汤证，即往来寒热兼里有热结者，楼氏将其概括为"热结寒热者，大柴胡汤"；三为柴胡桂枝干姜汤证，若于往来寒热基础上，兼见小便不利，渴而不呕，但头汗出等三焦水道不通者。

在大柴胡汤下，楼氏特引述一则许叔微医案，以鉴别往来寒热的两种不同证型：有人病伤寒，心烦喜呕，往来寒热，医以小柴胡与之，不除。予曰：脉洪大而实，热结在里，小柴胡安能去之？仲景云：伤寒十余日，热结在里，复往来寒热者，与大柴胡汤，三服而病除。盖大黄荡涤蕴热，伤寒中要药。

4. 胁满痛

（1）正法

胸胁部为少阳经循行部位，胁满痛为少阳病的常见症状。胁满痛一症的发生，虽多与少阳经气不利有关，然而，其他疾病，如悬饮等，亦可影响少阳经气而导致胁满痛之症，临床需要进行鉴别。

楼氏认为，小柴胡汤为治疗胁满痛的常用方，不仅适用于单纯少阳病经气不利所致之胁满痛，对于其他因素影响了少阳经气运行而致的胁满痛，亦可使用小柴胡汤来治疗。如其指出，太阳病后期，若见胸满胁痛者，即可使用小柴胡汤治疗；对于一部分阳明病而表现出胁痛者，如"胁满胃家实，或呕而舌上白胎者，或脉弦浮大，身黄，小便难，有热者"，或见"胁满潮热，大便溏利者"，亦可使用小柴胡汤治疗。

然而，在临床中，对于一部分胁满痛，小柴胡汤则为禁忌。如黄疸病人所见之胁满痛，症见"恶风寒，手足温，不能食而胁下满痛，面目及身黄，颈项强，小便难"，就不宜单纯使用小柴胡汤。若水饮停留于心下，如见"渴欲饮水而呕"，亦不可使用小柴胡汤。

此外，尚有一种胁满痛，是由于水饮停留于胸胁所致，症见"汗出，发作有时，头痛，心下痞满硬，引胁下痛，干呕短气，汗出不恶寒"，对于此种类型，则治宜十枣汤，攻逐水饮。

（2）续法

在强调药物治疗的同时，楼氏还补充了针灸治疗的方法，在"胁痛续法"中，楼氏明确指出"伤寒胁痛，支沟、阳陵泉"。

5. 胸满

由于少阳经循行于胸部，故楼英将胸部症状，如胸满、胸痛均列于少阳病门下，但胸满胸痛等症，虽与少阳相关，但亦与他经及部分杂病密切相关。因而，在胸满一节，楼英更突出地论述了仲景全书中对胸满一症的辨治，并强调不同类型胸满的鉴别。

首先，楼氏指出了邪在少阳所致胸满的主证，"口苦咽干，又耳聋胸满者，属少阳"，治宜小柴胡汤。其后，列举了其他因素所致胸满的辨证及治疗，如喘而胸满者，以麻黄汤治疗；下利咽痛伴胸满心烦者，以猪肤汤治疗；太阳病误下后，脉促胸满者，治宜桂枝去芍药汤；误下后胸满，兼有烦惊、小便不利者，治宜柴胡加龙骨牡蛎汤；汗下后，烦热，胸中窒塞者，以栀子豉汤治疗；以及胸中有痰饮，气上冲咽的胸满，以瓜蒂散治疗等。

楼氏从《伤寒论》全书着眼，对胸满一症辨治的这些概括，非常便于学者从整体上学习和把握胸满一症的辨证与治疗。

6. 胸痛

对于胸痛一症的论述，楼氏亦是着眼全书，将《伤寒论》中胸痛一症，分为三种类型。

其一为少阳病之胸痛，症见胸痛、耳聋、尺寸脉俱弦，治宜小柴胡汤；其二，为胸中有痰实阻滞，影响胸中气机，症见"胸中郁郁而痛，不能食，欲使人按之，而反有涎唾，下利十余行，其脉反迟，寸口脉微滑"，治宜涌吐之法，使吐出胸中痰实；其三则为阳明腑气不畅，影响胸中气机而致，症见"温温欲吐，胸中痛，大便溏，腹满而烦"，治宜调胃承气汤，攻下肠腑热结，通畅腑气。

7. 耳聋

（1）正法

耳聋多与肾相关，或为肾虚耳聋，或为肾经暴受外邪而发耳聋，在《医学纲目》中，楼英在《医学纲目·卷之二十九》对耳聋有专篇论述。然而，耳部为少阳经循行所及，在伤寒病中，耳聋一症的发生，亦与少阳病等相关。

首先，楼氏指出，耳聋一症若与胸胁满、尺寸脉俱弦等少阳病特异性症状同见时，即可认为此耳聋为少阳病。其后又进一步指出，"口苦、耳聋、胸满者，为少阳中风"，此处虽未明确指明治疗方药，然根据其对口苦、胸满的辨治，此时亦宜首选小柴胡汤。

此外，楼氏又引述"未持脉时，病患手必自冒胸，师因教试令咳而不咳，此必两耳聋无闻也。所以然者，以重发汗，虚故如此"，强调在伤寒病的发病过程中，除少阳病外，耳聋一症的发生，亦与误汗过汗损伤心阳有关。

（2）续法

其对耳聋一症的论述，不仅丰富了《伤寒论》少阳病的内容，亦临床对耳聋一症治疗补充了新的思路，如后世王清任治疗耳鸣耳聋的名方"通气散"即为从少阳治疗耳病之方。

8. 阳毒

（1）正法

阳毒、阴毒本为杂病，仲景将其列入《金匮要略·百合狐惑阴阳毒篇》进行论述。而楼英继承朱肱的学术思想，认为阳毒、阴毒二病，实为外感病中阳邪或阴邪独盛所致之证。故其将阳毒、阴毒二病分别置于少阳病与厥阴病后进行论述。

楼氏认为，阳毒的发病是在伤寒的发病过程中，发生邪热亢盛于内的表现，楼氏引述朱肱观点，"若阳气独盛，阴气暴绝，即为阳毒，必发躁狂走，妄言，面赤咽痛，身斑斑如锦纹，或下利黄赤，脉洪实或滑促"，提出治法"当以酸苦之药投之，令阴气复而大汗解矣"，并根据病情轻重，"微用苦，甚则兼用酸苦，折热复阴"。在具体选方上，主张使用仲景升麻鳖甲汤以汗法治疗。

（2）续法

在阳毒续法中，楼氏通过对朱肱、王好古等前贤治疗阳毒的6首方剂的引述，进一步补充了阳毒病的主证及治疗。

首先，强调了阳毒病为里实热的基本病机，其主证除仲景描述的"面赤斑斑如锦纹，咽喉痛，唾脓血"外，尚有"狂言奔走""身热如火，头痛燥渴""烦躁""口噤不能言"等热毒在里之证候。

在治法上，楼氏除了对仲景发汗法进行了发挥外，还补充了清法、下法及外治法的内容。如其选取朱肱《类证活人书》中的阳毒升麻汤，方用升麻、犀角、射干、黄芩、人参、甘草，是在仲景升麻鳖甲汤的基础上，减掉了蜀椒、当归、雄黄等辛温药物，而增加了犀角、黄芩、射干等清热解毒的药物，如此更契合楼氏对阳毒病"热在内"病机的认识。同时，在服法上，强调饭后服，服药后温覆取汗，汗出乃解，不解续服的服药法则是对仲景以汗法治疗阳毒思想的继承与发展。

若热毒偏盛，以致出现高热、百节疼痛等，楼氏则以清法代替汗法，其引用《类证活人书》之阳毒栀子汤，方用升麻、黄芩、杏仁、栀子、赤芍、石膏、知母、大青、柴胡、甘草、生姜、豆豉，该方以升麻、石膏、知母清解阳明气分大热，以黄芩、柴胡清解少阳之邪热，以栀子清泄三焦之热，以赤芍、大青清透血分热毒，同时又以生姜、豆豉辛温之品宣透邪气，以防过于苦寒，以致冰伏热毒。

若热毒内盛，以致影响心神，而见"热在内，恍惚如狂"者，楼氏则以攻下法攻下里热，选方大黄散，方用大黄、芒硝、桂心、桃仁、甘草、木通、大腹皮，该方实为桃核承气汤加木通、大腹皮而成，以桃核承气汤攻下在里之瘀热，以木通清心经之热，大腹皮破气，以通腑之法使在里之瘀热得以排出，本方之组成，也提示部分阳毒病可能存在瘀血内停、瘀热互结之病机。

其后又引王好古之葛根散，方用葛根、黄芩、栀子、大黄、朴硝、甘草，此方亦是清下并用，以葛根清解阳明毒热，以黄芩、栀子清泄三焦之热，以调胃承气汤攻下在里热毒。

此外，楼氏还提出对于阳毒里热炽盛，症见"脉洪大，内外热结，舌卷焦黑，鼻中如烟煤"者，可配合外治法，以冷水渍布，敷于胸上，"须臾蒸热，又渍冷如前薄之，仍换新水数十易"。对于热甚之人，则可直接将其置于水中，此种物理降温法对于高热病人的辅助治疗，也有一定的临床意义。

楼氏对伤寒少阳病的阐释，侧重于从"症"着手，以"症"统法，以法统方。其在症状的选取上，以少阳病提纲证和少阳经循行部位的症状为主，同时，在篇末增加了"阳毒病"的内容。对于少阳病诸方，楼氏重点选择了小柴胡汤、大柴胡汤和柴胡桂枝干姜汤三方。此外，在具体症状的论述中，楼氏结合《伤寒论》《金匮要略》全书内容，对相关症状的诊治进行了系统的分析和补充。

第五节　太阴病

一、太阴病总论

（一）病机概述

作为伤寒病至三阴的起始阶段，太阴病以脾阳亏虚，阴寒内盛，中焦斡旋失司，升降失常为其基本病机，楼氏明确指出太阴病的病位及主证："太阴脾之经，主胸膈膜胀""尺寸俱沉细者，太阴受病也……以其脉布胃中，络于嗌，故腹满而嗌干。"由于太阴病的基本病机为脾阳亏虚，在此基础上，太阴病往往存在中焦脾虚气滞，或阳虚水饮不化之证，因而在治疗上，对太阴病主张温中健脾，并辅以理气、化湿等治法。

（二）证治发挥

太阴病的基本病机为太阴脾阳不足，寒湿内盛，因而在治疗上，强调以温散药物温中阳，散寒湿，在具体方药选择上，若以太阴脾经为风寒侵袭，而致经脉失于濡养，以致太阴脾络失养而见腹胀腹痛，治以桂枝加芍药汤温散太阴经邪气；若以太阴脾阳虚寒，运化无力而见腹胀腹痛，则当治以理中四逆辈温补中焦阳气为主。此外，若为湿邪失于运化，而与热结成湿热发黄，或湿邪损伤脾阳之寒湿发黄，又当以仲景治黄疸法随证治之。

二、太阴病分论

（一）太阴病脉证概说

对于太阴病的主证的选取，楼氏根据太阴病提纲条文"太阴之为病，腹满而吐，食不下，自利益甚，时腹自痛，若下之，必胸下结硬"的论述，选取了腹满、腹痛二证作为太阴病部分论述的主要内容。

除此之外，"黄"也是本篇的重要内容之一。黄即黄疸，在《伤寒论》中，对黄疸的论述集中在阳明病篇，然根据六经气化，"阳明为燥气所化，阳明之上，燥气主之；太阴之上，湿气主之"。故楼氏将湿热或寒湿合邪所致之黄疸移入太阴病篇进行论述。而对提纲证中出现的吐、利、下三门，由于与太阴脾、少阴肾均密切相关，故将此三证置于少阴病篇中进行论述。

（二）太阴病脉证精粹

1. 腹满

（1）正法

大腹为阳明、太阴二经循行部位，故腹满一症，既可见于阳明病，亦可见于太阴病。阳明之腹满多实证，太阴之腹满则多虚证，或虚实夹杂。由于《伤寒论》太阴病提纲证条文明确指出了"太阴之为病，腹满而吐"，故楼氏将腹满一症列入太阴病门下，然而在具体论述中，则既包括了典型太阴病之腹满，也包括了阳明病和其他经病所出现的腹满。因而楼氏首先列述了太阴腹满的证治，其后叙述他经病见腹满一症的治疗。

典型太阴病的腹满为太阴脾虚，气机无力枢转，中焦气机升降失和所致，其代表性症状为"腹满时减，复如故"，并多伴有呕吐与泻利，其原因有两方面，其一为外邪侵袭太阴经，太阴经气不利而成之太阴中风证，其二则为太阴脏寒，脾阳虚而致之腹满。

由于足太阴经循行"入腹属脾络胃"，故当太阴脾经为外邪侵袭，往往会影响脾脏气机升降，而发生腹满之症。此时楼氏引述仲景法度，治宜桂枝加芍药汤，以桂枝汤解在表之邪气，倍芍药养脾营、和脾络，若兼有积滞而伴腹痛者，则治宜桂枝加大黄汤，在祛表邪、和脾络的基础上，攻下积滞。

对于脾阳虚之腹满，则多与阳虚泻利并见，治宜四逆辈温中阳，如楼氏指出："下利腹胀满身痛者，四逆温里，后用桂枝攻表。"

此外，若本为太阳病，过汗或误治损伤脾气，亦可出现太阴脾气亏虚，中焦转输不利之腹满，此时则当以厚朴生姜半夏甘草人参汤，补益脾气，兼以理气消满。若由于太阴腹满多为虚证或虚实错杂证，虽为腹胀满，但其本质为脾气脾阳不足，并非有形实邪积滞，此时不宜攻伐，楼氏指出："腹满吐利者忌下"，若其人脉弱，中阳不足，芍药、大黄之类药物亦当慎用。

除太阴病本身外，楼氏亦指出，邪在阳明、少阳及少阴等亦可见腹满之症。阳明病之腹满多为实证，如阳明湿热蕴结之黄疸，可见腹满、小便不利、身黄，楼氏指出治宜茵陈蒿汤；若为里实积滞之阳明腑实证，则多见"腹满不减，减不足言"，当以承气汤攻下燥屎；若为三阳合病，而以阳明病为突出之阳明气分热证，可见腹满伴身热、自汗，此时之腹满多为无形邪热壅滞阳明气机，治疗宜使用白虎汤清解阳明气分之热。

此外，在阳明腹满中，楼氏又指出了阳明中寒之腹满，其主证为腹满，脉迟，并伴有头眩、小便难，此时治疗则不宜使用苦寒攻下之法。少阳病的腹满，往往伴有胸胁胀满、脉弦等少阳经气不利之征，此时楼氏主张使用小柴胡汤治疗。

总之，由于腹满一症在六经病中都可能出现，因此，楼氏在本篇系统整理了《伤寒论》中腹满一症的治疗，强调辨治腹满，一定要辨清虚实寒热，方可遣方治疗。

（2）续法

在腹满续法部分，楼氏又引述了朱肱《类证活人书》中对寒性腹满治疗的认识，指出："若饮食不节，寒中阴经，胸膈不快，腹满闭塞，唇青，手足冷，脉沉细。少情绪，或腹痛，急作理中汤加青皮，每服一二剂，胸即快矣。枳实理中丸、五积散尤妙。腹胀满者，宜桔梗半夏汤。"强调对于邪在三阴的寒性腹满，治疗当以理中丸或五积散之类温补或温散为基本法度。同时，又提出了桔梗半夏汤一方治疗腹胀满，时有疼痛之症，方用桔梗、姜半夏、橘红三味药物等量为散，该方首见《圣济总录》，尤适用于痰气不降、停于中脘之腹满，甚或作痛之证。

2. 腹痛

（1）正法

腹痛是太阴病的常见症状，病至太阴，脾阳不足，阴寒内生，脾络失养，故多见腹痛，病至少阴、厥阴者，由于多兼太阴阳虚，亦常伴腹痛；此外，若中焦阳明热盛，化燥而成腑实，可见腹胀痛；若太阳病误治，损伤脾胃正气，影响中焦气机升降，亦可出现腹胀、腹痛等症。同时，楼英又将不呕不利而以腹胀痛为主症的干霍乱一病纳入腹痛病中进行论述。

病因上，楼氏指出"伤寒邪在三阴不得交通，故为腹痛"，亦即三阴经腹痛多寒证，寒邪凝滞三阴，中焦失于温养，或影响气机升降，而致腹痛；若痛在三阳，则又有虚实寒热之别。

对于太阴腹痛，楼氏列举了桂枝加芍药汤、桂枝加大黄汤、四逆汤等，对于风寒邪气侵袭太阴经而致腹胀、腹痛，可治以桂枝加芍药汤或桂枝加大黄汤；若为中焦脾阳亏虚之腹痛，则治以四逆汤；若兼有头身疼痛，无明显热象之霍乱腹痛，又当治以理中丸加人参（编者按：理中丸本有人参，此处加人参当为理中丸增加人参用量，以人参可养阴血，治疗营血不足之口渴身痛）。

对于少阴腹痛，楼氏则根据阳虚的程度选择不同方药治疗，在具体选方用药上，楼氏悉遵仲景法度。对于少阴阳虚滑脱之腹痛便脓血者，使用桃花汤治疗；若腹满腹痛下利而兼见小便不利者，提示阳虚夹水，使用真武汤治疗；对于少阴阳虚重症，见下利清谷，手足厥逆，脉微欲绝者，楼氏使用通脉四逆汤治疗，同时根据仲景方后注，去葱白，加芍药以增强敛阴缓急止痛之力。此外，对于少阴病，阳郁四逆者，若见腹痛，楼氏又以四逆散加附子治疗。

若为少阳病见腹痛，见往来寒热，胸胁满、心烦喜呕而兼腹痛者，楼氏遵仲景法度，使用小柴胡汤去黄芩加芍药；若偏于中焦虚损，而见阳脉涩、阴脉弦之腹中急痛，则治以小建中汤；若为太阳病，误治后，表邪内陷，表现为胸中有热，胃中有寒邪之腹痛，又当选择黄连汤治疗。

楼氏认为，手足三阴经均经过腹部，因而，手足三阴经之病皆可导致腹痛的发生。在诊断腹痛之时，可根据病人的脉象，判断腹痛所在之经络，并予以针刺治疗。他指出"脉弦而腹痛，过在足厥阴肝，手太阴肺，刺太冲、太渊、大陵。如脉沉而腹痛，过在足太阴脾，少阴肾、手厥阴心包，刺太溪、大陵。如脉沉细而痛，过在足太阴脾、手少阴心，刺太白、神门、三阴交，此刺腹痛之法也"，系统阐释了腹痛邪在三阴的诊断与针刺取穴。

（2）续法

在"腹痛续法"一节中，楼英一方面补充论述了针灸对腹痛的治疗，另一方面，论述了"干霍乱"一病的治疗。

需要指出的是，在传统中医学中，"霍乱"一病与现代传染病学之"霍乱"不甚相同。一般认为，现代传染病学的霍乱病是在 1820 年（清嘉庆 25 年）前后传入我国的，因而在清代之前，中医古籍中对霍乱的描述，均不是现代医学感染霍乱弧菌之后发生的急性传染病，而是以上吐下泻的消化道症状为主的一类疾病。

在《伤寒论》中，仲景单列"辨霍乱病脉证并治"，描述了霍乱病的主证，曰："病有霍乱者何？答曰：呕吐而利，此名霍乱。"并指出对于热多饮水多者，治宜五苓散；寒多不欲饮水者，治宜理中丸，为霍乱的辨治奠定了基础。到了后世，临床医家有将霍乱分为"湿霍乱"与"干霍乱"二型，湿霍乱指感受寒、暑、湿邪之后，发生腹痛、上吐下泻甚则转筋之证，干霍乱则以腹中绞痛胀满为主，不见吐泻之症，临床表现较重，死亡率亦较高。楼氏指出干霍乱"忽然心腹胀满绞痛，蛊毒烦冤，欲吐不吐，欲利不利，状若神灵所附，顷刻之间，便致闷绝"，并强调由于干霍乱"上不得吐，下不得利，则所伤之物不得出泄，壅闭正气，隔绝阴阳，烦扰闷躁，喘胀而死"，故"干霍乱死者多，湿霍乱死者少"。

《伤寒论》中，仲景论述之"霍乱病"较类似于后世之"干霍乱"，在《医学纲目》中，楼氏则对病情更为严重的"湿霍乱"的治疗进行了论述。在治疗大法上，楼氏继承了朱丹溪的学术思想，认为干霍乱为"内有所伤，外为邪气所遏"，因而在治疗上，楼氏认为干霍乱多为中焦有寒，主张使用涌吐之法或温药发散之法，并告诫不可使用凉药，提出"宜用二陈汤加解散药，如川芎、苍术、防风、白芷之类"的治疗思路。

同时，楼氏推崇在干霍乱初起即使用涌吐之法，以涌吐中焦壅滞之邪气，打破中焦气机之闭塞，进而再根据患者具体病机，进行治疗。具体涌吐方药，楼氏列举了盐汤及姜盐汤，均以盐为主药，令患者服后涌吐。若患者以腹痛为主症，楼氏又以千年锻石汤泡服。此亦为急救之法，锻石为青石火煅而成，其性辛温，传统多外用治疗恶疮，或治疗金疮出血，楼氏将其内服，亦是以其辛温之性温散中焦秽浊寒湿之气。

在以涌吐法急救之后，楼氏提出以加减理中汤或治中汤治疗。治中汤即理中汤加陈皮、青皮，以温中理气为主，加减理中汤亦是以理中汤温运脾阳为基础，进行多种化裁变化（方见"脾胃部·呕吐膈气篇"），总以温散中焦为主。

3. 黄疸

（1）正法

楼英则根据仲景"太阴者，当发身黄，小便自利者，不得发黄"的论述，将黄疸病证治集中在太阴病部分进行论述。黄疸病的发生，多与湿邪密切相关，故仲景指出"小便自利者，不得发黄"。此外，楼氏对黄疸病的分类，则是根据黄疸病是否夹有热邪，又将其分为湿、热两端，故其引述成无己观点，指出："湿家之黄也，身黄似熏黄，虽黄而色暗不明也；热家之黄也，身黄似橘子色，甚者勃勃出，染着衣，正黄如黄柏，是其正黄色也。"前者湿家之黄，即类似于现代中医内科体系之阴黄，而后者热家之黄则类似于现代之阳黄。

在具体治疗上，楼氏亦根据是否夹热而进行论治。对于身黄如橘子色，小便不利，腹微满者，或阳明胃家实，小便不利，但头汗出之阳明湿热蕴结，兼有腹满之发黄者，治宜茵陈蒿汤；对于单纯身热发黄者，治宜栀子柏皮汤；对于里有湿热郁结，外有表邪者，则治宜麻黄连翘汤（编者按：即《伤寒论》麻黄连轺赤小豆汤）。

若仅为湿邪郁滞，不夹热之黄病，则治以温中利湿，楼氏引述成无己论述："色如熏黄，一身尽痛，发热者为湿痹，若脉沉缓，小便不利者，甘草附子汤、五苓散。"

（2）续法

由于《伤寒论》一书对黄疸的论述主要集中在阳明病篇，又以阳黄的治疗为主，在黄病续法中，楼氏选取后世诸多医家治疗黄病，尤其是关于治疗阴黄的论述，作为对《伤寒论》的补充。

如其选取了王海藏关于阴黄的一段论述，指出阴黄的基本病因有两个方面，一是寒水太过，水来犯土；一是土气不及，水来侵之。随后引述了王海藏的一组方药，详细阐发其对阴黄的治疗。这些方药均以茵陈汤为底方，对其进行六次化裁，而形成一套序贯治疗方案。在具体使用时，先使用茵陈茯苓汤，随后序贯使用茵陈橘皮汤、茵陈附子汤等，并举病案"赵宗颜，因下之太过生黄，脉沉细迟无力，次第用药，至茵陈附子汤大效"。原文如下：

"一则茵陈茯苓汤加当归、桂枝，二则茵陈橘皮汤加姜、术、半夏，三则茵陈附子汤，四则茵陈四逆汤，五则茵陈姜附汤，六则茵陈吴茱萸汤。发黄，小便不利，烦躁而渴，茵陈汤加茯苓、猪苓、滑石、当归、官桂主之（韩氏名茵陈茯苓汤）。发黄烦躁，喘呕不渴，茵陈汤加陈皮、白术、生姜、半夏、茯苓主之（韩氏名茵陈橘皮汤）。发黄，四肢遍身冷者，茵陈汤加附子、甘草主之（韩氏名茵陈附子汤）。发黄，肢体逆冷，腰上自汗，茵陈汤加附子、干姜、甘草主之（韩氏名茵陈姜附汤。编者按：此处当为茵陈四逆汤）。发黄，冷汗不止者，茵陈汤加附子、干姜主之（韩氏名茵陈附子汤。编者按：此处当为茵陈姜附汤）。发黄，前服姜、附诸药未已，脉尚迟者，茵陈加吴茱萸、附子、干姜、木通、当归主之（韩氏名茵陈吴茱萸汤）。"

茵陈汤方：治伤寒发黄，目悉黄，小便赤。

茵陈 山栀 柴胡 黄柏蜜炙 黄芩 升麻 龙胆草各半两 大黄炒，一两观茵陈汤用药，仍以清热祛湿退黄为主，其立法实为治疗阳黄之用，而经过海藏化裁之后，其茵陈茯苓汤中加入辛温之猪苓、茯苓、滑石、桂枝、当归，原方苦寒清热之力减轻，而化气利湿退黄之力增强。其后茵陈橘皮汤、茵陈附子汤直至茵陈吴茱萸汤，则是脾胃阳气受损程度日益严重，甚至出现脾肾阳气亏虚、肝脾肾三阴阳气俱损之变局，因而，其中温阳药物随之增加。

同时，若仅是以湿为主之发黄，阳气损伤不明显，或湿重于热之发黄，症见发黄而渴，小便不利者，楼氏选取了朱肱的五苓散加茵陈蒿汤，以十分五苓散配五分茵陈蒿汤，使方药祛湿之力增强，苦寒之性减缓。

此外，楼氏又指出，对于黄病无明显里证者，治疗时可先采用外治法，待黄退后再根据病情进行辨治。其引述许叔微医案指出，对于黄病，若患者小便利，大便如常，则病不在脏，为寒湿在头中，症见"疼痛发热，面黄而喘，头痛鼻塞而烦，其脉大，自能饮食"，由于寒湿在头，攻鼻则见鼻塞，此时以瓜蒂散纳于鼻中，鼻中流出黄水，则黄即退。此法亦可治疗头中湿热发黄，方用瓜蒂二十枚，赤小豆、黍米各十四粒，上为细末，如大豆大一粒许，纳鼻中缩入，当出黄水，慎不可吹入。

在黄病之外，楼氏又论述了瘀血发黄的诊治，其指出，若在发黄的基础上，发生"脉沉结，少腹硬而小便自利，其人发狂，大便黑"，提示蓄血发黄，当使用抵当汤治疗。此外，若太阳病、阳明病或风温病误用火疗，亦可发生发黄之变证，此为火热与体内热邪两阳相合，熏灼血液，血气流溢而致发黄。

第六节 少阴病

一、少阴病总论

少阴病，伤寒六经病之一，是一组心肾阴阳俱虚，而又以肾阳虚衰为主的具有全身性正气衰弱的病证，为外感病发展过程中的较危重阶段。其病变部位涉及手少阴心、足少阴肾及手足少阴经脉。少阴病相关内容主要集中在《医学纲目》三十一卷，楼氏打乱《伤寒论》原文条目的次序，根据少阴病的代表性脉证，包括但欲寐嗜卧、口燥咽干、咽痛、吐、吐利、下利，对条文进行分类编次，同时也将其他经病、杂病出现类似脉证的条文一同列入，进行比对，使医者一目了然，有利于诊疗思维的拓宽、鉴别诊断能力的提升。

（一）病机概要

楼氏继承仲景的学术思想，认为少阴病的形成原因主要有外邪直中和他经传来两大类。

1. 外邪直中少阴

《医学纲目·卷之三十一》云："脉紧当无汗，反汗出者，亡阳也。此属少阴，法当咽痛而复吐利。"此条所论乃少阴肾阳素虚，外邪不经三阳，直接侵入少阴，起病之初就形成少阴阴盛阳衰之证。因此，自古便有"伤寒专死下虚人"之说。

2. 邪由他经传来

太阳、太阴失治、误治，导致少阴肾阳受损，从而发生邪传少阴。

少阴与太阳互为表里，若病家体虚，太阳之邪最易陷入阳明，诚如古人所言"实则太阳，虚则少阴"。《医学纲目·卷之三十》有载："发汗后，仍发热，心悸头眩，身瞤动，振振欲擗地者，宜真武汤。""汗出热不去，内拘急，四肢疼，下利厥逆恶寒者，宜四逆汤。"以上两条所言皆是太阳病发汗太过，或医者误发虚人之汗，导致少阴阳气受损，进而传变为少阴病的情形。

太阴属土，而少阴肾则内寓真阴真阳，故脾阳有赖于肾阳的温煦方能生生不息。若太阴阳虚日久，势必累及肾阳，形成脾肾两虚的证候。诚如《医学纲目·卷之三十一》所云："自利不渴者，属太阴，以其脏有寒故也，当温之，宜四逆汤。"楼氏选用四逆汤治疗，可见此病已累及肾阳，而不仅仅局限于脾阳不足，由此表明太阴病极易传变为少阴病。

（二）证治发挥

楼氏在"下利"篇中直言"自利不渴者，属太阴，以其脏有寒故也，当温之，宜四逆汤"，对比《伤寒论》原文可知，楼氏将"四逆辈"（即四逆汤、理中汤一类方剂）改为了"四逆汤"。其次，楼氏在"吐""吐利""下利"三个脉证中皆首言太阴病。楼氏对条文的细微改动以及条文次序的编排，皆透露出楼氏的学术态度，即少阴病极易由太阴病传变而来，必须实时关注病情动态，临证治疗应防患于未然，以免病情进一步加重、恶化。

二、少阴病分论

（一）少阴脉证概说

楼氏选取了但欲寐嗜卧、口燥咽干、咽痛、吐、吐利、下利六个少阴病代表性脉证进行论述。其中，"但欲寐嗜卧"是少阴病的提纲证，"吐"是少阴寒化证的主要脉证，"吐利""下利"兼见于少阴寒化证、热化证，"口燥咽干"是少阴急下证的典型表现，"咽痛"是少阴经病，此六者能较完整地反映少阴病的病变全貌。除外"但欲寐嗜卧""口燥咽干"，其他四个脉证皆在《伤寒论》的基础上补述了后世医家对于此脉证的发挥。值得一提的是，楼氏虽将以上六者作为少阴病的代表性脉证，但为了能更系统地构建诊疗思维，提高鉴别诊断能力，最大限度地减少误诊误治，楼氏亦对每一脉证的鉴别诊断进行较大篇幅的论述。如"下利"中，楼氏依次阐述了六经下利，以及失治误治所致下利。

（二）少阴脉证精粹

1. 但欲寐嗜卧

但欲寐嗜卧，即睡眠增多，症见无论昼夜，时时欲寐，呼之即醒，转侧复眠。值得注意的是，其与神昏有所不同，虽时时欲眠，但仅见精神困顿，而无意识模糊不清的临床表现。对于但欲寐嗜卧一症，楼氏在篇首冠以"少阴之为病，脉微细，但欲寐"的少阴病提纲。楼氏认为，卫气窹则行阳，寐则行阴而寐也，必从足少阴始，故少阴病但欲寐。少阴病但欲寐既源于卫气但行于阴而不能行于阳，故治宜温补心肾，回阳救逆为要，多用四逆汤类方。

随后，楼氏依次提出"脉浮，汗出，多眠，身重，息鼾"的风温，以及"默默欲眠，目不得闭，不欲饮食，恶闻食臭，其面目乍赤乍黑乍白，其声嗄"的狐惑病。

"脉浮汗出多眠，若身重息鼾者，风温"，此条所论乃邪热鸱张，伤及元气，故见多眠，所谓"壮火食气"是也。楼氏在《医学纲目》中未列出具体方药，治宜清热益气，可用白虎加人参汤。

狐惑病每由湿热虫毒内蕴脾胃所致。湿热内蕴，气机阻滞，阳气难伸，则默默欲眠，同时每兼前后二阴溃疡、口咽蚀烂等。治宜清化湿热，方用甘草泻心汤加减。

楼氏将三者共同列于少阴病但欲寐嗜卧之下，旨在将各行其道的伤寒和杂病融会贯通，提醒习医者打破固化认知，对于睡眠增多的临床表现，不应局限于少阴病的范畴，而应悉心辨证，考虑到风温、狐惑病的可能性。

2. 口燥咽干

口燥咽干，即津液不足而口舌、咽喉干燥的证候。楼氏认为，少阴病口燥咽干主要见于少阴急下证，遂开篇首言："少阴病，得之二三日，口燥干者，宜下之，大承气汤""少阴病，自利纯青色水，心下痛，口燥干者，宜大承气汤。"少阴病口燥咽干乃因燥实内结，灼伤真阴，阴液无以上承所致，故当急下阳明之实，以救垂绝之阴。

随后，楼氏依次列出白虎加人参汤证、大陷胸汤证及狐惑病，并对其加以鉴别，体现了其每症皆不离"辨"的临证思维，同时亦足见楼氏对于伤寒、杂病的高度把握能力。

"伤寒无大热，口燥渴，背恶寒者，白虎加人参汤。""阳明病，发热汗出，不恶寒反恶热，若口干舌燥者，白虎加人参汤。"两条所论均为阳明里热炽盛，津液大伤之口舌干燥。条文所言"伤寒无大热"实乃里热炽盛，热极汗多使然，而"背恶寒"则由大热汗出，津气俱伤，表气不固所致。此证为阳明热盛、气阴两伤，故治当清阳明里热、益气生津。

"太阳病，下后不大便，日晡潮热，心下满痛，而舌上燥渴者，宜大陷胸汤。"此条所论为水热互结于胸膈的大陷胸汤证。津液受损，加之水热互结，气不得通，津液不能敷布，故见舌上燥渴。以上乃由无形邪热与有形水饮互结于胸膈所致，是邪盛于里而正不虚之证，故治当泄热逐水为要。

"病患默默欲眠，目不能闭，起居不安，声嗄，或咽干者，当作狐惑治之。""咽干者，苦参汤。"狐惑为病，湿热毒蕴，蚀于下部，则前阴溃烂；足厥阴肝经绕阴器，上循于咽，湿热循经上冲，则咽干。治用苦参煎汤熏洗前阴，杀虫解毒化湿，则咽干自愈。苦参苦寒，有清热解毒、祛湿杀虫之功。正如《本草正义》所云："苦参，大苦大寒，退热泄降，荡涤湿火，其功效与芩、连、龙胆草皆相近，而苦参之苦愈甚，其燥尤烈，故能杀湿热所生之虫，较之芩、连力量益烈。"

3. 咽痛

咽痛，系指咽喉部位疼痛而言。心手少阴之脉"其支者：从心系，上挟咽，系目系"；肾足少阴之脉"其直者：从肾，上贯肝、膈，入肺中，循喉咙，挟舌本"（《灵枢·经脉》）。可见手足少阴经脉的循行都与咽喉有关，少阴经脉受邪即可出现咽痛之证。根据少阴经脉客邪性质的不同，又应予以相应的治法，诚如楼氏引述成氏所言："甘草汤主少阴客热，咽痛。桔梗汤，主少阴寒热相搏，咽痛。半夏散及汤，主少阴客寒咽痛。"

（1）正法

少阴经脉循喉咙，挟舌本，热客于少阴经脉，循经上犯咽喉，故见咽痛。然病属初起，肾阴未虚，热亦不甚，所以仅见咽部轻微红肿疼痛，而不伴其他全身症状。治宜清热利咽为要，方用甘草汤或桔梗汤。

"少阴病，咽中痛，半夏散及汤主之。"此条所论咽中痛当属风寒兼痰湿客于咽喉，临床见咽虽痛但红肿不甚，治当散寒化痰，开结通痹。《本经》云半夏主"咽喉肿痛"，桂枝主"结气喉痹"，故本方以半夏开咽喉之痹，桂枝散风寒之结，炙甘草和中缓急，如此"甘辛合用，而辛胜于甘，其气又温，不特能解客寒之气，亦能劫散咽喉怫郁之热也"（尤怡《伤寒贯珠集》）。

邪热痰浊闭阻于咽喉，熏蒸腐化，则见咽中生疮、不能言语、声不出等症。正所谓："少阴病，咽中生疮，不能言语，声不出者，苦酒汤主之。"故当清热润燥，涤痰开结，敛疮消肿。苦酒"酸苦收涩，善泻乙木而敛风燥，破瘀结而消肿痛。其诸主治，破瘀血，化癥瘕，除痰涎，消痈肿，止心痛，平口疮，敷舌肿，涂鼻衄"；半夏涤痰散结，开咽喉之痹；鸡子白甘寒而润，"秉天之清气，有金象焉，善消肿痛而利咽喉，清肺金而发声音"（黄元御《长沙药解》），同时能缓半夏之辛温燥烈之性。

"咽痛下利兼胸满者，猪肤汤。"此属少阴阴虚内热，虚火循经上扰，故见咽痛。因本证以阴虚为本，故不宜芩、连之类苦寒直折，而以滋阴润燥为要，方用猪肤汤。

历代医家皆将咽痛作为少阴病的典型症状，从而忽略了咽痛的其他病因。为使后学对咽痛有一个更系统的认知，强化临床思维，楼氏对少阴病咽痛的内容做了补述，指出咽痛除了作为少阴病的经典症状外，阳毒、阴毒、阳明燥热等皆可导致咽喉疼痛。

"阳毒咽痛，面赤斑斑如锦纹，唾脓血，五日可治，七日不可治，宜升麻鳖甲汤。阴毒咽痛，面目青，身痛如被杖，五日可治，七日不可治，升麻鳖甲去雄黄蜀椒汤。"阴阳毒系感受疫毒，内蕴咽喉，侵入血分所致，故两者均见咽痛。其中，阳毒乃热壅于上，故以面赤斑斑如锦纹，咽喉痛，吐脓血为主要症状，治宜清热解毒、活血散瘀为法。阴毒乃邪阻经脉，故以面目青，身痛如被杖，咽喉痛为主要症状，治当解毒散瘀为要。方中"升麻入阳明、太阴二经，升清逐秽，辟百邪，解百毒，统治温疠阴阳二病。如阳毒为病，面赤斑斑如锦纹；阴毒为病，面青身如被杖；咽喉痛，无论阴阳二毒，皆已入营矣。但升麻仅走二经气分，故必佐以当归通络中之血，甘草解络中之毒，微加鳖甲守护营神，俾椒、雄黄猛烈之品，攻毒透表，不乱其神明。阴毒去椒、黄者，太阴主内，不能透表，恐反助疠毒也"（王子接《绛雪园古方选注》）。

"阳明病，头眩而咳者，必咽痛。若不咳者，咽不痛。"此属阳明受热，热邪上攻，以胃气上通于肺，肺失清肃则咳；咽喉为呼吸之门户，内应于肺，则发为咽痛。此条所论为阳明燥热上炎所致的咽痛，故治当清热泻火、宣肺利窍为要。

（2）续法

咽痛续法部分，楼氏补充了仲景未曾提及的伏气咽痛。伏气所致咽痛乃因"非时有暴寒中人，伏气于少阴经，始不觉病，旬月乃发"。此病古方谓之肾伤寒，多由于其人肾经先虚，又偶感暴寒之气，遂得以伏匿于其经。而少阴经循喉咙，挟舌本，故咽痛，后必下利。此时宜先解咽痛以治其标，方用半夏桂枝甘草汤（即仲景半夏散及汤），后温肾壮阳以治其本。

4. 吐

吐，系指饮食、痰涎自胃上涌，从口而出。值得一提的是，楼氏在该篇未对呕、吐加以严格界定，实则两者有细微的差别，所谓"有物有声谓之呕，有物无声谓之吐，无物有声谓之干呕"是也。

（1）正法

楼氏首言太阴病吐证，所谓"腹满时痛而吐者，太阴病"，此属太阴病虚寒证，太阴属土，在脏为脾，脾胃互为表里，脾病必及胃，虚寒之气上逆，故吐，意在告诫后学少阴病吐证多由太阴病吐证发展而来，临证过程须密切关注疾病发展态势，做好防治工作。

随后，楼氏论述少阴病吐证，"少阴病，欲吐不吐，心烦，但欲寐，自利而渴""少阴病，饮食入口则吐，心中温温欲吐，复不能吐""少阴病，但欲卧，不烦而吐"。以上三条所论皆为肾阳衰微，阴寒犯胃，胃寒气逆致吐，甚至"饮食入口则吐"的情况。故治当温肾阳以祛阴寒，用四逆汤类方。

为对吐证有一个更全面的把握，楼氏在其后分别罗列了胃热气逆致吐的黄连汤证、竹叶石膏汤证，肝寒犯胃致吐的吴茱萸汤证，饮邪犯胃致吐的五苓散证，以及失治误治导致的吐证。

"腹痛欲呕吐者，宜黄连汤。"此条所论乃寒热互阻，热壅胃气上逆而呕吐。虽属寒热错杂之证，然与三泻心汤证不同，彼为寒热错杂于中，此则寒自为寒，热自为热，上下互阻而已，故当治以清上温下，和胃降逆。方中黄连苦寒，清在上之热；干姜辛温，温在下之寒；桂枝辛温，既祛胃中寒邪，又能交通上下阳气，正如钱天来所言："用桂枝使阳气通行，兼解其未去之经邪也。"（《伤寒溯源集》）半夏降逆和胃止呕；人参、大枣、炙甘草甘温补中。

"病解后虚羸少气欲吐者，宜竹叶石膏汤。"此乃热病解后，气津两伤，余热未尽，上扰于胃，胃失和降而发为呕吐，治宜益气生津，清热和胃。方用竹叶、石膏清余热；人参、麦冬益气养阴；半夏和胃降逆止呕；甘草、粳米和中调药。

"干呕吐涎沫头痛者，宜吴茱萸汤。"此条所论乃肝寒犯胃，胃失和降而干呕，胃阳不振，津聚成涎，随浊阴上逆而吐涎沫，正如《素问·举痛论》所言："寒气客于肠胃，厥逆上出，故痛而呕也。"故此证当治以暖肝散寒、温胃降浊。方用吴茱萸辛散苦泄，性热祛寒，主入肝经，散肝经之寒邪，疏肝气之郁滞，同时兼能降逆止呕，制酸止痛，用于肝寒犯胃之证，实在精妙；生姜温胃散寒止呕，素有"呕家圣药"之称；人参、大枣温中补虚。四药合用，暖肝温胃，降逆止呕，诸症自解。

"发热，渴欲饮水，水入则吐者，宜五苓散。"以上所论乃膀胱气化不行，水蓄下焦，饮邪上干于胃而呕吐。鉴于本证水入则吐的病机关键在于水蓄膀胱，水气上逆，而不在胃腑，故治宜利水渗湿、温阳化气为要。方中猪苓、泽泻渗湿利水；茯苓、白术健脾利湿；桂枝辛温，通阳化气。五药合用，蓄水留饮诸症自除。

"伤寒本自寒下，医复吐下之，寒格更逆吐下。若食入口即吐，干姜黄连黄芩人参汤主之。"此条所论乃患者素有脾胃虚弱，而医者不察，复用吐下，终致上热下寒、寒热格拒之证。然"食入口即吐"一语则表明上热尤甚，诚如陆渊雷所言："凡朝食暮吐者，责其胃寒，食入即吐者，责其胃热。"故虽治以寒热并用，但苦寒之药量应倍于辛热。《长沙方歌括》将其精当的配伍概括为："芩连苦降借姜开，济以人参绝妙哉，四物平行各三两，诸凡拒格此方该。"

"病患脉数为热，当消谷引食而反吐者，此因发汗，令阳气微，膈气虚，脉乃数也。数而客热者，不能消谷，以胃中虚冷故也。"此乃发汗太过，损耗阳气，使胃中虚冷，不能腐熟水谷，形成"朝食暮吐，暮食朝吐"之症，治宜补虚安中而止呕吐，诚如李东垣所云："辛药生姜之类治呕吐，但治上焦气壅表实之病，若胃虚谷气不行，胸中闭塞而呕者，惟宜益胃推扬谷气而已，此大半夏汤之旨也。"不过楼氏在该条文下未列出具体方药。

此外，尚有药物直接导致呕吐者，如《医学纲目·卷之三十一》所载："凡服桂枝汤而吐者，必吐脓血也。"此乃里有热者，再予桂枝汤，反助其热，以热激热，非吐不可。

基于以上整理、分析推测，楼氏十分重视疾病间的鉴别诊断，同时对于失治、误治所致的医源性疾病亦十分关注。古语有云"前车之覆，后车之鉴"，因此，在学习、汲取前贤成功经验的同时，若能对他人的前车之鉴加以反思，从中汲取教训，则更能发人深省，以免重蹈覆辙。

（2）续法

楼氏引述《类证活人书》"吐有冷热二症"，将吐的病机概括为冷、热两大类型。

同时，楼氏补充了肾虚误汗导致"食则反吐，谷不得入"的吐逆重症，治宜"先服大橘皮汤，吐止后宜建中汤"。此条文旨在告诫医者在临证过程中，若遇患者"动气在下"，务必谨记此乃肾气不纳，鼓动于下的表现，切不可发汗。若误发其汗，必致肾气愈虚，火衰不能暖土，腐熟无权，则见"食则反吐，谷不得入"。吐不止，则汤药无以入，遂急予大橘皮汤止吐以治其标，后续则用建中汤治其本。

此外，楼氏特别指出脚气入心亦令人呕吐，由此提醒医者在临证过程中务必四诊合参，观察入微，抓住蛛丝马迹，拨开重重迷雾，方能柳暗花明，救人于水火。

5. 吐利

吐利合称，即吐泻同时或交替发作，是胃肠同时受病的反映。

（1）正法

楼氏首言太阴病吐利，所谓"腹满时痛，吐利不渴者，太阴病"，此乃脾胃虚寒，中阳不运，升降失职，浊阴上逆则吐，清阳不升则利，意在阐明少阴病吐利极易由太阴病吐利发展而来。

楼氏认为，少阴病吐利可分为寒化证和热化证两类。

"病患脉阴阳俱紧，反汗出者，亡阳也，此属少阴，法当咽痛而复吐利"，此条作为寒化证的总纲，其病机为肾阳虚衰，火不暖土，中阳不足，脾胃升降反作，浊逆清陷则吐利。少阴病吐利较太阴病更甚，因而少阴病心肾阳虚包含脾胃阳虚在内，治当四逆汤或通脉四逆汤温补元阳。"少阴病吐利，手足厥冷，烦躁欲死者，吴茱萸汤主之"属寒化证，其病机是肝胃寒盛，寒邪逆于中焦，中焦升降逆乱则吐利，而阳气尚未大虚。由于此证以寒盛为主，故当治以暖肝温胃，降逆泄浊之法。"少阴病腹痛，小便不利，四肢重痛，自下利或呕者，真武去附子加生姜汤"，此乃肾阳虚则水饮内停，所谓"肾为生痰之本"是也，若寒饮浸渍于肠则下利，上犯于胃则呕吐。故以温阳利水、降逆止呕之法治之，方用真武去附子加生姜汤。

"少阴病下利，咳而呕渴，心烦变不得眠者，宜猪苓汤。"此条乃少阴病吐利的热化证，其病机为肾阴亏虚，阴虚有热，热与水结于下焦，水气停蓄，偏渗于大肠则下利，上犯于胃则呕吐，故治以滋阴清热利水之法，方用猪苓汤，使其利水不伤阴，滋阴不敛邪，水气去，邪热清，阴液复，诸症自解。

因此，同是少阴病吐利，亦当审证求因，抓住病机，方能立法处方，所谓"治病之难，难在识证"。

至于少阳病吐利，吐的病机为胆邪犯胃，胃失和降，即《灵枢》所谓"邪在胆，逆在胃"是也。其中，"太阳与少阳合病，头痛胁痛，往来寒热，自利而呕者，黄芩加半夏生姜汤"，其病机是少阳郁火下迫阳明，上扰胃腑，故治当在清泄少阳的基础上，配以和胃降逆之药。"发热汗出不解，心中痞硬，呕吐下利者，宜大柴胡汤"，此条所论乃少阳兼阳明的证治。少阳郁火横逆犯胃，阳明里实内结，均可导致胃失和降而呕；阳明燥实结滞，热结旁流，则下利臭秽稀水。本证表里同病，治当表里兼顾，用和解少阳，内泄热结之法，方用大柴胡汤。

"干呕而利，兼胁痛而表解者，宜十枣汤。"此条所论是悬饮的证治。饮停胸胁，阻碍气机，升降失常，上逆而呕，下迫而利，故见干呕而利。治疗当求其本，故应治以攻逐水饮。芫花、甘遂、大戟，三药合而用之，经隧、脏腑、胸胁之水饮皆能峻下而去。然三药辛烈峻猛，故以十枚大枣煎汤送服，既缓和诸药辛烈峻猛之性，又能顾护胃气。

吐利部分，楼氏利用大量篇幅对霍乱进行了较为详尽的阐述。"呕吐而利者，名曰霍乱"，可见霍乱亦以吐利为主症。大抵因饮食不洁，或兼外感，伤及脾胃，使其升降失职，清浊相干而发为吐利。由此可见，其病机亦不离乎太阴，正所谓："足太阴厥气上逆则霍乱。"（《内经》）其实质为太阴病之重症，且常由太阴内陷少阴，治当温补太阴、少阴，方用理中丸、四逆汤之类。

霍乱初起常兼表证，若病证偏表，宜予五苓散外疏内利，通阳化气而两解表里；病证偏里，则宜理中丸温中散寒，使里和而表自解。但是，若起病危急，急剧吐下，则当急予四逆汤回阳救逆，固护阳气，挽回一线生机，而不及顾表。同时，楼氏亦指明里已和而表未解的情况，虽有表证，亦仅用桂枝汤微发其汗即可，切不可妄用麻黄汤峻汗，反而加重气阴的损伤。

值得注意的是，若剧烈吐利后出现亡阳伤津的病证，诸如"四肢拘急""手足厥冷""脉微欲绝""大汗出"等，则应治以回阳救逆，兼益气生津，诸如四逆汤、四逆加人参汤、通脉四逆加猪胆汁汤之类。

（2）续法

吐利续法部分主要收集历代医家对于霍乱的医理，以及行之有效的经验方辑录而成。

对于霍乱的发生，楼氏遵从"邪伤脾胃"之说，从其引述王好古所言"霍乱症，本自胃家……中焦胃气所主也"可见一斑。对于霍乱的病因，则继承朱丹溪的学术思想，认为一则"内有所伤"，二则"外有所感"。所谓"内有所伤"，即饮食不节（洁），损伤脾胃，脾胃不和，升降失司，胃肠道功能紊乱而发为吐利。而"外有所感"则言外感邪气亦导致霍乱的发生，诚如丹溪在《脉因证治》所云："其气有三：一曰火，二曰风，三曰湿。"所谓"吐为暍热也"即呕吐多因热邪犯胃、脾胃不调所致，"泻为湿也"即下利多因脾为湿困、运化失司所生，"风胜则动，故转筋也"则是言吐利太过，阴液耗竭，风邪内生，而风性主动，故发为转筋。

对于霍乱的治法方药，楼氏收集罗列了朱肱《类证活人书》、罗天益《卫生宝鉴》、陈无择《三因极一病证方论》、王焘《外台秘要》，以及《太平圣惠方》《集效方》等诸多医学著作中卓有成效的经验方，诸如香薷散、桂苓白术散、诃子散、增损缩脾饮等。楼氏于桂苓白术散后附医案两则，足见其对于罗氏的立法制方思路甚是肯定。

6. 下利

（1）正法

六经病变均可出现下利，三阳病下利多见于兼证及或然证，病情轻浅，而三阴病下利多作为主证出现，病情危重。为此，楼氏在下利篇中首列三阴病下利，后列三阳病下利。

楼氏将太阴病下利置于篇首，"自利不渴者，属太阴，以其脏有寒故也。当温之，宜四逆汤"。《伤寒论》原文言"宜服四逆辈"，而楼氏则云当以四逆汤温之，可见楼氏认为此病已累及肾阳，而不仅仅局限于脾阳不足的状态，楼氏这是又一次强调太阴病极易发展为少阴病的学术观点。

少阴病下利可概括为少阴寒化证、少阴热化证、少阴阳郁证三大类。

"大汗利而厥冷者，宜四逆汤。""大汗出，热不去，内拘急，四肢疼，必下利厥逆而恶寒者，四逆汤主之。"以上两条所言下利皆因少阴里寒内盛所致。当少阴里寒内盛时，无论伴或不伴表证，均不可发汗，应以四逆汤急救其里，待阳回利止时，方可用攻表，所谓"伤寒医下之，续得下利清谷不止，身疼痛者，急当救里，下后身疼痛，清便自调者，急当救表。救里宜四逆汤，救表宜桂枝汤"。另外，通脉四逆汤证、白通汤证、白通加猪胆汁汤证的下利病机亦为少阴里寒内盛。不同的是，此三者阴寒更甚，伴见格阳的症状。

"少阴病，二三日不已，至四五日腹满痛，小便利，或下利，或呕者，宜真武汤。"此乃病程迁延，肾阳日衰，水失气化，寒饮内生，下趋大肠则见下利，同时伴畏寒、小便不利、四肢沉重等。以上诸症皆由肾阳虚衰兼水饮内停所致，故治当温阳利水，方用真武汤。

"少阴病下利，便脓血者，桃花汤主之。""少阴病，二三日至四五日，腹满，小便不利，下利不止，便脓血者，宜桃花汤。"以上两条为少阴虚寒下利便脓血之证。脾肾阳衰，下元不固，统摄无权，故见大肠滑脱，脓血杂下。本证纯虚无邪，滑脱不止，急当温涩固脱为要。方中"取赤石脂之重涩，入下焦血分而固脱，干姜之辛温，暖中焦气分而补虚，粳米之甘温，佐石脂干姜而润肠胃也。"（钱天来《伤寒溯源集》）。本证需与赤石脂禹余粮汤证相鉴别，如程昭寰所说："太阳篇提出赤石脂禹余粮汤，是因为只见下焦滑脱不禁，但不是因为寒邪所致，只重在固脱……桃花汤则相反，乃温少阴之寒，涩肠固脱并重。"

"少阴下利，咽痛，胸满心烦者，猪肤汤主之。"此属少阴化热，邪热下迫大肠，亦可导致下利。治宜滋阴润燥，和中止利。少阴阴虚，水热互结，水气停蓄，偏渗大肠而见下利，同时伴见咳嗽、呕吐、小便不利、渴欲饮水、心烦不得眠等症，治当滋阴清热利水，方用猪苓汤。"少阴病，自利清水色纯青者，心下必痛，口干燥者，急下之，宜大承气汤。"此乃少阴热化，热入阳明，燥屎内结，邪热逼迫津液从旁而下，遂见"自利清水，色纯青"。其临床特点是泻下青黑色污水、腹痛拒按，泻后腹痛不减，同时伴见口舌干燥、舌红苔黄燥、脉沉实等症。楼氏在此条文下附"通因通用"医案一则，旨在提醒医者读书过程中要学会咬文嚼字，深入分析、全面领悟、扎实掌握张仲景诊治疾病的临床思维方法，在临证过程中则应胆大心细，提高临床工作质量。

"少阴病，但欲寐，四肢逆而利，若下重者，四逆散加薤白也。若恶寒身蜷者，不治。""四肢逆而泄利下重，四逆散加薤白主之。"以上所论为少阴阳郁，气不得宣通所致，并非少阴阴寒内盛，治宜四逆散加薤白疏调气机，宣发郁阳，畅达气血。

厥阴病下利部分，楼氏主要探讨了厥阴热利的白头翁汤证。"下利欲饮水者，以有热故也，宜白头翁汤""热利下重者，白头翁汤主之"，以上两条所论乃肝经湿热，下迫大肠，损伤络脉，腐败气血，而见下利便脓血。鉴于湿热为患，故尚有里急后重、肛门灼热、大便臭秽、小便短赤、舌红、苔黄腻、脉滑数等症。治宜清热解毒、凉血止痢，方用白头翁汤。楼氏将"下利欲饮水者，以有热故也，宜白头翁汤"列于"少阴病，自利清水色纯青者，心下必痛，口干燥者，急下之，宜大承气汤"之后，意在提醒习医者注重鉴别诊断。虽然两者皆有下利、口渴欲饮等症，但是白头翁汤证下利脓血、血色鲜红，而大承气汤证下利青黑稀水、臭秽异常。

三阳病中，下利多见于兼证及或然证，病情轻浅，故楼氏将其罗列在三阴病下利之后以资鉴别。

太阳病下利多为太阳病兼里证下利，既具有太阳表证，亦兼有他经或里证病变。"伤寒表不解，干呕发热，咳而下利者，此为水气，宜小青龙去麻黄加荛花汤"，此为风寒外束，引动内邪，浸渍肠道，发为下利。本证病位主要在于上、中二焦，鲜少累及下焦，故下利症状一般较轻。方用小青龙去麻黄加荛花汤表解化饮。"太阳与阳明合病者，必自下利，葛根汤主之"，此乃太阳风寒不解，内迫阳明，大肠传导失司，发为下利。本证之下利乃由表证引起，故以解表为主，方用葛根汤。

阳明下利可概括为阳明兼他经下利及阳明本经下利，主要涉及葛根汤证及三承气汤证。"阳明少阳合病，必下利，其脉不负者顺也，负者失也，互相克贼，名为负也"，此为阳明与少阳合病之下利顺证，以阳明病证为主。此下利为燥屎内结，逼迫津液下趋，热结旁流而见下利，当用大承气汤通腑泄热。"凡药下后，谵语，脉调和，小便利，而下利不厥者，调胃承气汤"，此乃伤寒过经不解，邪转阳明，胃气不和之下利。治以调胃承气汤和胃气，缓下热结。

少阳下利主要是少阳兼他经下利，楼氏主要论述了黄芩汤证。"太阳与少阳合病，自下利者，与黄芩汤"，此乃少阳郁火下迫阳明，大肠传导失司则见下利。所谓治病求本，故当清泻少阳郁火为要。方中黄芩苦寒，清泻少阳郁火；芍药、甘草酸甘化阴，既坚阴止利，又和营缓急止痛；甘草、大枣则能补中健脾。全方配伍精当，疗效显著，被后世誉为"万世治痢之祖方"。

楼氏承袭张仲景的学术态度，非常重视失治、误治，特地在三阳病下利后罗列了误下致利的多种病证。

"伤寒服汤药，下利不止，心下痞硬。服泻心汤后，以他药下之，利不止，医以理中与之，利益甚。理中者，理中焦，此利在下焦，赤石脂禹余粮汤主之。复利不止者，宜利其小便。"此属伤寒误下后久利不止，由脾及肾，下焦阳虚失固，而见下利不止，急当治以涩肠止利之法。"下后心下痞硬，腹中雷鸣，干呕而利者，甘草泻心汤。"此乃误用攻下，损伤脾胃，继而邪气内陷，形成寒热错杂之势，清阳不升，浊阴不降，吐利并见。治当补中和胃，消痞止利。"下后心下痞硬，表里不解而利者，桂枝人参汤。"此为太阳表证未解，屡次误用下法，导致脾阳受损，运化失司，则见下利。本证属太阴虚寒与太阳表证并见，当表里兼治，治以温中散寒之法。方用桂枝人参汤，先煮四味理中汤以温中散寒止利，桂枝后下以解太阳之表。"太阳病，桂枝症，医反下之，利遂不止，脉促者，表未解也，喘而汗出者，宜葛根芩连汤"，此因太阳病误下，表邪入里化热，煎迫大肠，传导失司，故见下利不止。治疗当以清热止利，兼以透表为法。"凡药下后，潮热胁满，呕而利者，先用小柴胡汤解外，后以柴胡加芒硝汤。"此为少阳兼阳明里实证误用丸药迅下所致下利。误下致利，阳明正气受损，燥实内结减轻，故不宜用大柴胡汤加重正气的耗伤，而先以小柴胡汤疏解外邪，再以柴胡加芒硝汤缓下而不伤正。"伤寒六七日，大下后，寸脉沉而迟，手足厥逆，下部脉不至，咽喉不利，吐脓血，泄下不止者，为难治，宜麻黄升麻汤。"伤寒大下之后，邪气内陷，阳郁不升，阴阳两伤，形成肺热脾寒之证。其中脾虚气陷，运化失常，则见泻下不止。治宜清上温下，扶正益阴，发越阳气。

（2）续法

下利续法部分，楼氏补入了朱肱《类证活人书》的三黄熟艾汤、薤白汤、赤石脂丸、地榆散，王好古的阿胶汤、张璧（张元素之子）的燥肠丸、七宣丸、枳实芍药甘草汤，对《伤寒论》下利证治做了补充。

三黄熟艾汤、薤白汤、赤石脂丸皆用于夹热利。然而，赤石脂丸，既用蜜丸，则是取其药性缓和，所谓"丸者，缓也，不能速去之，其用药之舒缓而治之意也"（《汤液本草·东垣先生用药心法》）。况且方用味涩质重之赤石脂以涩肠止泻；黄连清在内之余热邪毒；干姜温中散寒；当归养血和血，有"行血则便脓自愈"之意，同时兼顾热毒灼伤肠络，伤耗阴血之虞。由此推测，赤石脂丸主要用于热利日久不愈而致中焦虚寒者。地榆散和阿胶汤皆主治热毒不解，下利脓血，两者的主要区别在于地榆散以清热解毒、凉血止痢为要，而阿胶汤则在清热解毒的基础上配伍一味阿胶，既止血，又补血，诸药合用，热毒祛，脓血止，且无发生失血性血虚之虞。由此可见，楼氏非常重视疾病的阶段性变化，从而根据疾病的阶段性发展趋势予以相应的防治。

而摘自《云岐子保命集》的燥肠丸、七宣丸、枳实芍药甘草汤则主要用于伤寒误治后的变证。如燥肠丸主要用治伤寒汗下后，肾中元气大伤，大小便自利者；七宣丸用于伤寒汗下后，里急后重下利者；枳实芍药甘草汤则用治伤寒汗下后，气逆利不止，属寒者。此处条文的辑录再次体现了楼氏对于误诊、误治的高度关注，再三罗列误诊、误治的相关条文旨在警示后学。如何减少或避免误诊、误治，以及将误诊、误治带给患者的伤害最小化，依然是目前习医者值得深入思考和高度重视的问题。

第七节　厥阴病

一、厥阴病总论

（一）病机概述

楼氏承张仲景的《伤寒论》，并以其为纲领，分别论述气上冲心、气上冲心续法、饥不欲食、吐蛔虫、厥、厥续法、少腹满囊缩、少腹满囊缩续法、阴气毒盛变阴毒、阴毒续法。值得注意的是，其论"阴毒"是为承《金匮要略》之阳毒阴毒纲领而来，将《金匮要略》和六经辨证融合在一起，打通了"伤寒"与"杂病"之界限。

（二）证治发挥

楼氏对厥阴病的发挥体现在其各个脉证论治里。其中较为重要的学术发挥为对"阴毒"的阐释。《金匮要略》中对阴毒阐述仅有"阴毒之为病，面目青，身痛如被杖，咽喉痛，五日可治，七日不可治，升麻鳖甲汤去雄黄蜀椒主之"。楼氏将其作为"阴气毒盛变阴毒"正法，在其续法中，引《类证活人书》阴毒甘草汤后，又论"阴毒，本因肾气虚，或因欲事……用药发汗无妨"，在许叔微的理论基础上又加以方药治法，阐述了阴毒病因病机理论、临床表现和治疗原则，将杂病与六经辨证相结合，集理、法、方、药体为一体，后附以病案，将杂病融入厥阴病理论，体现了楼氏精湛的医术和严肃不苟的治学态度。

二、厥阴病分论

（一）厥阴脉证概说

《伤寒论》每篇冠以"辨某病脉证并治"，故辨脉证为其核心。每一典型脉证，楼氏论述其本经病后，又论其续法，其本经病及续法多引《类证活人书》《本草纲目》等对此脉证的诊治，阐述其病机，完善《伤寒论》理法方药之论，理论上以阐发《内经》为主而融会诸家之长，临证强调审证求因、辨证施治，并于燮理阴阳、调和脏腑作为其数十年临床实践的指导思想。

厥阴病之脉证，楼氏共选取"气上冲心、饥不欲食、吐蛔虫、厥、少腹满囊缩、阴气毒盛变阴毒"六者进行论述，其中"气上冲心、厥、少腹满囊缩，阴毒"此四者，既有其本经病论述，又有其续法论述，皆以《伤寒论》为基础总结而来。楼氏选取其六者是为厥阴病纲领"厥阴之为病，消渴，气上撞心，心中疼热，饥而不欲食，食则吐蛔，下之利不止"为基础总结变化而来，体现了厥阴病肝失条达，木火上炎，脾虚不运，易形成上热下寒的病机变化和病理特点。

此外，楼氏亦多选取太阳病变证或太阳病类似证来对应厥阴病，如"气上冲心"篇中，首段为厥阴病纲领，其后为葛根汤证"气上冲胸，口噤不得语，欲作刚痉者，宜葛根汤"，桂枝加桂汤证之"烧针令其汗，针处被寒，核起而赤者，必发奔豚，气从少腹上冲心者，灸其核各一壮，与桂枝加桂汤"，桂枝汤证之"阳下后，其气上冲者，可与桂枝汤，方用前法，若不上冲者，不可与之"，使得六经辨证更为普适。

（二）厥阴脉证精粹

1. 气上冲心

（1）正法

气上冲心一症，楼氏以"厥阴之为病，消渴，气上冲心，心中疼热，饥不欲食，食则吐蛔"为首论证，其为《伤寒论》厥阴病之纲领，选此为厥阴病开篇第一条原文，概括反映了厥阴有阴尽阳生之机，其发病常见阴中有阳、寒热错杂的特点。后论述厥阴病预后"厥阴病，渴欲饮水者，少少与之，愈"，论厥阴病阳复口渴的预后，其为阳气乍复，多饮反使邪气不得消散，故少少与之，以达阴阳平衡。其后论述厥阴中风预后判断"厥阴中风，脉微浮为欲愈，不浮为未愈"，若脉象为浮或暴浮，此未欲愈之象，反为虚阳越脱。

在厥阴病正法中，楼氏又论一太阳病类似证——瓜蒂散证，其"病如桂枝证"，与太阳中风类似证，然"头不痛，项不强，寸脉微浮，胸中痞硬，气上动咽喉，不得息者，此为胸有寒也"，实则反映了痰湿阻滞上焦的病机，有上越之势，又据《素问·阴阳应象大论》"其高者，因而越之"，便因势利导，选择治疗原则为"当吐之，宜瓜蒂散"。可见楼氏对六经辨证运用得当，并与《黄帝内经》治疗原则环环相扣。

（2）续法

气上冲心续法中，以《类证活人书》李根汤为代表，李根汤出于宋代朱肱《类证活人书·卷第十六》，此为一杂卷方，皆以仲景方药为基础"使皆如仲景调理既正，变异不生"。李根汤证为"治气上动，正在心端"，选"半夏、当归、芍药、生姜、茯苓、桂枝、黄芩、甘草、甘李根白皮"，此方为奔豚汤去川芎加茯苓桂枝而成，由《金匮要略》"奔豚气上冲胸，腹痛，往来寒热，奔豚汤主之"而来，可疏肝清热，降逆止痛，去川芎其升散之效，加以茯苓、桂枝归心经药物，以对"正在心端"，健脾利湿，温通经脉，平冲降逆。

2. 饥不欲食、吐蛔虫

《伤寒论》厥阴病提纲云"厥阴之为病，消渴，气上撞心，心中疼热，饥而不欲食，食则吐蛔，下利不止"，楼氏以此为基础论述饥不欲食及吐蛔虫。

（1）饥不欲食

楼氏在论饥不欲食时，提及瓜蒂散证，其为《伤寒论》痰厥证治，"病人手足厥冷，脉乍紧者，邪结在胸中。心下满而烦，饥不能食者，病在胸中，当须吐之，宜瓜蒂散"。此为痰湿阻滞于胸而致厥的证治，《金匮要略》中提及"脉紧如转索无常者，有宿食也"，痰食有形之邪停留胸中，胸阳被郁，浊阴不降，故手足厥冷，胸中满而烦。选用瓜蒂散是为因势利导，依《黄帝内经》"其高者，因而越之"之法，涌吐胸中之邪，则可愈。

后论太阳病、阳明病失治误治所致饥不欲食，从六经传变规律来讨论此病证，论述"小逆"和"栀子豉汤证"。

（2）吐蛔虫

楼氏论吐蛔虫这一病证，提及乌梅丸证，其为《伤寒论》厥阴寒热错杂证，"蛔厥者，其人当吐蛔。今病者静，而复时烦者，此为脏寒。蛔上入其膈，故烦，须臾复止，得食而呕又烦者，蛔闻食臭出，其人常自吐蛔，蛔厥者，乌梅丸主之"。此为蛔厥的证治，是为肠寒胃热，蛔虫避寒就温，若进食则上窜，甚因胃气上逆，随之吐之，气机逆乱，阴阳气不相顺接，暗合《金匮要略》"夫肝之病补用酸，助用焦苦，益用甘味之药调之"，故选用乌梅丸。

3. 厥

（1）正法

楼氏开篇选取《黄帝内经》："两感于寒者，病一日则巨阳与少阴俱病，则头痛、口干而烦满。二日则阳明与太阴俱病，则腹满身热，不欲食谵言。三日则少阳与厥阴俱病，则耳聋囊缩而厥，水浆不入。不知人，六日死。"论述厥证正法，将其作为厥证之纲领，历代医家对"两感于寒者"见解不同，楼氏后引用张仲景、成无己医家对厥证的见解，论述四逆汤、四逆散在厥证中用法。楼氏引一病案，用"四逆散加减"治疗"恶热身热而渴，脉数细弱，先厥后热"，印证前面张仲景、成无己之论。

后文引"当归四逆汤、白虎汤、瓜蒂散、附子汤、小柴胡汤"等方剂，借许叔微病案，以《伤寒论》"伤寒五六日，头汗出，微恶寒，手足冷，心下满……"少阴病变证为基础，详细论述厥之变证的病因病机。后以"茯苓甘草汤-甘草干姜汤-芍药甘草汤-乌梅丸"为线，论述厥变证的治法，依从《黄帝内经》"黄帝问曰：厥之寒热者，何也？岐伯对曰：阳气衰于下，则为寒厥，阴气衰于下，则为热厥。帝曰：热厥之为热也，必起于足下者何也？岐伯曰：阳气起于足五指之表。阴脉者，集于足下而聚于足心，故阳气胜则足下热也"，可见厥证首辨阴阳寒热，似寒类热，毫厘千里，辨证不确，生死在反掌间。

楼氏在论述寒厥之时，重视血虚阳虚、阳郁的辨证，《伤寒论》云"手足厥寒，脉细欲绝者，当归四逆汤主之"，手足厥寒，先辨别其寒热虚实，此为少阴阳衰，阴寒内盛之血虚寒凝之厥逆，厥逆范围未过肘膝，程度虽寒但不冷，血虚而脉道不充盈，故脉细欲绝，应养血通脉，温经散寒，首选当归四逆汤，而"若其人内有久寒者，宜当归四逆加茱萸生姜汤主之"，此为血虚寒凝厥证兼内有久寒的证治，既有血虚寒凝经脉，又有寒邪沉积脏腑，应养血温经，祛在内之寒，方选当归四逆加吴茱萸生姜汤；"呕而脉弱，小便复利，身有微热见厥者难治，四逆汤主之"，此证脉弱是为正虚阳弱之象，本证是里阳虚，胃寒气逆而致呕，此为阳虚阴盛呕逆的证治，虚寒之证，出现"身有微热"，此非阳复，而为阴盛格阳，虚阳外越之象，阳虚阴寒内盛，格阳于外，应急用四逆汤回阳破阴，挽救浮越之虚阳。

关于寒厥之辨证，楼氏选取《普济本事方》一则医案"有人患伤寒五六日，头汗自出，自颈以下无汗，手足冷，心下痞闷，大便秘结，或者见四肢冷，又汗出满闷，以为阴症。予诊其脉沉而紧……今头汗出者，故知非少阴。何以头汗出便知非少阴症？予曰：此一段正是仲景议议处，谓四肢冷，脉沉紧，腹满，全似少阴，然大便硬，头汗出，不得为少阴。盖头者，三阳同聚，若三阴，止胸而还，有头汗出，自是阳虚，故曰汗出为阳微，是阴不得有汗也。若少阴头有汗，则死矣"。楼氏引此医案，强调论述厥证时先辨虚实，虽皆有"厥"，但有阳虚、阳郁之别。少阴之厥是阳虚不能温煦，故若兼汗出则必亡阳而病传厥阴，故"不应有汗"；少阳之厥是阳郁未能敷布，故里热蒸腾而头汗出。此论虽以寒厥为例，但在热厥之辨证时亦尤为重要。

楼氏在论述热厥之时，重视热结、阴虚的辨证，《伤寒论》云"伤寒脉滑而厥者，里有热也，白虎汤主之"，此为热厥重证的证治，虚寒致厥，脉多微弱，而此为滑脉，滑脉属阳主热，故为热厥，热邪内伏，阳被热郁，故手足厥冷，本证属无形邪热内盛致厥，应以白虎汤辛寒清解里热；又论述"纯阴结"与"阳微结"，"阳微结"此证热结在里，气机不调，且表证未解，既有表证，也有里证，大便不下，又非阳明里实之重，故称阳微结，"纯阴结"为阳衰阴盛的里虚寒证，外无表证，阴寒内盛，不得有汗，可与少阴鉴别。楼氏论述热厥证治，只有热结之证，而无阴虚之证，伤寒论中亦无此证治，故在续法中，引《类证活人书》添一五味子汤证"若病患寒热而厥，面色不泽，冒昧而两手忽无脉，或一手无脉者，必是有正汗也。多用绵衣裹手足，令温暖，急服五味子汤"，此为楼氏对热厥证治补充发展。

（2）续法

朱肱《类证活人书》中云："厥者，逆也。阴阳不相顺接，手足逆冷也。阳气衰，阴气盛，阴盛于阳，故阳脉为之逆，不通于手足，所以逆冷也。"故辨厥证先辨阴阳，楼氏引《类证活人书》厥证观点，并将其作为寒厥与热厥的纲领，承张仲景"观其脉证，知犯何逆，随证治之"，引四逆汤、理中汤、当归四逆汤、承气汤等方药，辨证施治。

楼氏后引王海藏《兰室秘藏》、罗天益《卫生宝鉴》医家病案，论寒厥热厥治法。论寒厥时，提及白虎汤之禁忌，此罗列原因有三，是为引仲景之论，仲景云："伤寒，脉浮，发热无汗，其表不解，不可与白虎汤。"后世吴瑭在《温病条辨》对白虎汤禁忌有一较好总结："白虎本为达热出表，若其脉弦而细者，不可与也；脉沉者，不可与也；不渴者，不可与也；汗不出者，不可与也；常须识此，勿令误也。"论热厥时，引一医案，虽为"四肢逆冷，自利清谷，引衣自覆，气难布息，懒言语，此脾受寒湿，中气不足故也"，但从病因"劳役饮食失节，又伤冷冻饮料得疾"和节气"至正夏月"，未选用四逆汤，因《内经》有云"用热远热"之戒，观其脉证，辨证施治，选用钱氏白术散加升麻，就本方加葛根、甘草以解其斑，少加白术、茯苓以除湿而利小便，人参、藿香、木香和脾胃，后愈。在此病案中，强调了中医治病原则"时为标也，病为本也，用寒药则顺时而违本，用热药则从本而逆时"。

楼氏引罗天益《卫生宝鉴》病案三则：病案一为寒厥证治。"二月，病伤寒八九日，脉得沉细而微，四肢逆冷，自利腹痛，目不欲开，两手常抱腋下，昏昏嗜卧，口舌干燥"，前医以白虎加人参汤与之，未愈，罗氏指出此为白虎汤禁忌之一，即"伤寒症云：立夏以前，立秋以下，不可妄用，一也；太阳症无汗而渴者，不可用，二也；况病患阴症悉具，其时春气尚寒，三也"。故不可用白虎加人参汤，四肢厥冷，脉沉细而微，属少阴阳衰、阴寒内盛之寒厥证，今四肢逆冷，说明其厥逆的范围已过肘膝，脉沉主里证，细主血虚，微主阳虚，服四逆汤，后续服理中汤，此为寒厥证治，若为血虚寒凝证，"手足厥寒，脉细欲绝者，当归四逆汤主之"，可养血通脉，温经散寒。

病案二为热厥证治。"因劳役饮食失节，伤损脾胃，时发烦躁而渴，又食冷物过度，遂病身体困倦，头痛，四肢逆冷，呕吐而心下痞"，前医误治为阴毒伤寒，本病初因饮食损伤脾胃，后失治误治，症见汗后出现项强硬，肢体不柔和，小便淋赤，大便秘涩，循衣摸床，如发狂状，其舌则赤而欲裂，朝轻暮剧，其脉七八至，此为热厥证。伤寒云："伤寒一二日至四五日，厥者比发热，前热者后比厥，厥深者热亦深，厥微者热亦微，厥应下之，而反发汗者，比口伤烂赤。"遂以寒凉峻下热结大承气汤以服之，热结于里，肠中燥结，可苦寒泄热，又能软坚润燥，后又以苦寒之剂黄连解毒汤与之，此为"苦寒直折"代表方、清热解毒基础方，可泻火解毒，三焦并清，最后泄热补气，服用白虎加人参汤，又加以起居调理而愈。因热厥属阳热内郁，邪不在表，故禁用辛温发汗，若误用辛温之品，引热上行，助热伤津，蒸腐于上，可发生口舌生疮之变。故从病案一二可看出厥证先辨阴阳寒热，此为厥证辨证之根本。

病案三为用热远热从乎中治。"大暑，因劳役饮食失节，又伤冷冻饮料得疾"，又症见"口干但漱水不咽，早晨身凉而肌生粟"，此为厥阴寒热错杂之证，大暑而得内寒之病，时为标病为本也，用寒药则顺时而违本，用热药则从本而逆时，此乃寒热俱伤，必当从乎中治。中治者，温之是也，故用钱氏白术散加升麻，既可除湿利小便，又可和中补脾胃，补充《伤寒论》中厥证寒热错杂之证治。

4. 少腹满囊缩

（1）正法

少腹满囊缩一证，《伤寒论·伤寒例》以《灵枢·经脉》"以其脉"之循行而首提"六经皆受病"之说，云："尺寸俱微缓者，厥阴受病也，当六七日发。以其脉循阴器络于肝，故烦满而囊缩。此三经皆受病，已入于腑，可下而已。""病者手足厥冷，言我不结胸，小腹满，按之痛者，此冷结在膀胱关元也。"为手足厥冷，小腹发胀满，属于冷结在膀胱关元，是寒冷滞结于肝经，据六经辨证，脉细欲绝的可用当归四逆汤，小腹冷寒的可以加吴茱萸生姜。后辨蓄血证、其兼证、少腹急结和少腹满证，楼氏以仲景思想为基础，依"太阳病身黄，脉沉结，小腹硬、小便不利，为无血；小便白利，其人如狂者，血证也，可用抵当汤。再投，而下血几数升，狂止，得汗而解。""外解已，但少腹急结者，乃可攻之，宜桃核承气汤。""伤寒表不解，心下有水气，干呕发热而咳，或渴、或利、或噎、或小便不利、少腹满、或喘者，小青龙汤主之。""太阳病，重发汗而复下之，不大便五六日，舌上燥而渴，日晡所小有潮热，从心下至少腹，硬满而痛不可近者，大陷胸汤主之。"论述其变证治法。

（2）续法

楼氏论少腹满囊缩续法，引《类证活人书》对其论述，而厥阴经与少腹满囊缩之间关系，则在《类证活人书》前文有所提及"厥阴者，以阴尽为义也。其脉循阴器，络于肝，肝者，筋之和也。筋者，聚于阴器，而脉络于舌本也，故脉弗营则筋急，筋急则引舌于卵，故唇青舌卷而卵缩。凡病人烦满而囊缩，其脉尺寸俱微缓者，知厥阴经受病也"，详细论述其续法概论。后引王海藏《兰室秘藏》正阳散、回阳丹，以补少腹满囊缩大便通或不通的证治。

5. 阴气毒盛变阴毒

（1）正法

《金匮要略》中对阴毒阐述仅有"阴毒之为病，面目青，身痛如被杖，咽喉痛，五日可治，七日不可治，升麻鳖甲汤去雄黄蜀椒主之"，楼氏将其作为"阴气毒盛变阴毒"正法，把《金匮要略》和六经辨证融合在一起，打通了"伤寒"与"杂病"之界限。

（2）续法

在其续法中，引《类证活人书》《普济本事方》《兰室秘藏》等方药，阐述阴毒病因病机理论。

在《类证活人书》中，引"治伤寒时气，处得病一二日，便结成阴毒……"阐述阴毒病因，治疗用阴毒甘草汤，此为仲景《金匮要略》"阳毒之为病，面赤斑斑如锦纹，咽喉痛，吐脓血，五日可治，七日不可治，升麻鳖甲汤主之"发展而来，是为升麻鳖甲汤加桂枝而来，方中升麻功擅解毒，雄黄《本草纲目》谓其能"杀邪气百毒"，鳖甲《神农本草经》谓其"可主阴蚀恶肉"，又加以桂枝，可辛温散通，温通经脉，既能温散血中之寒凝，又可宣导活血药物，于理于方于药均是一首攻毒之方。论述"治阴毒伤寒，心神烦躁，头疼，四肢逆冷"返阴丹证治，《太平圣惠方》论其"阴毒伤寒，心神烦躁、头痛，四肢逆冷，面青腹胀，脉沉伏者；或气虚阳脱，体冷无脉，气息欲绝，不省人事，及伤寒阴厥，百药不效"，此为伤寒阴厥方，而在《三因极一病证方论》中也有本方用法"上用铁铫，先铺玄精，次下消末各一半，中间铺硫黄末，又将二石余末盖上，以小盏合着，熟炭火三斤，烧令得所，勿令烟出，急取瓦盆合着地上，四面灰盖，勿令烟出，候冷取出研细，入后药为末，同研匀，米糊为丸，如梧桐子大。每服 20～30 丸，煎艾汤送下，顿服，汗出为度。未退，乃大着艾炷，灸脐下丹田，气海；更不退，则以葱馅熨之"。

引《普济本事方》："阴毒，本因肾气虚，或因欲事……用药发汗无妨。"在许叔微的理论基础上又加以方药治法，论述正元散、退阴散、五胜散证治。"治阴中伏阳"论述破阴丹证治，方中选硫黄、水银、陈皮、青皮四味药，方中硫黄为纯阳有毒之品，入肾经补命门助元阳，水银亦为有毒之品，入肾经攻毒，再以青皮、陈皮破气理气，四药合用，正元气助阳消阴，可治阴中伏阳，下附以一医案："四肢逆冷，脐下筑痛，身疼如被杖，盖阴症也……其脉遂沉而滑。"此虽为阴症，脉为滑脉却为阳脉，仲景言："翕奄沉，名曰滑，何谓也？沉为纯阴，翕为正阳，阴阳和合，故名曰滑。"此为阴症阳脉病。论述"伤寒头痛，壮热，骨节疼痛，昏沉困倦，咳嗽鼻塞，不思饮食。兼治伤寒夹冷气，并慢阴毒"五胜散证治，方中用白术、甘草、五味子、石膏、干姜，因其头痛壮热，是为阳明经证，石膏清里热、泻内火，又有外感之症，故合用干姜，温中散寒，回阳通脉，患者饮食不佳，和用白术，此为"脾脏补气健脾第一要药"，还可燥湿利水，再加五味子而成。

论述"治阴毒伤寒，手足逆冷，脉沉细，头痛腰重，连服三次，小小伤冷，每服一字，入正元散同煎"退阴散证治，可与《类证活人书》返阴丹鉴别，两证均为阴毒伤寒，头痛症状，退阴散为手足逆冷，说明其厥逆范围未过肘膝，而返阴丹为四肢逆冷，说明其厥逆范围已过肘膝，退阴散中脉沉细，有小小伤冷，需与正元散合用，川乌辛热苦燥，驱逐寒湿，散寒止痛，而干姜亦为辛热之品，可温中散寒，回阳通脉。

后又论述其他医家白术散、正阳丹、玉女散、还阳散、反阴丹等证治，极大程度完善了阴毒及其续法证治，并附以一医案，阐述了阴毒病因病机理论、临床表现和治疗原则，将杂病融入厥阴病理论，承仲景六经辨证发挥自己学术思想。

综上，楼氏的学术思想是上承《黄帝内经》基础，下继金元四大家之学术成就而形成的。在学术上，以仲景思想为基础，主张汲取各家之长，继承朱肱、丹溪、王叔和、许叔微等学术思想，治病于寒、热、攻、补无所偏执，在继承前人的基础上又有所发挥。

第五章 针灸学术思想与临证应用

　　《医学纲目》中有关针灸部分篇幅不算多，有专篇，也有散在内容。3 个专篇，分别是《医学纲目·卷之七》"刺灸通论、刺虚实、刺寒热治寒热"、《医学纲目·卷之八》"穴法上、穴法下"和《医学纲目·卷之九》"刺禁、灸禁"。针灸内容涉及广泛，包括《素问》《灵枢》《难经》《伤寒论》等经典著作，也包括《针灸甲乙经》《铜人明堂灸经》《针经摘英集》《针灸集成》《针经指南》《针灸聚英》《乾坤生意》等针灸专著，以及《标幽赋》《席弘赋》《玉龙歌》《通玄指要赋》《流注指微赋》等针灸歌赋，也大量辑录《外台秘要》《千金要方》《东垣十书》《丹溪心法》《普济方》《卫生易简方》等名医著作中相关针灸条文和医家案例。楼氏大量引用明代以前的文献，尤其金元时期的针灸著作。黄龙祥说："现佚金元针灸书绝大部分为《医学纲目》所引录。"（《针灸名著集成·前言》）与其他针灸著作相比，《医学纲目》引录金元针灸文献最多，除引录了《针经指南》《针经摘英集》《玉龙歌》等现仍传世的金元针灸名著外，所引其他这一时期针灸书中有一题作"《集》"者，详注针法，强调辨证，注重配穴，是一部典型的针方专书，具有很高的学术价值。同时价值不太高的针灸书，《医学纲目》一书也有引录。如完整保存了元代忽泰《金兰循经取穴图解》一书所附的全部四幅"明堂图"，此图又被明清许多医书转载，成为明清时期流传最广的腧穴图。这为后世留下很多珍贵的针灸文献材料，如杨继洲编撰《针灸大成》很多内容来源于《医学纲目》。

　　《医学纲目》直接或间接引用《灵枢经》209 次，《难经》58 次，《针灸甲乙经》180 次，《铜人腧穴针灸图经》64 次，主要是穴位。尽管楼氏以汇编文献为主，并没有专篇撰写自己经验和案例，但我们仍可以通过其引文、注解经文和摘录案例等方式，了解其针灸学术思想和成就。其学术思想主要源于《内经》《难经》，并以此为据，汇集后世医家之长，成就自己学术特色，主要有选穴强调以输合为要，重视原穴应用；用针须治神，以神御气血；善用透针，一针多穴；倡导伏阳可灸，从阴引阳治法等。另外，为医者用针方面，他又有 7 大特点：用针须诊脉、候气，强调补泻、浅深之分、刺络刺经，重视通经接气和开郁通府之法。可以说楼氏针灸学术思想深受金元时期医家影响，尤其是"开玄通府"和"伏阳用灸"是楼氏继承和发展了他们学术观点的表现，为后世医家发展和应用中医理论提供了思路和依据。正是由于楼英于医学研究的求实精神，故其所编纂的《医学纲目》，不仅概括了明以前诸医家于医学之精辟论述，同时也终成其一家之言，为明清以后不少习医者所传习和研读，对针灸学的发展起了一定的积极作用。

第一节　针灸学术思想

一、宗《内经》针法，汇后世针家之长

楼英的针灸学术思想以引用、解读《内经》为依据，并大量汇集明代以前的针灸原著，如《针经》《针灸甲乙经》《针灸聚英》及针灸歌赋等。在论及疾病针灸治法时，均以《内经》治法为先，后举诸家经验。如《医学纲目·卷之十三》云："《内经》灸刺白眼痛，有四法：其一取足太阳；其二取足阳明；其三取足少阳；其四取跷脉。"以上四法均以《内经》为理论基础。涉及针灸篇，多以《灵枢》为主，其次是《针灸甲乙经》，穴位基本出自《铜人腧穴针灸图经》。正如其在《医学纲目·序列》中云："凡门分上下者，其上皆《内经》之元法，其下皆后贤之续法，如穴法门上、穴法门下是也。标之上下亦然。如针灸上皆《内经》元法，针灸下皆后贤续法是也。"《金针秘传》亦云："以《内》《难》诸经为一切针法所自出，方脉家尚在必读，针灸家更不可不详考贯通。"

楼氏以汇医言医案为常，但也不是随意摘录，其在引文时常常多方考证，并结合自己经验和临床案例，以阐述针灸临床应用。对于不明确、无法考证，或有疑虑之处，即使存录，但也明确标识，以存疑供后世医家继续考证或思考。如《医学纲目·卷之十四》："足太阳有通项入于脑者，正属目本，名曰眼系，头目苦痛，取之在项中两筋间，入脑，乃别阴跷阳跷，阴阳相交，阳入阴，阴出阳，交于目锐。"楼氏提出，结合跷脉循行，"目锐"当为"目内"，故其后注云："以跷脉考之，当作'目内'"。又如楼氏对《脉经》中未明确阐述"病若头痛目痛，脉急短涩死"（《医学纲目·卷之十五》）含

义，其本人也不妄加揣测，但为了留后世思考，仍摘录于文中，故在其文末注云"未详其义"。如《医学纲目·卷之十四》云："喉痹，完骨及天容、气舍、天鼎、尺泽、合谷、商阳、阳溪、中渚、前谷、商丘、然谷、阳交悉主之。喉痹胸中暴逆，先取冲脉，后取三里、云门。"楼氏认为此乃实证，可以采用泻法治之。故在引文之后补注云："皆泻之。"楼氏编写《医学纲目》集诸医家之言，也绝非人云亦云，这体现了楼氏治学严谨，崇古重经思想，但也不是泥古不化。

二、以输合为要，重视原穴应用

楼氏非常重视特殊腧穴的应用，尤其强调五输穴、原穴和合穴的重要性。他把"五脏六腑之俞"和"六腑之俞"置于穴法篇首，并认为是"切要之穴"，以强调其重要性。如《医学纲目·卷之八》："是谓五脏六腑之俞，五五二十五俞，六六三十六俞也。六腑皆出足之三阳，上合于手者也。"后解释说："上五脏俞二十五穴，六腑俞三十六穴，并巨虚上下廉共六十四，实切要之穴也。"同时，楼氏又提出六十四穴中的"五脏之原"和"六腑之合"是人体中最为重要和关键的穴位，是医生应当最先使用的。故云："凡五脏六腑有病，皆此六十四穴主之。其大渊、大陵、太冲、太白、太溪，为五脏之原。其三里、巨虚上下廉、委中、委阳、阳陵泉，为六腑之合，又切要中之切要，而医所最当先者也。六腑之合，谓胃合于三里，大肠合于巨虚上廉，小肠合于巨虚下廉，此三腑皆出足之阳明也。三焦合于委阳，膀胱合于委中，此二腑皆出足之太阳也。胆合于阳陵泉，此一腑出足之少阳也。六腑有疾，皆取此六俞。"在《医学纲目》中直接用原穴和合穴治疗疾病的案例比比皆是。如《医学纲目·卷之二十八》曰："腰痛在身之前，足阳明原穴。身之后，足太阳原穴。身之侧，足少阳原穴。"又如《医学纲目·卷之十六》云："心痛兼胀灸刺法有二：其一，取足太阴。经云：取大都、太白者，是其穴也……其二，取足阳明。经云：胃病者腹胀，胃脘当心而痛，饮食不下，取之三里者是也。厥心痛，如以锥针刺其心，心痛甚者，脾心痛也，取之然谷、太溪……厥心痛，色苍苍如死状，终日不得太息，肝心痛也，取之行间、太冲。"再如："心痛脉弦，肝原穴。脉沉，肾原穴。脉涩，肺原穴。脉浮，心原穴。脉缓，脾原穴。"（《医学纲目·卷之十六》）原穴和合穴都是与人体脏气或腑气相通之处，故《难经·六十六难》云："脐下肾间动气者，人之生命也，十二经之根本也，故名曰原……五脏六腑之有病者皆取其原也。"

三、崇针者治神，以神御气血

《灵枢·本神》云："凡刺之法，先必本于神。""是故用针者，察观病人之态，以知精神魂魄之存亡得失之意。"这里指出用针者，治"神"的重要性。那何为"神"呢？楼氏在《医学纲目·卷之七》开篇引用《灵枢·九针十二原》来阐述用针之道，即："小针之要，易陈而难入。粗守形，上守神，神乎神，客在门。未睹其疾，恶知其原？刺之微在速迟。"其引用《灵枢·小针解》直接注解原文，如："小针之要，易陈而难入。（《针解》云：易陈者，易言也。难入者，难着于人也。）粗守形，上守神。（粗守形者，守刺法也。上守神者，守人之血气，有余不足可补泻也。）神乎神，客在门。（神客者，正邪共会也。神者。正气也。客者，邪气也。在门者，邪循正气之所出入也。）"他沿用了《灵枢》关于"神者，正气也""守神者，守人之血气"这一观点。正所谓"血气者，人之神"（《素问·八正神明论》）。

针者如何察"神"呢？楼氏在《医学纲目·卷之七》中提出"凡将用针必先诊视脉气之剧易，乃可以治也"，通过观察脉气的变化，来调节血气变化。如《灵枢·本神》云："脉舍神"，即脉是血气之舍，诊脉的实质是诊察血气之变化。由此可见，血气的变化是"脉神"的具体表现。这也正好解释了"守神，守血气变化"。同时楼氏通过"睹其色，察其目，知其散，复一其形，听其动静"以察脉气，即候脉中"邪气"和"谷气"。其又说"所谓邪气者，曰紧而疾，曰补而未实，泻而未虚也。所谓谷气者，曰徐而和，曰补而已实，泻而已虚也"。

用针者如何通过针刺达到"治神"呢？《素问·宝命全形论》："凡刺之真，必先治神。"《医学纲目·卷之七》载："神有余则笑不休，神不足则悲……神有余，则泻其小络之血出血，勿之深斥。无中其大经，神气乃平。神不足者，视其虚络，按而致之，刺而利之，无出其血，无泄其气，以通其经，神气乃平。"楼氏提出"刺灸喜笑，独取心主一经"（《医学纲目·卷之十六》）。《灵枢·九针十二原》指出："所言节者，神气之所游行出入也。"这也说明神气可随气出入于经络腧穴中，针刺治病主要就是调节腧穴的神气。故马玄台注解《灵枢·九针十二原》说："欲行针者当守其神，而欲守神者当知其节。"楼氏提出："凡刺之属，三刺至谷气……故一刺则阳邪出，再刺则阴邪出，三刺则谷气至，谷气至而止。所谓谷气至者，已补而实，已泻而虚，故以知谷气至也。所谓三刺则谷气出者，先浅刺绝皮，以出阳邪；再刺则阴邪出者，少益深绝皮，致肌肉，未入分肉间也；已入分肉之间，则谷气出。"又提出"谷气至"是停止用针的标志，即"凡刺气至则候邪气尽，尽则谷气至，至则止针矣"，正所谓"刺之要，气至而有效"。故张志聪云："行针者，贵在得神取气。"

四、善透针治疗，活用一针多穴

透穴针法是用毫针从一穴位进针之后，根据穴位的部位情况和治疗需要，采用"直刺深透""斜刺平透""横刺沿皮透"等透刺方法，从一个方向透刺另一个穴位，或几个穴位（单向透刺），也称为"一针二穴"法，主要作用是增强刺激，增加疗效。首见于元代王国瑞《扁鹊神应针灸玉龙经》"一百二十穴玉龙歌"："头风偏正最难医，丝竹金针亦可施，更要沿皮透率谷，一针两穴世间稀。"据统计，《医学纲目》引用透针疗法18处，共涉及32个穴位，主要用于治疗中风、头痛、头风、头重、臂痛、鹤膝风、耳聋、咳嗽、大便不通等。

头面部的透针穴位有如攒竹与鱼腰，印堂与攒竹，瞳子髎与攒竹，风池与风府，丝竹空与率谷，颊车与地仓等。如《医学纲目·卷之十五》："偏正头风：丝竹空（沿皮向外透率谷），风池（横针入寸半，透风府），合谷（半寸以上穴未愈，再取），解溪、三里、中脘（中脘一穴，灸五十壮）。"又云："头痛呕吐：神庭（一分），印堂（在两眉中，沿皮透左攒竹，补三吸，转归元穴，退针沿皮透右攒竹，补三吸）。"

上肢部的透针穴位有液门与阳池，中渚与腕骨，内关与外关，三间与合谷，支沟与间使，鱼际与太渊等。楼氏在引《针灸摘英集》三间穴治疗大便不通时，注云："沿皮下向至合谷穴，三补三泻，候腹中通出针。"此处强调了沿皮透刺，并以三补三泻加强针刺效应，通达腹中之气。如《医学纲目·卷之二十三》："治大便不通，并伤寒水结：三间（沿皮下向至合谷穴，三补三泻，候腹中通出针）承山（七分，泻之）。"又如《医学纲目·卷之十二》云："臂痛连腕：液门（沿皮向后透阳池泻），中渚（沿皮透腕骨泻）。"

下肢部的透针穴位有膝关与膝眼，阳陵泉与阴陵泉，昆仑与太溪等。如《医学纲目·卷之十二》云："草鞋风，足腕痛：昆仑（透太溪）丘墟 商丘（各寸半，泻，灸）"，又云："鹤膝风肿及腿痛：髋骨（在膝盖骨上一寸，梁丘穴两傍各五分，针入五分，留一吸，泻之）膝关（在膝盖骨下，犊鼻内傍，横针透膝眼，在犊鼻外傍，禁灸，留八呼，泻之）。"以上昆仑透太溪，膝关透膝眼等透针疗法皆由楼氏在《医学纲目》注解而见。杨继洲在编撰《针灸大成》是引用《玉龙歌》时注明"杨氏注解"，但观其透针用法基本上在《医学纲目》能找到出处。这是否可以理解为楼氏从王国瑞《玉龙经》发展了透针用法，并为后世医家广泛使用提供依据。

楼氏在使用透针治疗时，不仅丰富了应用范围，也创新一些方法，有单向透刺、多向透刺和双穴互刺等。单向透刺法，如《医学纲目·卷之十五》载："醉头风……攒竹（一分，沿皮横透鱼腰）。"多向透刺法，如："头重如石：印堂（一分，沿皮透攒竹，先左后右，弹针出血）"，楼氏指出从印堂先透左攒竹，后透右攒竹，以出血为度。既有沿皮浅刺或横刺，如风府透风池（见上文），也有纵向深刺，如："咳嗽喘满，气急不食，容颜黧黑，鼻流清涕……支沟（透间使，两胁胀满妙穴也）"，又云："妇人咳嗽，寒热往来，风寒呕逆，劳疟中满喘急……间使（透支沟，治中喘满上气）。"（《医学纲目·卷之二十六》）

楼氏在应用透针时，也强调"效到即止"。如《医学纲目·卷之十四》云："胁痛：支沟（透间使，泻之，灸。）外关（透内关，如取支沟，不必再取外关）。"这里楼氏在注解时，明确提出可用支沟透间使，外关透内关，但两者取一法即可，"如支沟，不必再取外关"。又如《医学纲目·卷之十五》："〔《玉》〕眉间痛：攒竹（泻出血，沿皮透鱼腰）头维（一分，沿皮斜向下透悬颅，选而用之，不必尽取）。"此处也提出了两组透穴选一则即可，可见透针有明显增强疗效作用，但同时也需要注意"效到即止"，不需过度刺激。

五、倡伏阳灸法，从阴引阳于背

《医学纲目·卷之九》云："针经云：陷下则灸之。天地间无他，惟阴与阳二气而已。阳在外在上，阴在内在下。今言陷下者，阳气下陷入阴血之中，是阴反居其上而覆其阳，脉证俱见。寒在外者，则灸之。伏阳在内，皆宜灸之。以至理论之，则肾主藏，藏阳气在内，冬三月主闭藏是也。太过则病，固宜灸，此阳火陷入阴水之中是也。"此处楼氏指出"陷下则灸之"有二层含义，一是"寒在外者灸之"；二是"伏阳在内灸之"。这里的伏阳，可以理解为"阳气"或"阳火"过陷于阴水中，故宜灸法治疗。《灵枢·官能》云："经陷下者，火则当之。"《灵枢·禁服》又云："陷下者，脉血结于中，中有著（着）血，血寒，故宜灸之。"这里都是指虚寒病证，脉陷下不起者是气虚血滞，宜用灸法以温经散寒。对于虚寒病证用灸法也是世代医家共识，但对于如何理解"伏阳宜灸"少见医家阐释。不过楼氏在《医学纲目·卷之三》云："陷下则灸之（东垣云：陷者皮毛不任风寒，知阳下陷也。其脉虽数，中必得细，强而紧小，或沉涩覆其上，知其热火陷下也。虽脉八九至，甚数疾，而阴脉覆其上者，可灸。阴脉者细强紧小沉涩是也）。"由此可见，楼英非常支持东垣"热火陷下"观点，即"伏阳在内也可灸"，其进一步明确提出"虽脉八九至，甚数疾，而阴脉覆其上者，可灸"，这里"阴脉覆其上者"可以理解为阳气伏郁在内，而阴脉覆盖其上，故其倡用灸法，引阳外出，以平阴阳。

尽管楼氏支持"阳陷可灸"，但其也反对两种观点，一是"有余之病，一概灸之"，二是"拘于面赤色而禁之"，为了进一步证明其观点，阐释后学者心中疑惑，楼氏举了虚寒证、实热证和伏阳证3个例证说明。如《医学纲目·卷之九》云："若表见寒证，身汗出，身常清，数栗而寒，不渴，欲覆浓衣，常恶寒，手足厥，皮肤燥枯，其脉必沉细而迟。但有一二症，皆宜灸之，阳气下陷故也。若身热恶热，时见躁作，或面赤面黄，咽干，嗌干，口干，舌上黄赤，时渴，咽嗌痛，皆热在外也。但有一二症，皆不宜灸。其脉必浮数，或但数而不浮，亦不可灸，灸之则灾害立生。若有鼻不闻香臭，鼻流清涕，眼睑时痒，或欠或嚏，恶寒，其脉必沉，是脉证相应也。或轻手得弦紧者，是阴伏其阳血，虽面赤，宜灸之，不可拘于面赤色而禁之也。更有脑痛恶寒者，虽面赤，亦宜灸风府一穴。若带偏脑痛，更恶风者，邪在少阳，宜灸风池，无灸风府。然艾炷不宜大，但如小麦粒一七壮足矣。若多灸、艾炷大，防损目。"其明确提出"阴伏其阳血，虽面赤，宜灸之，不可拘于面赤色而禁之也"。故《医学入门》云："热者灸之，引郁热之气外发，火就燥之义也。"

如何灸治伏阳呢？楼氏引《内经》"热病在内，取会之气穴皆陷下者，灸之，从阴引阳于背"（《医学纲目·卷之九》）为法，并引东垣之言，进一步阐释了"从阴引阳"灸法。云："五脏六腑阳陷者，皆取脾胃，是万物有余，皆出于土也……热病在内，取会之气穴者，谓热陷于内，故取百会之穴以灸伸之。此为陷下者灸之，非太过不及。"这里明确提出了"五脏六腑阳陷者，皆出于土"，可以"灸气穴"治疗阳陷证。同时楼氏提出了"热陷于内，故取百会之穴以灸伸之"观点，这里的"伸"可以理解"伸张""导引"之意，绝非"虚则补之"之意。所以楼氏说："此为陷下者灸之，非太过不及。"正如《难经·四十五难》云：热病在内，取会之气穴；为阳陷入阴中，取阳气通天之窍穴，以火引火而导之，此宜灸也。"同理，楼氏在《医学纲目·卷之十》引罗天益治疗安抚右肩臂膊痛案例时云："陷下者，灸之，为阴气下陷入阴中。肩膊时痛不能运动，以火导之，火引而上，补之温之，以上症皆宜灸刺。"这也为后世医家治疗"伏阳"和"阳郁"之证，从阳入手提供了重要思路。

六、善用督脉治诸疾

《庄子·内篇》有云："缘督以为经，可以保身，可以全生，可以养亲，可以尽年。"自此，督脉在养生防病过程中备受青睐。楼氏注重养生，诊疗过程中亦十分重视督脉的运用。检索《医学纲目》全书发现，"督脉"一词共出现 76 次，涉及督脉病候近 20 种，包括"癫病""痛""肩背腰脚在表之疾""脊强反折""遗溺""闭癃""头重""心痛引背""冲疝""嗌干""腹痛""督脉泻""上气有音""病上冲喉""癃痔""脊强""不孕"等。书中论及的督脉病候表现多样，其病位大致涉及脊背、头面五官、脏腑，其中以脏腑病候所占数目最多。所谓"有诸内者，必形诸外"，根据督脉病候的外在表现推知，其一系列病候主要与以下几点有关：①督脉的循行部位；②督脉循行过程中所联系的脏腑官窍；③督脉之总督诸阳的功能。如《医学纲目·卷之二十八》记载治疗"脊痛脊强"首选督脉，这主要是考虑到督脉的循行和其总督一身阳气的功能。《难经·二十八难》载："督脉者，起于下极之俞，并于脊里，上至风府，入属于脑。"据此可知，督脉主要沿着脊柱后面上行，行于背部正中，入颅络脑。又《素问·生气通天论》云："阳气者，精则养神，柔则养筋。开合不得，寒气从之，乃生大偻。"可见，阳虚不能温养也是脊背病变的重要原因。基于以上两点，治疗脊背病候首选督脉，不仅因其循行于脊背正中，同时也因其总督全身阳气。又如《医学纲目·卷之三十五》载："督脉生病，女子不孕。"对于不孕症，历代医家多从补肾、疏肝、养血、和血等方面进行论治，鲜有将督脉作为治疗靶点者。而楼氏则不以为然，将"督脉生病，女子不孕"单独作为一条，列于胎前症篇，以启迪后学。这是因为从督脉的循行来看，督脉起于少腹以下骨中央，即胞中，胞宫具有主持月经和孕育胎儿的重要作用；同时其分支络肾，肾为先天之本，主生殖。从督脉的功能来看，督脉为"阳脉之都纲"，主一身之阳气，若督脉阳气不足，则胞宫失于温煦，肾主生殖的功能失常，诚如《外经微言·任督死生篇》所云："肾之气必假于任督，二经气闭，则肾气塞矣。"从而出现月经不调、闭经，甚至不孕等病变。由此，楼氏重视督脉的学术思想可见一斑。

第二节　针灸治疗特色

一、用针必先诊脉

《医学纲目》以阴阳五行为纲，以辨证论治为要，楼氏也非常重视用针。其强调"用针必先诊脉"。这里"脉"既是脉"脉象"，也是指"经脉之变"。故在《医学纲目·卷之七》云："以上见针解。凡将用针必先诊视脉气之剧易，乃可以治也。"随后，又引《素问·宝命全形论》云："五脏已定，九候已备，后乃存针。（王注云：先定五脏之脉，次循九候之诊，然后乃存意于用针之法）"，《素问·八正神明论》云："上工救其萌芽，必先见三部九候之气，尽调不败而救之，故曰上工。下工救其已成，救其已败……知其所在者，知诊三部九候之病脉处而治之，故曰守其门户，莫知其情，而见邪形也。"楼氏认为医者不能只知穴而自满，应争做上工，知机变而守神。故曰："自篇首至此，乃察病用针切要之旨。学人当潜心体认之。医而不知此，非工也。噫，今世稍知穴法，便自骄满，由不知粗守形上守神之论也，可慨哉！"

二、用针必先候气

《医学纲目·卷之七》云："候邪气新客经脉而取之之法也。言邪之初客经脉，其寒温未相搏，如涌波之起也，时来时去，故不常在。欲取之者，必于三部九候之间，诊察以待之……凡诊三部九候而待邪至之机以发刺者，必专心致意……三部九候，非寸关尺，乃面有三部，手有三部，足有三部，合三部为九部也。"楼氏所举"邪之初客经脉，其寒温相搏"在人体尚无定处而"时来时去，故不常在"的诊候法则，是诊治疾病的基本要求，诊察问切应俱全，病情病性了解应翔实系统而完整。此即《灵枢·九针十二原》云："凡将用针，必先诊脉。"楼氏认为"候气"，即辨别针下腧穴处是邪气，还是谷气。邪气来时紧动疾促，反应突出，而谷气至时应是徐缓柔和舒适感，是用针必须步骤。故楼氏曰："候气有二：一曰邪气，二曰谷气……所谓邪气者，曰紧而疾，曰补而未实，泻而未虚也。所谓谷气者，曰徐而和，曰补而已实，泻而已虚也"的辨气体验，阐发了《内经》中的"邪气""谷气"于实践中的感悟。后又云"候邪客已久，真邪已合，而取之之法也……今真邪已合，波陇不起，而不知邪客之处也，故又必当扪循三部九候之盛虚，视其盛处泻之，虚处补之……候邪去真复而止"，讲的是"邪客已久，真邪已合"而施治行针之法。依然"但候""三部九候之盛衰"，细辨其脏腑阴阳气血虚实盛衰之证，而施用针刺补虚泻实的原则（《医学纲目·卷之七》）。具体治疗案例："卒心痛，不可忍：上脘，八分，先补后泻，觉针下气行如滚鸡子入腹为度，次取后穴，气海涌泉，无积者，刺之如食顷而已。有积者，先饮药利之，次之立已。如不已，再刺后穴间使、支沟、三里。"（《医学纲目·卷之十六》）

三、用针重视补泻之法

针灸治病的基本原则是"泻实补虚"，即实者应当泻其邪气，若虚者则应扶助正气。楼氏说针刺之时有呼吸、推内动静、迎随、浅深等补泻之分，认为气与针同入、针头随经脉、和针刺浅者为补；气与针同出、针头迎经脉和针刺入深者为泻。

如《医学纲目·卷之七》："以病患气之呼吸，医人针之出纳，分补泻。令病患吸气而入针，气与针同入为补。令呼气出针，针与气同出为泻。呼气气出而入针为泻，吸气气入而出针为补也。"又云："自篇首分阴阳脏腑虚实而施补泻法者，皆谓阴阳相移，虚实相倾，而血气所离之经为虚，所并之经为实，故一实一虚，而用针补虚泻实矣。若阴阳不相移，虚实不相倾，则血气未离，并无虚经，无实经，但取本经自病，不于他经补泻也。"故其认为："夫五脏之虚实，皆生于血气之离并耳。有余者，血气并入其募，盛而实也。不足者，血气离去其脏，衰而虚也。经气未并，五脏安定者，五脏之血气未并为实，未离为虚者，安定其所，而阴阳均平。"又如："迎随之法有三，此法以针头迎随经脉之往来，一也。又泻子为迎而夺之，补母为随而济之，二也。又随前法呼吸出纳针，亦名迎随，三也。又针头之随者，谓荣卫之流行，经脉之往来，手之三阴从胸走手，手之三阳从手走头，足之三阳从头走足，足之三阴从足走腹也。"又云："迎者以针头斜迎三阴三阳之来处针去也，随者以针头斜随三阴三阳之往处针去也。"（《医学纲目·卷之七》）

楼氏也提出补法和泻法的具体操作方法。补法是"左手掐穴，右手置针于穴上，令病患咳嗽一声，捻针入透于腠理，后令病患呼气一口，随呼针至分寸，待针沉紧时转针头向病所，以手循扪经络，觉气至却因针头向下，觉针沉紧，令病患吸气一口，急出其针，急闭其穴，虚羸气弱痒麻者补之"。泻法是"先以左手掐穴，右手置针于穴上，令病患咳嗽一声，捻针入于腠理，复令病患吸气一口，随吸气入针至分寸，觉针沉紧，转针头向病所，若觉气退便转针头向下，以手循取经络，觉针沉闷，令病患吹气一口，徐出其针，不闭其穴，命之曰泻，丰肥坚硬疼痛者泻之"。临床案例如"闪着腰疼：气海，肥人一寸，瘦人五分，三补三泻，令人觉脐上下痛，停针候二十五息，左手重按其穴，右手进针三息，又停二十五息，依前进针，令人觉从外肾热气入小腹，出针神效"（《医学纲目·卷之二十八》），又如："喉痹，完骨及天容、气舍、天鼎、尺泽、合谷、商阳、阳溪、中渚、前谷、商丘、然谷、阳交悉主之。喉痹胸中暴逆，先取冲脉，后取三里、云门。"（《医学纲目·卷之十四》）楼氏认为此乃实证，可以采用泻法治之，故在引文之后补注云："皆泻之。"

四、用针重视浅深之分

（一）补泻分浅深

楼氏重视针刺补泻手法，提出补泻有浅深之分，即"浅为补，深为泻也"。如《医学纲目·卷之七》云："补须一方实，深取之，稀按其俞，以极出其邪气。一方虚，浅刺之，以养其脉，疾按其俞，毋使邪气得入。脉实者深刺之，以泄其气。脉虚者浅刺之，使精气无得出，以养其脉，独出其邪气。"其提出浅深补泻具体手法，即以"推内动伸"论补泻，具体操作手法是："从卫取气者，谓浅内针，待卫气至，渐渐推内进至深也。从荣置气者，谓深内针，待荣气至，却渐动伸退至浅也。盖补者针入腠理，得气后渐渐作三次推内，进至分寸，经所谓徐内疾出，世所谓一退三飞，热气荣荣者是也。泻者直针入分寸，得气后渐渐作三次动伸，退出腠理，经所谓疾内徐出，世所谓一飞三退，冷气沉沉者是也。"指出了徐疾与提插补泻能生凉热，此中"飞"指"推内"，"退"为"动伸"，为正式提插补泻致凉热感的提出开拓了思路，同时也量化了徐疾补泻。

（二）治疗分浅深

《医学纲目·卷之十二》云："刺灸诸痛法，先明经脉，次别浅深。盖经脉者，为手足十二经脉也。"楼氏认为："此十二经手足脉痛，皆视虚实寒热陷下，而施补泻疾留灸之法也。浅深者，谓皮脉内筋骨之浅深也。病在皮，调之皮，盖取血络也。病在脉，调之脉，即取前手足十二经之血脉也。病在肉，调之分肉……病在筋，调之筋……病在骨，调之骨。"其强调治病要根据病位浅深，并选择合适刺法以治病。故曰："此皮脉肉筋骨之浅深，随其处取之也。"在论及脏腑经络疾病刺法时，楼氏提出："以浅深言之，血络至浅，缪刺者次之，十五络近里而贯经俞也。"故《灵枢·终始》云："凡刺之法，必察其形体"。人的体质有强弱、肥瘦之别，临证针刺治疗其深浅应有所区分，如《灵枢·终始》曰："刺肥人者，以秋冬之齐，刺瘦人者，以春夏之齐……"这也是楼氏对内经浅深针刺法的具体应用。

五、用针重视刺络刺经

楼英认为治疗时要根据病位浅深不同，采用不同刺法，而刺法又有刺络刺经之分。如《医学纲目·卷之七》："刺脏腑经络四病各不同。十五络脉病至浅在表也，十二经病次之，六腑病又次之，五脏病至深在里也，故治法有难易焉。至于络又各不同，十五络之络，乃阴经别走阳经，阳经别走阴经，而横贯两经之间。所谓横者，为络与经相随上下者也。缪刺之络，乃病邪流溢大络，不得入贯经俞，而其痛与经脉缪也，乃络病经不病者也。血络之络，及皮肤所见或青或黑之络，而小者如针，大者如筋。以浅深言之，血络至浅，缪刺者次之，十五络近里而贯经俞也。"楼氏把络病分为三种，一是血络病，即皮下可见血管病也，病位最浅，可采用刺络放血法；二是大络病，病邪尚未入经之病，病位在中，可采用缪刺法；三是十五络病，经与经相连之处，病为在里，可采用刺经法。临床治验有"治一老妇人，头病，岁久不已。因视其手足，有血络皆紫黑，遂用三棱针尽刺出其血，如墨汁者数盏。后视其受病之经，刺灸之，而得全愈。即经所谓大痹为恶，及头痛久痹不去身，视其血络，尽出其血是也"（《医学纲目·卷之十五》）。又如："又久痹不去身者，视其血络，尽出其血。"再如："阳经之脉实，阴经之脉虚，泻其阳经补其阴经，阴经之脉实，阳经之脉虚，泻其阴经补其阳经。又如左实右虚，泻左补右，右实左虚，泻右补左之类是也。"（《医学纲目·卷之十》）

六、针刺重视通经接气

《医学纲目·卷之七》云："接经（手足经同）经曰：留瘦不移，节而刺之，使十二经无过绝。假令十二经中是何经络不通行，当刺不通凝滞，俱令气过节，无问其数，以平为期。如诸经俱虚，补十二经。如诸经俱实，泻十二经。补当随而济之，泻当迎而夺之。（又补母亦各随而济之，泻子亦名迎而夺之，又随呼吸出纳，亦名迎随也）"楼氏认为十二井穴位于阴阳经交接之处，刺井穴可以通经接气，疏通手足经脉，也能起到"从阳引阴，从阴引阳"的作用，故曰"大接经"。其强调针刺时，加强手法运用，令经气透过肢节，顺利交接阴阳之气，疏通凝滞经脉，达到治疗效果。这也是楼氏回应了《内经》提出的"留瘦不移，节而刺之"具体做法。临床治验如："中脏治验真定府临济寺赵僧判，于至元八月间，患中风半身不遂，精神昏愦，面红颊赤，耳聋鼻塞，语言不出。诊其两手，六脉弦数。尝记洁古有云：中脏者多滞九窍，中腑者多着四肢。今语言不出，耳聋鼻塞，精神昏愦，是中脏也。半身不遂，是中腑也……又刺十二经之井穴，以接经络。翌日不用绳络能行几步，百日大势皆去。戒之，慎言语及节饮食，一年方愈。"（《医学纲目·卷之十》）又如："安抚初病时，右肩臂膊痛无主持，不能举动，多汗出，肌肉瘦，不能正卧，卧则痛甚……肩膊时痛不能运动，以火导之，火引而上，补之温之，以上症皆宜灸刺。为此先刺十二经之井穴，于四月十二日，右肩臂上肩井穴内，先针后灸二七壮，及至灸疮发，于枯瘦处渐添肌肉，汗出少，肩臂微有力。至五月初八日再灸左肩井，次于尺泽穴各灸二十八壮。引气下行，与正气相接。"故楼氏总结说："大接经皆十二经井穴也……《内经》所谓留瘦不移节而刺之是也。"

七、针刺重视开郁通府

"玄府"之名首见于《内经》，原指汗孔。《素问·水热穴论》："所谓玄府者，汗孔也。"《内经》也提出玄府不通是外热致病原因，如《素问·调经》云："上焦不通利，则皮肤致密，腠理闭塞，玄府不通，卫气不得泄越，故外热。"至金元时期，刘完素在《素问玄机原病式》中提出了一个全新的"玄府"概念："皮肤之汗孔者，谓泄气液之孔窍也。一名气门，谓泄气之门也；一名腠理者，谓气-液出行之腠道纹理也；一名鬼神门者，谓幽冥之门也；一名玄府者，谓玄微府也。玄府者，无物不有，人之脏腑、皮毛、肌肉、筋膜、骨髓、爪牙，至于世之万物，尽皆有之，乃气升降出入运行之道路门户也。"刘氏从火热论出发，认为热气怫郁致"玄府闭密"，是多种疾病的基本病机。如《素问玄机原病式》云："人之眼、耳、鼻、舌、身、意，神识能为用者，皆由升降出入之通利也；有所闭塞者，则不能为用也！若目无所见，耳无所闻，鼻不闻臭，舌不知味，筋痿，骨痹，齿腐，毛发脱落，皮肤不仁，肠不能渗泄者，悉由热气怫郁，玄府闭密而致气液、血脉、荣卫、精神不能升降出入故也。各随郁结微甚，而察病之轻重也。"楼氏非常支持这一观点，即玄府闭塞导致气机失畅，神气受阻是致病关键，故曰"目盲，耳聋，鼻不闻臭，舌不知味，手足不能运用者，皆由其玄府闭塞，而神气出入升降之道路不通利"。但其认为玄府闭塞不一定全部由气血郁闭引气，也有可能由气血亏虚引起。故曰："凡此诸剂（刘氏解郁方），皆治气血郁结目昏之法。而河间之言，信不诬矣。至于东垣、丹溪治目昏，用参芪补血气，亦能明者，又必有说通之。盖目主气血盛，则玄府得利，出入升降而明。虚则玄府无以出入升降而昏，此则必用参、芪、四物等剂，助气血营运而明也。"据此，楼氏提出补气血开通玄府。此方法，既是继承了刘氏玄府理论，同时也是进一步拓展了玄府学说的临床应用。又如："病患表实里虚。玄府不开。则阳气上出。汗见于头。凡头汗出者。五内干枯。胞中空虚。津液少也。慎不可下。下之者。谓之重虚。"（《医学纲目·卷之三十二》）《备急千金要方·灸例第六》："凡孔穴在身，皆是脏腑、荣卫、血脉流通，表里往来各有所主，临时救难，必在审详。"

第三节 针灸临证应用

《医学纲目》尽管非针灸专著，但其大量汇集明代以前诸医家经验和医案，其针灸临床应用内容非常丰富。现就针灸选脉、选穴、配伍和刺灸方法等方面进行探讨。

一、选经应用

经络是人体气血运行通道，是构成人体重要组成部分。人体脏腑生理功能与病理变化，都是基于经络系统。如《扁鹊心书》云："盖经络不明，无以识病证之根源，究阴阳之传变。如伤寒三阴三阳，皆有部署，百病十二经脉可定死生……昔人望而知病者，不过熟其经络故也。"

（一）独取一经

这往往指疾患局限在某一部位或某一经络，病因比较明确，或者病位比较局限，也可见于疾病初发阶段，多选一经或单穴治病。如"刺灸呕虫独取胃。经云：胃咳之状，咳而呕，呕甚则长虫出，取胃三里是也"，又如"刺灸呕沫，独取手太阴。经云：手太阴厥逆，虚满而咳，善呕沫，治主病者是也"，再如："针灸口苦，独取于胆。此篇经文是其一法也。又经云：胆病者，善太息，口苦呕汁，当取阳陵泉。又云：胆足少阳之脉是动，则病口苦，善太息，视盛虚热陷下取之也。"（《医学纲目·卷之十三》）

（二）多经同选

此是指疾病涉及多条经络，范围比较广泛，病因也比较复杂，往往也不是单一因素，或者病程也比较久，牵涉多个脏腑，常见于疾病后期。如："刺灸呕苦，独取胆与胃。《经》云：善呕，呕有苦，长太息，邪在胆，逆在胃，胆液泄则口苦，胃气逆则呕苦。故曰呕取胆三里，以下胃气；逆则刺少阳血络，以开胆逆，却调虚实，以去其邪。"（《医学纲目·卷之二十二》）又如："刺灸水肿有五法：其一取肾、膀胱。其二取血络。其三取胃。其四取委阳。其五筒针取水。"（《医学纲目·卷之二十四》）

（三）辨证选经

疾病的发生和发展、临床证候的表现虽然错综复杂，但究其原因，则不外乎脏腑、经络功能的失调。针灸治病，就是根据脏腑、经络学说，运用"四诊""八纲"的辨证方法，将临床上各种不同的证候加以归纳分析，以明确疾病的部位，是在经络、脏腑、在表、在里；病证是属寒、属热、属虚、属实。医者据此决定是针、是灸、是补、是泻，并进行选经配穴处方，以通其经脉，调其气血，使脏腑功能平衡协调，而达到治愈病证的目的。因此，辨证选经是临床治病的基础和要点。如"夫病热中症者，冲脉之火附二阴里，传之督脉。督脉者，第二十一椎下长强穴是也，与足太阳膀胱经寒气为附经。督脉其盛也如巨川之水，疾如奔马，其势不可遏。太阳寒气细细如线，督脉逆太阳，寒气上行，冲顶入额，下鼻尖，入手太阳，传于胸中。手太阳者，丙，热气也。足太阳膀胱者，壬，寒气也。壬能克丙，寒热逆于胸中，故脉盛大。其手太阳小肠热气不能交入膀胱经，故十一经之盛气积于胸中，故气脉盛大。其膀胱逆行盛之极，手阳明大肠经即其母也，故燥旺。其燥气夹子之势，故脉涩而大便不通。以此言之，脉盛大以涩者，手阳明大肠经也"（《医学纲目·卷之六》）。又如："〔云〕伤寒邪在三阴内不得交通，故为腹痛。手足之经，皆会于腹。如脉弦而腹痛，过在足厥阴肝，手太阴肺，刺太冲、太渊、大陵。如脉沉而腹痛，过在足太阴脾，少阴肾、手厥阴心包，刺太溪、大陵。如脉沉细而痛，过在足太阴脾、手少阴心，刺太白、神门、三阴交，此刺腹痛之法也。"（《医学纲目·卷之三十一》）

二、选穴应用

《内经》称穴位为"气穴"，是"脉气所发"和"神气之所游行出入"的部位。腧穴是病邪出入的门户，当人体发生疾病时，邪气和正气并存于经络腧穴中，病变部位是邪气侵犯的基点，病邪沿经络而至腧穴，腧穴成了邪正交争和出入场所。针刺就是开通孔穴，以达引邪外出的目的。如《灵枢·刺节真邪》："凡刺热邪，越而苍，出游不归，乃无病，为开通，辟门户，使邪得出，病乃已。"针灸选穴是诊病治病的基础，也是提高针灸疗效的关键。针灸配穴，就是根据中医理论与治疗的基本大法和腧穴的穴性特点，采用穴位与穴位之间相互配合，互相佐使，而形成特效之功能。犹如中药处方君臣佐使一样，针灸也是根据疾病的病因、病机，脉证合参，可采用单穴、多穴配合治疗。前者可以是远道选穴、局部选穴，辨证选穴、辨病选穴等；后者可以上下配穴、前后配穴、原络配穴、交会穴配穴等。"辨证论治"是针灸选穴、配穴的前提。

（一）远道选穴

远道选穴法，又称远取法。指远离病痛部位选穴。《灵枢·官针》："远道刺者，病在上，取之下，刺府输也。"原指六腑部选取下肢部的合穴，后多泛指头身、脏腑病证取用四肢穴，以及左右交叉取穴、上下交叉取穴等。如《灵枢·厥病》说："项先痛，腰脊为应"，"后取足太阳"。太阳经脉循行于头枕部，故太阳头痛就选用申脉与金门二穴。又如："刺灸胀有七法：其一取血络……其五取三焦委阳穴。经云：三焦病者，腹气满，小腹尤坚，不得小便，窘急，溢则水留，即为胀，取委阳是也。盖不得小便，则水无所泄，其水溢出，皮肤肿者为水，其水留于腹中，独腹胀者为胀也。"（《医学纲目·卷之二十四》）委阳穴为膀胱经下合穴，其功有通三焦、疏水道、利膀胱的作用。

（二）局部选穴

按患病所在部位选取治疗穴位，即《内经》"以痛为输"理论的运用。在应用局部选穴位时，也须考虑分经辨证法则，以选取本经或邻近穴位为主。如《医学纲目·卷之二十六》云："督脉生病，其上气有音，治其喉中央在缺盆中者。（天突穴也。）其病上冲喉者，治其渐，渐者上挟颐也。（王注谓天迎穴）"如《医学纲目·卷之十四》："转筋而疼，灸承山而可治。足太阳之下，血气皆少，则善转筋踵下痛。霍乱转筋，灸承山。（灸二十七壮，神效）"承山穴是临床常用穴位，属于足太阳膀胱经，其有祛湿解痉、行气止痛功效。临床常用于治疗落枕、急性腰扭伤、痛经、肩周炎和腓肠肌劳损等。

（三）辨证选穴

这是根据疾病的证候特点，分析病因病机而辨证选取穴位的方法。辨证选穴是针灸治病遵循辨证的原则，是中医辨证论治的具体应用。采用"补不足，损有余"来指导临床取穴。如《医学纲目·卷之二十八》："腰痛不可俯仰，转侧难，身寒热，食倍多，身羸面黄黑，足冷不仁，腰重如石：肾俞（灸五壮。）中膂俞（灸五壮。）腰俞（灸五壮。）"又如肾虚腰痛：肾俞（取法以杖量与脐平去脊各一寸半，灸二七壮）、人中、委中。"肾俞穴首见于《灵枢·背俞》，归属于足太阳膀胱经，内应肾脏，是肾气输注之处，又是治疗肾病之要穴，故名"肾俞"。具有滋补肾阴、温补肾阳、阴阳双补之特性。再如："〔云〕如脉浮而头痛，过在手足太阳，刺完骨、京骨。如脉浮而长，过在手足阳明，刺合谷、冲阳。如脉浮而弦，过在手足少阳，刺阳池、丘墟、风府、风池，此刺头痛之法也。"（《医学纲目·卷之三十一》）根据证候不同，治疗有所区别。

（四）辨病选穴

这是指根据疾病的症状而选取穴位的原则，也称为对症选穴，是腧穴特殊治疗作用及临床经验在针灸处方中的具体运用。《类经》曰："凡病邪久留不移者，必于四肢八溪之间有所结聚，故当节之会处索而刺之。"说明穴位是人体脏腑经络之气输注并散发于体表的部位，是与脏腑经络之气相通并随之活动、变化的感受点和反应点。《医学纲目》中收集大量的医家案例，基本上以辨病取穴为主。如《医学纲目·卷之二十七》云："治少气，补气海。"楼氏引《内经》："膻中者，为气之海，其输上在于柱骨之上下，前在于人迎。气海不足，则气少不足以言，审守其输，调其虚实。"又如《医学纲目·卷之三十四》："经脉不通，已有寒热，此穴大效。三阴交。"楼氏补注说"三分，立有效，如疼时乃经脉要通也"，即针三分，可立刻取效，针刺时如出现疼痛症状，表示郁闭的经脉将要通达之意。

（五）循经选穴

循经取穴有狭义和广义之分。狭义指依本经本脏腑之病而选取本经穴位，如《针灸问对》："病随经所在，穴随经而取，庶得随机心变之理。"广义指按经络辨证而选取相关经脉穴位，《灵枢·四时气》："按其所过之经以调之。"循经取穴时针灸治则重要内容之一。如："腰痛在身之前，足阳明原穴。身之后，足太阳原穴。身之侧，足少阳原穴。"（《医学纲目·卷之二十八》）治疗腰痛根据疼痛部位所在经脉不同，选取不同经脉上的俞穴治疗。又如："冬感风寒湿者，为骨痹。久不已，则内入于肾，病肾胀，足挛，尻以代踵，身蜷，脊以代头。取太溪、委中。春感风寒湿者，为筋痹。久而不已，则内入于肝，病卧则惊，多饮，数小便。取太冲、阳陵泉。夏感风寒湿者，为脉痹。久而不已，则内入于心，病心下满，暴喘嗌干，善噫恐惧。取大陵、小海。长夏感风寒湿者，为肉痹。久而不已，则内入于脾，病四肢解堕，发咳呕汁。取太白、三里。秋感风寒湿者，为皮痹。久而不已，则内入于肺，病烦满喘呕。取太渊、合谷。"（《医学纲目·卷之十二》）此篇楼氏引《素问·痹论》经文，说明风寒湿邪皆可致痹，但其侵袭脏腑、经脉、部位有所不同，临床治疗可根据其所涉经脉取穴。

三、刺灸法应用

刺灸法也称针灸法，包括针刺与艾灸，以及相关疗法。其特点是不用服用药物，而是利用针刺与艾灸等方法刺激人体腧穴或者某些特定部位，通过经络的感传及腧穴作用，调整人体脏腑、气血、阴阳，达到扶正祛邪、治病防病的目的。这些方法是针灸治疗疾病具体的应用，有毫针刺法、刺络放血法、艾灸法、汤熨法等。不同的刺灸方法，其作用特点和功效有所区别。故《灵枢·官针》云："九针之宜，各有所为，长短大小，各有所施。不得其用，病弗能移。疾浅针深，内伤良肉，皮肤为痈。病深疾浅，病气不泻，反为大脓。病小针大，气泻太甚，疾必为害；病大针小，气不泄泻，亦复为败。失针之宜，大者泻，小者不移，已言其过，请言其所施。"

（一）毫针刺法

此法是刺灸法的主要方法。楼氏认为熟悉掌握刺法是医生基本功，即使技术不高明的医生也需要"守形"。此处"形"非指形体，而是指刺法。若是技术高明的医生，则需要"守神"。此处"神"非指精神，而是指人之血气，针刺时需要仔细体会针下血气变化，体察邪正交争的细微变化，并根据有余不足采取补泻。故其在《刺灸通论》引用《灵枢·小针解》云："粗守形者，守刺法也。上守神者，守人之血气，有余不足可补泻也。"楼氏又指出"门者，邪循正气之所出入也"。即外邪经人体表明入侵机体，邪正在"门"相遇，内外"相争"。故据此可以理解楼氏认为此"门"即腧穴也，是针刺所在部位。楼氏强调针刺须"诊脉候气"，即"候邪气和谷气"，根据邪正相争于何经，判断何经何脏腑受到影响，并给予针刺治疗。故曰"未睹其疾者，先知邪正何经之疾也。恶知其原者，先知何经之病所取之处也"。《针灸大成》记载："用针之法，候气为先。"在《医学纲目》有很多论述和案例，也有专篇论述刺法，即刺灸通论，不仅介绍九针刺法，同时也介绍了刺灸补泻手法等。如《医学纲目·卷之七》云："用针必先诊视脉气之剧易，乃可以治也。"又如："邪之所客于经，舍于络而为痛痹者也，故为之治毫针。毫针者……微以久留，正气因之，真邪俱往，出针而养，主以治痛痹在络也。故曰：痹病气通而不去者，取之毫针。"

在《医学纲目》中还记载一种特殊毫针刺法——透穴刺法，即用卧针沿皮刺或直立深刺，让毫针从一穴刺入，使针尖到达另一穴的部位，达到一针二穴或一针多穴的目的。这种刺法可以增强穴位得气感觉，加强穴位功效。如《医学纲目·卷之十四》载："胁肋痛：支沟（透间使，泻之，灸），外关（透内关，如取支沟，不必再取外关）。"又如："液门（沿皮向后透阳池泻），中渚（沿皮透腕骨泻）。"（《医学纲目·卷之十二》）

（二）刺络放血法

刺络放血法，古代称谓"启脉""刺络"，俗称"刺血疗法"，即《灵枢》九针中"络刺法"。云："络刺者，刺小络之血脉也。"此法常用三棱针缓慢刺入皮下浅小静脉，使之少量出血。该法具有泄热开窍、活血祛瘀、消肿止痛等功效，多用于实证、热证及寒实证等。如楼氏尝治疗一男子喉痹，于太溪穴刺出黑血半盏而愈。由是言之，喉痹以恶血不散故也。凡治此疾，暴者必先发散，发散不愈，次取痰，取痰不愈，次去污血也。又云："治喉痹：丰隆 涌泉 关冲。"楼氏补注云："甚者，以小三棱针藏笔锋中，诈言点药于喉痹上，乃刺出紫血，顿下立愈。"（《医学纲目·卷之十四》）再如："治一老妇人，头病，岁久不已。因视其手足，有血络皆紫黑，遂用三棱针尽刺出其血，如墨汁者数盏。后视其受病之经，刺灸之，而得全愈。即经所谓大痹为恶，及头痛久痹不去身，视其血络，尽出其血是也。"（《医学纲目·卷之十五》）

金元时期，李东垣对针刺放血技术亦很重视，常用此术调整营卫气血的平衡。在其代表著作《脾胃论》中，记载有"三里、气街，以三棱针出血""于三里穴下三寸上廉穴出血"以治疗痿证，刺足少阴血络以治疗瘀血腰痛的经验。罗天益可能受其师影响，也善用针刺放血术治病，在其代表著作《卫生宝鉴》医验纪述部分，收录了不少针刺放血治病的好经验。如："东垣治参政年近七十，春间，病面颜郁赤，若饮酒状，痰稠粘，时眩晕，如在风云中。又加目视不明。"（《名医类案·卷二》）

（三）火针疗法

火针，又称"燔针""火针疗法"，即焠刺法，是将针烧红后，刺入人体体表一定部位或穴位，以治疗疾病的一种方法。临床以治疗寒冷痹证为主，也是补助阳气的一种方法。《灵枢·经筋》中每条经筋经文的最后均有"治在燔针劫刺，以知为数，以痛为输"，这指出了经筋病的治疗原则，这里"燔针劫刺"是论针刺技术，并云"焠刺者，刺寒急也"，可以推测"燔针劫刺"所适用的是经筋寒证。"燔"，许慎在《说文》中解释说："燔，热也。从火，番声。"其语意有三：一是焚烧；二是烤、炙；三是通"膰"，即古代祭祀用的烤肉。所以说，"燔针"的意思就是烧针使热，用于治疗寒闭肌肉、经筋等。故《灵枢·官针》云："焠刺者，刺燔针则取痹也。"楼氏认为"以知为数，以痛为输"是指燔针治疗不以呼吸为定数，也不以五输穴为定穴，而是强调以针刺后病人的感觉为判断标准，以病患疼痛之处为针刺点。故曰："言经筋病用燔针指法，但以知觉所针之病应效为度数，非如取经脉法有几呼几吸几度之定数也。但随筋之痛处为输穴，亦非如取经脉法有荥俞经合之定穴也。"（《医学纲目·卷之十四》） 楼氏强调用燔针治疗疾病时，必须辨清寒热，寒证可用，热证禁用。其批评当世为医者，不分寒热，皆用燔针或艾灸，实乃无知"经筋之病，寒则反折筋急，热则筋弛纵不收"（《医学纲目·卷之十四》）之理。另外，楼氏认为燔针与艾灸同属温热之法，但治疗仍又区别。其提出若病在脉，则以灸为宜，病在筋以燔针为宜。如楼氏在《医学纲目》张子和治口眼㖞斜案例时，按云："此乃脉兼㖞斜，故灸之愈。若筋急㖞斜，非灸可愈，必用服药及用燔针劫刺其急处，或用马膏涂法，可愈。故承泣、地仓、人迎皆足阳明，阳明胃脉之所发也。"（《医学纲目·卷之十》）

（四）熨法

熨法是采用药物和适当的辅料经过加热处理后，敷于患部或腧穴的一种治疗方法。本法是外治法之一。它可借助温热之力，将药性由表达里，通过皮毛腠理或腧穴，循经运行，内达脏腑，疏通经络，温中散寒，畅通气机，调整脏腑阴阳，从而达到治病的目的。临床上熨法以热熨法为主，类似于现代临床上的热敷疗法。《医学纲目》记载多种熨法，包括药熨、汤熨、酒熨、铁熨、葱熨等。本方法主要用于治疗病位在骨，比较深层。如《素问·调经论》云"病在骨，焠针药熨"，楼氏认为这是"调骨法"。

1. 药熨法

药熨疗法是将药物碾成粗末或捣烂，炒热后用布包裹，置于患者皮肤某部位或者一定腧穴，来回移动滚烫，使药力和热力同时从体表自孔窍或腧穴透入经络，从而达到温经通脉、散寒止痛等治疗目的的一种方法，可以用于治疗寒痹之疾。《灵枢·刺节真邪》云："治厥者，必先熨，调和其经，掌与腋、肘与脚、项与脊，以调之，火气已通，血脉乃行。"从经文可知熨的作用是借火气来温通经脉，调和血气。同时《灵枢》也记载了药熨操作方法及适应证。如："黄帝曰：刺寒痹内热奈何？伯高答曰：刺布衣者，以火焠之，刺大人者，以药熨之。黄帝曰：药熨奈何？伯高答曰：用醇酒二十斤，蜀椒一升，干姜一斤，桂心一斤，凡四种，皆咀渍酒中，用绵絮一斤，细白布四丈，并纳酒中，置酒马矢中，盖封涂，勿使泄。五日五夜，出布绵絮曝干之，干复渍，以尽其汁。每渍必其日，乃出干之，并用滓与绵絮复布为复巾，长六七尺，为六七巾，则用之，生桑炭炙巾，以熨寒痹所刺之处，令热入至于病所，寒，复炙巾以熨之，三十遍而止。汗出，以巾拭其身，亦三十遍而止。起步内中，无见风，每刺必熨，如此病已矣。此所谓内热也。"（《医学纲目·卷之十二》）又如罗天益用拈痛散熨治肢节疼痛，云："上（药）为粗末。入乳香研匀，每抄药一十钱，甚者十五钱，同细盐一升，炒令极热，绢袋盛熨烙痛处，不拘早晚频用，药冷再炒一次，用毕甚妙。"（《医学纲目·卷之十二》）经筋有疾，也可以选用药熨之法，如"形乐志苦，病生于筋，治之以熨引"（《医学纲目·卷之十四》）。

2. 汤熨法

汤熨法属于中医一种外治法之一，即用热汤装在容器内熨按身体局部的治法。与现代之热敷、熏蒸相似，有疏通腠理、改善循环的作用，尤其对郁热、痹痛、久痹等疗效。如《素问·玉机真脏论》："今风寒客于人，使人毫毛毕直，皮肤闭而为热，当是之时，可汗而发也。或痹不仁肿痛，当是之时，可汤熨及火灸，刺而去之。"楼氏认为着痹新者，可用汤熨治疗，久者，可用燔针治疗。故曰："《内经》针灸着痹分新久，新者，汤熨灸之……久者，淬针刺之。"由此可推测，着痹新者邪客肌表，病位尚浅，而久者，邪已深入，病位较深。前者可以汤熨治疗，后者须燔针治疗。久病必虚，故可通过"焠刺三里"治疗，一方面培养正气，另一方面以"焠刺"温通经脉，散寒祛邪，以达治疗功效。汤熨法也用以活血化瘀，缓解疼痛。如《医学纲目》载："南山妇人年三十八，于九月二十三日月经行，比前过后十日，得草药，以败血海为下胎之谋，有数滴血下，因此腹痛，在小腹下有块如碗大，不可按，汤熨则痛稍定，大小便抽痛，小便涩，大便略下少赤积垢，食不进，口略渴，发热。此胃气为草药所败，加以受伤之血妄行而不得泄，所以为病。"（《医学纲目·卷之二十五》）该法还有祛暑解郁、培元固本的作用。如《医学纲目·卷之三十七》载："〔汤〕凡中暑闷倒，急扶在阴凉处，切忌与冷，若得冷即死，当用补药及热汤熨脐腹间，暖即瘥。如无汤，即掬热土晕于脐上，仍拨小窝子尿于中，可代汤。熨之良久，嚼大姜一块，以水咽下，续用解暑药。"中医认为腹部乃"五脏六腑之宫城，阴阳气血之发源"，正如美国迈克·格尔森提出腹部是人的"第二大脑"。腹部有胃经、脾经、肾经、任脉、带脉、冲脉相联系，而脐部是神阙穴所在位置，乃元神出入场所。神阙穴能够激发人体的元气。故用补药及热汤熨脐腹可培元固本，有温经暖宫、调神开窍之功。这也是现代熏蒸技术应用的原理之一。

3. 盐熨法

盐熨法是指将大青盐加热后放在人体局部或一定穴位，适时来回移动或回旋运转，利用温热之力，将药性通过体表毛窍透入经络、血脉的一种治疗操作方法。具有温经通络、散热止痛、祛瘀消肿，恢复人体生理功能之作用。如《医学纲目·卷之二十三》云："久下赤白，大孔痛不可忍。炒盐熨之，又灸枳实熨之。"又如罗天益治耳痛："用食盐不以多少，炒热，用枣面蒸熟，青花布包定枕之，立效如神。"（《医学纲目·卷之二十九》）再如丹溪用掩脐法治大小便不通："用连根葱一二茎，带土生姜一块，淡豆豉二十一粒，盐二匙，同研烂作饼，烘热掩脐中，以帛扎定，良久气透自通，不通再换一饼。"此法把盐炒热，或熨或枕，以达活血行气、祛瘀止痛、解郁开闭之功效。

4. 葱熨法

葱熨法，就是采用葱白细切，杵烂，炒热，装束或装布袋内敷于腹部，也可以结合盐等其他辅料一起烫熨机体表面或一定穴位，具有祛寒活络、通便利尿、消肿止痛等作用，适用于治疗肚腹寒痛、小便癃闭、腹泻、痛经、产后腰背痛、跌打损伤等症。如《医学纲目·卷之三十八》："小儿腹痛曲腰，干哭无泪，面青白，唇黑，肢冷，为盘肠内吊。凡有此证，急煎葱汤淋洗其腹揉之，葱熨脐腹间。良久，尿自痛中出，其疼立止。续次服药。"这说明葱熨脐腹，可以疏肌柔筋、缓解疼痛。又如《医学纲目·卷之三十一》载："治阴虚阳脱，体冷无脉，气息欲绝，不省人事，及伤寒阴厥，百方不效者。用葱以索缠如臂大，切去根及叶，惟存白长二寸许，如大饼样，先以火协一面，令通热，勿令着火，乃以热面熨病患脐上连脐下，又以熨斗满贮火熨之，令葱饼中热气郁入肌肉中，须更作三四饼，一饼坏不可熨，又易一饼，良久病患当苏，手足温，有汗即瘥，更服四逆汤以温其内。"此案例用葱熨法结合内服药，治疗阴虚阳脱，借葱饼热气透入肌肉，起助阳通窍之功。如罗天益用葱熨结合熟艾，治疗寒客下腹，腹痛，四肢厥逆，《医学纲目·卷之二十二》载："真定一秀士，年三十一，肌体本弱，左胁下有积气，不敢食冷物，觉寒则痛，或呕吐清水，眩晕欲倒，目不敢开，恶人烦冗。静卧一二日及服辛热之药则病退。延至至元甲戌秋初，因劳役及食冷物，其病大作，腹痛不止，冷汗自出，四肢厥冷，口鼻气亦冷，面色青黄不泽，全不得卧，扶几而坐，咳嗽，咽膈不利。予与药服之，见药则吐，药不得入，无如之何，遂以熟艾约半斤，用白纸一张铺于腹上，纸上摊艾令匀，又以憨葱数枝批作两半片，铺于熟艾上，再用白纸一张覆之，以慢火熨斗熨之，冷则易之，觉腹中热，腹皮暖不禁，以帛三搭，多缝带系之，待冷方解。初熨时，得暖则痛减，大暖则痛止，至夜得睡。翌日，再与对证药服之，良愈。故立此熨法，以救将来之痛也。"此乃寒则热之治法。

5. 膏油熨法

《医学纲目·卷之十》载张子和治疗口眼㖞斜案例，用火灸结合膏油熨治疗受寒之颊，以热祛寒邪。其曰："治口眼㖞斜，多属足阳明筋病，盖足阳明筋结颊上，得寒则急，得热则弛，左寒右热，则左颊筋急牵引右之弛者，而右随急牵引，㖞向左也。右寒左热，则右颊筋急牵引左之弛者，而左随急牵引，㖞向右也。故其治法，以火灸，且为之膏油熨其急者，以白酒调和桂末涂其弛者，又以桑为钩，钩其舌吻之㖞僻处，使正平，而高下相等。复以水调生桑灰，于钩柄之坎缝处，连颊涂之，以收其弛。兼饮姜酒，啖美肉，使筋脉气和，以助外之涂熨。"

6. 吴茱萸熨法

《医学纲目·卷之三十一》："阴毒伤寒，四肢逆冷者，用吴茱萸不拘多少，为细末，温酒和匀，生绢袋盛之，热熨脚心，令通畅愈。若以汤煎温药渫洗，以接四肢亦可。"用吴茱萸粉为熨包，炒热熨人体，以畅通经脉做法。

7. 灰包熨法

此法常以稻草灰或桑柴灰为主料，以醋拌和，炒灰令热，用布包灰熨肌表或某些腧穴部位，用以治疗上热下寒之证。如《医学纲目·卷之三十三》载："腹满虚鸣，时时疼痛……虽是下焦积寒冷，奈上焦阳盛，更难用温下焦药也，当用灰包熨之。其法用稻草灰或桑柴灰二三升许，入好醋拌和，干湿得所，铫内炒，令灰热，以帛包裹，置脐下熨之。频先炒灰包，常更换，令常热，以腹不满痛为度。初熨时病患不受者，勿听，但令亟熨之不住可也。如灰包熨后，得下利三两行，或小便二三升，或微似有汗，此是阴气外出或下泄也，勿疑之。病轻者，乃得愈，后出余气而解。病患三部脉沉，寸脉小于关尺，此为阴盛，当温中药以消阴气，宜浓朴丸。"韩氏以灰包熨脐下，频换熨包，以腹部不痛为灸量，以下利、小便出或微汗为疾病好转标准。此法熨脐下以达通阳活脉，相当于治病开路先锋，再结合内服温药，以祛寒热之邪，内外结合治疗上热下寒之腹痛。

（五）灸法

灸法，又称艾灸。指以艾绒为主要材料，点燃后直接或间接熏灼体表穴位的一种治疗方法。也可在艾绒中掺入少量辛温香燥的药末，以加强治疗作用。该法有温经通络、升阳举陷、行气活血、祛寒逐湿、消肿散结、回阳救逆等作用。对慢性虚弱性疾病和风、寒、湿邪为患的疾病尤为适宜，如痹证、虚寒性胃肠病、遗精、阳痿、中风脱证、虚脱、晕厥、湿疹、胃下垂、脱肛等，亦可用于养生保健。如《内经》云："陷下则灸之""针所不为，灸之所宜"。

1. 灸疗注意事项

（1）灸疗顺序

灸疗一般先灸上部，先背部，后腹部，先头身，后四肢，先阳后阴。如《千金要方》："凡灸当先阳后阴……先上后下。"也可以根据疾病性质不同，灸治顺序灵活掌握。《医学纲目·卷之十八》云："凡疮可灸刺者，须分经络部位，血分多少，穴远近。若从背而出者，当从太阳五穴，随证选用，或刺或灸，泄其邪气。"楼氏认为《保命集》分经灸刺，乃大纲耳。故云："夫痈疽初发，必先当头灸之以开其户，次看所发分野属何经脉。经脉既定，却内用所属经脉之药引经以发其表，外用所属经脉之俞穴针灸以泄其邪，内外交治，邪无容也。"灸法亦可以先灸患侧，再灸健侧。如《医学纲目·卷之十》引罗天益治疗风中血脉案例，云："先以左颊上灸地仓穴一七壮，次灸颊车二七壮，后于右颊上热手熨之，议以升麻汤加防风、秦艽、白芷、桂枝，发散风寒，数服而愈。"

（2）灸量多少

灸法治病灸量多少，常取决于艾灸部位、疾病的性质等。一般而言，头面及胸膈以上，均不宜多灸；下肢及肉厚处，多灸不妨；治疗阳虚寒证，尤其是阳气虚脱者，常采用大艾炷、多壮数的方法；治疗实证，采用少灸或慎灸、禁灸。故《医学入门》载："针灸穴治大同，但头面诸阳之会，胸膈二火之地，不宜多灸，背腹阴虚有火者，亦不宜多灸，惟四肢穴位最妙，凡上体及当骨处，针入浅而灸宜少，下肢及肉厚处，针可入深，灸多无害。"在临床上，凡肌肉偏薄之处，骨骼之上，以及大血管和活动关节、皮肤皱纹等部位，均避免直接灸法；凡肌肉肥厚之处，尤其是背部腧穴多灸长灸无妨。如《医学纲目·卷之九》载："针经云：陷下则灸之……今言陷下者，阳气下陷入阴血之中，是阴反居其上而覆其阳，脉证俱见。寒在外者，则灸之。《异法方宜论》云：北方之人，宜灸也，为冬寒大旺。伏阳在内，皆宜灸之……太过则病，固宜灸，此阳火陷入阴水之中是也。"又云："脉浮，宜以汗解，用火灸之，邪无从出，因火而盛，病从腰以下，必重而痹，名火逆也。脉浮热甚，而反灸之，此为实。实而虚治，因火而动，必咽燥唾血。"又如："若表见寒证，身汗出，身常清，数栗而寒，不渴，欲覆浓衣，常恶寒，手足厥，皮肤燥枯，其脉必沉细而迟。但有一二症，皆宜灸之，阳气下陷故也。若身热恶热，时见躁作，或面赤面黄，咽干，嗌干，口干，舌上黄赤，时渴，咽嗌痛，皆热在外也。但有一二症，皆不宜灸。其脉必浮数，或但数而不浮，亦不可灸，灸之则灾害立生。若有鼻不闻香臭，鼻流清涕，眼睑时痒，或欠或嚏，恶寒，其脉必沉，是脉证相应也。或轻手得弦紧者，是阴伏其阳血，虽面赤，宜灸之，不可拘于面赤色而禁之也。更有脑痛恶寒者，虽面赤，亦宜灸风府一穴。若带偏脑痛，更恶风者，邪在少阳，宜灸风池，无灸风府。然艾炷不宜大，但如小麦粒一七壮足矣。若多灸、艾炷大，防损目。"（《医学纲目·卷之九》）楼氏认为虚证、寒证、陷下者宜灸，多灸，但实证、热证、脉数不浮者，不可灸也。即使使用艾灸法，也要减少艾炷数量和次数。

（3）灸法补泻

针刺有补泻，灸法亦有补泻。灸法既可温寒又可散热；既可扶阳，又可养阴。《灵枢》云："以火补者，勿吹其火，须自灭火。以火泻者，疾吹其火，传其艾，须其火灭也。"朱丹溪在《丹溪心法·拾遗杂论》说："灸火有补火泻火。若补火，艾火黄至肉；若泻火，不要至肉，便扫除之。"李梴在《医学入门》云："虚者灸之，使火气以助元阳也；实者灸之，使实邪随火气而发散也；寒者灸之，使其气之复温也；热者灸之，引郁热之气外发，火就燥之义也。"灸法补泻须结合辨证和辨病，如《医学纲目·卷之十四》载治阴痿补关元，治阴湿灸法泻阴谷。又云："阴中湿痒，外肾生疮：海底、独阴。"用灸泻法，分别二十七壮。楼氏在《劳瘵》载用补法灸背俞，如膏肓、肺俞、四花穴、大椎等穴，治疗阳气陷下型劳瘵，灸得越早，效果越好。故云："治劳瘵者，皆为阳气下陷而寒热往来也，若灸之早，百发百中，累试有效。"又如："大病虚脱，本是阴虚，用艾灸丹田者，所以补阳，阳生阴长故也。不可用附子，可多服人参。"（《医学纲目·卷之九》）

2. 灸疗方法

《医学纲目》中"灸"字出现1300多次，可见灸法应用广泛，既有灸法理论的阐述，主要来源于《内经》，也摘录多种灸治方法、穴位和医家案例。在灸治方法方面，既有单独灸，也有艾灸结合如针刺、药物等其他方法；在灸治形式上，有艾炷灸，也有药饼灸；在选经取穴上，既有灸治单穴或单经，也有多穴或二经及以上同时使用；在补泻上，有补法，亦有泻法。这里简要摘录常用方法和特色，不作一一举例。

（1）艾炷灸

施灸时采用锥形艾团，称之为艾炷。本疗法临床运用广泛，既可保健，亦可治病。楼氏说用大艾炷隔盐、葱灸脐部，让热气透入腹部治疗产后小便不通，效果灵验。如《医学纲目·卷之十四》云："治产后小便不通，腹胀如鼓，闷乱不醒。用盐填脐中，却以葱白剥去粗皮，十余根作一缚，切作一指浓，安盐上，用大艾炷，满葱饼上以火灸之。觉热气入腹内，实时便通神验。"又如《医学纲目·卷之十八》载："凡人初觉发背，欲结未结，赤热肿痛，先以湿纸复其上，立视候之，其纸先干处，则是结痈头也。取大蒜切成片，如当三钱浓，安头上，用大艾炷灸之，三壮即换一蒜片，痛者灸至不痛时住，不痛者灸至痛时方住，最要早觉早灸为上。"陈无择用大艾炷灸治初生痈疽发背，累试有验，故称之为"神效灸法"。

（2）药饼灸

药饼灸属于间接灸，是用药物将艾炷与施灸腧穴部位的皮肤隔开，进行施灸的方法，如隔姜灸、隔盐灸、隔蒜灸等。该灸法是通过发挥药物和艾草的作用，加强治疗效果。常用于灸脐部和下腹部。如《医学纲目·卷之二十三》载："用连根葱一二茎，带土生姜一块，淡豆豉二十一粒，盐二匙，同研烂作饼，烘热掩脐中，以帛扎定，良久气透自通，不通再换一饼。"朱丹溪用葱、姜、豆豉和盐等做饼，放置脐中，治疗大小便不通，称之"掩脐法"。又如《医学纲目·卷之二十三》载：江子肉、杏仁、皂角为末，作饼置脐上，艾灸治疗大小便不通。《世医得效方》云："用热艾一团，用盐填脐满，却于盐上随盐大小做艾丸灸之。如痛，即换盐，直灸至艾尽为度。如一日灸不尽，二日三日灸之，曾效。"（《医学纲目·卷之三十五》）

（3）灸药结合

《医学入门》载："药之不及，针之不到，必须灸之。"正是针、灸、药作用有所不同，其三者适应证有区别，故临床使用时，有独用，亦有合用。灸药结合，就是灸法和药物相结合的使用。如《医学纲目·卷之十三》："予周师目珠疼，及连眉棱骨痛，并头半边肿痛，遇夜则作，用黄连膏子点上，则反大疼，诸药不效。灸厥阴、少阳则疼随止，半月又发。又灸又止者月余，遂以夏枯草二两，香附二两，甘草四钱，同为细末，每服一钱五分，用茶清调服下咽，则疼减大半，至四五日良愈。又一男子，年六十岁，亦目珠连眉棱骨疼，夜甚，用苦寒剂点亦甚，与前证皆同，但有白翳二点，在黑目及外为翳，药皆不效，亦以此药间东垣选奇汤，又加四物黄连煎服，并灸厥阴、少阳而安。"

（4）通阳灸

前文所述，楼氏崇尚"伏阳在内，皆宜灸之"的观点。这里"阳陷"不仅包括虚寒证、实寒证，也包括"伏阳在内"的证候。《难经·四十五难》云："经言八会者，何也？然，府会太仓（中脘）、藏会季胁（章门）、筋会阳陵泉、髓会绝骨（悬钟）、血会膈俞、骨会大杼、脉会太渊、气会三焦外一筋直两乳内也（膻中）。热病在内者，取其会之气穴也。"据此，楼氏提出"陷下者，灸之，从阴引阳于背"，即"从阴引阳"方法治疗"伏阳在内"之证。随后又云："谓热陷于内，故取百会之穴以灸伸之。"可以看出，楼氏根据"为阳陷入阴中，取阳气通天之窍穴，以火引火而导之，此宜灸也"，在《难经》用八会穴治疗"伏阳"之证基础上，提出了取"百会"以通阳，以"灸"引"热"外出。而百会，别名"三阳五会"，乃督脉之穴，而督脉又被称之为"阳脉之海"。头为诸阳之会，所有的阳经（手足三阳、督脉、阳维）都汇聚到头上，而百会穴又是头部的核心，是百脉所会之处。故《会元针灸学》云："百会者，五脏六腑奇经三阳百脉之所会，故名百会。"所以，百会穴也被认为是任督二脉的开关之穴。这一方法得到后世医家的应用和发展，如《医学入门》云："虚者灸之，使火气以助元阳也；实者灸之，使实邪随火气而发散也；寒者灸之，使其气复温也；热者灸之，引郁热之气外发，火就燥之义也。"刘继业认为无论是外感热病从表入里还是由于各种原因导致的内生热病，哪怕只是侵及一种组织，都会引起全身的病理改变。而这时如果选取八会穴来调动全身的正气与邪气抗衡，则会收到较好的效果。在选取穴位治疗外感热病时，他认为"最宜选取骨会大杼穴"，理由是大杼穴为"督脉别络，手足太阳、少阳之会"，而督脉为阳脉之海，它的络脉"至少阴与巨阳中络者会"。他明确提出，大杼穴把全身的阳经联系起来。选取它来治疗此热病，不仅可以祛除少阳经之邪气，还可以激发其余阳经的经气。

纵观督脉与经脉、脏腑之间联系。可见，督脉与足少阴肾经、足太阳膀胱经、任脉相通（《素问·骨空论》《外经微言》），与带脉络于督脉（《素问·痿论》），手足三阳经会于大椎穴，阳维脉会于哑门（《难经集注》），与足厥阴会于颠（《奇经八脉考》），与阴阳跷会于目内眦，与脾心二脉会于心脏，与肺、心包经及阴维脉也通过任脉而有联系。所以王冰注《素问》云："督脉者，以其督领经脉之海也。"《医学纲目·卷之一》云："督脉者出于会阴穴，根于长强穴，上行脊里，至于颠，附足太阳膀胱之脉。膀胱者诸阳之首，兼荣卫之气系焉。督脉为附，督者都也，能为表里上中下十二经之病焉。王注云：自其少腹直上至两目之下中央，指任脉之行而言，是督脉所系，由此言之，则任脉、督脉、冲脉，名异而同一体也。"可见，督脉与任脉、冲脉同起于下腹会阴，循脊柱至颠，与手足阳经交会与大椎穴，通过络脉与足太阳膀胱经、肾经等相通。故此，督脉被认为是通行阳气（阳脉之海），交通阴阳（任督脉），调节气血（冲带脉），沟通脏腑（背俞穴）的最佳通道。所以说，实现楼英之"从阴引阳"之灸法最合适方法就是选择以督脉或膀胱经为基础的通阳灸法，也可以称之为"通阳督脉灸"。如《医学纲目·卷之二十八》载："灸刺脊痛脊强，有三法：其一取督脉；其二取足太阳；其三取小肠。"

（六）贴敷法

又称为外敷法，是将药物研为细末，并与各种不同的液体调制成糊状制剂，敷贴于一定的穴位或患部，以治疗疾病的方法。本法能使药物透过皮肤腠理，由表及里、循经入腑，从而达到调节脏腑气血、平衡阴阳、扶正祛邪的作用。该法不仅能发挥药物刺激腠理孔穴的作用，也同时将药物通过孔穴-络脉-经脉-脏腑的途径直达病所。如《医学纲目·卷之三十一》载一种代灸涂脐膏，属于一种敷贴穴位的膏药，可以代替艾灸。药物有附子、马蔺子、蛇床子、吴茱萸、肉桂，各等分。做法是"上药为细末，可用白面一匙，药末一匙，生姜自然汁煨成膏，摊纸上，圆三寸许，贴脐下关元、气海，自晚至晓，其火力可代灸百壮"。此膏用以治疗厥阴经证。又如王海藏用大附子（一个，炮）、吴茱萸、桂皮、木香、蛇床子（各半两）、马蔺草（一两），诸药作细末，每用药半匙，生姜汁半盏，用煎成膏，摊于纸上，临卧贴脐，以油纸覆其上，绵衣系之，自夜至明乃去，每夜如此贴之，其腰腹如灸百壮。此为代灸膏，用以治老人衰弱，元气虚冷，脏腑虚滑，腰腿冷痛沉重，饮食减少，手足逆冷不能忍者。也可以贴腰眼除寒积、腰疼等。在《医学纲目·卷之六》中此膏常用辛温之药作药末和姜汁，做饼贴敷脐部或患处，腹部为阴，易受寒邪所客，今以辛温之药驱寒散邪，有从阴引阳之意。一阴一阳，一入一出，相辅相成。膏由夜贴昼揭，从阴入阳，循序渐进，有助阳补阳之功。

（七）脐疗法

脐疗，就是把药物直接敷贴或用艾灸、热敷等方法施治于患者脐部，激发经络之气，疏通气血，调理脏腑，用以预防和治疗疾病的一种外治疗法。脐，也是穴位名，又称"神阙"。位居脐中央，是任脉的一个重要穴位。它与人体十二经脉相连、五脏六腑相通，中医认为，肚脐是脏腑交通的"门户"。

因脐部的皮肤比较薄，神经及血管比较丰富，它所支持的脏器及血管包括现代医学的横膈膜、肝、脾、胃、肾上腺、输尿管、膀胱。因此脐部透过与五脏六腑、十二经脉、奇经八脉的联系，有比较强的吸收和传导能力。临床上灸脐可治晕厥、昏迷、休克，故有兴奋大脑、强心、改善微循环的作用；药物敷脐可治虚汗、神经性呕吐，故有调整自主神经功能失调的作用；灸神阙可治阳痿、不孕，故有调节内分泌紊乱的功能。《医学纲目·卷之三十一》云："治阴虚阳脱，体冷无脉，气息欲绝，不省人事，及伤寒阴厥，百方不效者。用葱以索缠如臂大，切去根及叶，惟存白长二寸许，如大饼样，先以火协一面，令通热，勿令着火，乃以热面熨病患脐上连脐下，又以熨斗满贮火熨之，令葱饼中热气郁入肌肉中，须更作三四饼，一饼坏不可熨，又易一饼，良久病患当苏，手足温，有汗即瘥，更服四逆汤以温其内。"又如"卒中暴厥"载："气昏晕：夺命（在曲泽上针入三分，先补，候气回后泻，不可离手，忌灸，如不苏取脐中。）脐中（灸七壮，忌针。此二穴能起死回生）。"

（八）熏洗法

熏洗疗法又叫蒸汽疗法、汽浴疗法等，是指用汤药浸泡、洗浴，或中药煮沸之后产生的蒸气熏蒸患者全身或局部，利用药性、水和蒸汽等刺激作用来达到防病治病的一种方法。中药熏蒸是以热药蒸汽为治疗因子的化学、物理综合疗法，是一种中医外治疗法。熏蒸作用是多方位的，一是蒸汽的热效应可以开放皮肤孔穴，即"门户"，疏通腠理，疏经活络，松肌除劳；二是扩张皮下络脉，行气活血，促进血液循环，加快门户与脏腑之间的沟通；三是"寒者热之"，熏热可温通经脉，祛寒解凝，增强脏腑活性；四是药物通过熏蒸加快渗透、转运、吸收，并直达病所，即促进神气在经脉中游行；五是利于解郁排邪。熏蒸开通皮肤门户，络脉、经脉扩张，宣通郁闭，恢复玄府升降出入，促进邪气排邪和正气回复。诚如《内经》所谓："其有邪者，渍形以为汗。"又云："疏其血气，令其条达，而致和平。"

1. 沐浴法

用药物汤来沐浴，以治疗疾病的方法。该法借沐浴时汤水的湿热之力及药效，使周身或患处腠理疏通、孔窍开放，起到发汗排邪、祛风湿、温经散寒、调和气血等作用。如《医学纲目·卷之二十四》载："鄞之营兵狄家小儿，病风水。诸医用银粉粉霜之药，小便反涩，饮食不进，头肿肚胀，四肢皆满，状若水晶……此小儿才七岁，乃风水证也，宜出汗。乃置燠室，以屏帐遍遮之，不令见火，若内火见外火，必昏也。使大服胃风汤而浴之，浴讫以布单重覆之，凡三五重。其汗如水，肿乃减五分。隔一二日，又根据前法治之，汗出肿减七分。又三汗而全减，尚未能食，以槟榔丸调之，儿已嬉笑如常日矣。"此案例就用胃风汤沐浴身体，并覆重被单，以汗解邪。

2. 浸洗法

用药物煎汤，浸洗患处，以达到治疗目的的一种方法，是浸法与洗法的结合。该法可以使药物作用患处的时间延长，并直达病所。药物可通过皮毛、玄府，由外入内，选经内传，达调节人体气血、平衡阴阳、祛邪扶正之功效。如《医学纲目·卷之十四》："转筋遍身，入肚不忍者，作极咸盐汤，于槽中暖浸之。"朱丹溪用咸盐作汤药，人体浸泡槽中，暖浴浸洗，疏松转筋之肌腠，恢复机体气血流通，达到治病作用。又如《医学纲目·卷之三》载："一妇人产后有物如衣裙，半在腹，半在席，医不能晓。先生曰：此子宫也。气血虚，随子而下不能入，即与黄芪、当归之剂，而加升麻举之，仍以外攻之法，而用五倍子作汤洗濯，皱其皮使缓敛，顷之子宫上。"丹溪以五倍子作汤洗濯子宫，热汤与药力结合，补助气血，收摄与升提子宫，达升阳举陷之功效。

3. 督脉熏法

利用药液加热蒸发气体进行治疗的一种方法，可分为全身熏浴和局部熏浴。督脉熏法属于局部熏浴方法之一，以药物加热后，蒸法作用于背部，以背部督脉和膀胱经为主的熏疗方法，用散寒、祛风、补气、活血和开郁等之品通过蒸汽作用人体督脉和膀胱经，以达到散寒祛风、通阳补元、行气活血和开郁通府等目的。

《医学纲目·卷之一》云："督脉者出于会阴穴，根于长强穴，上行脊里，至于巅，附足太阳膀胱之脉。膀胱者诸阳之首，兼荣卫之气系焉。督脉为附，督者都也，能为表里上中下十二经之病焉。王注云：自其少腹直上至两目之下中央，指任脉之行而言，是督脉所系，由此言之，则任脉、督脉、冲脉，名异而同一体也。"可见督脉与任脉、冲脉同起于下腹，循脊柱至颠，又与手足阳经交会与大椎穴，通过络脉与足太阳膀胱经、肾经等相通。而带脉络于督脉（《素问·痿论》），阳维脉会于哑门（《难经集注》），与足厥阴会于颠（《奇经八脉考》），与阴阳跷会于目内眦，与脾心二脉会于心脏。与肺、心包经及阴维脉也通过任脉而有联系。所以王冰注《素问》云："督脉者，以其督领经脉之海也。"《庄子·养生主》："缘督以为经，可以保身，可以全生，可以养亲，可以尽年。"王夫之在《庄子解》解释"督"字说："身前之中脉曰任，身后之中脉曰督，督者居静，而不倚于左右，有脉之位，而无形质也。"《奇经八脉考》："任督两脉……人能通此两脉，则百脉皆通。"督主一身之阳，任主一身之阴，二者共同调节着人体阴阳脉气的平衡。基于此，以背部督脉结合膀胱经为主的熏蒸，可以达到激发阳气（阳脉之海）、交通阴阳（任督脉）、调节气血（冲带脉）、沟通脏腑（背俞穴）等作用。

《医学纲目·卷之十六》："治风项强，不得顾视。穿地作坑，烧令通赤，以水洒之令冷，纳生桃叶铺其席下卧之，令项在药上，以衣着项边，令气上蒸，病患汗出，良久即瘥。"又如《医学纲目·卷之十》："唐王太后中风不能言，脉沉而口噤。医人许胤宗曰：既不能下药，宜汤气熏之，药入腠理，周时可瘥。乃煎黄芪防风汤数斛，置床下，气如烟雾熏之。其夕便得语，药力熏蒸，其效如此。"以上案例，均是以药物直接熏浴颈项或背部治疗项强、中风，其目的就是要背部督脉和膀胱经来激发阳气、培固正气，达到散寒祛风、通经活络等作用，也是"阴病阳治"的应用。李时珍《奇经八脉考》云："任督两脉，人身之子午也，乃丹家阳火阴符升降之道，坎离水火交媾之乡……人能通此两脉，则百脉皆通。"这种以药物直接熏蒸颈项和背部治疗项强、中风等疾病以激发阳气为主的治疗方法，为后世创新应用督脉熏蒸疗法以阳御寒、以阳通脉、开阳解郁提供了临床理论依据。

第四节　临床案例举隅

一、呼吸系统病证

（一）咳嗽

咳嗽是肺系疾病的主要证候之一。分别言之，有声无痰为咳，有痰无声为嗽。一般多为痰声并见，故以咳嗽并称。《医学纲目》专立咳嗽门，包括干咳嗽、咳嗽喉中作声、暴嗽、久嗽、妊娠嗽等。具体见《医学纲目·卷之二十六》。

1. 针刺治疗

治嗽：灸天突、肺俞二穴，泄火热，泻肺气。

治咳嗽：身柱（三分，泻三吸），至阳（三分，补三呼）不已，再取后穴：肺俞（寸一分，沿皮向外一寸半，泻六吸。寒痰红痰，俱是虚补实泻）。又法：风门（一分，沿皮向外一寸半）。

2. 灸法治疗

嗽：灸两乳下黑白际各百壮即瘥。又以蒲当乳头周匝围身，令前后正平，当脊骨下解中灸十壮，又以绳横量口中，折绳，从脊灸绳两头边，各八十壮，三报三日毕两边者是合度。

3. 熏吹治疗

疗久嗽熏法：每旦取款花、好鸡子少许，蜜拌花使润，纳一升铁铛中。又用一瓦碗钻一孔，孔内安小竹筒，或笔管亦得，其筒稍长，置碗铛相合，及插筒处皆面糊涂之，勿令泄气。铛下着炭火，少时款冬烟自竹管出，以口含筒，吸取咽之。如胸中稍闷，须举头，即将指头捻竹筒头，勿令漏烟气出，及烟尽止。凡如是五日一为之，至六日则饱食羊肉馄饨一顿，永瘥。

（二）喘

喘证涉及多种急慢性疾病，不但是肺系疾病的主要特征之一，也可因其他脏腑病变影响于肺所致。临诊时须结合辨病。可见于《医学纲目·卷之二十七》。楼氏总结刺灸喘满有六法：一取阳气；二取肺；三取大肠；四取肾；五取脾；六取脾喘。其认为针灸喘不得卧，天突穴甚效。

1. 针刺治疗

治喘哮：天突（针入向下五分，泻五吸），膻中（三分，三呼），旋玑（三分，泻三吸），气海、彧府（一分，沿皮向外一寸半，泻六吸），乳根（一分，沿皮向外一寸半，泻一吸）。

2. 灸法治疗

诊视其脉大而弦急，及绝不至者，及腹皮急甚者，不可刺也。东垣云，大不可刺者宜灸也，一则沉寒痛冷，二则无脉知阳绝也，三则腹皮急而阳陷也，舍此三者，余皆不得灸。若病在两寸者及腹皮急甚者，当从阴引阳取穴于腹募，五脏病取五脏募，六腑病取六腑募。若病在两尺脉者，当从阳引阴，取穴于背俞，五脏病取五脏俞，六腑病取六腑俞。元气病取六腑俞募，筋骨有形病者取五俞募。其病不在天之阳，不在地之阴，在腹中者，故取季胁下一寸。元气病取之右，筋骨病取之左，故在中者旁取之。此其理也，灸者认取之。

灸嗽：两乳黑白际二穴，脊后三穴。尝灸族侄喘，灸后一月，喘发，大吐痰一桶许而安。

哮喘：灸刺上穴不愈者，可选用之：膏肓 关元 中脘 三里 百劳 肾（各灸之。）支沟大陵喘逆鼽衄，肩胛内廉痛，不可俯仰，季胁引少腹而痛胀，谚谵主之。

二、消化系统病证

（一）腹痛

腹痛是指由于各种原因引起的腹部内外脏腑的病变，而表现为腹部的疼痛。腹痛可分为急性与慢性两类。可见于《医学纲目·卷之二十二》。楼氏总结腹痛刺灸有四法：一取脾胃，皆调于三里；二取大肠，当脐而痛，取巨虚、上廉是也；三取督脉，肾虚所致；四取任脉，任脉实则腹皮痛。

1. 针刺治疗

腹痛肠鸣：气冲（在气海旁各一寸半，针入二寸半，灸五十壮。）

2. 刺络放血法

治绞肠沙症，手足厥冷，腹痛不可忍者，以手蘸温水，于病者膝湾内拍打，有紫黑处，以针刺去恶血即愈。

3. 灸法治疗

气痛，并治积痛，食不化：气海（一寸半，灸五十壮。）中脘（二寸半，灸十壮。）隐白（二分，泻之，灸七壮。）

（二）呕吐

呕吐是一个症状，由于胃失和降，气逆于上引气的病证。可见于《医学纲目·卷之二十二》，此篇包括呕、吐、干呕、恶心、噎、膈气等。楼氏认为呕吐是上焦食已暴吐者，为上焦病变；而朝食暮吐、暮食朝吐者为中下二焦病变，属于膈气。李东垣提出：呕、吐、哕者，俱属于胃。呕者，阳明也；吐者，太阳也；哕者，少阳也。同时，其强调"若但有内伤而有此疾，宜察其虚实，使内消之。痰饮者必下之，当分其经，对证用药，不可乱也"。楼氏总结针灸呕吐取法有二：脾与肝。刺灸呕苦，独取胆与胃；刺灸呕沫，独取手太阴。刺灸呕虫独取胃。

针灸治疗

五噎，吞酸多唾，呕吐不止：天突（五分，留三呼，得气即泻三吸）。通关（在中脘旁各五分，针入八分，左捻能进饮食，右捻能和脾胃。许氏云：此穴一针四效，凡下针后，良久觉脾磨食、觉针动为一效。次针破病根，腹中作声为二效。次觉流入膀胱为三效。又次觉气流行腰后骨空间为四效。）

（三）腹泻

可见于《医学纲目·卷之二十三》。楼氏说："下痢，水谷不入，里急后重，是泄泻也。"其提出：针灸泄泻，独取大肠一经。经云：大肠病者，肠中攻痛而鸣濯濯。冬日中于寒即泄，当脐而痛，取巨虚上廉。

灸法治疗

诸下痢，皆可灸足大都五壮，商丘、阴陵泉皆三壮。

治水渍入胃，为溢饮，滑泄，渴能饮水，水下复泄，泄而大渴，此无药症，当灸大椎。

泄痢不禁，小腹绞痛：丹田（灸百壮，三报之。）泄痢不嗜食：长谷（五十壮，三报之，在胁脐傍相去五寸，一名循元穴。）

（四）便秘

便秘是大便秘结不通，排便时间延长，或欲大便而艰涩不畅的一种病证。可见于《医学纲目·卷之二十三》。楼氏总结针灸大便闭有二法：一取胃，肠中不便，取三里。盛泻之，虚补之是也。二取肾。病大便难，取之涌泉、昆仑，视有血者尽之。

1. 灸法治疗

楼氏提出针灸治大便不通，要根据便秘性质，采取不同治疗手法，即"虚结补则通，热结泻则通。寒结先泻后补，热结先补后泻之"。

又法：照海（半寸，灸二十壮，泻之），章门（灸，二七壮），太白（半寸，灸五壮。

又法：照海（泻之立通），太白（泻之，灸亦可）。

2. 针推结合治疗

气海（八分，令病患觉便三五次为度。出针时记令人夹脐揉之，却刺三里），三里（五分，觉腹中鸣三五次即透）。通过针刺加手法，强化刺激作用，揉脐，促进肠胃蠕动，加强排空。

3. 透刺治疗

治大便不通，并伤寒水结：三间（沿皮下向至合谷穴，三补三泻，候腹中通出针），承山（七分，泻之）。

4. 药饼灸治疗

楼英用掩脐法治大小便不通。用连根葱一二茎，带土生姜一块，淡豆豉二十一粒，盐二匙，同研烂作饼，烘热掩脐中，以帛扎定，良久气透自通，不通再换一饼。

三、血管系统病证

（一）心痛

《医学纲目》中心痛不仅包括卒心痛，也包括胃脘疼痛。如丹溪云："心痛即胃脘痛。"可见于《医学纲目·卷之十六》。楼氏提出："厥心痛者，他脏病干之而痛，皆有治也。真心痛者，心脏自病而痛，故夕发旦死，旦发夕死，无治也。然心脏之经络，有病在标者，其心亦痛，而有治。"《灵枢·五邪》云："邪在心，则病心痛，喜悲时眩仆，视有余不及，调其俞是也。"楼氏总结心痛引背，灸刺法有四：一取足太阳经；二取足少阴经；三取足少阳；四取督任脉，取天突与十椎为上法。

1. 药灸结合治疗

罗天益治疗漕运使崔君长男云卿胃脘当心而痛案例，内服扶阳助胃汤，外用灸法治疗。如："至秋先灸中脘三七壮，以助胃气。次灸气海百余壮，生发元气，滋荣百脉，以还少丹服之，喜饮食，添肌肉，皮肤润泽。明年春，灸三里二七壮，乃胃之合穴，亦助胃气，引气下行，又以芳香助脾，服育气汤加白檀香平治之。"内外同治，相得益彰。

2. 火针疗法

冷心痛：巨缺（燔针刺之。如五脏气相干，而胁痛疝痛癖，皆能痛至心，宜审之。）

3. 艾炷灸

针灸经治卒心痛不可忍，吐冷酸水，及原脏气少，灸足大指次指内约文中，各一壮，如小麦大，下火立瘥。

4. 刺络放血疗法

卒心痛，瘛疭，互相引肘内廉痛，心敖敖然，间使主之。卒心痛汗出，大敦主之，出血立已。心腹中卒痛而汗出，石门主之。

（二）血证

凡血液不循常道，或上溢于口鼻诸窍，或下泄于前后二阴，或渗出于肌肤所形成的疾病，统称为血证。楼氏提出针灸治衄取四经：手足太阳和手足阳明。

1. 灸法治疗

衄血、吐血、下血、妇人下血不止：隐白（五分灸）

2. 刺络放血疗法

治血衄不愈。以三棱针于气冲上出血。

3. 热熨治疗

治鼻衄久不止，或素有热而暴作者，诸药不效神法。以大白纸一张，作十数折。于冷水内浸湿，置顶中，以热熨斗熨之，至一重或二重纸干，立止。

4. 贴敷治疗

治鼻血不止，服药不应，宜用蒜一枚，去皮细研如泥，摊一饼子如钱大，浓一豆许，左鼻血出，贴左脚心，右鼻血出，贴右脚心，如两边俱出，贴两脚心，即瘥。血止即以温水洗去之。

（三）头痛

头痛是临床上常见的自觉症状，可单独出现，亦可出现于急慢性疾病中。头痛之病因多端，《东垣十书》将头痛分为外感和内伤两大类。临床上，内伤头痛多见，且常与邪客经络，气机阻滞，经脉运行不畅，以及血虚血瘀等相关，故暂且归在血管系统疾患类。

1. 针刺治疗

头风面肿项强不得回顾：天牖（五分），留七呼，不宜补，亦不宜灸，若灸之则面肿胀，合当取下穴（六分），留三呼，泻五吸，后取天牖、风池即瘥，此古流注之法。

2. 刺络放血疗法

楼氏尝治一老妇人头痛，久岁不已，因视其手足有血络，皆紫黑，遂用三棱针尽刺出其血，如墨汁者数盏，后视其受病之经灸刺之，而得全愈。即经所谓大痹为恶，及头痛，久痹不去身，视其血络，尽出其血是也。

3. 透针治疗

偏正头风：丝竹空（沿皮向外透率谷），风池（横针入寸半，透风府），合谷（半寸以上穴未愈，再取），解溪、三里、中脘（中脘一穴，灸五十壮）。

头痛呕吐：神庭（一分），印堂（在两眉中，沿皮透左攒竹，补三吸，转归元穴，退针沿皮透右攒竹，补三吸）。

（四）中风

中风又名卒中。因本病起病急骤，证见多端、变化迅速，与风性善行数变的特征类似，故以中风名之。本病是以猝然昏仆、不省人事，伴口眼㖞斜，半身不遂，语言不利，或不经昏仆而仅以㖞僻不遂为主症的一种疾病。如楼氏云：中风，世俗之称也。其症猝然仆倒，口眼㖞斜，半身不遂，或舌强不言，唇吻不收是也。然名各有不同，有猝然仆倒者，称为卒中；有口眼㖞斜，半身不遂者，称为偏枯。中风之证，有邪之浅者，也有邪之深者。中风之发生，主要因素在于患者平素气血亏虚，与心、肝、肾阴阳失调，加之忧思恼怒，或饮酒饱食，或房劳，或外邪侵袭等诱因，导致气血运行受阻，肌肤筋脉失于濡养，或阴亏于下，肝风内动，血随气逆，阻滞经脉，蒙蔽清窍。

楼氏认为此病盖多内伤外感相兼而成也。其提出：偏枯邪浅者，宜泻外感为主，补内伤佐之；痱病邪深者，宜补内伤为主，泻外感佐之也。

1. 针刺治疗

治中风，外有六经之形症，先以加减续命汤随证治之。如无汗恶寒者，宜针太阳经至阴出血。如有汗恶风者，宜针风府。如身热无汗不恶寒者，宜针陷谷，刺厉兑。如无汗身凉者，宜针隐白，去太阴之贼也。如有汗无热，宜针太溪。分经治疗，又各分经针刺，无不愈也。治法，宜刺厥阴之井大敦以通其经，灸少阳之经绝骨以引其热。是针灸同象，治法之大体也。

2. 灸法治疗

治中风，眼上戴不能视者，灸第二椎骨，第五椎上，各七壮。一齐下火，炷如半枣核大，立愈。

3. 熏蒸治疗

治卒中手足不遂。用麦麸五升，入乌头尖一升，连翘半升，同甑炊令大热，辅在席下，以手足不遂处卧之，令热气熏蒸，候出汗为度。

4. 药熨治疗

治半身不遂。用蚕砂两石，分作三袋，每袋可七斗，蒸热一袋，着患处。如冷再换一袋，根据前法数数换易。百不禁，瘥止。

5. 刺络放血法

又法：十指尖出血。

6. 火针治疗

一长吏，病口目㖞斜，予疗之。目之斜，灸以承泣；口之㖞，灸以地仓，俱效。苟不效者，当灸人迎。夫气虚风入而为偏，上不得出，下不得泄，真气为气邪所陷，故宜灸，所以立愈。楼氏认为按语：此乃脉兼喎斜，故灸之愈。若筋急喎斜，非灸可愈，必用服药及用燔针劫刺其急处，或用马膏涂法，可愈。

四、妇科系统病证

《医学纲目》关于妇科应用针灸的内容多见于卷之三十四和卷之三十五。但还有很多关于妇科产后、妊娠诸疾散在其他相关篇章，也应用针灸治疗。

（一）月经不调

月经不调是妇科常见疾病，表现为月经周期或出血量的异常，可伴月经前、经期时的腹痛及全身症状，包括闭经、出血等。如云："经水或紫或黑论经水者，阴血也。见有成块者，气之凝也。来后作痛者，气血俱虚也。错经妄行者，气之乱也。若经有其紫者，黑者，作痛者，成块者，率指为风冷，而行温热之剂，则祸不旋踵矣。"

1. 针刺治疗

妇人漏下，苦血闭不通，逆气胀，血海主之。女子胞中痛，月水不以时休止，天枢主之。

2. 灸法治疗

月经不调：阴独（三分，此穴大效，须待经定为度，在足四指间三壮。）

又法：内踝下白肉际，青脉上，灸随年壮。

3. 药灸结合治疗

东垣以调经升阳除湿汤治女子漏下恶血，月事不调，或暴崩不止，多下水浆之物……可一服而已。如灸足太阴脾经中血海穴二七壮，或三七壮，立已。

（二）产后症

因产后气血虚弱，抵抗力差而导致一些症状，也称产后综合症。产后诸症除了可见于《医学纲目·卷之三十五》，也散见诸多篇章，如《医学纲目·卷之五》产后发热，《医学纲目·卷之六》产后寒热往来，《医学纲目·卷之十》产后中风，《医学纲目·卷之十二》产后身痛，《医学纲目·卷之十四》产后少腹痛，《医学纲目·卷之十六》产后心痛、产后虚烦，《医学纲目·卷之二十二》产后腹痛、产后哕，《医学纲目·卷之二十三》产后大便不通，《医学纲目·卷之二十五》妇人血积，《医学纲目·卷之二十八》产后腰痛等。

1. 热熨治疗

治产后阴肿下脱内出，玉门不闭。锻石一升，炒极热，汤二升投灰中，适温冷，澄清，坐水中，以浸玉门，斯须平复如故。又方，以铁精粉上推内之，又灸脐下横纹二七壮。一法，用铁精、羊脂二味，搅令稠，布裹灸热熨推内之。铁精是锻铁灶中飞出如尘，紫色而轻虚可以莹磨器皿者。又方，单炒蛇床子一升，乘热以布裹煨患处，亦治产后阴户痛。（《医学纲目·卷之三十五》）

2. 灸法治疗

女人胞胎门落颓不收，常湿：神关、玉泉（五十壮）、身交（脐下指缝中，灸五十壮，三报）。（《医学纲目·卷之三十五》）

噎呃服药无效，灸期门必愈。（《医学纲目·卷之二十二》）

产后血块痛：三阴交、气海（宜灸之）。（《医学纲目·卷之二十二》）

3. 针刺治疗

治妇人产后，忽小腹胀如蛊，大小便不通。气海、三里、关元、三阴交、阴谷主之。（《医学纲目·卷之二十三》）

4. 脐疗法

治产后小便不通，腹胀如鼓，闷乱不醒。用盐填脐中，却以葱白剥去粗皮，十余根作一缚，切作一指浓，安盐上，用大艾炷，满葱饼上以火灸之。觉热气入腹内，实时便通神验。（《医学纲目·卷之十四》）

五、筋伤病证

楼氏云：诸筋病皆属于节。肝主诸筋。筋病忌风，忌食酸辛，忌久行。筋伤科病证涉及多篇多门，如《医学纲目·卷之十二》诸痹、一身尽痛，《医学纲目·卷之十四》挛、筋，《医学纲目·卷之十四》项颈强痛，《医学纲目·卷之二十七》肩背痛，《医学纲目·卷之二十八》腰痛等。

（一）痹症

《素问·痹论》云：风寒湿三气杂至，合而为痹也。其风胜者为行痹，（行痹者，行而不定也，称为走注疼痛及历节之类是也），寒气胜者为痛痹（痛痹者，疼痛苦楚，世称为痛风及白虎飞尸之类是也），湿气胜者为着痹（着痹者，着而不移，世称为麻木不仁之类是也。凡麻木不仁必着而不移，河间所谓气之道路着而麻者得矣。或痛着一处，始终不移者是也）。

1. 针刺疗法

凡痹往来行无常处者，在分肉之间，痛而刺之，以月死生为数。用针者，随气盛衰，以为数。针过其日数则脱气，不及日数则气不泻，左刺右，右刺左，病已止，不已复刺之如法。（《医学纲目·卷之十二》）

2. 针刺与熏蒸结合

张子和治一税官，风寒湿痹。燔针着灸，莫知其数，前后三年不愈。诊脉其两手皆沉滑有力，先以导水丸、通经散各一服，是夜泻三十余行，痛减半，渐服赤茯苓汤、川芎汤、防风汤，日三服，煎七八钱，然汗出。后又作玲珑灶法熏蒸，血热必增剧，诸汗法古方多有之，惟以吐发汗者，世罕知之。（《医学纲目·卷之十二》）

3. 放血疗法

邻人鲍子，年二十余，因患血痢，用涩药取效。后患痛风，号叫撼邻里……遂与四物汤、桃仁、红花、牛膝、黄芩、陈皮、甘草，煎生姜汁，研潜行散，入少酒饮之，数十帖。又与刺委中，出黑血近三合而安。（《医学纲目·卷之十二》）

又久痹不去身者，视其血络，尽出其血。（《灵枢·寿夭刚柔》）

4. 热熨法

寒痹之为病也，留而不去，时痛而皮不仁。黄帝曰：刺寒痹内热奈何？伯高答曰：刺布衣者，以火焠之，刺大人者，以药熨之……每渍必晬其日，乃出干之，并用滓与绵絮复布为复巾，长六七尺，为六七巾，则用之，生桑炭炙巾，以熨寒痹所刺之处，令热入至于病所，寒，复炙巾以熨之，三十遍而止。汗出，以巾拭其身，亦三十遍而止。起步内中，无见风，每刺必熨，如此病已矣。此所谓内热也。（《灵枢·寿夭刚柔》）

5. 透穴治疗

臂痛连腕：液门（沿皮向后透阳池泻），中渚（沿皮透腕骨泻）。

（二）肩背痛

楼氏在《医学纲目》中指出针灸肩背有二法：取肺与肾。又云：针灸肩痛有三法：一取手阳明；二取手太阳；其三取筋。

1. 火针治疗

经云：手太阳之筋病，绕肩胛引颈而痛，应耳中鸣痛，手阳明足太阳之筋皆病，肩不举，皆治在燔针劫刺，以知为数，以痛为俞也。（《医学纲目·

卷之二十七》）

2. 针刺疗法

肩不可动，臂不可举：肩髃（二寸半）、巨骨（五分），清泠渊（一寸），关冲（五分）。

肩背痛，手三里主之。（《医学纲目·卷之二十七》）

（三）项颈强痛

楼氏云：刺灸项颈痛有二。其一取足手太阳，治项后痛。又云：大风项颈痛，刺风府，风府在上椎。其二，取足手阳明，治颈前痛。（《医学纲目·卷之十四》）

1. 针刺治疗

颈项痛：后溪。

太阳与少阳并病，头项强痛，或眩冒时如结胸，心下痞硬者，当刺大椎第一间肺俞、肝俞，慎勿发汗，如发汗则谵语，脉弦，五六日谵语不止，当刺期门。（《医学纲目·卷之三十》）

2. 熏蒸疗法

治风项强，不得顾视。穿地作坑，烧令通赤，以水洒之令冷，纳生桃叶铺其席下卧之，令项在药上，以衣着项边，令气上蒸，病患汗出，良久即瘥。（《医学纲目·卷之十五》）

（四）腰痛

本门内容可见于《医学纲目·卷之二十八》。楼氏指出灸刺脊痛脊强，有三法：其一取督脉；其二取足太阳；其三取小肠。具体疗法有：

1. 刺络放血法

《素问》云刺腰痛引项脊尻背三法，取足太阳出血也。经云：邪在肾，腹胀腰痛，大便难，肩背颈项痛，时眩，取之涌泉、昆仑，视有血者悉取之，此则足太阳少阴俱取血也。

肾虚腰痛久不已：肩井、肾俞（五分，七呼，灸随年壮。）腰痛刺之不定者，刺八髎。（见前针灸上条。）大虚腰痛，刺而复发，腰重不能举体，可刺委中动脉出血。

2. 灸法治疗

张仲文传神仙灸法疗腰重痛不可转侧，起坐艰难，及冷痹脚筋挛急，不可屈伸，灸曲瞅两文头，左右脚四处各三壮，每灸一脚，二火齐下，艾炷才烧至肉，初觉疼，便用二人两边齐吹，至火灭。午时着灸，至人定已来，脏腑自动一二行，或转动如雷声，其疾立愈。此法神效，卒不可量也。

腰强痛：命门（灸二七壮，十四椎节下间，伏取之），昆仑（泻之，灸亦泻）。

参 考 文 献

[1] 俞昌德，俞兰英，王艳．楼英的针灸学说［J］．福建中医学院学报，2006，16（4）：62-63．

[2] 长青．古代名医小传·楼英［J］，山西中医，1994，10（5）：37-38．

[3] 楼英．医学纲目［M］．上海：上海古籍出版社，1953．

[4] 王明杰，罗再琼．玄府学说［M］．北京：人民卫生出版社，2018．

[5] 刘完素．素问玄机原病式［M］．南京：江苏科技出版社，1985．

[6] 李敏．明代医学家楼英的学术渊源与治学方法［J］．广州中医学院学报，1995，12（4）：54-56．

[7] 张永臣，贾红玲．朱震亨及其针灸学术成就探析［J］．山东中医药大学学报，2016，40（6）：554-556．

[8] 姚春鹏．理学格物致知对后期中医学发展的影响［J］．中国中医基础医学杂志，2007，13（6）：76-78．

[9] 朱定华．楼英《医学纲目》学术特点探微［J］．中医杂志，2007，28（8）：760-761．

[10] 王宝华．《内经》针灸辨证方法研究［D］．中国中医科学院，2010．

[11] 周明道．楼英与医学纲目［J］．浙江中医学院学报，1986，10（5）：32-33．

[12] 范永升，谢冠群．浙江中医学术流派的启迪［J］．浙江中医药大学学报，2012，11（36）：1157-1160．

[13] 张伯臾．中医内科学［M］．上海：上海科学技术出版社，2002．

[14] 何银洲．熏蒸药浴外用［M］．北京：农村读物出版社，2009．

[15] 楼英．医学纲目［M］．重庆：重庆大学出版社，1999．

[16] 周德安．针灸八要［M］．北京：北京科学技术出版社，2003．

[17] 高海宁．脐疗［M］．北京：科学出版社，2016．

[18] 刘继业，陈英华．"热病在内者，取其会之气"之刍议［J］．成都中医药大学学报，2015，38（3）：105-107．

附 录

楼英年表

（周明道《楼英研究》）

元至顺三年三月十五（1332年4月10日），楼英出生。仙岩楼氏十五世。父友贤，举授杭州路富阳县儒学教谕，未赴任；母赵氏，诸暨陶朱人。三兄弟居幼，长兄公奭，字本善（1322—1397），二哥公奕，字安善（1325—1371）。楼英名公爽，字全善。

元至元元年（1335），4岁。在母亲指导下始识字。

元至元四年（1338），7岁。秉承母训，诵读《内经》。

元至正二年（1342），11岁。读小学（文字、音韵、训诂）。

元至正三年（1343），12岁。读四书（《大学》《中庸》《论语》《孟子》）。

元至正四年（1344），13岁。秋，母病，戴原礼奉父命，三个月内三次往返浦江—仙岩诊治，得痊愈。戴原礼称赞表弟楼英"敏而好学，后必有成"。

元至正九年（1349），18岁。楼英结婚，娶张氏。

元至正十年（1350），19岁。父亲的连襟加好友、楼英的姨父、戴原礼的父亲戴士尧逝世，楼英赴浦江吊唁。是年长子衮（字宗起）出生。

元至正十一年（1351），20岁。始为民间诊治。

元至正十二年（1352），21岁。次子褚（字宗徽）出生。

元至正十五年（1355），24岁。幼子师儒（字宗望）出生。师儒继父衣钵成医学大家，著述甚丰，惜无遗存。

元至正十七年（1357），26岁。随父谒孔庙，有与儒林文友以"仙岩十题"赋诗之盛举。是年冬，戴原礼自嘉禾（嘉兴）归浦江，顺道仙岩探亲，与楼英在切磋儒学医道，相洽相得。戴原礼赠楼英联："闭户著书多岁月，挥毫落纸似云烟。"表达赞许和勉励。

元至正十八年（1358），27岁。朱丹溪在义乌赤岸村（丹溪村）逝世，77岁。楼英父在吴淞做家庭教师，代父往义乌吊唁。

元至正十九年（1359），28岁。中秋（9月7日），父友贤暴病逝世于吴淞朱君玉馆，62 岁。其时正值朱元璋等群豪混战，楼英与长兄公爽冒乱世前往，奉枢火瘗，携骨灰归葬。

元至正二十一年（1361），30 岁。元末兵乱，殃及仙岩，楼英背着母亲逃难，生活颠沛。

元至正二十二年（1362），31 岁。设馆授徒，着手编纂《医学纲目》，成终生事业。

元至正二十四年（1364），33 岁。著《守分说》。

明洪武二年（1369），38 岁。正月十三（2 月 19 日）母赵氏逝世，72 岁。

明洪武八年（1375），44 岁。著《江潮论》。

明洪武九年（1376），45 岁。著《周易参同契药物火候图》。

明洪武十年（1377），46 岁。应召赴京（南京）为明太祖朱元璋诊治，"俱合上意"，拒赐医官，八月，朱元璋诏"以老赐归"。

明洪武十三年（1380），49 岁。所著《医学纲目》初具规模，被医界争相传抄。

明洪武十六年（1383），52 岁。著日记体随笔《仙岩日录》成。

明洪武十七年（1384），53 岁。著《内经运气补注》。正月，请文林郎国子监博士钱宰为父友贤撰传。

明洪武二十九年（1396），65 岁。《医学纲目》修成，作《自序》。

明洪武三十年（1397），66 岁。文学家申屠澄为楼英作《清燕楼记》。又为书斋"全斋"作《全箴》。

明建文元年（1399），68 岁。宗望为父编辑整理《仙岩漫录》成。

明建文三年（1401），70 岁。十月十九（12 月 23 日），楼英逝世，暂厝，次年十月初九（1402 年 11 月 4 日）正式建坟，安葬于尚坞山麓。

说明：周明道先生所编《楼英年表》内容翔实，为广大研究楼英的学者所引用，但由于未提供明确的参考文献，暂录于此仅供读者参考。